# COURS
# D'OPHTHALMOLOGIE,

OU

## TRAITÉ COMPLET

### DES MALADIES DE L'ŒIL,

PROFESSÉ PUBLIQUEMENT

#### A l'Ecole pratique de médecine de Paris;

## PAR M. ROGNETTA,

Docteur en Médecine et en Chirurgie; Professeur particulier de Pathologie externe;
Secrétaire de la Société médicale d'Émulation de Paris;
Membre de l'Académie royale des Sciences de Naples; de la Société Pontanienne
de la même ville;
Rédacteur de la Gazette médicale de Paris, etc., etc.

## PARIS,

CHEZ LABÉ, LIBRAIRE, RUE DE L'ÉCOLE-DE-MÉDECINE, 10;

AU BUREAU DE LA GAZETTE DES HÔPITAUX,
Rue du Petit-Lion-Saint-Sulpice, 8;

ET CHEZ L'AUTEUR, RUE SAINT-HONORÉ, 315.

### 1839.

# COURS

# D'OPHTHALMOLOGIE.

Paris, imprimerie de Béthune et Plon,
rue de Vaugirard, 36.

# COURS D'OPHTHALMOLOGIE,

OU

## TRAITÉ COMPLET

## DES MALADIES DE L'OEIL,

PROFESSÉ PUBLIQUEMENT

**A l'Ecole pratique de médecine de Paris.**

## PAR M. ROGNETTA,

Docteur en Médecine et en Chirurgie ; Professeur particulier de Pathologie externe ;
Secrétaire de la Société médicale d'Émulation de Paris ;
Membre de l'Académie royale des Sciences de Naples ; de la Société Pontanienne
de la même ville ;
Rédacteur de la Gazette médicale de Paris, etc. , etc.

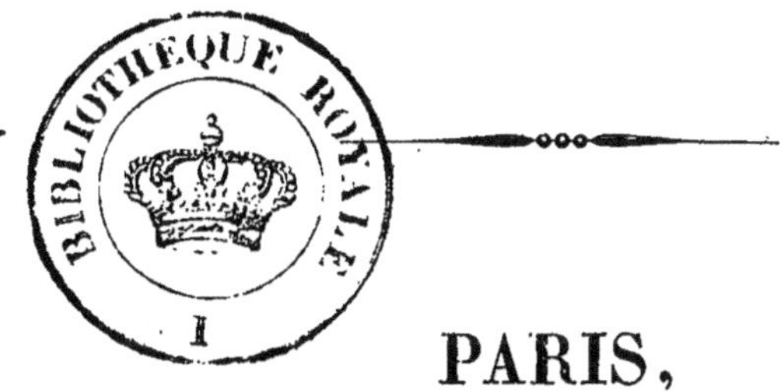

## PARIS,

CHEZ LABÉ, LIBRAIRE, RUE DE L'ÉCOLE-DE-MÉDECINE, 10 ;

AU BUREAU DE LA GAZETTE DES HÔPITAUX,
Rue du Petit-Lion-Saint-Sulpice, 8 ;

ET CHEZ L'AUTEUR, RUE SAINT-HONORÉ, 315.

—

**1839.**

A LA MÉMOIRE

# DE DUPUYTREN,

Mon ancien Maître en chirurgie.

# A MESSIEURS NANULA ET PETRUNTI,

PROFESSEURS D'ANATOMIE ET DE CLINIQUE CHIRURGICALE A NAPLES,

**Mes anciens Maîtres et Amis.**

*Hommage de haute considération et de reconnaissance.*

ROGNETTA, D.-M.-P.

# PRÉFACE.

On se tromperait si l'on croyait qu'en publiant mes Leçons d'ophthalmologie j'aie eu l'intention de faire de cette branche de l'art ma spécialité exclusive. Tout en reconnaissant que les progrès d'une science dépendent essentiellement de l'étude approfondie de chacune de ses branches, j'éprouve une sorte d'aversion pour les spécialités proprement dites. C'est que je me suis convaincu qu'en général ce ne sont pas les spécialistes exclusifs qui font avancer l'art de guérir. Les spécialités pour lesquelles on montre tant de prédilection aujourd'hui peuvent, il est vrai, être utiles sous le rapport de la clientelle; mais la science n'en tire, à mon avis, aucun avantage; je dirai même qu'elles favorisent la paresse, le charlatanisme, et rendent les hommes qui les embrassent presqu'étrangers au reste de la médecine et de la chirurgie.

Les maladies de l'œil ne diffèrent pas de celles des autres régions. Ce qui leur est propre tient uniquement à des raisons de structure que tout médecin doit connaître. L'organe oculaire est un anneau de la grande chaîne de l'organisme, dont les dérangemens ne peuvent être bien compris que par les médecins et chirurgiens familiarisés avec l'étude des autres maladies. Les phlogoses de l'œil, les abcès de l'orbite, la carie, la nécrose, les tumeurs, les fistules de cette cavité; les dégénérescences malignes de la conjonctive et des autres tissus voisins, les restaurations palpébrales (blépharoplastie), etc., etc., ne sont-elles pas du domaine de la médecine et de la chirurgie communes? La cataracte elle-même est-elle jamais mieux opérée que par le chirurgien habitué aux autres opérations? Comment un oculiste exclusif, qui s'isole en quelque sorte dans son petit cercle, pourra-t-il faire profiter les malades des ressources les plus récentes de la chirurgie, puisque ces ressources lui sont en quelque sorte étrangères? Ce n'est pas le nombre de malades qu'il peut voir dans sa spécialité qui changera rien à cette vérité. Wenzel qui, certes, a soigné beaucoup d'ophthalmiques, n'a-t-il pas proposé l'extirpation de l'œil pour guérir le phlegmon de l'orbite? Or, je le demande, quel est le chirurgien digne de ce nom qui aurait, au temps de Wenzel, proposé une pareille hérésie? On pourrait citer des absurdités analogues recommandées dans les livres, même très récens, de certains oculistes.

Il est prouvé, d'autre part, que si l'ophthalmologie a fait des progrès réels depuis un demi-siècle, ces progrès ne sont dûs qu'aux grands chirurgiens qui s'en sont occupés, et non aux oculistes exclusifs. De ce nombre sont, par exemple, les Richter, les Scarpa, les Dupuytren, les Delpech, les Travers, les Lawrence, les Guthrie, les Wardrop, les Græffe, les Mackenzie, les Middlemore, etc. Cette remarque est également applicable à la pathologie des autres organes; par exemple, du cœur, des poumons, de la vessie, des os, etc.

J'engage, par conséquent, les élèves et mes confrères à

approfondir cette branche importante de l'art, et de la rattacher complètement aux autres parties de la science.

Mes premières études sur les maladies des yeux datent de 1826, lorsque j'étais encore à Naples (clinique ophthalmologique de M. Quadri). Depuis onze ans que j'étudie la chirurgie à Paris, je n'ai cessé de m'occuper avec une sorte de prédilection de la pathologie oculaire. Les deux premiers mémoires que j'ai publiés, en 1832 et 1833, en font suffisamment foi. (*Des Causes et du Siége de l'Amaurose*, dans la Rev. méd. ; *Fragmens d'Anatomie et de Physiologie ophthalmiques*, dans les Transact. méd.) Je conserve d'ailleurs dans mes cahiers les détails de 1800 observations de maladies oculaires que j'ai recueillies aux cliniques de Boyer et de Dupuytren, et qui m'ont heureusement servi dans la rédaction de mes Cours. Je puis même ajouter avoir lu et médité tous les ouvrages sur la matière, et mis en contribution les travaux les plus importans, tant anciens que modernes. Ma position d'ailleurs de rédacteur de la *Gazette médicale* m'a mis à même de consulter et d'apprécier les travaux les plus récens, et par conséquent de ne rien omettre de l'état actuel des connaissances ophthalmologiques.

Mon ouvrage est écrit en style presque aphoristique et imprimé d'une manière très serrée. J'ai voulu, de la sorte, économiser le temps qu'exigent les descriptions trop prolixes, sans pourtant être obscur ni rien omettre de ce qui est essentiel à connaître pour chaque maladie. Mes confrères jugeront si le livre que je présente remplit une lacune importante dans l'état actuel de nos connaissances médico-chirurgicales.

# PROLÉGOMÈNES.

Un des sujets les plus essentiels de l'ophthalmologie est, sans contredit la connaissance précise des vertus des remèdes dont on fait usage. C'est pourtant ce qu'on a le plus négligé jusqu'à ce jour. Je crois remplir cette importante lacune en exposant dans ces prolégomènes le résultat de mes études sur les principaux médicamens que j'ai mentionnés dans le courant de cet ouvrage.

## BELLADONE.

Considérée comme poison et comme remède, la belladone a fourni tant de mémoires, de chapitres et d'articles de journaux et de dictionnaires, qu'on aurait bien à faire si l'on voulait en établir l'inventaire avec quelque exactitude. Au milieu de ce *farrago* d'écrits, cependant on peut se demander encore aujourd'hui quels sont les véritables vertus thérapeutiques de la belladone, ses contrepoisons, son action réelle sur l'appareil oculaire; si vagues, si contradictoires, si absurdes même, disons le mot, sont les propositions qu'on a établies à cet égard. J'en excepte pourtant quelques considérations émises par les professeurs Del Chiappa et Giacomini qui ont envisagé la belladone sous son véritable point de vue. (Del Chiappa, *Memorie intorno alla vita del professore Borda*. Un vol. in-8. Pavia, 1834. P. 75 et suiv. Giacomini, *Trattato filosofico sperimentale de soccorsi terapeutici*. Vol. IV, p. 380 et suiv.)

La belladone, vous dit-on généralement, est un narcotique puissant, un poison âcre, analogue à l'opium, et dont les effets ne sauraient être combattus que par les acides et les antiphlogistiques. (Mérat et Delens, *Mat. méd.; Dict. des sciences méd.*, etc., etc,)

D'abord, comment s'est-on assuré que la belladone était une substance narcotique? Est-ce parce qu'elle a une action sur l'encéphale? Mais la plupart des poisons, sans en excepter même le venin de la vipère, jouissent de cette propriété. Le mot narcotique signifie quelque chose qui fait dormir ; or, si vous donnez un demi-grain ou plus de poudre ou d'extrait de belladone à un homme bien portant , loin de l'endormir, vous le ferez veiller (*The Lond. med. and phys. jour.*, *avril* 1827). Je dis plus : si à un homme narcotisé par l'opium vous donnez une certaine quantité de belladone, vous neutraliserez le narcotisme avec une promptitude remarquable. (Lipp, *De ven. bacc. bellad. prod. atque opii in eo usu* Tub. 1810; et Giacomini, ouvrage cité.)

La belladone produit, il est vrai , le délire, des hallucinations, la carpomanie, la myodepsie, etc., si elle est prise à forte dose; mais, je le répète, l'individu est dans un état de veille , il n'offre rien de ce sommeil comateux qui est le propre de l'opium. Je parle, bien entendu, de l'homme bien portant, car chez l'homme malade les effets peuvent en être très différens.

Ensuite, a-t-on prouvé par des faits bien constatés que l'empoisonnement produit par la belladone guérit réellement sous l'influence des acides, des mucilagineux et des antiphlogistiques? J'ai cherché en vain dans les écrits les preuves de ce point capital ; je n'ai trouvé que des assertions traditionnelles. Nous verrons que, loin de combattre cet empoisonnement, les acides et les antiphlogistiques ne font qu'agir dans le sens même du poison, et redoubler son action.

A l'exemple de M. Giacomini, j'étudierai les effets de la belladone d'abord chez l'homme bien portant, puis chez l'homme malade ; J'essaierai de rattacher tous les faits à quelques principes scientifiques, et je m'arrêterai de préférence sur les affections oculaires où j'ai eu fort souvent l'occasion d'expérimenter les effets de cette plante.

§ I<sup>er</sup>. *Effets physiologiques.* Disons d'abord qu'il en est de l'action physiologique ou dynamique de la belladone comme de celle de tous les autres remèdes; elles ne se manifestent qu'après résorption. *Remedia non agunt nisi assimilata.* Vous frottez de la belladone autour de l'orbite d'un côté , et vous produisez de l'effet sur les deux iris à la fois. Vous en introduisez dans l'estomac et dans le rectum et le même phénomène a lieu. Vous en injectez dans les plèvres d'un animal, et le même effet est beaucoup plus prompt ( *The Lancet*, vol. XII, p. 170. Année 1827). Vous en injectez enfin dans les veines, et le phénomène est beaucoup plus rapide encore (Giacomini, ouvrage cité). Est-il nécessaire d'ajouter maintenant que, quand on veut obtenir la dilatation de la pupille, du sphincter palpébral (blépharospasme), du col de la matrice, de la vessie, du sphincter de l'anus, etc., il n'est pas indispensable d'appliquer la belladone sur l'organe même; mais n'anticipons pas sur des questions de pratique. Consultons l'expérience avant de rien avancer.

*Obs.* I. — Lambergen, professeur de médecine à Groningue, a essayé sur lui-même l'action de l'infusion de belladone avant de la prescrire à une personne malade. « Pour cet effet, dit-il, je pris un scrupule de ces feuilles cueillies et séchées depuis trois ans, et je versai dessus une dizaine de tasses d'eau; je laissai la liqueur toute la nuit sur des cendres chaudes. Le lendemain matin, je la trouvai notablement colorée, sans odeur et d'une saveur dégoûtante : j'en pris une demi-tasse; j'étais à jeun, je n'en aperçus aucun effet. Le jour suivant, je doublai la dose : J'éprouvai un peu de vertiges pendant une heure ou deux; je sentis à la bouche une sécheresse qui n'était pas naturelle. Je fis cette manœuvre pendant plusieurs jours de suite sans être sensiblement incommodé. (*Journal de Vandermonde*, t. **VI**.)

Deux choses méritent d'être notées dans ce premier fait : 1° L'ancienneté des feuilles de belladone et le mode de préparation de l'infusion; circonstances très propres à affaiblir la vertu de la plante. Il est prouvé en effet que l'infusion faite à froid est beaucoup plus active que celle qu'on prépare à l'action de la chaleur. 2° Le double effet que l'expérimentateur a éprouvé malgré la petitesse extrême de la dose, savoir : des vertiges légers et une sécheresse à la bouche. Nous verrons tout-à-l'heure à quel principe physiologique on peut rapporter ces phénomènes. Faisons seulement remarquer que la sécheresse de la bouche est bien un effet dynamique, et non le résultat de l'action physico-chimique ou du contact du médicament sur la muqueuse, car elle a lieu également lorsque la belladone est appliquée sur la peau sous forme d'emplâtre ou de pommade (*Journal des Progrès*, t. III, p. 235). L'observation suivante nous apprendra quelque chose de plus positif.

*Obs.* II. Le docteur Darluc a répété sur lui-même l'expérience de Lambergen. Comme la belladone, dit l'auteur, ne vient que dans les plus hautes montagnes de la Provence, telles que les Alpes, la Sainte-Baume, je ne pus me servir de ses feuilles aussi sèches et gardées aussi long-temps qu'avait fait M. Lambergen; m'en étant procuré, j'eus soin de les exposer tous les jours pendant plus d'un mois au soleil, afin de les délivrer de leur viscosité et d'une odeur virulente et narcotique qu'elles exhalent; mais, malgré ces attentions, je ne pus les dépouiller entièrement de leur odeur, et gardées encore aujourd'hui dans un bocal de verre fermé, elles font à peu près la même impression sur le nez que le tabac. Je mis dix tasses d'eau sur un scrupule de ces feuilles, que je laissai infuser toute la nuit sur les cendres chaudes; mais n'ayant pu donner à l'eau qu'une teinte très faible, je fus obligé de la réduire à cinq verres, qui me parurent suffisans pour en obtenir une infusion médiocrement colorée. J'en pris le matin un demi-verre devant mon malade : une heure après, je sentis à peine une légère sécheresse dans la bouche, et qui s'évanouit en peu de temps. Le lendemain et les jours suivans, je pris le verre entier, qui ne me causa qu'un peu plus de sécheresse au gosier jusqu'à l'heure du dîner. Enhardi par ce succès, je fis une décoction de la plante que je poussai jusqu'à l'ébullition, et en pris un peu plus du verre, cette matinée-là. Peu de minutes après, une très grande sécheresse se fit sentir à la bouche et tout le long du canal de la déglutition : ma langue devint blanche, aride, et se collait contre les parois du gosier lorsque je voulais avaler la salive, ayant peine à parler, et n'articulant que d'une manière très rauque et sombre. J'eus recours à quelques boissons acides pour dissiper cette sécheresse, qui me devenait de plus en plus incommode; tant que je tenais ces liqueurs dans la bouche et que j'en humectais les papilles de la langue, j'étais légèrement affecté de la sécheresse; mais lorsque je les avalais, une âcreté vive et piquante semblait m'excorier le gosier. Il n'en était pas de même des alimens solides, que je ne pouvais avaler par le défaut de véhicule et de souplesse dans cet organe qui paraissait frappé d'une atonie paralytique : je passai de la sorte jusqu'à midi, affectant bonne contenance devant mon malade que je visitai un instant. De retour chez moi, je m'aperçus que j'avais tout le corps vacillant, ne pouvant demeurer stable sur mes pieds, sans vertiges pourtant, ni que les objets me tournassent. Le cours des urines totalement suspendu ne me permettait, dans le besoin, que de les rendre goutte à goutte; ma vue me servait difficilement, et j'avais peine à déchiffrer les lettres, étant obligé de tenir le papier plus éloigné qu'à l'ordinaire, ainsi qu'on l'observe dans la vue sénile; tous ces symptomes durèrent jusqu'au soir, et ce fut sans appétit et sans trouver de goût aux alimens que je pris ma réfection ordinaire. Le lendemain, je modérai la dose de mon infusion, moyennant quoi tous les accidens furent moindres; ma vue seule en était plus affectée; et tandis que tous les autres symptômes s'évanouissaient après midi, j'avais peine à lire jusque bien avant dans la nuit. (Bayle, *Biblioth. thérapeutique.*)

L'action dynamique de la belladone est déjà assez prononcée dans ce fait. Il ne s'agit plus ici de vertiges éphémères, de sécheresse momentanée du gosier. Une débilitation générale, des vaccillations, une sorte d'impuissance à la station debout, l'imbécillité de l'organe rétinien et du larynx, la suppression enfin de la sécrétion urinaire, ce sont là autant de phénomènes qui expriment une *asthénie directe des centres nerveux ou de l'innervation générale.* Ne voyons-nous pas effectivement des symptômes analogues avoir lieu après les grandes hémorrhagies chez les blessés et chez les femmes en couches? Mais ne nous hâtons pas de conclure; allons un peu plus loin.

*Obs.* III. Un détachement de cent quatre-vingts hommes d'infanterie arrive à quelques lieues de Pirna, devant un groupe de plantes d'*atropa belladona.* Altérés par la marche, ces hommes se précipitent sur les fruits mûrs de ces plantes; ils en mangent un certain nombre (4 à 50). En peu d'instants, plusieurs tombent morts sur place ou à quelques pas de là ; d'autres s'évanouissent, tombent à chaque instant, et perdent la connaissance de leur existence; ils éprouvent des aberrations visuelles fort bizarres; leur visage est pâle et hébété;

pupille fort dilatée ; sueur froide; pouls petit et lent ; bouche sèche ; carpomanie , etc. Ils restent dans cet état pendant un à deux jours, puis les symptômes se dissipent petit à petit, et la guérison a lieu.

Les symptômes ont été moins prolongés chez ceux qui ont eu la force de manger du pain ou d'autres alimens après l'accident.

Dans l'événement que je viéns de rapporter, dit M. Gauthier de Glaubry, auteur de cette observation, les symptômes offerts par plus de cent cinquante malades empoisonnés par le même fruit , ont été tellement semblables chez tous, que leur énumération peut servir, ce me semble, à établir d'une manière certaine le caractère patognomonique de cet empoisonnement. Or, ces symptômes sont les suivans : dilatation et immobilité de la pupille; insensibilité presque absolue de l'œil à la présence des corps extérieurs, ou du moins vision confuse; injection de la conjonctive par un sang bleuâtre; proéminence de l'œil, qui s'est montré plusieurs fois comme hébété, et chez d'autres, ardent et furieux ; sécheresse des lèvres, de la langue, du palais et de la gorge ; déglutition difficile ou même impossible; nausées non suivies de vomissement; sentiment de faiblesse; lipothimie; syncope; difficulté ou impossibilité de se tenir debout; flexion fréquente du tronc en avant; mouvemens continuels des mains et des doigts; délire gai avec sourire niais ; aphonie, ou sons confus poussés péniblement; probablement besoin faux d'aller à la selle; rétablissement insensible de la santé et de la raison, sans souvenir de l'état précédent (*Journ. gén. de méd.*, rédigé par M. Sédillot, t. XLVIII).

Les symptômes culminans, dans cette observation, sont la petitesse du pouls. l'impuissance de la station debout, la pâleur, l'hébétude du visage et des yeux. Qu'indiquent-ils ces symptômes, si ce n'est une hyposthénisation de l'organe central de la circulation, ou plutôt du système nerveux ganglionnaire? A moins de nier les premiers axiomes de physiologie, il me paraît impossible de sortir de cette interprétation (Braschet, *Recherches exper. sur les fonct. du syst. nerv. gangl.*, 2ᵉ éd. Paris, 1837).

S'il est vrai, ainsi que la nature des symptômes l'indique, que tout le système artériel tombe dans une sorte d'affaissement par l'action de la belladone, on conçoit que ce sont surtout les organes très vascularisés qui doivent le plus ressentir les effets de cette substance. L'iris, le corps ciliaire et la choroïde, qu'on peut regarder comme un seul plexus artériel et veineux (organe nourricier de l'œil), en éprouvent effectivement un relâchement très marqué; le tissu élastique de l'iris n'étant plus soutenu par l'éréthisme artériel s'affaisse, revient sur lui-même, se rétracte, et la pupille se trouve ainsi dilatée. On dit communément que la belladone paralyse l'iris. Cela n'est pas exact; la véritable paralysie de cette cloison n'est pas accompagnée de la dilatation pupillaire: sa substance est alors, au contraire, relâchée et vacillante comme tout autre tissu paralysé (vacillation irienne).

La même considération s'applique aux vaisseaux de la rétine; de là, les symptômes d'asthénie visuelle, etc.

L'injection bleue de la conjonctive, le gonflement de l'œil et de la face dépendent évidemment de l'état d'atonie générale des vaisseaux, et d'une sorte de stase veineuse analogue à celle des affections scorbutiques.

La belladone exerce donc sur l'appareil oculaire une action hyposthénisante générale, et en particulier dans les tissus très vasculaires de son intérieur.

Si nous passons à l'examen des phénomènes cérébraux, ils s'expliquent par le même fait. C'est toujours une sorte de dépression vitale de l'arbre vasculaire de l'encéphale, dépression dont les effets se manifestent par les hallucinations, la carpomanie, les vertiges, le délire gai, les vacillations du corps, etc. Nous venons de voir qu'après la dilatation de la pupille, la sécheresse de la bouche et du gosier était le symptôme le plus frappant, lorsque la belladone était donnée par petites doses. M. Giacomini croit que cela tient à l'absorption excessive de la mucosité sous l'influence de la cause affaiblissante.

Ces trois premiers faits, je les ai choisis de préférence aux miens, que j'exposerai plus loin, parce qu'ils sont déjà accrédités dans la science et qu'ils expriment d'une manière précise la succession des phénomènes de la belladone à l'état de santé, depuis la dose la plus faible jusqu'à l'empoisonnement le plus foudroyant. Ces phénomènes sont, d'ailleurs, les mêmes dans plus de cent autres cas du même genre que j'ai lus et médités; ils s'enchaînent, s'éclairent, s'expliquent tellement entre eux, qu'on peut, par la connaissance de certaines données, en deviner presque mathématiquement les conséquences. L'idée la plus importante qui découle de ces faits est celle-ci : la mort des empoisonnés par la belladone a lieu par l'abaissement excessif de la vitalité générale (hyposthénisation directe).

Poursuivons cette manière de voir, et voyons si elle est d'accord avec l'expérience. D'abord qu'apprend-elle, l'anatomie pathologique chez les sujets morts empoisonnés par la belladone ? On lit la phrase suivante dans l'ouvrage de MM. Mérat et Delens : « Après la mort des sujets. on trouve à peine quelques traces inflammatoires dans le canal digestif ». M. Giacomini est plus explicite à cet égard :

« Les cadavres des individus qui ont péri par l'empoisonnement de la belladone offrent, dit cet auteur, la surface du corps bleu-noirâtre. leurs tissus passent promptement à la putréfaction. Bien que quelques personnes aient cru y voir des traces d'inflammation, il est facile de reconnaître que ce ne sont que des engorgemens de sang veineux. Les intestins sont distendus par des gaz et ne présentent ni inflammation ni d'autre lésion matérielle. »

Les expériences, d'ailleurs, sur les animaux confirment parfaitement le même fait.

Comparez maintenant les symptômes précédens à ceux que produit l'opium, et vous verrez autant de différence qu'entre un homme empoisonné par la digitale et un autre saisi d'intoxication alcoolique.

S'il est vrai que l'action dynamique de la belladone est affaiblissante, les substances excitantes doivent combattre ses effets, les antiphlogistiques les augmenter. C'est effectivement ce que l'expérience démontre.

*Obs.* IV. M. de Saint-Maurice prenait tous les soirs une pilule d'un demi-grain d'extrait de belladone préparé à la vapeur, puis une pilule d'un grain; il s'en trouvait bien. Une fois il avale, par mégarde, trois grains ou plus de cet extrait. Il se fit aussi frotter les jambes avec une grande quantité de pommade de belladone, qu'il avait chez lui. A une heure du matin, on vient m'appeler, me disant que le malade allait mourir. Je lui trouve tous les syptômes d'empoisonnement par la belladone : écume à la bouche, langue sèche, dysphagie, pouls fort petit, froid général, sueurs froides, visage bouffi et rougeâtre, ventre météorisé, yeux saillans, pupille fort dilatée, hallucinations, carpomanie, fausses envies fréquentes d'uriner, délire gai, vociférations; le malade se découvre continuellement; il sonne sa bonne à chaque instant pour ne rien lui dire ; il répond sottement aux questions qu'on lui adresse, ou pas du tout. Cet état durait déjà depuis deux heures, et allait en augmentant ; sa famille en était justement alarmée.

Je n'ignorais pas les travaux de Rasori et de Borda sur la belladone; j'ai donc fait apporter du bon vin que j'ai coupé avec autant d'eau sucrée. Le malade en a bu un demi grand verre d'abord, avec une avidité extraordinaire; un quart d'heure après il en a bu autant. A l'instant même, amélioration très manifeste. Le pouls s'est relevé, une douce chaleur a animé la peau; la sécheresse écumeuse de la bouche a disparu, de même que les envies d'uriner; le malade a commencé à être plus calme, à ne plus se découvrir ; le délire a cessé presque complètement.

J'ai fait continuer la boisson vineuse par gorgées, mais très délayée. L'amélioration a été progressive, et il s'est endormi vers le matin.

Le lendemain, les symptômes primitifs de l'empoisonnement étaient dissipés, le malade avait sa raison, il répondait juste aux questions, connaissait les personnes qui approchaient de son lit ; mais il avait encore le visage un peu égaré; il se disait aveugle et présentait une lassitude tellement prononcée, qu'il ne pouvait se tenir sur son séant. J'ai prescrit une pilule d'un grain d'extrait d'opium, un bouillon par-dessus; boisson *ut supra*. Le malade a dormi plusieurs heures de suite; à son réveil, il était bien portant, mais il ne se rappelait rien de l'orage qu'il venait d'essuyer; il s'étonnait seulement de se trouver dans le lit à quatre heures du soir. Sa vue est restée voilée pendant quelques jours; mais, chose remarquable, la photophobie chronique pour laquelle je le traitais a complètement disparu, et il n'en a plus été question depuis.

Plusieurs circonstances rendent ce fait digne de considération. 1° L'état de veille continue du malade. Où est-il le narcotisme qu'on attribue si arbitrairement à la belladone ? 2° L'effet prompt et heureux de la boisson alcoolique et de l'opium. N'est-il pas évident que, si l'action de la belladone était anologue à celles de l'opium, son empoisonnement aurait dû empirer sous l'influence du vin ? L'asthénie prolongée de l'appareil oculaire et la dissipation complète de la choroïdite, dont le malade était atteint. Nous reviendrons sur cette circonstance.

*Obs.* V. Un enfant, âgé de quatre ans, mange plusieurs baies de belladone à onze heures. Peu d'instans après, symptômes alarmans. On lui fait prendre un demi-gros d'ipécacuanha en plusieurs fois, et une tisane composée de miel, eau et vinaigre; il vomit les fruits funestes, mais les symptômes continuent. A onze heures du soir, les symptômes augmentent, malgré la continuation de l'eau vinaigrée : on enveloppe ses membres de cataplasmes arrosées de vinaigre. Potion composée de seize onces d'eau, six onces de vinaigre, quatre onces d'oximel, trois gros de nitre dulcifié. L'état du malade empire à vue d'œil. On suspend la potion : on donne un purgatif de tamarin et séné : les symptômes s'apaisent. On revient à la tisane acidule ; nouvelle recrudescence de symptômes alarmans. On suspend celle-ci : le calme survient ; amélioration progressive; réaction fébrile; guérison. (Munniks. *Dissertatio medica de atropa belladona*, etc., Grœningue, 1823.)

Il est impossible de ne pas voir dans ce fait une lutte remarquable entre les efforts salutaires de l'organisme et les attaques malheureuses de la médication antiphlogistique. Elle est bien bonne cette nature, pour résister à la fois aux effets de la maladie et à ceux de nos sottises !!... Donnez des acides : donnez du petit lait, de la gomme, de l'albumine; saignez, purgez, mettez des sangsues et des cataplasmes à l'épigastre....; le malade guérira (si Dieu voudra !!!). Tant il est vrai que nos préjugés nous aveuglent, et que l'homme le plus éclairé passe souvent à travers des erreurs funestes, sans voir la vérité. On conçoit à peine, en lisant les nombreux cas d'empoisonnement par la belladone, comment on a pu se persuader que les acides et les antiphlogistiques pouvaient guérir cet accident, alors qu'il résulte clairement de ces mêmes faits : 1° que ces remèdes augmentent constamment les effets du poison ; 2° que les guérisons obtenues étaient plutôt dues à l'action des remèdes stimulans qu'on avait administrés en même temps, ou bien à la seule force de l'organisme. Cette idée d'administrer les acides contre la belladone a été suggérée par l'analogie avec l'opium, une vieille routine ayant appris que les effets de l'opium peuvent se combattre par les acides. Les effets de l'opium pourtant sont diamétralement opposés à ceux de la belladone; ils sont hypersthéniques et congestifs vers les centres nerveux : les acides peuvent être utiles comme antiphlogistiques, mais il en est autrement dans les cas de la belladone. Ce préjugé, qui malheureusement règne encore dans nos meilleurs ouvrages, a été funeste à un grand nombre d'individus.

Notons, en attendant, dans ce dernier fait, la persistance des symptômes d'empoisonnement après l'évacuation par en haut de tous les fruits de la belladone que l'enfant avait mangés. On voit bien qu'aussitôt que le principe toxique a agi sur la constitution (ce qui veut dire qu'il a déjà été résorbé), vous avez beau faire vomir, purger, ou administrer des neutralisans chimiques, son effet dynamique reste, et si vous n'agissez pas à votre tour sur la force vitale, vous aurez manqué le véritable but thérapeutique. Je ne veux pas dire par là qu'il ne faille pas faire vomir ou vider autrement l'estomac, si l'on est appelé à l'instant même de l'accident; c'est toujours par là qu'il faut commencer; mais je m'expliquerai mieux tout à l'heure sur ce point.

Dans un cas d'empoisonnement par la belladone, rapporté par M. Parot, de Bordeaux (*Gaz. Méd.* 1837, p. 265), on a aussi administré les acides et tiré du sang; le malade n'a éprouvé de véritable amélioration que lorsqu'il a pris une potion éthérée. L'éther n'a pas agi autrement dans ce cas, que le vin chez le malade de la quatrième observation.

Dans les expériences qu'il fit sur lui-même, le docteur Darluc ne pouvait s'expliquer comment les effets de la belladone se dissipaient par les repas qu'il prenait. La chose est pourtant bien claire; l'excitation du manger relevait le vitalisme.

Voici un fait qui est plus décisif encore.

*Obs.* VI. — Une personne était affectée d'un psoriasis, de l'étendue de deux pouces, à la partie inférieure du poignet; on lui applique un emplâtre composé d'une partie d'extrait de belladone, et deux parties de cérat savonneux. Deux jours après, symptômes alarmans d'empoisonnement. Le malade prend instinctivement un verre d'eau et d'eau-de-vie; soulagement : les symptômes persistent cependant. Vomitif; pas de mieux. On administre l'ammoniaque; amélioration instantanée. On continue l'ammoniaque ; le mieux est progressif. Guérison le troisième jour. (*Journ. des Prog.*, t. III, p. 235.)

Comment expliquera-t-on ces faits, d'après les idées reçues sur la belladone? On vient de voir que, d'un côté, le vin, l'eau-de-vie, l'éther, l'ammoniaque, ont produit des effets salutaires; de l'autre, que les acides et antiphlogistiques ont manifestement augmenté l'action de la belladone; la conclusion est manifeste.

Passons à d'autres considérations.

§ II. *Effets thérapeutiques.* On compte jusqu'à 2,887 cas de guérisons bien constatées, obtenues à l'aide de la belladone dans les maladies diverses (Bayle). Ce chiffre pourrait être triplé, si l'on voulait collectionner réellement tous les faits avérés; mais à quoi cela servirait-il, puisque ces observations n'ont été rattachées à aucun principe scientifique ? Ce sont des matériaux précieux sans doute, mais nformes. Pour les uns, la belladone est un anti-spasmodique, et ne onvient que dans les affections nerveuses; pour les autres, un spécifique préservatif et curatif de la scarlatine; d'autres lui attribuent la

*b.*

propriété de relâcher les sphincters ou les anneaux musculaires, et la recommandent dans les accouchemens difficiles , les hernies étranglées, les iritis, etc.

J'ai, pour ma part, compté trente-quatre maladies diverses dans lesquelles la belladone a produit des effets réellement avantageux, et je pourrais même en ajouter au moins une douzaine d'autres de ma propre pratique, ainsi qu'on va le voir.

On dirait, en vérité, d'après cet énoncé, que la belladone est le remède par excellence, la panacée universelle; mais comprenez-vous rien dans ce gouffre d'empirisme aveugle, de routine si vague?

Il était réservé à Rasori et à Borda de tirer au clair cette kyrielle inintelligible de faits et de propriétés atttibuées à la belladone. La vertu thérapeutique de la belladone n'est qu'une, toujours la même; elle est hyposthénisante, et rien de plus. La belladone, par conséquent, ne peut être avantageusement employée que dans les maladies à fond hypersthénique; c'est-à-dire dans celles où le traitement antiphlogistique est réputé utile. Des expériences nombreuses ont été faites publiquement dans plusieurs cliniques d'Italie; des maladies inflammatoires très graves ont été traitées à l'aide de la belladone à haute dose, et sans saignées; les résultats ont été les mêmes que ceux qu'on obient par le tartre stibié ; c'est-à-dire que, sous l'action du médicament, le malade éprouve une sorte d'hyposthénisation générale, comme après les saignées, coup sur coup; le cœur baisse, le pouls s'affaiblit, la chaleur tombe, la fièvre se dissipe, en un mot, et la résolution s'opère. Les faits de ce genre, obtenus par la belladone en Italie, sont tellement nombreux, que j'éprouve un véritable embarras de choix pour en rapporter quelques-uns, ils se ressemblent presque tous : j'en prends un au hasard , il est relatif à un cas de pneumonie; je ne reproduirai que les détails les plus essentiels, pour être court.

*Obs.* VII. — Antonio Sacchi, *seize ans, pasteur, robuste, bon tempérament, est saisi d'horripilations, fièvre, toux sèche, bouche amère, soif. Puis douleur intense au côté gauche de la poitrine, dyspnée, céphalalgie gravative, battemens des artères temporales, face et lèvres rouges et turgides. Peu après, il commence à cracher des matières striées de sang, soif ardente , chaleur brûlante sur tout le corps, pouls fréquent, plein et dur.*

*Les causes avaient été une alternative de chaud et froid et une fatigue excessive.*

*On prescrit six gr. de racine de belladone dans du sucre, divisée en six paq. (un toutes les deux heures).*

*Le soir, le pouls a baissé considérablement, les symptômes thoraciques ont considérablement diminué, pupilles dilatées, vertiges.*

*Le lendemain, on répète le médicament à la dose de deux grains toutes les deux heures; sueurs abondantes, peau douce, chaleur modérée, diminution considérable de la douleur thoracique et de la toux. Le malade se plaint de nuages oculaires. On continue le médi-*

cament pendant cinq jours. Peu de jours après, convalescence. Guérison. (Del Chiappa, *Mem. intorno la vita di Borda*.)

A côté de ce fait, on en trouve plusieurs autres relatifs à des pleuropneumonies, des pleurites, des métrites intenses, des myélites spinales, des rhumatismes aigus, etc., traités et guéris de la même manière. Dans ces expériences, il s'agissait seulement d'établir le principe relatif à la véritable action de la belladone sur l'économie; aussi le remède a-t-il été employé seul, sans saignée; mais qui ne voit qu'une fois cela prouvé, rien n'empêche que le praticien ne combine à sa façon la belladone à d'autres moyens antiphlogistiques, selon les circonstances, tels que la saignée, le calomel, le nitre, l'eau de laurier-cerise, etc., etc.?

Si nous méditons maintenant les cas des trente-quatre maladies diverses guéries à l'aide de la belladone par des praticiens de différentes nations, nous verrons tous ces faits s'enrôler aisément sous le principe précédent, et la prétendue spécificité de cette substance disparaître. Les 2,887 observations effectivement collectionnées par M. Bayle et d'un grand nombre d'autres qui se trouvent dans différens recueils, jointes à une trentaine d'autres relatives à des affections oculaires que j'ai traitées, peuvent être groupées de la manière suivante : 1° *Affections de l'axe encéphalo-spinale* (Apoplexies, blessures encéphaliques, myélites, méningites, folie, épilepsie, hémiplégie, paraplégie, rage, convulsions cloniques, hystérie.) 2° *Des appendices nerveuses.* (Tic douloureux, sciatique, névralgies anomales, dentalgies, spasme de l'anus, etc.) 3° *Franchement inflammatoires.* (Inflammations viscérales, anthrax multiples, plaies enflammées, ulcères, affections tuberculeuses, etc. ) 4° *Du système cutané externe ou interne.* (Scarlatine, dartres diverses, toux sèche, coqueluche, dyssenterie, etc.) 5° *Etranglemens sphinctériques.* (Accouchemens difficiles, strangurie, etc.) 6° Tumeurs diverses accompagnées d'inflammation (cancers, etc.) 7° *Affections oculaires.* Sans entrer ici dans la discussion sur la nature de ces sept groupes de maladies, on peut avancer d'une manière générale que, chez tous, le traitement qu'on adopterait serait basé sur des vues antiphlogistiques. Or, la belladone n'a pas agi autrement. Je m'arrêterai un instant sur deux faits capitaux, la hernie étranglée et l'accouchement difficile.

Dès 1810, Kœhler traita avec un succès étonnant les étranglemens herniaires à l'aide de frictions abondantes de pommade de belladone et de lavemens avec l'infusion de la même substance (*Hufeland's journal*, juillet, 1810) Plus tard, van Looth d'Utrecht, M. Magliari de Naples et une infinité d'autres praticiens des deux continens ont suivi le même exemple, et obtenu le même résultat. Quelques personnes sont allées de suite chercher le mystère des antispasmodiques pour se rendre raison de ces faits. Elles n'ont pas réfléchi que, résorbée et passée dans le sang, la belladone produisait les mêmes effets que nous obtenons toujours avec les larges saignées répétées. Qui ne sait que l'étranglement herniaire pourrait, à la rigueur, être regardé comme un état de gonflement inflammatoire des viscères sortis et des anneaux qui leur donnent passage? N'y a-t-il pas là, évidemment, une sorte d'hypersthénie excessive et dans l'organe même et dans toute l'économie? Croyez-vous réellement qu'en dissipant l'étranglement, la belladone ne fait autre chose que calmer le prétendu spasme de l'anneau aponévrotique? Evidemment, les personnes qui ont avancé de pareilles conceptions n'avaient pas d'idées bien arrêtées ni sur la nature de la maladie, ni sur celle de l'action du remède. On voit, d'après cela, que, pour obtenir le but en question, il n'est pas nécessaire d'appliquer la belladone sur la tumeur elle-même dont l'absorption est souvent faible à cause de l'état morbide des tissus. Donnez cette substance par bouche, en lavement, par d'autres voies d'absorption, et vous obtiendrez les mêmes résultats.

Dans les accouchemens difficiles, dépendant d'une sorte d'étranglement du col, la belladone produit, comme on sait, des effets salutaires très remarquables. Or, qui ne voit que ce prétendu spasme du col n'est autre chose qu'un état d'irritation inflammatoire, et que la belladone ne fait que combattre cette irritation? Ne voyez-vous pas en effet la saignée, le tartre stibié à haute dose produire le même effet? J'ai démontré, il y a quelque temps, dans la *Gazette Médicale* (1838, p. 363), que le seigle ergoté n'agissait pas autrement dans ces circonstances. On voit par ces considérations combien il est inutile d'inventer des instrumens et de fatiguer les malades pour porter la belladone précisément sur le col de l'utérus. Ne voyez-vous pas que le seigle ergoté donné par bouche ou en lavement produit beaucoup plus promptement son effet que si vous l'injectez dans la matrice elle-même?

Il me serait très facile de pousser plus loin cette double démonstration sur la véritable action de la belladone dans les deux dernières maladies, aussi bien que dans les autres ci-dessus mentionnées.

Je me hâte d'arriver aux affections de l'organe oculaire.

§ III. *Applications ophthalmiques.* Les *quiproquo*, les illusions, le mystère même !!.. ont été ici bien autrement multipliés que dans les autres maladies. S'il est vrai qu'il y avait naguère en Hongrie des vendeurs de poudre contre la rage ; en Allemagne, des dispensateurs de la liqueur de Hahnemann contre la scarlatine; ailleurs, des gouttes dites anti-cancéreuses, il est vrai aussi que, même de nos jours, nous avons vu à Paris des oculistes faire acheter leurs fioles et leurs petits paquets à un prix très élevé, *pour toute espèce de maux d'yeux !* On sait aujourd'hui que ces fioles, ces gouttes, ces poudres merveilleuses ne sont autre chose que de la belladone. On conçoit combien il peut être dangereux d'appliquer ce médicament sans discernement, surtout dans les maladies d'un organe où l'action hyposthénisante de la belladone est si puissamment sentie. Je citerai tout-à-l'heure des cas assez graves que j'ai eu à traiter moi-même par suite de l'usage abusif que quelques oculistes exclusifs avaient fait de la belladone.

On avait depuis long-temps remarqué que la belladone dilatait la pupille ; mais cette observation n'a été appliquée que très tard à la pathologie oculaire. On s'en est servi d'abord comme moyen coadjuteur de l'opération de la cataracte; puis comme moyen de diagnostic; ensuite comme remède préventif des difformités de la pupille (iritis, prolapsus irien); enfin, pour combattre des névroses et autres irritations oculaires. Dans ce dernier cas, la belladone a été employée à titre de calmant, et on l'a souvent combinée à l'opium. On n'avait pas compris que cette combinaison était absurde ; car l'opium neutralise l'effet de la belladone, ainsi que nous venons de le voir.

Les oculistes exclusifs sont vraiment curieux avec leurs fatras de petites recettes : ils vous prescrivent par exemple, dans les iritis, des instillations de belladone, pour empêcher le rétrécissement et les adhérences de la pupille, et des frictions d'opium au sourcil et à la tempe pour calmer la douleur ! C'est comme si, pour combattre les symptômes d'une pneumonite, vous prescriviez un remède pour l'inflammation, un autre pour la douleur, un troisième pour la dyspnée, etc. En résumé, on peut donc dire que, jusqu'à ce jour, la belladone n'a été généralement employée, en pathologie oculaire, que comme simple moyen dilatateur, et quelquefois aussi comme calmant, mais toujours empiriquement.

Les considérations et les faits qui précèdent, cependant, doivent faire pressentir que ce médicament est susceptible d'applications bien autrement importantes. Sans faire de la belladone une sorte de panacée, j'ai acquis assez d'expérience sur son efficacité, pour pouvoir la recommander comme un remède véritablement précieux dans les affections hyperémiques de l'œil et des paupières. Je m'explique.

1° *Dans les ophthalmies internes* (iritis, choroïdite, rétinite, hypopion, etc.). Je ne connais pas, après la saignée, de remède qui agisse plus salutairement et plus promptement que la belladone contre ces maladies. La saignée répétée est, sans contredit, le médicament sur lequel on doit compter; mais qui ne sait qu'elle n'est pas toujours applicable impunément, à des doses convenables, et que souvent elle est insuffisante? La belladone déploie, dans ces cas, une action d'autant plus remarquable, que les tissus malades sont très vascularisés. Le tout est d'en bien régler les doses. Il s'agit, comme on le voit, de combattre l'hypersthénie oculaire, l'éréthisme inflammatoire, et non uniquement de prévenir le rétrécissement anormal de la pupille. J'ai souvent observé que des doses, même considérables, de belladone, ne dilatent pas la pupille, si les membranes internes de l'œil sont enflammées, ou du moins la dilation ne commence que lorsque l'inflammation décline, ce qui n'a lieu quelquefois qu'à compter du cinquième, sixième jour, ou même plus tard.

*Obs.* VIII. — Je traite en ce moment, en présence de M. le docteur Tassy, un petit enfant, d'une kérato-iritis aiguë des plus graves; le mal s'est déclaré depuis sept jours; je lui ai prescrit :

 1° P. Poudre de feuilles de belladone. **6 grains.**
  Sucre.         60 gr. m. f. paq, 12,

A prendre un paquet matin et soir.

2° Frictions de pommade mercurielle belladonisée autour de l'orbite.

3° Cataplasme de laitue cuite dans du lait.

4° Une dose de calomel et de rhubarbe à l'heure du coucher.

Aujourd'hui, quatrième jour de traitement, l'enfant prend, depuis hier, quatre paquets de belladone par jour ; c'est-à-dire deux grains, et la pupille commence à se dilater. Ce signe indique que la maladie décline déjà, et qu'il faut bientôt diminuer la dose du remède. La photophobie est tombée en grande partie, et le malade est beaucoup mieux. L'organe est en assez bon état ; et, à moins de recrudescence, il reprendra, j'espère, ses fonctions. On continue le même traitement.

On s'étonnera peut-être de doses aussi fortes de belladone chez un enfant de cinq ans. Je m'expliquerai tout à l'heure sur ce point.

Je pourrais rapporter ici un assez grand nombre d'autres faits pareils ou analogues, dont je conserve les détails ; mais cela n'ajouterait rien aux idées que je veux établir.

Je dirai seulement que, dans les cas très graves, alors que l'œil est menacé de destruction, non-seulement je prescris la belladone à haute dose par différentes voies connues d'absorption, mais encore je la combine avec d'autres remèdes de vertu analogue, tels que le calomel, la jusquiame, le tartre stibié, la pommade mercurielle, etc. J'ai pour principe, dans ce cas, de pousser le remède jusqu'à l'*atropisme*, c'est-à-dire jusqu'à ce que le malade éprouve des vertiges, qui sont l'indice de la saturation complète de l'organisme. Nous reviendrons sur ce point.

2° *Ophthalmies externes* (conjonctivites, kératites, sclérotites, blépharites, tumeurs inflammatoires des paupières). Sous le point de vue clinique, les conjonctivites aiguës peuvent être confondues ensemble sans inconvénient; seulement, il faut tenir compte de leur degré d'intensité et des circonstances qui les compliquent, afin de leur opposer un traitement proportionnel. On sait que ce qui fait rapidement crever l'œil, dans les ophthalmies purulentes, c'est moins la nature du mal que l'intensité de la phlogose, et surtout la formation du bourrelet chémosique, qui étrangle les vaisseaux de la cornée, et détermine la gangrène de cette membrane. Or, prévenir le chémosis, ou le dissiper lorsqu'il existe, c'est juguler la maladie, c'est, en d'autres termes, sauver l'organe de la destruction. Malheureusement, nous ne sommes pas, le plus souvent, appelés assez tôt pour atteindre le premier but; mais, si j'en juge d'après quelques cas que j'ai soignés à l'aide de la belladone chez des enfans à la mamelle dont les yeux venaient d'être atteints, ou étaient menacés d'ophthalmo-blénorrhée, je ne doute point que, même chez les adultes, l'orage sera assez détourné par le même remède, pour prévenir la destruction de l'organe. Notez bien que, dans une conjonctivite intense, accompagnée de photophobie, il y a autre chose qu'une simple phlogose de la muqueuse; tous les tissus de l'œil sont enflammés, et ce n'est qu'en hyposthénisant promptement l'organe tout entier, que vous pouvez espérer le résultat dont il s'agit. Si cependant le chémosis est déjà déclaré, j'ai également recours à la belladone à haute dose et aux autres moyens antiphlogistiques connus, après avoir, bien entendu, exécuté l'opération nouvelle de M. Tyrrell, et que j'ai décrite dans mon ouvrage, p. 194.

Dans les phlogoses des tissus blancs (kératite, sclérotite) la belladone a moins de prise que dans les cas précédens, à moins qu'elle ne coexiste avec des ophthalmies internes, ainsi que cela a lieu le plus souvent. Dans un cas de blépharite aiguë avec phlegmon anthracique (orgeolet), j'ai obtenu des effets salutaires remarquables chez une petite fille que nous avons soignée plus tard, M. Bouillaud et moi, pour une autre maladie.

Quelle que soit, du reste, l'espèce de phlogose oculaire à laquelle j'aie affaire, pour peu qu'il y ait photophobie, j'ai toujours recours à la belladone, et je m'en trouve parfaitement. On sait de quelle importance il est de juguler ce symptôme dans le traitement des ophthamies.

3° *Lésions traumatiques.* Soit qu'il s'agisse de blessure accidentelle de l'œil, soit que la lésion dépende d'une opération sanglante quelconque, j'ai adopté pour pratique d'employer la belladone comme moyen préventif de l'inflammation, et j'attribue à l'efficacité de cet agent le peu de réaction que je rencontre depuis quelque temps dans ces sortes d'opérations.

*Obs.* IX. — J'ai pratiqué, il y a plusieurs mois, en présence de MM. Ségalas et Robecchi, une blépharoplastie chez un notaire de province. Après le pansement, j'ai fait usage de la belladone; la réaction a été absolument nulle.

*Obs.* X. — Dans le mois de juin dernier, j'ai opéré de la cataracte par extraction madame R....., en présence de mes confrères MM. Adorne et Yvan. J'ai employé la belladone avant et après l'opération. Réaction extrêmement légère.

*Obs.* XI. — Dans le mois de juillet dernier, dame anglaise âgée de cinquante-cinq ans, cataractée. Je l'ai opérée en présence de M. le docteur Gaverelle. Guérison extrêmement prompte, sans inflammation aucune.

Dans les prolapsus irien et choroïdien, la belladone produit des effets extrêmement avantageux, si l'on emploie le remède à forte dose; ces effets sont moins remarquables, sous le rapport de la rétraction de l'iris, qu'elle n'opère qu'à peine, que par le résultat antiphlogistique direct sur l'organe.

4° *Nécroses oculaires.* Les dénominations d'ambliopie, amaurose, hémiopsie, etc., sont tellement vagues, qu'il n'est pas possible, en les adoptant, d'attaquer les affections qu'elles représentent d'après les plans uniformes tracés par les livres. Ce sont des symptômes d'une foule de maladies diverses : le fond de ces maladies est parfois de nature hypersthénique; la belladone donnée avec les précautions que nous allons indiquer, peut rendre de véritables services. Je m'en sers journellement, toujours par la voie de l'estomac, et avec un avantage incontestable; mais c'est ici où le praticien doit être très attentif et circonspect, car l'illusion est très facile, le diagnostic peut tromper, quoi qu'en disent certains *oculistes-géographes*, qui prétendent tout reconnaître dans la forme des injections de l'œil, jusqu'aux engorgemens des veines hémorrhoïdales et de l'aileron droit ou gauche du foie ! On conçoit combien il serait fâcheux que ce remède fût prescrit alors que l'affection rétinienne est de nature hyposthénique.

Quand on lit les détails des cas d'amaurose guéris par Scarpa à l'aide de l'émétique répété, on ne peut s'empêcher de reconnaître les conditions hypersthéniques de la maladie, conditions que le remède dissipait, moins par le prétendu débarras des voies digestives que par son effet affaiblissant sur la vitalité de l'organisme. C'est ainsi aussi qu'agit la belladone; et j'ai eu souvent à me féliciter de joindre les deux moyens à la fois. Je suis obligé de renvoyer à la suite de cet ouvrage pour le développement de ce sujet.

§ IV. *De l'atropisme ou de la subsaturation de l'organisme par la belladone.* La question de la tolérance des médicamens, je veux dire de la capacité morbide de l'organisme pour telles ou telles doses de remèdes n'a été bien comprise et résolue que par Rasori. La loi qu'il a déduite, à ce sujet, forme un des plus beaux titres à sa gloire. En donnant une valeur quelconque à l'excitabilité ou à la sensibilité normale de la fibre animale, il est clair que cette valeur se trouvera en plus ou en moins dans l'état de maladie. Dans une maladie inflammatoire, par exemple, qui peut nier que le type normal de la vitalité ne se trouve exalté? Or, c'est précisément ce degré d'exaltation ou d'abaissement qui donne la mesure de la tolérance, ou *du degré de capacité morbide* de l'organisme pour tel ou tel remède. Dans une pneumonie ou dans une apoplexie sanguine l'organisme supporte impunément d'énormes doses de tartre stibié et d'autres médicamens hyposthénisans; cette tolérance est d'autant plus forte, que l'hypersténisation est considérable, ou, en d'autres termes, que le mal est plus intense; mais aussitôt que celui-ci décline, la tolérance diminue, et aussitôt que la vitalité est redescendue vers son type normal, il y a saturation de l'organisme, le malade vomit le remède; il sera même empoisonné si l'on continue les mêmes doses qui, naguère, étaient si bien supportées. C'est qu'alors le médicament ne peut agir sur la sensibilité de la fibre animale, sans la faire descendre de son type habituel ; de là vomissement, faiblesse générale, langueur de toutes les fonctions, etc.

Prenons un exemple de nature opposée, l'empoisonnement par le plomb (colique saturnine). On est étonné de voir les doses énormes d'opium que les malades supportent, dans le principe du traitement, sans éprouver le moindre signe de narcotisme ni de congestion; mais à mesure que la saturation a lieu, que l'hyposthénisation saturnine se dissipe, l'opium commence à narcotiser ; si l'on insiste aux mêmes doses, il empoisonne, et l'organisme tombera dans le même état d'hypersthénie que chez un homme ivre. Cet état donne l'idée de la sursaturation.

Appliquée à l'atropa belladona, cette idée peut recevoir le nom d'*atropisme*. Si vous lisez les faits tirés de la clinique de Borda vous verrez que, dans les maladies inflammatoires intenses, ce praticien poussait la belladone à forte dose, jusqu'à ce que le malade commençait à accuser des vertiges et du délire; alors il s'arrêtait, et ne donnait que de petites doses pour entretenir la saturation ; il se gardait bien de confondre cette espèce de délire dont la nature est hyposthénique avec le délire inflammatoire proprement dit. Le correctif le plus sûr de l'atropisme, c'est l'opium; je m'explique avec quelques exemples.

*Obs.* XII. — M. Guillemin, marchand de vin, homme d'une cinquantaine d'années, robuste, offrait depuis plusieurs mois les symptômes d'une myélite spinale lente. Il éprouvait, surtout la nuit, des espèces de crampes violentes aux quatre membres qui l'empêchaient de reposer; langueur générale, fièvre, mouvemens convulsifs, etc. Il avait, d'après la prescription de M. Récamier, fait usage du musc, mais sans avantage. Il s'est présenté à la consultation médicale de l'hôtel-de-ville dont la direction m'est confiée : je l'ai saigné deux fois sans beaucoup d'avantage ; je l'ai ensuite mis à l'usage de l'extrait de belladone préparé à la vapeur, trois grains par jour. Nous sommes arrivés en peu de jours à la dose de huit grains par vingt-quatre heures, sans le moindre signe d'atropisme. Nous avons continué à cette dose pendant plus d'une quinzaine. Ce n'a été qu'au bout de ce temps seulement que le malade a commencé à accuser des vertiges, des brouillards, et que les pupilles se sont dilatées. A cette époque, son état s'était beaucoup amélioré; nous sommes redescendus à la dose de deux grains, puis d'un grain par jour; l'amélioration a été progressive, et le malade a guéri après deux à trois mois de traitement.

Ce fait nous donne une idée nette de la saturation atropique qui n'a été qu'à peine dépassée. Le suivant va nous montrer quelque chose de plus.

*Obs.* XIII. — M. le comte M....., savant distingué, était soigné pour un mal d'yeux à Paris par un oculiste allemand. On lui avait appliqué de la belladone avec tant de profusion et de constance, que des symptômes d'atropisme ont remplacé ceux de la maladie primitive. Ces symptômes ont été méconnus; le malade s'en plaignait, le médecin insistait sur l'usage du remède, et caractérisait le mal pour une névropathie anomale. Cela a duré pendant plus de trois mois, et l'atropisme devenait de plus en plus manifeste, le malade ne pouvait plus lire, ni penser, ni dormir, ni même marcher : tout était brouillard et vertige; la pupille était dilatée.

J'ai été consulté, je lui ai fait quitter l'usage de la belladone, et prescrit des pilules de morphine et une nourriture substantielle.

En peu de temps les symptômes de l'empoisonnement atropique se sont dissipés, et le malade est aujourd'hui bien portant. Ce malade et les circonstances ci-dessus sont parfaitement connus à M. Mojon.

*Obs.* XIV. — Un peintre de Paris dont M. Mojon m'a communiqué les détails s'est trouvé à peu près dans les conditions du malade précédent, par suite de l'usage abusif de la belladone qu'il avait fait d'après la prescription d'un oculiste allemand.

*Obs.* XV. — Un petit enfant d'un libraire avait le corps couvert d'une éruption croûteuse ; on l'a frotté avec une pommade de belladone ; des symptômes alarmans se sont manifestés. J'ai prescrit des lotions laudanisées, et les symptômes se sont promptement dissipés.

Demours a dit quelque part que la dilatation irienne produite par la belladone pouvait être dissipée par des lotions vinaigrées. J'ai essayé ce moyen chez une petite fille dont j'ai parlé, je n'ai pourtant rien obtenu; cela devait être.

On voit, par les faits précédens, qu'employée sans discernement, la belladone peut occasionner des accidens fâcheux ; il ne se passe presque pas de mois que je ne voie dans le traitement des maladies des yeux des exemples de ces accidens méconnus. On attribue à la maladie oculaire des symptômes qui sont uniquement dus à l'emploi inopportun ou abusif de la belladone. Heureusement il est facile d'y remédier, si on sait les connaître. La cessation du médicament, l'usage d'un régime analeptique et de l'opium dissipent sûrement les symptômes. Il ne faut pas croire cependant que les nébulosités oculaires disparaissent immédiatement.

*Obs.* XVI. — Un élève en pharmacie remuait avec un instrument une grande quantité d'extrait bouillant de belladone; la vapeur lui fait perdre connaissance et il tombe : on le tire à l'air libre; on le frotte avec de l'ammoniac, et il en revient ; mais il est resté aveugle pendant plusieurs jours. (Communiqué par M. Mojon.)

Ce que je viens de dire de l'usage inconsidéré de la belladone dans le traitement des maladies des yeux s'applique également au mercure, dont les abus ne sont malheureusement que trop fréquens en ophthalmologie. Je termine ce paragraphe par les remarques suivantes :

1° Parmi les préparations de belladone, la poudre récente faite avec les feuilles est la plus sûre. La poudre des feuilles est beaucoup plus active que celle de la racine. On la mêle à du sucre, et l'on en fait soit des paquets, soit des pilules. La poudre est très commode, parce qu'on peut l'administrer avec précision, surtout chez les enfans. On fait faire ordinairement des paquets contenant chacun un quart de grain de belladone, et cinq grains de sucre; on en donne deux, quatre, ou plusieurs par jour. Dans les cas urgens, ces paquets doivent être beaucop plus forts. la dose de la poudre de belladone pouvant être élevée à 10, 12, 15, 20 grains par jour. Il ne faut pas oublier, du reste, que, si la poudre est préparée depuis quelque temps, elle a perdu une partie de son énergie (Delens); et que, plus le terrain sur lequel la belladone a été récoltée est aride, plus la vertu des feuilles est énergique.

2° L'infusion de feuilles de belladone, préparée à froid, est une des formes les plus convenables. quand on veut introduire le médicament par d'autres voies que celles de l'estomac. Je dis *préparée à froid*, car l'action de la chaleur enlève à la belladone une partie de son principe actif; nous venons de voir effectivement que la vapeur de sa décoction peut empoisonner tout aussi bien que la poudre ou l'extrait qu'on avale. L'infusion se prépare ordinairement avec vingt grains de feuilles dans un ou deux verres d'eau pendant une nuit. On prend de cette eau la quantité qu'on juge convenable, selon l'usage qu'on veut en faire. On s'en sert en lavement comme collyre, pour lotions, pour fomentations. La dose, pour un lavement, est d'une cuillerée a café à plusieurs onces, délayée dans de l'eau simple. En général, il faut, pour produire un effet, donner une plus forte dose par le rectum que par l'estomac. Les fomentations sur l'œil produisent d'excellens effets dans les ophthalmies. Si le malade offre un vésicatoire ou cautère, j'ai pour pratique de prescrire des fomentations sur ces points. On peut enfin, chez la femme, l'employer par la voie du vagin, à l'aide de petites éponges qu'on laisse en permanence, etc.

3° Enfin, l'extrait de belladone n'est véritablement orthodoxe qu'autant qu'il est préparé d'après le procédé de Hahnemann; c'est-à-dire à froid, par l'évaporation du jus au soleil ou à l'étuve. M. Guillard, pharmacien à Paris, prépare tous les extraits d'après ce procédé. La dose pour l'intérieur est la même que celle de la poudre. A l'extérieur, on peut en prescrire de fortes doses, selon les conditions de l'absorption. Il m'est plusieurs fois arrivé de frotter sur une région un demi-gros ou un gros d'extrait ramolli avec de l'eau, ou bien avec autant de graisse. Son absorption est beaucoup plus active, si l'on applique un cataplasme émollient par dessus. L'extrait peut être aussi utilement employé en bain (une à deux onces délayées dans une baignoire d'eau) ou en bain de pied (une à deux gros).

Je ne prescris jamais la teinture alcoolique ou vineuse de belladone, parce qu'elle est peu précise, l'alcool neutralisant une partie de l'action de l'atropine. Je me suis souvent bien trouvé de saupoudrer de belladone un emplâtre de diachylon gommé.

*Conclusions.* 1° Quel que soit l'endroit du corps où l'on applique la belladone, elle ne manifeste ses effets qu'après résorption, ou après être passée dans le torrent de la circulation.

2° Ses effets sont toujours dynamiques ou constitutionnels; ils paraissent porter sur le système ganglionnaire, par conséquent, sur le principe sensitif de la fibre animale de tous les organes.

3° Le cœur et l'arbre artériel qui en émane éprouvent très sensiblement les effets de la belladone sous l'influence du système nerveux ganglionnaire.

4° Plus un organe est vascularisé (artères), plus il éprouve les effets de la belladone. Le cerveau, l'œil et les poumons se présentent en première ligne, sous ce rapport.

5° La nature de l'action de la belladone est hyposthénisante, affaiblissante, antiphlogistique. Elle peut être comparée à celle de la saignée, de la digitale, du tartre stibié; mais elle est beaucoup plus énergique. Elle offre une ressemblance parfaite avec l'action du venin de la vipère, mais à un degré d'énergie beaucoup moindre. La mort causée par l'empoisonnement de la belladone n'a lieu que par hyposthénie excessive, par épuisement de la force vitale (asthénie directe de Brown). Cette mort peut être comparée à celle qu'occasionnent l'inédie et les hémorrhagies prolongées.

6° Les véritables antidotes de la belladone sont toutes les substances stimulantes (ammoniaque, éthers, alcooliques, canelle, thériaque, opium, etc.).

7° L'action de la belladone étant opposée à celle de l'opium, c'est un véritable contre-sens d'ordonner ces deux substances à la fois.

8° La belladone peut être utilement employée dans le traitement de toutes les maladies inflammatoires. Pour l'être avec avantage et sans risque d'accidens, il faut en régler l'administration d'après la loi de la tolérance, ou de la capacité morbide de l'organisme, qui a été signalé ci-dessus.

9° L'action de la belladone sur l'appareil oculaire est toute dynamique; elle porte principalement sur l'arbre artériel de cet appareil. L'œil tout entier, ses muscles, les paupières elles-mêmes éprouvent à la fois ses effets antisthéniques. La faiblesse qu'offre la rétine peut être comparée à l'ambliopie des vieillards (*amaurose sénile*).

10° Parmi les tissus constituans de l'œil, ce sont l'iris, le corps ciliaire et la choroïde qui ressentent les premiers, et le plus vivement, l'action de la belladone. Cela tient principalement à la quantité énorme de vaisseaux qui les constitue. Ces trois corps pouvant être regardés comme un seul plexus vasculaire destiné à la nutrition de l'œil, la belladone exerce par son intermédiaire une heureuse influence dans toutes les ophthalmies internes. La dilatation de la pupille n'est qu'une conséquence de l'espèce d'affaissement qu'éprouvent les artères ciliaires ; ces vaisseaux perdant leur éréthisme , le tissu élastique de l'iris se rétracte. On conçoit pourquoi d'autres substances reconnues hyposthénisantes (jusquiame, tabac, stramonium , seigle ergoté, etc.) produisent aussi la dilatation , mais à des degrés variables.

11° On peut donc regarder la belladone comme un puissant auxiliaire de la saignée.

## STRYCHNINE.

L'usage de la strychnine et des substances qui la produisent (noix vomique, fève de saint Ignace, etc.), contre les paralysies, et en particulier contre l'amaurose, est devenu, en quelque sorte, vulgaire; mais a-t-on jusqu'à présent déterminé les véritables indications thérapeutiques de cet alcaloïde? Je ne le pense pas. Je ne trouve, à ce sujet, dans les auteurs que des données vagues , souvent contradictoires, ou même fort erronées. Ayant employé moi-même la strychnine sur un grand nombre de sujets amaurotiques, et par des méthodes diverses ; ayant, d'ailleurs, depuis 1832, époque de mon premier Mémoire sur l'*amaurose*, rassemblé sur cette matière tous les faits importans que la science possède, je crois pouvoir donner aujourd'hui une solution fort nette et fort complète à ce problème important de thérapeutique.

Déterminer les indications de l'emploi d'un médicament, c'est demander ses véritables vertus ou son action, et les conditions de l'affection à laquelle on le rapporte. Or, quelles sont l'action ou la valeur thérapeutique de la strychnine, et les conditions pathologiques de l'amaurose? Telles sont les deux questions dont je vais m'occuper brièvement dans cet article. Mais avant , disons quelques mots sur l'historique de ce point de pratique, afin d'éviter les abus, les prétentions ridicules, ou les illusions.

§ Ier. *Historique.* L'emploi de la strychnine contre l'amaurose ne peut remonter à une époque bien éloignée , puisque la découverte de cette substance ne date que d'une vingtaine d'années. Les premiers essais ont été faits en 1825 , mais c'est en 1830 qu'on a publié des faits véritablement concluans; ils sont dus à un chirurgien de Londres, M. Liston (*The London medical Gazette, février* 1830). Vers la même époque, Shortt fit aussi connaître plusieurs cas d'amaurose qu'il avait guéris à l'aide de la strychnine (*The Edimb. med. and surg. jour.*, oct. 1830). Ces derniers ont été reproduits dans la *Gazette Médicale* de Paris, de la même année.

En 1832, le docteur Middlemore, ophthalmologue anglais, publia dans le *Midland medical reporter*, un intéressant travail sur l'emploi de la strychnine dans le traitement de l'amaurose. Il rapporte plusieurs cas de guérison par ce moyen qu'il a employé d'après la méthode endermique , c'est-à-dire en dénudant la peau du sourcil à l'aide de vésicatoires. Un extrait de ce mémoire se trouve consigné dans la *Revue médicale de Paris*, 1832, t. II, p. 270.

Depuis cette époque, une foule d'expériences ont été entreprises sur la strychnine, tant en France qu'en Angleterre, en Italie, en Allemagne et en Amérique, par une foule de praticiens qu'il est inutile de nommer.

En 1835, le docteur Miquel publia aussi quelques faits de ce genre (*Gaz. Méd.*, 1835, p. 795). Ce médecin appliqua la strychnine tout simplement à l'aide de la vésication au sourcil, ainsi que l'avait fait, trois ans auparavant, M. Middlemore.

Nous verrons tout à l'heure que ce mode d'administration est des plus défectueux ; disons, en attendant, qu'il est étrange, qu'en face des faits précédens, M. Miquel vienne aujourd'hui (sans doute par inadvertance) se donner pour l'inventeur de la médication en question ! Une autre circonstance curieuse, c'est que le docteur Miquel a pris la *myodepsie étincelante*, symptôme assez ordinaire de l'amaurose hypérémique, pour des étincelles strychniques. Je démontrerai tout-à-l'heure que, loin de produire des étincelles, la strychnine les dissipe lorsqu'elles existent.

§ II. *Valeur thérapeutique de la strychnine.* Personne ne conteste aujourd'hui que les substances dont on tire la strychnine sont à cet alcaloïde ce qu'est le quinquina à la quinine, l'opium à la morphine. Les faits, par conséquent, que la science possède sur les effets de la noix vomique peuvent très bien se confondre avec ceux de la strychnine, puisqu'ils sont absolument de même nature, et qu'il est reconnu que le principe actif de la noix vomique c'est la strychnine.

L'idée qu'on a généralement sur la strychnine et la noix vomique, c'est qu'elles sont éminemment excitantes. Cette croyance est basée: 1° sur ce que ces substances guérissent les paralysies présumées asthéniques ; 2° sur ce qu'elles déterminent des contractions musculaires tétaniformes. Aussi prescrit-on rigoureusement de s'abstenir de leur emploi alors qu'il y a des signes de pléthore dans l'organe malade ou vers le cerveau.

On trouverait peut-être paradoxal si je disais aujourd'hui que, malgré cet appareil phénoménal, la strychnine, loin d'être un excitant, n'est qu'un remède hyposthénisant, affaiblissant comme la belladone et la saignée : c'est pourtant la thèse que je vais soutenir. On conçoit que si je parviens à établir ce fait d'une manière incontestable, les idées qu'on a sur les indications de la strychnine et de la noix vomique doivent nécessairement changer. Consultons donc sans prévention l'expérience.

Un jeune homme, âgé de dix-sept ans, de bonne constitution, éprouve des chagrins violens, et veut se détruire; il avale, après avoir dîné, deux scrupules de strychnine pure en solution, et boit un verre de vin par-dessus ; il devient pâle, extrêmement faible, aphone, amaurotique, et meurt une heure et quart après, dans les spasmes tétaniformes les plus horribles; ces spasmes se sont reproduits plusieurs fois par accès. A l'autopsie, on trouve : 1º le système veineux du canal rachidien et du cervelet excessivement gorgé de sang noir et visqueux; 2º la moelle épinière fort ramollie sur plusieurs endroits, réduite même en bouillie sur quelques points; 3º cœur flasque, vide de sang, de même que les gros vaisseaux ; 4º viscères abdominaux exsangues, à l'exception du foie qui est gorgé de sang noir ; 5º système cutané fort gorgé de sang violet. Le reste de l'organisme est sain. Ce fait, dont je n'ai reproduit que les traits principaux, se trouve consigné avec de grands détails dans la *Gazette Médicale*, 1837, p 491.

Faisons un instant abstraction des contractions tétaniformes qui peuvent bien être la conséquence de la stase passive du sang veineux et des extravasions de sérum qui comprimaient ou irritaient autrement les centres nerveux, ou bien du travail même de ramollissement de la moelle. Comment concilier la nature de ces lésions cadavériques avec la prétendue action excitante de la strychnine? Comment ! le cœur est flasque, vide de sang, les viscères abdominaux et les gros vaisseaux exsangues, la moelle épinière subitement ramollie, réduite en bouillie, sans aucune trace d'inflammation ni de congestion active, et l'on dit que ce sont là des effets d'une excitation !

L'école Rasorienne y voit, au contraire, la preuve la plus convaincante d'une action hyposthénique très puissante : il me semble même impossible d'adopter logiquement une opinion différente de cette dernière. D'ailleurs, cette pâleur du visage, la faiblesse, l'aphonie et l'amaurose, phénomènes analogues à ceux qu'on observe dans l'empoisonnement par la belladone, par le tabac et après les grandes hémorrhagies, ne sont-ils pas plutôt d'accord avec l'idée d'un abaissement extrême de la vitalité générale qu'avec celle d'une excitation ? J'ai démontré dans le Mémoire sur la belladone que les stases de sang veineux qu'on observait dans ces cas vers les centres nerveux étaient purement passifs; le cœur et les gros vaisseaux étaient fortement affaiblis par l'action du poison, le système capillaire reste comme paralysé; de là, des stases sanguines et des extravasions séreuses. Personne n'ignore enfin que la moelle épinière et le cerveau ont été trouvés ramollis chez une foule d'hommes et d'animaux qui sont morts presque subitement par la morsure de serpens venimeux, ou par des pertes abondantes de sang ; c'est là un ramollissement asthénique bien différent de celui qui est la conséquence d'une inflammation chronique.

Les autres cas d'empoisonnement mortel par la strychnine chez l'homme sont absolument pareils au précédent : je ne les reproduirai pas. Abordons des faits de même espèce.

Si vous donnez par petites doses, soit la strychnine, soit la noix vomique à un homme bien portant, vous aurez des symptômes non équivoques de faiblesse. Le pouls baisse considérablement; Fodéré l'a vu descendre subitement de 72 pulsations à 30 (Roques, *Pitogr. méd.*, § 1er); pâleur, prostration, anxiété, stupidité, tremblemens, ver-

tiges, sueurs froides, vomissemens. Ces symptômes se dissipent constamment à l'aide de l'ammoniac, de l'eau-de-vie, de l'éther ou
de l'opium. Des expériences nombreuses ont été faites à ce sujet
(Giacomini, *Matière méd.*, t. IV, p. 438); elles ont donné toujours
le même résultat. Sauvage lui-même nous a conservé un fait qui confirme parfaitement les résultats précédens; il s'agit d'un étudiant qui
s'était empoisonné avec une fève jésuitique (de Saint-Ignace); les
symptômes étaient alarmans : on lui administra de quart d'heure en
quart d'heure six gouttes d'acali volatil , et les symptômes se sont
dissipés.

Les phénomènes précédens me semblent tellement ressembler à
ceux de la morsure de la vipère, sous le triple rapport physiologique,
anatomique et thérapeutique, que je ne puis m'empêcher de considérer l'action de la strychnine comme celle du venin des reptiles,
c'est-à-dire éminemment hyposthénisante ; mais ne nous hâtons pas
de conclure.

Les expériences sur les animaux vivans, par MM. Pelletier et Ca-
ventou, répétées par Cremer de Bonne et M. Giacomini, ont démontré
1º que la mort arrive beaucoup plus promptement, si l'on joint la
strychnine à des substances reconnues contre-stimulantes, telles qu'un
acide puissant , par exemple, nitrique, hydrochlorique, hydrocyanique ; 2º que la mort est retardée et même empêchée si la même dose
d'alcoloïde est jointe à une forte quantité de substance stimulante
(alcool, ammoniaque, opium). Ainsi, par exemple, un quart de grain
de strychnine étant donné seul à un lapin , celui-ci meurt en dix
minutes à peu près; si on y joint deux grains de morphine, les spasmes se font long-temps attendre, ils sont faibles et rares, la mort n'a
lieu que dix à douze heures après. Si l'on ajoute six grains de morphine, ou quinze grains d'opium, les effets de la strychnine sont
extrêmement faibles, et l'animal guérit. Constamment les effets de la
strychnine ont été augmentés lorsqu'on a fait intervenir la saignée
ou tout autre moyen affaiblissant. Comment ne pas voir dans ces
faits la vertu puissamment antiphlogistique de la strychnine? Ce qui
en a imposé et fait établir l'opinion contraire, ce sont les mouvemens
convulsifs ou tétaniformes ; mais ne sait-on pas que l'acide hydrocyanique, par exemple, produit aussi le même effet? et pourtant il
guérit merveilleusement des maladies inflammatoires les plus formidables, les cavernes pulmonaires. (*V. Gaz. Méd.*, 1838, p. 795.) Le
venin de la vipère et de plusieurs autres reptiles n'occasionne-t-il
pas également des phénomènes analogues? et pourtant vous le com-
battez avec succès par le stimulant le plus puissant, l'ammoniaque.

Un médecin allemand, M. Clumhart, de Stuttgard, qui a soigné le
jeune homme dont nous avons rapporté l'autopsie, a administré plusieurs grains d'émétique , puis saigné le malade ; il s'étonne de ce
que l'émétique n'a pas agi, et que la saignée a augmenté les symptômes d'empoisonnement. Je le crois bien. Dans les empoisonnemens
asthéniques, l'estomac est tellement affaibli quelquefois qu'il ne se

contracte pas, le tartre stibié est résorbé et augmente l'hyposthénie.

Si nous consultons maintenant la valeur des faits pathologiques, nous les verrons s'accorder rigoureusement avec les considérations qui précèdent. J'ai recueilli et analysé un très grand nombre de cas de paralysie que j'ai pu me procurer dans les auteurs : constamment, quand la strychnine ou la noix vomique a été utile, il s'agissait d'une paralysie hypérémique ; le contraire avait lieu lorsque l'impuissance était accompagnée de symptômes réels d'asthénie, le médicament a été inutile ou nuisible.

Dans les trente-deux cas de guérison, en effet, publiés par Badseley, il s'agissait toujours d'individus forts, pléthoriques, ayant eu des attaques d'apoplexie, des blessures. des rhumatismes ou des myélilites spinales. Les faits de M. Fouquier, ceux de M. Stockes, ceux que M. Pétréquin a publiés dernièrement, etc., sont tous de même nature, au fond, bien que leurs auteurs les aient, par erreur, diagnostiqués autrement. Je regrette que les courtes limites de ce travail ne me permettent pas de développer cet énoncé. Je ferai voir cependant tout-à-l'heure, au sujet de l'amaurose, combien sont absurdes les idées des oculistes allemands qui prescrivent la strychnine dans les cas d'amaurose asthénique, qu'ils appellent torpide, et combien leurs divagations ridicules de classification nuisent à la pratique.

Quand on dit, par conséquent, qu'il ne faut pas prescrire la strychnine ou la noix vomique aux personnes prédisposées à l'apoplexie, mais bien aux paralytiques faibles, on avance une erreur grave. On a guéri le prolapsus chronique du rectum à l'aide de la strychnine ; évidemment, le médicament n'a fait que combattre l'hypérémie de la muqueuse ; l'épilepsie à l'aide de la noix vomique (Weitz, Hermann, Valentini, Lichtenstein, etc.); mais qu'est-ce que l'épilepsie sinon un mal de nature hypersthénique? L'insomnie, chez les enfans furieux (Albinus, Brera); le rhumatisme, les inflammations aiguës et chroniques de la moelle épinière (Giacomini); la pneumonie (Borda, Rasori, Tommasini), etc., ont été guéris par le même médicament.

Que conclure de tout ce qui précède? C'est que la vertu thérapeutique de la strychnine est hyposthénisante ou antiphlogistique, et rien de plus. Cette action, bien que toujours générale, porte principalement sur la moelle épinière et le cervelet.

Quelques médecins de Paris, bornés à l'exercice exclusif de l'ophthalmologie, ont dernièrement témoigné de l'étonnement de ce que j'avais prescrit la strychnine à quelques malades atteints d'amaurose hypérémique. Je conçois bien leur étonnement! Je vais m'expliquer sur le sujet de l'amaurose, avant de poser d'autres conclusions sur ce précieux médicament.

§ III. *Conditions pathologiques de l'amaurose.* L'amaurose n'est autre chose, dit-on, qu'une faiblesse, une paralysie de la rétine ou du nerf optique. Mais qu'est-ce qu'une faiblesse, une paralysie? Ce sont des mots vagues dont on a fait d'étranges applications dans la pratique. Un homme ivre est faible ; il est momentanément aveugle comme un autre qui est frappé d'apoplexie, comme un troisième qui a éprouvé de fortes hémorrhagies, ou qui s'est empoisonné par la belladone, par le plomb, par le gaz acide carbonique, etc. Pourtant, que de différences essentielles entre chacune de ces cécités ! Il est donc plus exact de dire que la cécité amaurotique est un état symptomatique de maladies diverses, dont il reste à déterminer le siége et la nature.

Sans doute le siége immédiat de la cécité ne peut exister que dans la rétine; mais que de maladies différentes ne peuvent s'arroger le droit de produire une pareille manière d'être de l'organe oculaire? Ainsi que je l'ai établi dès 1832, toutes les formes de l'amaurose peuvent se réduire à trois : hypérémique, asthénique, mécanique. Dans là première, il y a surexcitation, congestion, phlogose sourde de l'appareil rétinien. La vision est affaiblie ou éteinte comme la pensée ou la mémoire chez un homme ivre. Dans la seconde, l'impuissance est directe, elle tient à une diminution de la vitalité normale de la rétine; la vision est affaiblie ou anéantie, faute de stimulation suffisante, ou par affaissement de l'éréthisme vital de la pulpe nerveuse. C'est ce qui a lieu après les grandes hémorrhagies, chez les hommes qui abusent du coït, chez les personnes atteintes de colique saturnine, chez certaines nourrices, etc. Dans la troisième enfin, il y a compression ou lésion organique des parties d'incitation de l'œil; mais les phénomènes morbides se rapportent toujours à l'une ou l'autre espèce précédente. Ainsi, par exemple, dans l'amaurose apoplectique, la cécité dépend d'une cause mécanique ; mais elle s'offre constamment, du moins dans les commencemens, avec des caractères manifestes d'hypérémie, et elle doit être traitée en conséquence. Il en est de même de celle qui se rallie à la présence de tumeurs solides ou autres dans le crâne (tubercules, fongus, hydrocéphale, etc.), ou à des altérations immédiates de l'organe visuel. Ajoutons, néanmoins, qu'après une certaine époque, le mal peut changer de nature et devenir asthénique d'hypérémique qu'il était.

Quelques personnes admettent une amaurose irritative ; cette amaurose n'existe pas comme espèce distincte. Ce n'est, à mon avis, qu'une maladie hypérémique de la rétine compliquée de névralgie faciale, ou d'autres affections nerveuses. Elle ne cède effectivement qu'au traitement antiphlogistique, et ses symptômes essentiels, d'ailleurs, ne diffèrent nullement de ceux de la précédente. D'un autre côté, qu'est-ce qu'une névralgie, sinon une affection hypérémique, une névrilémite sourde? Je citerai pour exemple la plus connue des névralgies, la sciatique.

La concomittance des lésions des nerfs de la cinquième paire et de la rétine, et les sympathies de cette membrane avec l'iris et d'autres parties de l'organisme, ne sont plus un mystère aujourd'hui depuis qu'on sait que la pulpe rétinienne reçoit elle-même des filets nerveux particuliers. Ces filets émanent de trois sources : du plexus carotidien, du ganglion sphéno-palatin, et du ganglion ophthalmique (Ribes, Meckel, Chaussier, Tiëdemann, Arnold, Kusel, Müller). On peut en voir une description très exacte, accompagnée de figures, dans le bel ouvrage de M. Langebeck (*De retinâ, obs. anat. Gœttlingæ*, 1836). Ce sont des nerfs analogues aux *vasa vasorum*, qu'on pourrait appeler *nervi nervorum*, et dont la connaissance est de la plus haute importance pour le sujet qui nous occupe.

Il y a cette différence entre l'impuissance amaurotique de la rétine et les paralysies des membres, c'est que les dernières peuvent frapper le sentiment ou le mouvement, ou ces deux facultés à la fois, tandis que la première est une paralysie de sentiment. L'amaurose peut donc être regardée comme une véritable anesthésie de l'organe visuel. La paralysie du mouvement existe aussi dans cet organe, mais elle constitue une maladie tout-à-fait différente de l'amaurose, dont nous ne devons pas nous occuper pour le moment (1).

Cette considération nous explique pourquoi l'amaurose hypernique, même fort grave, existe ordinairement sans douleur et sans fièvre ; circonstance importante et qui a fait souvent méconnaître la véritable nature de la maladie. Elle existe sans douleur, car la rétine étant elle-même un organe de sentiment, se trouve, par l'altération morbide de ses facultés, privée des conditions nécessaires à la transmissibilité des sensations ; en d'autres termes, la rétine amaurotique est inapte à communiquer au cerveau le sentiment de sa souffrance, comme elle est incapable de sentir l'impression de la lumière, ou plutôt de percevoir les objets.

Le même fait a été prouvé par M. Bellingieri, relativement aux maladies du cerveau. Lorsque tout l'encéphale est uniformément malade, l'affection peut exister sans la moindre douleur, c'est qu'alors aucune partie de l'organe n'est apte à sentir ni à transmettre le sentiment de sa manière d'être. Il en est autrement lorsqu'une seule partie de la rétine est malade ; les souffrances sont atroces. C'est ce qui a lieu dans les rétinites partielles et dans les hémiopsies, par exemple. Même observation dans les lésions locales du cerveau. On peut même argumenter de cette circonstance, pour déduire si la maladie affecte une partie ou la totalité de l'organe. Le mal existe enfin sans fièvre, attendu la petitesse extrême des vaisseaux rétiniens, dont l'éréthisme est insuffisant pour provoquer la réaction du cœur. Cette circonstance nous rend aussi raison des difficultés très grandes que nous éprouvons à faire parvenir sur la rétine l'action des médicamens. Le contraire a lieu pour la choroïde et l'i-

---

(1) M. le docteur Yvan fils a dernièrement désiré avoir mon avis pour un cas de cette dernière espèce ; il s'agissait d'un enfant offrant une affection singulière des muscles de l'œil ; cet organe était sain d'ailleurs. J'ai attribué le mal à une irritation probablement tuberculeuse de l'encéphale, et prescrit l'usage de la strychnine à dose fort minime.

ris. Plus un organe est vascularisé , plus il est accessible à la puissance des remèdes. De là aussi la raison de la ténacité souvent désespérante des névralgies,

La classification précédente est simple, facile et rigoureuse; elle est basée, comme on le voit, sur les conditions pathologiques de l'organe malade, et trouve son application immédiate dans la pratique.

Boyer disait, avec raison : Toute classification, en médecine, qui n'a pas d'application utile au lit du malade, est vaine, ridicule, nuisible aux progrès de la science.

Quelques médecins allemands qui se disent oculistes, ayant mal compris ce sujet important, se sont livrés à des extravagances ridicules, en établissant des espèces, des sous-espèces et variétés à l'infini, d'après chaque cause occasionnelle de l'amaurose. Cette manière de voir a été déjà jugée depuis plus de vingt ans en Allemagne et ailleurs. Comme cependant on vient de la reproduire chez nous, je crois devoir, à mon tour, entrer dans quelques détails critiques ; j'écarterai néanmoins toute idée de personnalité.

§ **IV**. *Critiques scientifiques*. Lorsque j'ai voulu, il y a dix ans, approfondir l'étude de l'amaurose, j'ai commencé par rassembler les faits les plus importans consignés, non dans les livres des oculistes exclusifs, car ceux-là ont peu de valeur à mes yeux, mais bien dans ceux des chirurgiens les plus accrédités, à qui l'on doit tous les progrès réels que présente aujourd'hui l'ophthalmologie. Ces faits, au nombre de cent et quelques, pour la plupart accompagnés d'autopsie, se sont trouvés naturellement groupés en quatre catégories.

Ils représentent des lésions placées dans le crâne, dans l'orbite, dans le globe oculaire et dans des régions plus ou moins éloignées de ces dernières. De là, une foule de considérations secondaires sur la nature et le mode d'action de chacune de ces causes plus ou moins immédiates de cécité. On conçoit combien il serait puéril et fastidieux à la fois d'établir sur chacune des causes innombrables qui se rattachent à chaque groupe de lésions une ou plusieurs espèces ou variétés d'amaurose. Ce serait prendre l'étude de la maladie par le mauvais bout, l'embrouiller, l'envelopper d'un peloton inextricable de phrases, sans l'éclairer en aucune manière. C'est pourtant ce qu'ont fait quelques oculistes allemands. Ce qu'il y a de plus singulier, ce sont leurs prétentions emphatiques sur la portée de cette prétendue classification. Je vais m'expliquer avec plus de détails, en prenant pour exemple le livre qu'un oculiste allemand a publié dernièrement à Paris, et qui n'est qu'une répétition fort triviale de ce qu'on trouve dans presque tous les ouvrages allemands imprimés antérieurement sur le même sujet.

Arrêtons-nous d'abord sur les amauroses dites cérébrales, c'est-à-dire dont la cause réside dans le cerveau ; comptons les espèces de cet auteur. 1° Congestive ; 2° apoplectique; 3° inflammatoire; 4° traumatique ; 5° par le *delirium tremens*; 6° par les narcotiques; 7° par irritation cérébrale nerveuse ; 8° torpide ; 9° organique ; 10° par al-

tération du péricrâne ; 11° par altération du crâne ; 12° des enveloppes du cerveau; 13° par anévrisme des artères cérébrales ; 14° par
altérations organiques de l'encéphale ; 15° par dégénérescence du
corps pituitaire, etc. Ainsi, voilà quinze espèces ou sous-espèces d'a-
mauroses dites cérébrales qui ont mérité chacune une description
particulière.

Je regrette, en vérité, que l'auteur de ce ridicule échafaudage ne
soit pas allé juqu'au bout ; car ces causes d'amaurose cérébrale
ne sont certainement pas les seules, et je ne vois pas pourquoi il ne
reculerait pas les bords de son cadre pour y faire couler quelques
autres espèces ou variétés, telles que l'amaurose des tailleurs , des
cordonniers, des horlogers, hémorrhoïdale, par l'ongle incarné, par
les cravates étroites, par varices aux jambes, etc. !

Actuellement je me permettrai de demander quelle différence il y
y a sous le rapport des symptômes et du traitement entre les amauroses dites congestive , apoplectique , par blessure du cerveau, par
les narcotiques (opium), et celles par inflammation du cerveau, par
*delirium tremens* , par tubercules cérébraux, par fongus de la dure-
mère, par anévrismes intra-crâniens, par irritation cérébrale nerveuse?
Aucune absolument.

C'est toujours en effet une amaurose hypérémique, et rien de plus,
sous le point de vue ophthalmologique. Cela ne veut point dire cependant qu'il ne faille tenir compte des causes multiples et variées
qui peuvent la produire ; c'est ce que tous les praticiens ont toujours
fait ; mais il y a loin de là à l'absurde prétention de fonder une ou
plusieurs espèces particulières d'amaurose sur chaque cause, et de lui
assigner des caractères spéciaux qui n'existent en réalité que dans
l'imagination des oculistes.

Je vais même plus loin, et je dis qu'il faut une forte dose d'ignorance pour regarder comme congestives les amauroses produites par
certains poisons, tels que la belladone et le tabac, par exemple ; ces
amauroses sont au contraire de nature asthénique, et ne cèdent
qu'aux remèdes stimulans, principalement à l'opium. J'en dirai autant de l'amaurose saturnine, mercurielle, et même de celle que
produit l'abus de la strychnine.

D'un autre côté, qu'est-ce qu'une irritation cérébrale nerveuse ?
Mot vide de sens qui ne peut en imposer qu'aux oculistes.

Comprenez-vous une amaurose par inflammation du nerf optique,
différente de celle qui dépend d'une phlogose de la rétine? Qu'est-ce
qu'une amaurose rhumatismale, variolique, morbilleuse, différente
de celles qui dépendent d'une phlogose sourde? N'est-ce pas une erreur grave de regarder comme torpides les amauroses produites par
l'insolation, le tonnerre, la commotion? Que signifient les mots amaurose trifaciale , spinale, ganglionnaire, abdominale? Voilà ce que les
Allemands appellent emphatiquement du neuf. Oui, c'est du neuf,
car tout cela n'est pas médical !

Si l'étude des causes d'une maladie est d'une importance capitale pour le traitement, ce n'est certainement pas en créant des entités qu'on peut la rendre profitable à la pratique. Je ne reproduirai pas ici les longs développemens sur cette matière, que j'ai consignés dans le chapitre de l'amaurose ; je passe à une autre question.

Comment distinguer si une amaurose est hypérémique, asthénique ou compressive? C'est là la première donnée du traitement ; vient ensuite celle que fournit la connaissance de la nature de la cause. Mais cette dernière est souvent inconnue ou hypothétique. Je m'explique avec un exemple.

Un homme, ébéniste, âgé de quarante-cinq ans, de bonne constitution, habituellement sobre, est venu me consulter, il y a une dizaine de jours, pour une amaurose complète de l'œil gauche, incomplète de l'autre côté. Il s'est plaint de voir continuellement des étincelles, des feux d'artifice, pour me servir de son expression.

Avant d'aller plus loin et d'examiner ses yeux, j'ai diagnostiqué à ce seul signe une amaurose hypérémique, et je ne me suis point trompé ; car le seul usage des pilules de belladone et d'un régime adoucissant a produit une amélioration étonnante en peu de jours. J'avais pourtant cherché en vain les causes de sa cécité. Une dame pour laquelle M. Amussat a dernièrement désiré mon avis, se trouvait dans le même cas ; le diagnostic et le traitement cependant n'ont pas été moins précis. De ce que la cause d'une pneumonie, par exemple, est inconnue, il ne s'ensuit pas qu'on ne puisse la guérir.

Ainsi, la myodepsie étincelante (présente ou passée) pourrait, à la rigueur, suffire pour caractériser la première espèce d'amaurose ; mais ce caractère n'est pas le seul.

L'inspection de l'organe vous offre des signes évidens de pléthore : il est gros, dur, injecté ; la pupille est paresseuse, mais à peine plus large qu'à l'état normal. Le malade se plaint de maux de tête ; il voit mieux à l'ombre qu'au grand jour ; la lumière artificielle l'éblouit ; il est photophobique, en d'autres termes, et ces symptômes augmentent, après dîner, par le chagrin et l'insomnie. D'autres caractères se joignent aux précédens ; mais il est inutile de les reproduire pour le moment.

Dans l'amaurose asthénique, rien de pareil. S'il y a myodepsie, elle est sombre ; une lumière approchée de l'œil n'éblouit point ; le malade ne peut voir quelque peu qu'au grand jour et après s'être excité par le manger ou la boisson ; la pupille est très dilatée, l'œil plutôt mou. Lenteur de toutes les fonctions de l'organisme.

La première est la plus fréquente ; elle se rencontre généralement chez des sujets robustes : je l'ai souvent crue jointe à l'hypertrophie du cœur. La seconde se voit surtout chez les peintres en bâtiment, les broyeurs de couleur, les mineurs, etc.

Il est impossible, après ces simples notions, de ne pas reconnaître d'un premier coup d'œil les deux espèces fondamentales d'amaurose dont nous venons de parler.

Quant à l'amaurose mécanique ou compressive, j'ai déjà dit que ces caractères se rapportaient à l'une ou l'autre espèce précédente. Je dois m'abstenir d'entrer ici dans la discussion de l'enchaînement des causes qui se rattachent à ces trois modes de cécité, de crainte de dépasser les bornes ; mais je ne puis m'empêcher de dire un dernier mot sur le caractère pathognomonique de l'amaurose hypérémique, la myodepsie étincelante.

Les étincelles, les fusées lumineuses, les éclairs, les pluies de feu, etc., que le malade éprouve, tiennent évidemment à la congestion sanguine qui existe dans la pulpe nerveuse de la rétine et du nerf optique. A mesure que le mal fait des progrès, ces illusions deviennent de moins en moins éclatantes, et enfin elles s'éteignent plus ou moins complètement, pour reparaître ensuite de temps à autre, ou bien pour ne pas reparaître du tout.

Aussitôt que la rétine est soulagée de la congestion qui l'accable, la fibre nerveuse reprend sa sensibilité, et la myodepsie reparaît, puis elle se dissipe à mesure que l'organe revient à l'état naturel. Les étincelles peuvent manquer si, après la cessation de la maladie la faiblesse de la vue tient à une sorte de fatigue de la rétine, faiblesse qui se dissipe à la longue, comme celle d'un membre fracturé qui est resté long-temps dans l'inaction.

Tout médicament, en conséquence, qui soulage l'hypérémie de la rétine peut faire reparaître la myodepsie étincelante, si elle n'existe pas ; la dissiper, si elle existait. Il m'arrive presque tous les jours de produire, pour ainsi dire à loisir, ces phénomènes si l'amaurose est récente, à l'aide de la saignée, de la belladone, du seigle ergoté, du tabac, de la digitale, du tartre stibié, du camphre et d'une foule d'autres remèdes hyposthénisans. La strychnine entre aussi dans cette classe de médicamens, et elle n'agit pas autrement sur l'organe visuel.

Il y a loin, comme on le voit, de cette observation directe à l'assertion qui prétend que la strychnine a la propriété de produire des étincelles oculaires. C'est comme si l'on disait que les étoiles filantes sont des astres qui se détachent du firmament. Donnez la strychnine à un homme bien portant vous n'aurez pas des étincelles. Énivrez-le avec du vin ou de l'eau-de-vie, il verra des spectres lumineux, comme certains hommes sujets aux congestions encéphaliques. Quand on dit, par conséquent, que la strychnine guérit l'amaurose, on avance une hérésie dangereuse si l'on ne distingue pas les cas et les données qui autorisent son emploi. Or, nous venons de voir que ces données ne sont pas celles qu'on enseigne communément.

§ V. *Indications curatives. Formules de la strychnine.* Indépendamment des remèdes antiphlogistiques ordinaires (saignées, diète, boissons délayantes, etc.), et de ceux que réclame la nature des causes particulières connues ou présumées, il y a urgence, dans toute amaurose hypérémique, d'administrer des médicamens hyposthénisans dont l'action porte principalement sur l'appareil encéphalique et sur l'œil. En première ligne se présente la belladone. Il n'y a pas d'amaurose de cette espèce dans laquelle je ne prescrive ce précieux médicament avec un succès très marqué ; il est même étonnant de voir les doses énormes que les malades supportent dans ces cas. J'ai expliqué ailleurs à quels principes on doit rattacher une pareille tolérance. Une autre chose non moins digne de remarque , c'est que sous l'influence de la belladone la pupille se resserre d'abord, et revient petit à petit à l'état naturel ; ensuite elle se dilate de nouveau. Cette dernière circonstance indique qu'il y a sursaturation de l'organisme et qu'il faut cesser l'usage du remède. Je donne de la belladone, la poudre de feuilles récemment préparée. Je commence par la dose d'un demi-grain que j'élève graduellement jusqu'à quatre, six, huit, vingt grains par jour, toujours par la bouche : je la combine ordinairement avec des remèdes dont la vertu est analogue, tels que le camphre, le seigle ergoté, la digitale, le calomel, le tabac, ou bien je la donne seule en en faisant faire des paquets à l'aide de quelques grains de sucre. Quelques personnes s'étonneront peut-être de ce que je regarde le camphre et le tabac comme des remèdes hyposthénisans ou antiphlogistiques ; je m'expliquerai dans un autre article.

Sur le même rang se présente la strychnine. C'est un médicament dont l'emploi exige d'autant plus de prudence, que son effet est susceptible d'accumulation, c'est-à-dire que ce remède produit quelquefois très peu d'effets pendant quelque temps, puis il éclate avec violence et d'une manière inattendue.

On a généralement pour pratique d'employer la strychnine aux environs même de l'œil, parce qu'on croit que le remède a plus d'action que si on l'administrait par la bouche ou en lavement. Cette croyance est erronée. Il est prouvé par une foule d'expériences incontestables que, quel que soit l'endroit où on l'applique, ce médicament ne produit son effet qu'après avoir été résorbé et être passé dans la grande circulation , de sorte qu'appliqué sur l'œil il n'agit pas plus tôt ni plus énergiquement que lorsqu'on l'introduit dans l'estomac ; aussi cette dernière voie est-elle, en général, préférable comme plus propre à la résorption, et, par conséquent, plus exacte pour la détermination des doses.

On conçoit maintenant pourquoi la méthode endermique n'est pas la meilleure pour l'usage de ce médicament. Les surfaces enflammées ne pompent pas régulièrement. S'il y a des raisons pour ne pas prescrire la strychnine par la voie gastrique, on peut l'appliquer sur l'œil même, où l'absorption est assez active, sous forme de pommade, ou de poudre, ou de collyre liquide.

Il ne faut pas oublier néanmoins que la strychnine pure est peu soluble, et qu'en la combinant à des acides, elle donne des sels solubles dans l'eau, circonstance importante à noter pour l'exactitude de l'administration. Je prescris ordinairement l'acétate de strychnine, qui est le plus précis des sels strychniques. Il va sans dire qu'on commence par faire dissoudre un grain de ce sel dans de l'eau distillée : on en fait ensuite soit des pilules, soit une potion. La forme pilulaire est généralement préférable pour éviter les erreurs. La potion cependant est plus sûrement absorbée ; il faudrait, dans ce cas, la faire expédier, partagée en autant de fioles cachetées qu'on juge convenable de la diviser. La dose la plus faible est d'un vingt-quatrième de grain ; la plus forte d'un demi-grain. Il est prudent de ne jamais dépasser cette dernière limite.

La même solution aqueuse peut servir comme collyre. On la fait tomber entre les paupières à l'aide d'un petit linge, puis on applique sur l'orbite le même linge trempé plusieurs fois. On en frotte également le front, les tempes, etc. L'évaporation qui résulte de ces frictions est elle-même utile par l'absorption du calorique des tissus sur lesquels elle s'opère.

S'il s'agit d'enfans à la mamelle, on peut se servir de la même solution en lavement.

Chez des personnes qui ont des cautères ou des vésicatoires, le même remède peut être employé en fomentation sur la surface ulcérée, ou même sous forme de pommade, en réglant, bien entendu, la dose d'après les données précédentes.

Sur les femmes à peau fine et chez les enfans, je me trouve assez bien quelquefois de l'emploi aux tempes ou à la nuque d'un emplâtre de diachylon saupoudré de strychnine pure (un sixième de grain) ; on en augmente la dose par degrés, selon les effets.

Quelques personnes préfèrent la noix vomique à la strychnine, comme plus sûre ; d'autres la combinent à cette dernière. M. Pétréquin a fait faire une teinture alcoolique dont on trouve la formule dans la *Gaz. Méd.* La jonction de l'alcool paralyse, selon moi, une partie de la vertu du médicament ; cette forme me paraît beaucoup moins précise que des précédentes. Du reste, quand dans l'espace d'un mois à six semaines, la strychnine n'a pas guéri, il est inutile d'insister davantage sur son usage.

Quant à l'union de la strychnine avec les vésicatoires, je la crois très utile, moins par la révulsion qu'on attribue à ces derniers, que par l'absorption de la cantharide dont l'action dynamique est évidemment contre-stimulante ; aussi mettrai-je pour condition essentielle que les vésicatoires soient toujours cantharidés et renouvelés sans suppuration (vésicatoires volans). Je n'attache pas d'importance au lieu de leur application. Comme je ne crois pas au mystère de la révulsion, je pense que les vésicatoires sont également utiles dans l'amaurose hypérémique, soit qu'on les applique sur les paupières, aux sourcils, aux tempes, à la nuque, soit aux bras, aux jambes ou ailleurs, et que cette utilité est en raison de la quantité de cantharide qui passe dans le sang. Les cautères, le séton, les vésications à l'eau bouillante, au marteau chaud, etc., tout cela est plutôt nuisible qu'utile ; on établit de la sorte un nouveau travail hypérémique dont l'action sur l'organisme est analogue à celle de la maladie qu'on veut combattre.

Le traitement fortifiant que réclame l'amaurose asthénique n'a pas besoin de détails pour être bien saisi; je dirai seulement, qu'indépendamment de l'alimentation substantielle et de l'usage du bon vin, l'opium jouit ici d'une efficacité salutaire; aussi doit-il former partie essentielle de la médication.

J'arrête ici ces considérations déjà trop longues; mais je ne dois pas terminer sans faire observer que souvent l'amaurose résiste au traitement le mieux entendu ; cela peut dépendre de ce que la maladie est très avancée, ou de ce que l'organisation de la rétine est atteinte, ou enfin de ce que la cause de la cécité est inamovible. Je sais bien que les oculistes proprement dits se révoltent à cette dernière assertion, car ils guérissent *toujours*; mais ce n'est pas pour eux que j'ai tracé ces lignes.

## MERCURE.

Plusieurs préparations mercurielles, entre autres, le calomel et la pommade napolitaine, sont heureusement employées en ophthalmologie comme des remèdes antiphlogistiques. De même que la belladone, le mercure peut donc être prescrit dans toute maladie hypérémique de l'organe oculaire. On s'est formé des idées fort bizarres sur le mode d'action du mercure, et principalement du calomel. Plusieurs auteurs ont cru qu'il agissait chimiquement sur le sang en lui ôtant la plasticité inflammatoire, ou en le liquéfiant, en d'autres termes. Un des membres de la société médicale de Gand, M. Dumont, s'était tellement convaincu de cette idée, d'après quelques expériences qu'il venait de faire, qu'il croyait avoir saisi le bout du voile qu'il voulait déchirer. En rendant compte de son travail, j'ai démontré dans la *Gaz. Méd.* (1838, p. 443) combien étaient peu fondées les conclusions de M. Dumont à cet égard. Voici comment je m'expliquais :

« Le but que l'auteur s'est proposé dans ce travail, c'est de prouver que le mercure est un remède antiphlogistique , c'est-à-dire qu'introduit dans la masse du sang, il rend celui-ci plus liquide, moins coagulable, et, par conséquent, moins susceptible de congestion inflammatoire ; de là, la conclusion que les mercuriaux sont des remèdes antiphlogistiques de premier ordre. Pour prouver que cette vertu le mercure ne la doit qu'à la faculté dont il jouit de diminuer la plasticité du sang, M. Dumont a eu recours à l'expérience. Il a opéré d'abord sur l'homme : ayant mis dans un vase une solution de deuto-chlorure de mercure (dix gr. par once d'eau), il y a fait tomber le sang d'une saignée d'une personne malade ; en même temps il a recueilli une autre quantité de sang de la même saignée dans un autre vase, sans aucun mélange.

Le lendemain, dit l'auteur, deux des tasses contenaient un caillot nageant dans une assez grande quantité de sérum ; mais celle dans laquelle j'avais mis la dissolution de sublimé, ne contenait qu'une masse épaisse, siropeuse et noire, dans laquelle on ne pouvait distinguer de caillot. »

Cette expérience a été répétée sur quatorze malades atteints d'affections hypersthénique ou inflammatoire avec le même résultat. De cette première série de faits, l'auteur conclut qu'introduit dans l'économie animale, le mercure porte une action spéciale sur le sang, d'où résulte la fluidification de cette humeur.

Passant ensuite sur les animaux vivans, M. Dupont a administré à des chevaux atteints de morve jusqu'à une demi-once de calomel par jour dans du miel. Le sang, qui avant l'expérience se prenait en caillot fort et couenneux dans le bassin, est devenu tout-à-fait liquide, lorsqu'on a répété la saignée chez le même animal, après quelques jours de l'usage du calomel, et lorsque l'animal avait éprouvé les effets de l'intoxication mercurielle. Donc, dit l'auteur, le mercure agit sur le sang, il le dissout et lui ôte la plasticité inflammatoire.

Arrivant enfin aux faits thérapeutiques connus, M. Dumont fait voir que le mercure n'a été réellement utile que dans les maladies dont la nature était inflammatoire, et toujours, d'après lui, cela a lieu par la déplasticité que le remède a opérée sur le sang. Telle est la substance du long travail que nous avons sous les yeux. Le mémoire de M. Dumont touche à un sujet trop important, pour que nous ne nous arrêtions pas aussi sérieusement qu'il l'a fait lui-même, le mercure jouant aujourd'hui un rôle éminent dans le traitement d'une foule de maladies tant aiguës que chroniques.

Deux questions se présentent d'abord : 1º Quelle est la véritable vertu thérapeutique de ce remède ; en d'autres termes, les mercuriaux sont-ils des médicamens antiphlogistiques, excitans, calmans, désobstruans, spécifiques, etc. ? 2º Le mercure a-t-il la faculté antiplastique que plusieurs auteurs et M. Dumont, en particulier, lui attribuent ? Des questions secondaires se rattachent à celles-ci.

Pour éclaircir le premier point, trois voies se présentent : l'expérience chez les animaux vivans ; l'expérience chez les hommes bien portans ; enfin l'observation clinique. Or, ces trois genres d'épreuves démontrent, 1º que, quelle que soit la préparation mercurielle qu'on emploie, le remède ne déploie son action qu'après avoir été résorbé et être passé dans le sang; 2º que cette action se manifeste par le ralentissement de toutes les fonctions, l'abaissement de la vitalité générale de l'organisme ; 3º que, par conséquent, cette action est incontestablement hyposthénisante, analogue à celle de la saignée ; 4º que l'intoxication mercurielle n'est qu'un phénomène d'hyposthénie générale qui se termine constamment par la mort, s'il est poussé au-delà de certaines limites, et qu'on ne peut combattre avantageusement qu'à l'aide de remèdes stimulans, tels que l'eau-de-vie, le vin, l'opium, etc. Ces propositions sont basées sur les expériences d'Annesley sur les chiens, de M. Giacomini sur les lapins, de M. Dupuy sur les chevaux, de Rhodes sur des animaux divers et sur une multitude de faits observés chez l'homme. A côté des phénomènes constans d'hyposthénie durant la vie se joignent les observations nécropsiques qui les confirment. Si vous ouvrez en effet les cadavres, soit d'hommes, soit d'animaux qui ont péri par l'empoisonnement mercuriel, vous trouverez les organes intérieurs blancs, flasques et presque exsangues, comme dans toutes les morts par hyposthénie exagérée. Les faits publiés par Pearson, par Ramazzini, par Vedekind, par Hoffmann et par une infinité d'autres observateurs, ne laissent pas le moindre doute à ce sujet. Si vous consultez enfin les observations cliniques publiées depuis Hunter jusqu'à nous, surtout en Angleterre et en Amérique, et dernièrement aussi en France, vous trouverez que, soit qu'on l'administre intérieurement, soit qu'on l'applique extérieurement sous forme de pommade, le mercure jouit d'une vertu antiphlogistique très marquée, vertu qui est analogue à celle de la saignée, et opposée à celle de l'opium et des autres remèdes reconnus stimulans. Nous aborderons tout-à-l'heure la question de la fièvre dite mercurielle, de l'inflammation des gencives, etc. Il reste donc prouvé que l'action dynamique générale ou vitale des mercuriaux est hyposthénisante ou contre-stimulante. Le travail de M. Dumont est parfaitement d'accord avec notre manière de voir sur ce point, et il a cité un assez grand nombre de faits cliniques pour prouver l'efficacité réelle des mercuriaux dans le traitement des maladies inflammatoires. On peut consulter d'ailleurs un magnifique chapitre sur ce sujet dans le troisième volume du Traité de matière médicale de M. Giacomini.

Le second point ne porte à la vérité que sur une question de doctrine. M. Dumont, cependant, en a fait une question fondamentale. D'après lui, l'effet antiphlogistique du mercure ne serait que secondaire à la déplasticité du sang. Cette hypothèse avait été imaginée et répandue par plusieurs Allemands; M. Dumont l'a prise au sérieux et a su lui donner une portée scientifique réelle. D'abord que doit-on entendre par plasticité du sang? M. Dumont est très clair à ce sujet. « La quantité plus ou moins grande, dit-il, de cette fibre essentiellement vivante dans le sang des animaux ( savoir la fibrine ) constitue le plus ou moins grand degré de plasticité de ce fluide, c'est-à-dire, de tendance à l'organisation. Cette plasticité, ajoute-t-il, est la cause de la solidité du caillot. Elle augmente dans tous les cas où la vitalité est augmentée soit localement, soit généralement. En effet, dans les inflammations, surtout lorsqu'elles sont intenses, le caillot se contracte quelquefois à un tel point, qu'il devient pour ainsi dire sphérique; il est alors très petit et très dur. Cette plasticité diminue au contraire dans le scorbut, dans l'anémie, dans la faiblesse constitutionnelle, etc. » Ainsi donc, le mot plasticité exprime la quantité de fibrine que le sang contient, et c'est cette fibrine elle-même qui, modifiée d'une certaine manière dans les maladies inflammatoires, constitue les différentes formes de la couenne.

Maintenant, les expériences de M. Dumont prouvent-elles que le mercure ôte au sang sa plasticité, sa fibrine? Aucunement; elles prouvent seulement qu'une solution de sublimé mélangée dans un bassin à du sang sortant de la veine agit sur lui chimiquement ou physiquement, et empêche la séparation de la fibrine avec le sérum. M. Dupont ne s'est point assuré si d'autres substances mêlées au sang ne produiraient pas le même effet. D'un autre côté, quand vous avez donné à un cheval du calomel à haute dose pendant plusieurs jours, et qu'au bout de ce temps vous avez trouvé le sang moins fibrineux qu'avant, cela est loin de prouver que le médicament agit directement sur la plasticité de ce liquide. Tous les moyens reconnus hyposthénisans produisent le même effet, mais par d'autres raisons. Saignez plusieurs fois un animal de manière à le rendre très faible, vous verrez son sang devenir de moins en moins plastique, uniquement parce que les solides qui le renouvellent incessamment ont été affaiblis. Donnez à un animal de l'extrait de belladone, à un autre de la jusquiame, à un troisième de l'acétate de plomb, à un quatrième de l'acide prussique, de la digitale, du tartre stibié, etc. ; vous obtiendrez chez tous le même résultat qu'avec les mercuriaux ; c'est-à-dire que la vitalité de l'organisme s'affaiblira, et que le sang deviendra consécutivement de moins en moins fibrineux. Plusieurs membres de la société de Gand, entre autres, M. Lados, Cornelis, Blariau, ont parfaitement saisi les raisons que nous venons d'exposer. En résumé, on ne peut pas dire que le mercure soit un remède antiplastique; mais on peut admettre comme un fait démontré par une infinité d'observations, que cette substance, introduite dans le sang, produit des effets adynamiques ou antiphlogistiques très marqués. Les faits recueillis par M. Dumont confirment d'ailleurs pleinement cette manière de voir.

Viennent à présent quelques questions secondaires; et avant tout, comment se rendre raison, d'après les faits qui précèdent, de la salivation, de l'inflammation du système glandulaire de la bouche qui succèdent à l'usage des mercuriaux? Comment se fait-il que, donné à petites doses, le calomel, par exemple, affecte plus facilement la bouche, et que l'opium, joint au même remède, prévient jusqu'à un certain point la salivation? Il ne faut pas oublier que, comme d'autres remèdes, le mercure jouit sur l'économie vivante d'une double action, l'une locale, mécanique, physico-chimique; l'autre générale, dynamique, vitale.

La première peut être de nature opposée à la seconde; c'est ce qu'on voit avec une foule de substance: Le tartre stibié, par exemple, appliqué localement, irrite, enflamme mécaniquement, chimiquement la partie; tandis que, passé dans le sang, il abaisse la vitalité générale. La cantharide se trouve exactement dans le même cas, elle vous enflamme la peau d'un côté et vous produit une hyposthénie de l'autre; et enfin le résidu non assimilé de cette substance étant expulsé par l'émonctoire urinaire, irrite, enflamme mécaniquement la vessie, etc. Il en est précisément de même du mercure : l'observation a prouvé à Fourcroy, à Horn, à Brassavola, à Fernel, à Fa-

bri, à Pitchel, à Mead, à Rhodius, à Brückmann et à une infinité
d'autres que les personnes soumises à un traitement mercuriel présentent très souvent une partie de ce métal à l'état lobulaire ou de
révivification dans quelques-unes de leurs sécrétions. Chez une infinité d'autres, le mercure a été trouvé de la sorte dans le parenchyme
des os des membres ou du crâne : la plupart des cabinets anatomiques
en offrent des exemples ; d'où l'on a dû conclure avec raison qu'après
avoir produit un effet dynamique, le mercure, ou il est assimilé, en
changeant de nature, ou revivifié et jeté au-dehors par telle ou telle
voie, ou bien enfin emprisonné dans tel ou tel endroit de l'économie
Dans ces deux derniers cas, le mercure doit nécessairement exercer son
action mécanique, irritante, inflammatoire sur les tissus avec lesquels il se met en rapport. Ainsi, la salivation, la stomatite mercurielle ne sont qu'un effet secondaire, mécanique, irritatif du médicament, comme l'inflammation de la vessie après l'abus des vésicatoires très cantharidés. La fièvre dite mercurielle, les ulcérations, les
pustules de même nature, etc., se rattachent à la même considération. On voit par ces réflexions combien est erronée l'idée qui admet
la salivation comme un élément nécessaire à la cure mercurielle. On
comprend par là aussi pourquoi cet effet secondaire de l'action du
mercure offre de si grandes variations, selon l'état de la constitution.
Toutefois, il est de fait que, donnés par petites doses, les mercuriaux
provoquent plus facilement le ptyalisme que lorsqu'on les administre
à fortes doses, du moins cela a lieu chez plusieurs sujets. On dirait
qu'à fortes doses l'effet hyposthénisant général étant très prononcé,
empêche la fibre buccale de sentir la réaction mécanique locale.
Quant à l'influence de l'opium que quelques médecins anglais joignent au calomel, elle est évidemment de nature à affaiblir l'action
dynamique du mercure ; c'est, en d'autres termes, un correctif que
quelques cliniciens regardent, avec raison, comme un contre-sens
thérapeutique. M. Dumont n'ayant considéré le mercure que d'une
manière générale, nous avons dû nous borner à cette limite pour le
moment ; mais on sent bien qu'une autre question d'une importance
moins grande se rattache à celle-ci, c'est celle de l'emploi du mercure dans la syphilis. »

L'antimoine, le camphre, l'arnica, le seigle ergoté, entrent sur la
même ligne comme remèdes hyposthénisans, contre-stimulans ou antiphlogistiques. On s'étonnera peut-être d'une pareille manière de
voir ; qu'importe si elle a l'expérience et le raisonnement pour elle ?

Je ne dois pas terminer ces généralités sans témoigner ma reconnaissance à M. le rédacteur en chef de la *Gazette des Hôpitaux*, M. Fabre, pour avoir bien voulu publier une grande partie de ces leçons,
et répandre parmi ses nombreux lecteurs mes principales idées d'ophthalmologie et de thérapeutique générale.

# COURS PUBLIC

# D'OPHTHALMOLOGIE,

PROFESSÉ A L'ÉCOLE PRATIQUE DE MÉDECINE DE PARIS,

## PAR M. LE DOCTEUR ROGNETTA.

**Première leçon.** — *Coup-d'œil historique. Classification générale. Myopie.*

*Historique général.* Nul doute que les maladies des yeux n'aient dû être étudiées dès la plus haute antiquité. On en conçoit la raison lorsqu'on songe à la grande importance qu'on a de tout temps attachée aux fonctions de l'appareil oculaire. Les quelques chapitres qui nous ont été transmis par les anciens sur ces maladies nous confirment dans cette idée. Jusqu'au seizième siècle cependant, aucune monographie spéciale n'avait été publiée sur ces affections.

C'est à cette époque qu'on vit paraître pour la première fois, à Venise, le traité de Beneventus, intitulé : *De oculis, eorumque ægritudinibus et curis.* En France, un disciple de Paré, Guillemeau, publia aussi, en 1585, son *Traité des maladies de l'œil qui sont au nombre de* 113.

Ce qui donna au seizième siècle une véritable impulsion à l'étude de l'ophthalmologie, c'est peut-être, d'un côté, l'invention des lunettes, que Bacon, cordelier d'Oxford, venait de faire, en observant que les verres convexes exagéraient les dimensions des images des corps ; de l'autre, la découverte des véritables usages du cristallin, par Képler. Ce grand physicien a démontré, comme on sait, que la lentille était plutôt un corps réfringent ou correcteur de la lumière, que le véritable organe de la vision, ainsi qu'on l'avait cru jusqu'alors.

Pendant deux siècles, les deux traités que nous venons de citer ont à peu près été les seuls connus et consultés par les praticiens. Le dix-huitième siècle cependant vit naître une multitude de monographies ophthalmologiques et d'oculistes exclusifs. Quelques pathologistes d'un mérite transcendant, tels que Boerhaave, Heister, Troja, Richter, Pott, etc., ont aussi fait de l'ophthalmologie une étude approfondie, et publié leurs idées à cet égard. Parmi les ophthalmologues spécialistes du dix-huitième siècle, on compte en première ligne Saint-Yves, dont le livre renferme des idées remarquables et justes,

1

Ce praticien a été le premier à appliquer la pierre infernale aux maladies de l'appareil oculaire, et à décrire les orbitocèles enkystées. Maître-Jean, Gendron, Guérin, Janin, etc., viennent ensuite. Leurs ouvrages, bien que déjà vieillis en grande partie, ne renferment pas moins des faits et des idées importans à connaître.

Une remarque assez curieuse à faire à l'égard de l'ophthalmologie du dix-huitième siècle, c'est que les progrès les plus importans sont, pour la plupart, moins dus aux oculistes exclusifs qu'aux grands pathologistes qui s'en sont occupés. Cela se conçoit. Bornés dans leur petit cercle oculaire, peu versés par conséquent dans l'étude de la grande chirurgie et de la pathologie générale, ces spécialistes n'étaient pas en état de bien voir ni d'appliquer à l'œil l'analogie fournie par la connaissance approfondie des autres maladies. Cette considération ne souffre que peu d'exceptions ; elle est également applicable à l'ophthalmiatrie du dix-neuvième siècle.

On peut, sans crainte d'être démenti, soutenir que c'est à Scarpa qu'on doit d'avoir, dans le commencement de ce siècle, tiré la médecine oculaire d'entre les mains d'hommes exagérés, pour la faire rentrer dans le domaine commun de la pathologie. C'est à ce grand homme que nous devons l'appréciation la plus rigoureuse de cette branche de l'art, et d'avoir, par son admirable ouvrage, fixé les idées des praticiens à cet égard. Aussi le livre de Scarpa sur les maladies des yeux est-il resté comme un monument indestructible, ou plutôt comme un tronc sur lequel se sont greffées une foule de productions nouvelles qui, loin de le détruire, font honneur à son auteur.

Tandis que, par les travaux de Scarpa, un véritable mouvement ascensionnel s'opérait à l'égard de l'ophthalmiatrie, en Italie, en Allemagne et en Angleterre, les écoles médicales françaises qui, dans le siècle dernier, avaient tant brillé pour la pathologie ophthalmique, n'ont pas, il faut le dire, suivi l'impulsion générale. Le bel ouvrage de M. Demours, néanmoins, et le Traité de la cataracte par Wenzel, pourraient jusqu'à un certain point revendiquer les honneurs nationaux.

Un véritable déluge d'ouvrages ophthalmiatriques inonde incessamment nos bibliothèques depuis une dixaine d'années, nous venant tous de l'étranger. L'Allemagne est peut-être le pays le plus fertile aujourd'hui en ce genre de productions. Nous verrons cependant que l'école de Beer a beaucoup subtilisé sans ajouter réellement beaucoup à la thérapeutique oculaire ; le livre de Weller peut aussi servir d'appui à cette proposition. Parmi les ouvrages parus en Angleterre dans ces dernières années, celui de Wardrop (*Morbid anatomy of the human eye*) mérite ici une mention particulière ; je le regarde comme un véritable chef-d'œuvre. Le traité de Travers sur les maladies de l'œil vient immédiatement après. Les travaux de Guthrie, Lawrence, Makensie, Ware, Adams, Saunders, et d'une foule d'autres, figurent après les précédens.

Toutes les publications, tant anciennes que modernes, conjointement à celles qui nous sont propres sur les affections oculaires, seront mises à contribution dans la suite de ce cours.

*Classification générale.* On peut diviser en trois sections toute la pathologie oculaire :

1° Lésions de la totalité du globe de l'œil. Toutes les lésions comprises dans cette section ne sont pas à la rigueur des maladies : la myopie, la presbyopie, le strabisme, etc., sont plutôt des vices fonctionnels de la vision que de véritables affections pathologiques ; je dis en général, car dans quelques cas, ainsi que nous le verrons, elles constituent un symptôme d'une maladie plus ou moins grave de l'organe visuel.

2° Lésions des élémens constituans du globe oculaire. Cette section embrasse la plus grande partie des maladies de l'œil.

3° Lésions des appendices oculaires, telles que les voies lacrymales, les paupières, la cavité orbitaire et le sourcil. C'est d'après cet ordre que nous allons aborder l'étude de cette branche de l'art.

**Première section.** *Maladies de la totalité du globe de l'œil.*

*Myopie.*

§ 1ᵉʳ *Généralités.* Dans nos grandes cités, rien n'est plus fréquent que la myopie. On dirait, en vérité, que ce vice de la vision est le partage presqu'exclusif de quelques grands seigneurs et de quelques personnes nées et élevées dans l'aisance. Presque jamais, en effet, la myopie ne se rencontre à la campagne, chez le paysan ni chez le pauvre. La manière dont on élève généralement les enfans dans les classes opulentes, savoir, dans de petits cabinets sombres, couverts de rideaux, et les exerçant de bonne heure à une petite lumière, à des ouvrages très fins, tels que le dessin, la broderie, les cartes géographiques, etc., fait que la pupille reste continuellement plus dilatée qu'elle ne devrait l'être et que l'organe oculaire est obligé de faire des efforts continuels pour bien voir, ce qui est très suffisant pour déterminer la myopie, ainsi que nous allons le reconnaître.

La myopie peut être définie un vice de la vision, qui ne permet de voir distinctement les objets qu'à une petite distance, ou en deçà des limites de la vision normale. Dans quelques circonstances, cependant, la myopie est un symptôme d'une affection plus ou moins grave de l'œil.

Les maladies dont la myopie peut être un symptôme, sont les suivantes :

1° (Cornée), le staphylome transparent ou kératocèle diaphane, et le nuage. La première de ces lésions produit la myopie par l'allongement du diamètre cornéo-rétinien ou antéro-postérieur ; la seconde par l'augmentation de la force réfractile de la cornée.

2° (Chambre antérieure), l'hydrophthalmie et l'hématophthalmie

1.

ou épanchement de sang dans l'antichambre oculaire. Mécanisme, *ut suprà*.

3° (Iris), la mydriase non amaurotique, ou dilatation permanente de la pupille. La myopie est ici le résultat de la trop grande quantité de lumière qui, en entrant par une large ouverture pupillaire, frappe très obliquement le cristallin : de là une trop forte réfraction, et par conséquent un foyer lumineux qui est en deçà du centre de la rétine. Cette proposition pourra peut-être sembler un peu obscure, elle sera mieux comprise tout à l'heure.

4° (Cristallin), l'hypertrophie lenticulaire et l'hydro-capsulite ou hydropisie de l'humeur de Morgagni.

5° (Corps vitré), l'hydrophthalmie hyaloïdienne et l'épaississement du corps vitré.

6° (Totalité du globe oculaire), l'augmentation de volume de l'œil par suite d'une maladie quelconque, l'hypertrophie de la graisse orbitaire et quelques espèces d'orbitocèle qui chassent directement l'organe sans léser la rétine, peuvent occasionner la myopie symptômatique.

Le mot myopie est tiré des deux racines grecques *mios*, petit, *ops*, *opos*, vision, *visus juvenum*, vision des enfans ou qui ne s'exerce que sur des corps de petit volume. La myopie, en effet, se rencontre plus souvent dans le jeune âge que dans les époques avancées de la vie. Cette règle, cependant, n'est pas sans exception : plusieurs vieillards présentent la vision myope, tantôt datant de leur enfance, tantôt arrivée accidentellement à un âge plus ou moins éloigné de la naissance. Déjà Haller avait remarqué que la myopie pouvait se déclarer à tout âge par l'hypertrophie du cristallin : Gendron et Demours ont confirmé le fait et rapporté chacun un exemple.

En disant que la myopie ne permet de voir nettement qu'en deçà des limites de la vision normale, cela suppose un point de départ, un type général. Il importe, pour l'intelligence de ce que nous devons dire, de déterminer ici le type de la vision normale. Il y a deux manières d'y procéder :

1° Empiriquement, on prend pour modèle la vision qui peut s'exercer distinctement et sans fatigue à la distance d'un pied environ.

2° Scientifiquement, on se règle sur la réfractibilité du cône lumineux qui, partant de l'objet qu'on regarde, frappe la rétine, et l'on dit que la vision est normale alors que le cône objectif subit de telles réfractions dans les tissus oculaires, que son foyer tombe exactement sur le centre de la rétine. Une expérience de De la Hire va éclairer cette proposition.

Ayant fait passer un rayon de soleil a travers une sphère d'eau, De la Hire s'est assuré que le foyer tombait au-delà de la sphère, à une distance égale au demi-diamètre de la même sphère. En mettant au-devant de ce corps réfringent une lentille d'une certaine convexité, le sommet du cône en question est tombé sur la paroi postérieure de la même sphère. En conséquence, si l'on suppose que le globe oculaire soit une sphère d'un pouce de diamètre remplie d'eau, le foyer du cône objectif doit tomber à six lignes au-delà de la rétine. La cornée cependant et le cristallin qui font l'office d'un verre bi-convexe réfractent, d'après les calculs de De la Hire, la lumière pour une distance focale de six lignes : d'où il résulte que le cône intra-oculaire dont la base est sur la cornée, jette exactement son sommet sur le centre de la rétine. Cela doit s'entendre pour les yeux normalement organisés.

Or, si l'on suppose que par une cause quelconque cette réfractibilité intra-oculaire soit trop forte ou trop faible ; si l'on imagine que l'axe antéro-postérieur de l'œil soit augmenté ou diminué, le foyer du cône optique doit nécessairement tomber en deçà ou au-delà du centre rétinien. De là une confusion dans la vision qu'on nomme myopie dans le premier cas, presbyopie dans le second.

§ 2. *Variétés.* Considérée sous le rapport de son intensité, la myopie présente plusieurs degrés. On peut fixer à six pouces environ le premier degré chez l'homme adulte ; c'est-à-dire, lorsque la vision ne peut s'exercer très nettement au-delà d'un demi-pied pendant la lecture, par exemple, d'un imprimé à caractères ordinaires. Chez les sujets dont la myopie existe au plus haut degré, la vue distincte ne peut avoir lieu qu'à la distance d'un pouce et d'un seul œil seulement ; de sorte que pour lire, ces personnes sont, pour ainsi dire, obligées de poser le livre sur leur nez. L'espace, par conséquent, qui existe entre ces deux limites extrêmes, pourra permettre d'établir autant de degrés de myopie qu'il y a de pouces.

Cette gradation n'est pas sans importance, comme on le prévoit déjà. Outre qu'elle précise le langage à cet égard, elle permet de mesurer exactement l'intensité de la myopie et de commander de loin des lunettes appropriées à l'état de la vue. Collez à un mur un papier imprimé ou manuscrit à caractères de grosseur ordinaire ; faites-en approcher le sujet, et faites-le lire pendant quelque temps à la distance que l'expérience lui a fait juger convenable pour la netteté de sa vue : mesurez ensuite avec une bande de papier ou avec un ruban la distance qui existe entre l'imprimé et le globe de l'œil, et vous aurez la détermination du degré de la myopie d'après le nombre des pouces de cette mesure. En envoyant cette mesure, avec l'imprimé, à un opticien habile, on pourra obtenir des lunettes d'un foyer convenable. Nous reviendrons sur ce sujet.

Examinée sous le rapport de son origine, la myopie est congénitale ou accidentelle. On sait que les enfans ont naturellement la vue fort courte ; ils ne voient distinctement qu'à la distance de deux, trois, quatre pouces : leur organe n'étant pas entièrement développé, la sphère visuelle n'est que fort étroite ; la pupille étant chez eux plus dilatée que dans l'âge adulte, la vue doit être naturellement myope. Cet état, qui se dissipe ordinairement avec l'âge, peut cependant persister ou même devenir progressif, si des causes particulières empêchent le développement du champ de la vision. Quant à la myopie accidentelle, nous nous expliquerons dans le paragraphe suivant.

Enfin, sous le rapport de son siége, la myopie est unilatérale ou bilatérale. Il n'est pas très rare de rencontrer chez un même individu un œil myope et l'autre normal, ou bien presbyte par disposition congénitale. Cela peut arriver aussi accidentellement par une des causes que nous allons énumérer. Une dame, âgée de 27 ans, dont parle Demours, avait un œil myope par suite d'une hypertrophie du cristallin : il existe d'autres faits analogues. La myopie bilatérale offre quelquefois des degrés variables aux deux yeux d'un même individu, ce qui mérite une attention particulière pour le choix des lunettes ; elle se trouve très souvent aussi compliquée de strabisme convergent, ce qui n'est pas sans importance à noter, ainsi qu'on va le voir.

§ 3. *Etiologie.* Nous avons déjà fait remarquer que les yeux des enfans étaient naturellement myopes. Le bombement et l'épaississement de la cornée, la sphéricité du cristallin qui est chez eux analogue à celui des poissons, rendent parfaitement raison de ce phénomène. Tout ce qui augmente, en effet, au-delà de certaines limites la force réfractile de la lumière peut être cause de myopie. Ces conditions disparaissent ordinairement par les progrès de l'âge, la myopie enfantile n'étant que temporaire, à moins que des causes particulières n'y interviennent. Wardrop a observé souvent le développement de la myopie à l'époque de la puberté, ce qu'il attribue à l'accroissement qu'éprouve alors tout l'organisme et par conséquent aussi la sphère oculaire.

On peut diviser en quatre catégories les causes de la myopie :

1° Par défaut d'organisation de la coque oculaire ; comme un volume trop considérable de l'œil, une cocnée trop bombée, etc. : la myopie dépend ici de la longueur trop considérable du diamètre cornéo-rétinien. On voit cependant des yeux très saillans ne pas être myopes : cela s'explique. D'un côté, le bombement oculaire peut ne dépendre que de l'ouverture très large des paupières et de la trop grande quantité de graisse orbitaire ; de l'autre, la force réfractile des corps diaphanes de l'organe peut n'être que très légère, ce qui balance parfaitement la prédisposition précédente.

2° Par réfractibilité trop forte des tissus transparens de l'œil. Il n'est pas rare de rencontrer des yeux enfoncés dans l'orbite, en apparence bien conformés, être pourtant myopes. L'épaisseur et la convexité trop grandes du cristallin, du corps vitré, etc., rendent raison de ce fait. Ces deux catégories de causes, du reste, existent parfois en même temps, ce qui produit la myopie au plus haut degré.

3° Par habitude vicieuse des yeux. L'exercice de certaines professions, comme l'horlogerie, l'orfévrerie, la sculpture, l'art du graveur, du géographe, de l'écrivain public, etc., occasionne assez souvent le vice visuel dont il s'agit par le mécanisme que nous avons déjà signalé. Plusieurs jeunes gens ont réussi à se faire exempter de la conscription en se donnant une myopie très intense par un exercice longtemps continué et progressif de la lecture de très près sur des caractères de très petit volume et à une faible lumière ; (Demours.) C'est ainsi que l'habitude de regarder de très près chez les enfans se continue quelquefois pour le reste de la vie si l'on ne s'y oppose pas de bonne heure. L'habitation long-temps continuée dans des endroits très sombres, comme dans certains cachots, par exemple, a aussi quelquefois occasionné la myopie. L'usage enfin des voiles devant la figure, dont plusieurs dames se servent pour piquer davantage notre curiosité, peut également occasionner à la longue un certain degré de myopie, ou l'augmenter si elle existe déjà. Le voile tremblottant en effet devant les yeux, oblige la pupille à se dilater ; la lumière qui le traverse éprouve une réfraction avant d'aborder la cornée ; le globe de l'œil enfin est obligé, pour voir distinctement, de faire des efforts continuels ; toutes ces circonstances sont propres à occasionner ou à aggraver la myopie.

4° Enfin, par une ou plusieurs des maladies que nous avons indiquées en commençant.

§ 4. *Caractères physiques et physiologiques.* Les caractères physiques de la myopie se réduisent à trois : au bombement du globe de l'œil et de la cornée, à la dilatation de la pupille et au développement remarquable de l'antichambre oculaire. Ces caractères cependant peuvent manquer entièrement. Quant aux caractères physiologiques, on peut noter :

1° Le regard myope accompagné de flexion de la tête, de froncement des sourcils, du front et des autres tissus de la face.

2° Prédilection pour les petits caractères et pour le petit jour.

3° Absence d'expression oculaire : c'est-à-dire que les myopes ne pourront pas bien distinguer ce qui se passe autour d'eux ; leur physionomie offre un certain air inexpressif ou hébété. (*V*. Muller, *De oculiloquio.*) Du reste, le diagnostic de la myopie est basé sur l'inspection attentive des yeux pendant la lecture et sur la mensuration que nous venons d'indiquer.

*Terminaisons.* La myopie peut se terminer de trois manières : par la guérison, par l'état stationnaire ou progressif, ce qui équivaut quelquefois à la cécité ; enfin par la presbyopie. La guérison spontanée peut avoir lieu de deux manières ; par les progrès de l'âge, qui amène presque toujours l'aplatissement de l'œil ou la diminution des diamètres cornéo-irien et cornéo-rétinien, et une certaine diminution dans la force réfractile des corps diaphanes. Enfin, par suite de certaines maladies, comme l'atrophie oculaire, la cataracte opérée avec succès, etc. Il est rare de voir des myopes devenir presbytes ; mais lorsque la diminution de la force réfractile de la sphère oculaire dépasse certaines limites, la presbyopie peut succéder à la myopie, ainsi que Demours et plusieurs autres en ont cité des exemples.

§ 5. *Pronostic.* Variable selon les circonstances, le degré et l'origine de la lésion. La myopie congéniale est, toutes choses égales d'ailleurs, plus difficile à guérir que l'accidentelle dépendant d'une habitude vicieuse, par exemple. La myopie compliquée de strabisme est plus fâcheuse que les précédentes ; celle des albinos est presque toujours incurable; celle enfin qui dépend de quelque maladie organique peut présenter des conditions plus ou moins graves.

§ 6. . *Traitement.* On croit communément que la myopie est une infirmité incurable par les moyens de l'art. Aussi se contente-t-on généralement de n'employer contre elle que des remèdes palliatifs, les lunettes concaves ou plano-concaves. La myopie est cependant susceptible d'un traitement éradicatif; plusieurs personnes ont été complètement débarrassées de leur myopie. Il faut, avant tout, réduire l'infirmité à l'état de simplicité, si cela se peut. Ainsi, si la myopie est compliquée de strabisme, par exemple, on commencera par combattre celui-ci à l'aide des moyens que nous indiquerons ailleurs.

1° Les lunettes dont les myopes se servent communément, peuvent devenir un moyen curatif si, après les avoir employées quelque temps, on a la précaution de les changer tous les mois, en passant graduellement à des numéros de moins en moins forts, de manière qu'après un certain temps on puisse arriver aux verres tout-à-fait plats, qu'on quittera aussi pour s'habituer enfin à voir sans lunettes aux mêmes distances qu'avec les lunettes. Demours cite des cas de guérison par ce simple moyen.

2° Un certain exercice gymnastique, ou plutôt télescopique de l'œil, peut très bien amener et même guérir radicalement la myopie. On fait asseoir le sujet sur une chaise, l'occiput fixé contre un mur ; on place un pupître devant lui, à une distance convenable pour qu'il puisse lire sans effort dans un livre à caractères ordinaires. On le fait exercer pendant une heure ou deux, plusieurs fois par jour, à cette espèce de lecture. On éloignera chaque semaine le pupître de quelques lignes, la tête restant toujours fixe, et l'on oblige de la sorte l'appareil oculaire à s'habituer par degrés à la lecture éloignée, avec ou sans lunettes, jusqu'à ce qu'on arrive enfin à la distance focale de la vision ordinaire. Cette méthode, qui nous vient du pays le plus aristocratique, où par conséquent la myopie est très-fréquente, la Russie, a déjà donné lieu à Saint-Pétersbourg à l'invention d'un pupître mécanique que je crois d'ailleurs inutile : un pupître ordinaire suffit. Demours eût plusieurs fois l'occasion d'expérimenter les heureux effets de ce mode de traitement, et j'ai obtenu moi-même un résultat très avantageux sur une demoiselle anglaise de la rue de la Paix, qui était myope et louchait en même temps.

3° Lorsque la myopie existe au plus haut degré, elle équivaut presque à la cécité. Ne pourrait-on pas, dans ce cas, essayer d'abaisser ou d'extraire le cristallin, pour guérir ou amender la myopie ? Je n'hésiterais pas à le faire si les autres moyens étaient restés inefficaces.

Deuxième leçon. *Presbyopie. Lunettes.*

§ 1er. *Généralités.* La presbyopie peut être définie un vice fonctionnel de l'œil, qui ne permet de voir distinctement qu'à une distance plus grande de celle de la vision normale, à deux ou trois pieds, par exemple. (*V.* leçon précédente.) La presbyopie est par conséquent une lésion opposée à la myopie.

Comme cette dernière, la presbyopie peut quelquefois être un symptôme d'une maladie plus ou moins grave de l'organe oculaire. Ces maladies sont :

1° (Cornée et globe entier) La microphthalmie ou l'atrophie de l'œil, la rhytidosis ou l'atrophie de la cornée, et par conséquent de la chambre antérieure, les fistules de la cornée. Il est très ordinaire de rencontrer la presbyopie chez les chevaux, aux Indes, par cette dernière cause ; l'antichambre oculaire donne chez ces animaux facilement naissance à de petits vers qu'on voit nager dans l'humeur aqueuse comme des serpentaux, et qui finissent par perforer la cornée et y laisser des fistules incurables si on ne se hâte pas d'ouvrir cette membrane avec le bistouri, et de laisser échapper ces hôtes incommodes. (Wardrop, Hecker's annalen, febr. 1834.) Ces maladies, comme la plupart de celles que nous allons indiquer, occasionnent la presbyopie de deux manières ; par le raccourcissement du diamètre cornéo-rétinien et par la diminution de la force réfractile des corps diaphanes.

2° (Iris) Le prolapsus irien, la phthisie pupillaire, ou resserrement permanent de la prunelle, les ouvertures excentriques de l'iris (pupille artificielle), l'absence du diaphragme oculaire.

Un jeune homme dont parle Wardrop, chez lequel l'iris avait été arraché presque en totalité par l'action d'une épine, est devenu presbyte par suite de cet accident ; la vision ne pouvant plus s'exercer qu'à l'aide d'un iris artificiel placé au-devant de l'œil, c'est-à-dire d'une carte trouée ou bien d'une lunette dont le verre, teint en noir dans toute son étendue, présentait un point diaphane seulement dans son milieu, pour imiter la pupille.

3° (Cristallin) L'atrophie du cristallin, son déchâtonnement (cataracte luxée), son déplacement ou son enlèvement, comme après l'opération heureuse de la cataracte. Tout le monde sait que les décataractés sont, en général, très presbytes, et qu'ils ont besoin de verres fort convexes pour bien voir. Bien que la place abandonnée par le cristallin soit, dans ces cas, occupée par une sorte de prolongement herniaire du corps vitré qui prend derrière l'iris la forme lenticulaire, la force réfractile étant toujours moindre, la presbyopie est inévitable, à moins que le sujet ne fût préalablement myope ; aussi est-on obligé, pour y remédier, de placer une espèce de cristallin artificiel au-devant de l'œil, les lunettes à cataracte.

4° (Corps hyaloïdien) La synchysis, ou la déliquescence du corps vitré, son évacuation partielle par une cause soit traumatique, soit spontanée, sans paralysie de la rétine. Le corps vitré est, comme on sait, susceptible de reproduction jusqu'à un certain point ; la nouvelle sécrétion cependant n'étant que de la sérosité limpide et libre dans la troisième chambre de l'œil (1), sa réfractilité est moindre que celle de l'éponge hyaloïdienne primitive ; de là la presbyopie.

5° (Orbite) L'atrophie de la graisse orbitaire, comme à la suite de longues maladies, par exemple, ou de l'abus de la masturbation, etc. La sphère oculaire s'enfonce alors dans le cône de l'orbite, la physionomie s'altère singulièrement, et offre ce que le vulgaire appelle yeux creux. Cet état est presque toujours accompagné de vision presbyte.

Le mot presbyopie est composé de *presbis*, vieillard, et *ops*, vision. Cette lésion, en effet, ne se rencontre le plus ordinairement que dans un âge avancé. Il est plus rare de voir des enfans ou des jeunes gens presbytes que des vieillards myopes. Comme la vieillesse doit se mesurer plutôt par l'état de l'organisme que par le nombre des années, on ne doit point être étonné de rencontrer quelquefois la presbyopie chez des jeunes gens épuisés par des causes particulières.

Un jeune jésuite sicilien, pour lequel j'ai été consulté à Paris, offrait ses cornées très aplaties et marquées de gérontoxon, ou d'opacité périphérique, comme celles des vieillards très presbytes. Il a été atteint d'amaurose grave par suite de la *luxuria manuensis*, qu'il exerçait jusqu'à sept fois par jour.

Il ne faut pas confondre la lésion que nous étudions avec une espèce particulière de vision longue qu'on appelle *oxyopie*, et qui consiste dans la faculté de voir les étoiles pendant le jour, et d'autres objets très éloignés, que les yeux normaux ne peuvent pas discerner. L'oxyopie doit être regardée tantôt comme une anomalie heureuse de la vision, analogue à la nyctalopie congénitale, tantôt comme le signe avant-coureur d'une affection grave, ainsi que nous le verrons ailleurs.

§ 2. *Variétés*. Sous le rapport de son intensité, la presbyopie offre plusieurs degrés. Nous en admettrons trois, d'après Gendron. Le premier est à un pied et quelques pouces ; le second à deux pieds ; le troisième à trois pieds environ ; c'est-à-dire la lecture sur des caractères de grosseur moyenne, ne pouvant s'exercer nettement qu'à ces distances. La force réfractile des corps diaphanes de l'œil est tellement affaiblie chez les presbytes, le diamètre cornéo-rétinien est tellement raccourci, que ce n'est qu'en éloignant beaucoup l'objet, en allongeant considérablement le cône optique, qu'on peut voir distinctement. Il est vrai que dans l'état normal l'organe oculaire possède l'heureuse faculté de s'accommoder aux distances variables des objets qu'on regarde, et cela moyennant l'action des quatre muscles droits, dont les contractions sur la coque sclérotidienne, allongent ou rac-

---

(1) J'ai donné le nom de troisième chambre de l'œil à l'espace occupé par le corps vitré. J'ai nommé aussi *galeries* ou *corridors* périphériques de la coque oculaire, les espaces séreux qui existent entre la rétine et la choroïde, et entre cette membrane et la sclérotique.

courcissent à volonté le diamètre antéro-postérieur (Demours, Travers) ; cependant dans la presbyopie très prononcée, le raccourcissement de ce diamètre est trop considérable pour pouvoir être compensé par cette seule action des muscles droits. Aussi aux distances ordinaires de la vue normale, les objets paraissent-ils brouillés aux yeux presbytes, parce que le foyer du cône lumineux tombe chez eux au-delà de la rétine. On mesure les degrés de la presbyopie par le même procédé que nous avons indiqué pour la myopie.

Considérée sous le rapport de son siége, la presbyopie est uni-latérale ou bi-latérale. Le duc d'Aiguillon, dont parle Demours, et plusieurs personnes que j'ai connues, présentaient un œil presbyte, l'autre normal ou myope. Il arrive aussi quelquefois que la presbyopie offre des degrés différens aux deux côtés d'un même individu, circonstances dont il faut tenir compte pour le choix des lunettes.

Examinée enfin sous le rapport de son origine, la presbyopie paraît toujours accidentelle. S'il était cependant prouvé, ainsi que Wardrop l'assure, que le cristallin manque quelquefois congénitalement, la presbyopie pourrait être, dans quelques cas très rares, une infirmité de naissance.

§ 3. *Etiologie.* Après les considérations auxquelles nous venons de nous livrer, nous pourrions, à la rigueur, nous dispenser d'énumérer les causes de la presbyopie. On peut cependant se contenter d'établir à cet égard quelques propositions inverses à celles de la myopie.

1° Tout ce qui diminue le diamètre antéro-postérieur de la sphère oculaire, comme l'aplatissement du cristallin et de la cornée par les progrès de l'âge, etc.

2° Tout ce qui affaiblit la force réfringente des corps diaphanes de l'œil, comme la déliquescence du corps vitré, l'amincissement de la cornée, par l'approche de la vieillesse.

3° Tout ce qui provoque le resserrement habituel de la pupille, comme le voyage dans certaines régions du globe et pendant certaines saisons de l'année ; en orient, sur les déserts d'Arabie ; au nord, où des masses énormes de glace réfléchissent une lumière éblouissante ; l'exercice de certaines professions, telles que la broderie en or ou en argent, la bijouterie, la forge, etc.

4° Enfin, les cinq classes de maladies dont nous avons parlé en commençant.

§ 4. *Caractères physiques et physiologiques.* L'aplatissement du globe de l'œil et de la cornée, la petitesse de la chambre antérieure et l'étroitesse de la pupille, tels sont les caractères physiques de la presbyopie. Les caractères physiologiques se réduisent au regard presbyte et à ses conséquences ; savoir, éloignement de l'objet pour bien voir, besoin d'une grande quantité de lumière, prédilection pour les gros caractères, céphalalgie sourcilière, fatigue des yeux, larmoiement et vue brouillée par suite de la lecture ou du regard prolongé sur des objets de petit volume.

*Terminaisons.* De trois manières différentes :

1° Par la guérison. Elle peut avoir lieu à la suite de l'hypertrophie accidentelle du cristallin ou du changement de consistance du corps vitré, ou bien enfin par l'augmentation de l'humeur aqueuse. Ces heureux changemens cependant sont assez rares; on voit plus souvent la myopie se guérir spontanément que la presbyopie.

2° Etat stationnaire. Lorsque la presbyopie s'arrête d'une manière permanente dans le début de sa marche, on peut dire avec raison que cette terminaison est des plus heureuses; car on peut en espérer la guérison radicale à l'aide d'un exercice gymnastique de l'œil que nous indiquerons tout-à-l'heure.

3° Progression indéfinie jusqu'à l'ambliopie ou à l'amaurose sénile. Cette fâcheuse terminaison de la presbyopie est malheureusement des plus fréquentes.

§ 5. *Pronostic.* Variable suivant le degré de la presbyopie, les circonstances particulières qui l'accompagnent, et la tendance qu'elle affecte pour telle ou telle terminaison. La presbyopie au troisième degré est toujours une infirmité fâcheuse.

§ 6. *Traitement.* La thérapeutique ne connaît jusqu'à ce jour qu'un seul moyen contre la presbyopie, c'est l'usage des lunettes convexes ; encore ce remède n'est-il que palliatif. Dans quelques circonstances pourtant les lunettes peuvent devenir curatives de la presbyopie ; c'est lorsque l'infirmité a cessé d'être progressive. On change de temps en temps les verres, en passant graduellement des plus convexes aux moins convexes jusqu'à ce qu'on arrive enfin aux verres tout-à-fait plats, qu'on abandonne également à leur tour pour ne regarder ensuite qu'à l'œil nu et aux distances propres à la vue normale. Un vieillard dont parle Demours garda pendant dix ans les mêmes lunettes convexes ; il les quitta ensuite par degrés, et parvint enfin à s'habituer à lire et à écrire sans besicles, comme avant d'être atteint de presbyopie. D'autres considérations se rattachent au sujet des lunettes.

§ 7. *Remarques pratiques sur les lunettes.* Il est assez remarquable que depuis près de cinq siècles que l'invention des lunettes existe, leur application thérapeutique ait été, comme celle d'une foule d'autres instrumens de physique médicale, presqu'entièrement abandonnée aux mécaniciens. La plupart des livres d'ophthalmologie sont presque complètement muets sur ce sujet, et ce qu'on trouve dans Weller est si vague et si incomplet, du moins pour ce qui concerne la partie dogmatique sur les indications des lunettes, que je considère ce point de médecine oculaire comme neuf en grande partie.

*Indications générales.* On peut résumer sous trois chefs les circonstances qui réclament l'usage des lunettes.

(A) Corriger la direction vicieuse des rayons lumineux. Dans la myopie, dans la presbyopie, après l'opération heureuse de la cataracte, dans le staphylome transparent, etc., on fait usage de lunettes dans le seul but de déplacer avantageusement le foyer de la lumière, en corrigeant par conséquent la direction vicieuse des rayons. **Disons** cependant qu'en général il ne faut se déterminer à faire usage des lunettes qu'autant que la vue est troublée, couverte de brouillard, au point de ne pas pouvoir distinguer de très près la physionomie des corps, ou de ne pas pouvoir lire, écrire, ou s'appliquer à des ouvrages fins qu'avec fatigue pour les yeux, larmoiement, céphalalgie, etc. Chez les personnes très myopes, par exemple, qui pour lire sont obligées de poser leur nez sur le livre et de ne regarder que d'un seul œil, l'usage des lunettes est indispensable, de même que chez les presbytes dont les yeux se brouillent et se fatiguent facilement après une lecture de quelques minutes.

(B) Affaiblir la trop forte action de la lumière. La photophobie nous oblige souvent à avoir recours aux lunettes-conserves ; elle peut dépendre de phlogose intrà-oculaire, de blépharite ou conjonctivite chronique, ou bien de mydriase non-amaurotique.

La même indication se présente aussi chez les personnes qui voyagent au milieu de corps très réflecteurs de la lumière. On sait que dans quelques villes d'Orient, les habitans, pour modérer l'action du soleil, se teignent les paupières, les cils et les sourcils en noir, à l'aide d'une préparation huileuse d'antimoine. L'exercice de certaines professions peut réclamer également l'usage des lunettes : on n'ignore pas, en effet, que les ouvriers de certaines usines portent en travaillant des lunettes de sûreté, pour se garantir de la lumière et des étincelles. Dupuytren disait avec raison que les fossoyeurs, dont les yeux sont souvent en contact de gaz ammoniacaux très irritans, pourraient se préserver de leurs conjonctivites habituelles à l'aide de lunettes appropriées.

(C) Exalter l'action de l'image des objets sur la rétine. Chez les sujets ambliopiques, les lunettes n'ont d'autre but que de rendre plus vive l'impression de l'image des corps sur la rétine en exagérant les contours. L'examen des objets très fins rend souvent nécessaire l'emploi des verres grossissans : les horlogers, les insectologues, les anatomistes transcendans, les astronomes, les télégraphistes, etc., se trouvent dans ce cas.

En résumé, on peut dire que le but dans l'emploi des lunettes, se réduit : 1° à garantir ; 2° à améliorer ; 3° à exagérer la faculté visuelle.

Les yeux normaux peuvent sans doute voir à travers les verres très grossissans, comme le microscope, par exemple ; ils le peuvent aussi à travers les conserves à surfaces planes ; mais ils se brouillent complètement à travers les lunettes presbytes ou myopes, car ces verres déplacent le foyer lumineux du centre de la rétine, et produisent par conséquent sur eux une grande confusion dans le regard. Voilà pourquoi les yeux clair-voyans ne peuvent rien discerner lorsqu'ils essaient les lunettes d'autrui.

*Variétés.* (a) Considérés sous le rapport de leur armure, les instrumens en question se divisent en *lunettes* proprement dites, *lor-*

gnettes ou *lorgnons*, et *tubes télescopiques* (lunettes d'approche de théâtre). Les lunettes des anciens ressemblaient à une paire de pinces de cheminée qu'on mettait à cheval sur le nez ; elles vacillaient facilement, tiraillaient la peau des conduits et points lacrymaux, et comprimaient les narines ; de là la vue tremblottante, le larmoiement et la gêne de la respiration par leur usage : on y a renoncé. Les lunettes dont on se sert de nos jours prennent leur appui aux tempes, ou bien on les porte à la main au-devant des yeux, à l'aide d'un cordon, ce qui vaut bien mieux en général.

Les lorgnettes sont ou monocles ou binocles. Les premières ne faisant exercer qu'un seul œil nuisent singulièrement à la vue de l'autre. Je connais plusieurs personnes qui sont devenues amaurotiques d'un côté par suite de l'usage d'un lorgnon monocle qu'elles portaient par simple coquetterie d'abord. Les lorgnettes binocles rentrent dans la catégorie des lunettes à la main.

Les tubes télescopiques ou d'approche sont aussi monocles ou binocles. Leur usage ne peut être toujours que nuisible aux yeux normaux, surtout à la lumière artificielle.

(*b*) Sous le rapport de leur forme, les verres des lunettes sont ronds, oblongs ou angulaires. Les ronds sont incontestablement les meilleurs, surtout s'ils sont très larges comme la base de l'orbite. Je dis très larges, car les verres petits rétrécissent le champ de la vision et nuisent à la rétine. Les oblongs ou ovalaires sont très à la mode de nos jours. On devrait cependant les proscrire entièrement. Non-seulement ces verres réfractent peu avantageusement la lumière, car ils admettent une plus grande quantité de rayons dans le sens latéral que dans le vertical, mais encore ils rétrécissent fâcheusement la sphère visuelle. On ne voit, en effet, pour ainsi dire, avec les verres ovalaires que comme à travers le trou d'une serrure.

Les verres angulaires affectent la forme carrée, parallélogramme, ou bien ils offrent deux angles d'un côté et un bord courbe de l'autre. Je ne vois aucun avantage, et je trouve au contraire beaucoup d'inconvéniens à ces sortes de verres de fantaisie.

(*c*) Examinés enfin sous le rapport de la direction des plans de leurs surfaces, les verres des lunettes sont concaves, bi-concaves, plano-concaves ; convexes, bi-convexes, plano-convexes, ou bien enfin tout-à-fait plats ; ces derniers sont appelés conserves. Les opticiens comptent par numéros les degrés de ces inclinaisons, et ce numéro se rapporte précisément aux pouces de l'axe de la sphère dont le verre n'est qu'un segment. En général, plus un verre est convexe, plus la sphère à laquelle il appartient est petite. Ainsi, par exemple, la cornée qui a la forme d'un verre concavo-convexe est le segment d'une sphère dont le diamètre offre sept lignes et demie de longueur (De la Hire) ; elle est, comme on le voit, plus convexe que la sclérotique dont la sphère présente un diamètre de douze lignes environ. Voilà pourquoi plus les verres des presbytes sont convexes, moins ils présentent de largeur ou d'étendue périphérique.

Les conserves sont incolores ou bien coloriées en bleu ou en vert. Elles résultent quelquefois de quatre ou bien de six verres, dont deux latéraux, et deux ou quatre en avant; d'autres fois, elles sont habillées d'une sorte de chemise ou plutôt de rideau en taffetas, analogue à la doublure à coulisse de certains sacs de nos dames. Dans les cas de photophobie très vive, les conserves incolores peuvent être utiles : les coloriées sont toujours nuisibles, elles agissent comme les chambres obscures, savoir, en augmentant la sensibilité, et produisent à la longue la cécité (Scarpa). Il en est à peu près de même des conserves habillées. Les seules conserves réellement utiles sont donc les incolores de grandes dimensions. On peut augmenter utilement leur action à l'aide d'une visière artistement arrangée.

3° *Caractères.* Pour être convenables, les verres des lunettes ou conserves doivent être diaphanes, incolores, acromatiques (savoir, ne pas décomposer la lumière qui les traverse), polis, sans inégalités ni bulles, très larges et de figure ronde. Ils doivent permettre de voir nettement les objets, sans fatigue et sans exagérer leurs dimensions. En général, il faut beaucoup de sobriété dans leur usage, et de persévérance dans le numéro du verre choisi, à moins qu'on ne puisse l'échanger par des verres moins forts et arriver enfin par degrés à les quitter complétement.

## (Troisième leçon.) — *Strabisme.*

§ 1er *Généralités.* Le mot strabisme (*strabositas, luscitas,* vue louche, *distortio oculorum,* yeux de travers, *visus obliquus, obliquè intuendi, obliquo visu laborans*), indique une défectuosité fonctionnelle de l'œil, qui consiste dans un manque de parallélisme des axes visuels pendant le regard. Par axe visuel, on doit entendre ici une ligne qui, partant du centre de la cornée, passe par le milieu du cristallin et aboutit sans déviation au centre de la rétine.

Si l'on prolonge les deux axes visuels en avant vers un point très éloigné, comme par exemple, vers le bout d'une très longue allée cotoyée par des arbres, ils convergent évidemment entre eux : ce qui le prouve, c'est que les deux côtés de l'allée semblent se rapprocher réciproquement, au point de se toucher presque vers leur extrémité lointaine.

On conçoit la raison de ce phénomène lorsqu'on se rappelle que les deux pupilles convergent naturellement en avant. Effectivement, ces ouvertures, comme on sait, ne sont pas sculptées dans le centre de l'iris, mais bien un peu en dedans vers le nez.

Lorsque cependant la vision s'exerce aux distances ordinaires du regard normal, la convergence des deux axes qu'on dirige sur le même objet est si peu apparente qu'on peut les considérer comme parallèles entre eux; c'est dans ce dernier sens que doit s'entendre le mot parallélisme, que nous venons de poser dans la définition du strabisme. Je dis aux distances ordinaires, car si l'objet est très rap-

proché, il y a convergence forcée, comme quand on regarde une tache sur le bout du nez, par exemple.

Ajoutons néanmoins qu'en se prolongeant , les deux axes visuels
se trouvent sur le même horizon, ou sur le même plan horizontal,
pendant le regard normal. Or, si par une cause quelconque ils se dé-
vient de ce niveau, de manière que l'un se dirige en haut, l'autre
en bas, il y aura rupture de leur nivellement et de leur parallélisme à la fois. De là suit :

1° Qu'il y a strabisme lorsque l'axe visuel est dévié de sa direction
normale, soit horizontalement, soit verticalement , soit dans l'un et
l'autre sens à la fois.

2° Que cette rupture du parallélisme axuel peut dépendre d'un
seul œil ou bien de tous les deux à la fois (Gendron). On voit effectivement dans quelques cas rares de strabisme divergent, avec ou
sans amaurose, les deux globes oculaires tournés en dehors. Dans le
strabisme temporaire par convulsion oculaire, comme chez certains
aveugles de naissance, on observe aussi le même phénomène. En
général, cependant, ainsi que Buffon l'a fait remarquer, le strabisme
permanent n'existe que d'un côté.

Le mot strabisme a été tiré des deux racines grecques, *strabos*,
oblique, et *ops* vision; d'où le verbe *strabizin*, obliqué intueri. Le
strabisme, du reste, se rencontre à tout âge, dans tous les sexes et
dans toutes les classes de la société. En général pourtant, on le voit
plus fréquemment chez les enfans ; cela s'explique par la petitesse
de la sphère visuelle ; le champ de la vision étant fort étroit en bas-
âge, les enfans sont obligés de beaucoup approcher les objets pour
bien voir, ils ne voient le plus souvent qu'avec un œil ; aussi l'autre
a-t-il une grande tendance à se tourner en dedans.

§ 2. *Variétés.* 1° Considéré sous le rapport de son intensité, le
strabisme présente trois degrés qu'on peut mesurer d'après l'angle
d'inclinaison de la ligne axuelle de l'œil dévié. Buffon réglait cette
mesure sur la quantité de différence de la force visuelle des deux rétines; ainsi, par exemple, une différence de trois dixièmes dans la
force des yeux, constituait pour lui le premier degré du strabisme.
Bien qu'une pareille inégalité existe réellement dans plusieurs cas de
strabisme, néanmoins les yeux peuvent être amaurotiques et se dévier de leur axe en même temps; de sorte que la mensuration de
Buffon n'est pas applicable dans tous les cas.

Dans le premier degré, l'angle d'inclinaison axuelle de l'œil louche
est à peine prononcé. C'est ce qu'on pourrait appeler *trait oblique de
la vue.* Buffon a donné le nom de *faux trait de la vue* à une variété
particulière de strabisme, qui se manifeste lorsqu'on veut regarder de
très près. Dans le regard lointain, les axes sont normalement dirigés ; mais à mesure que l'objet se rapproche, les yeux n'ont pas la
force de converger convenablement, ils restent parallèles ; aussi ces
personnes à faux trait visuel ont-elles l'air de regarder vers des objets
lointains, alors qu'elles parlent à des individus placés devant elles, ce

qui est fort désagréable. Le faux trait de la vue de Buffon consiste donc évidemment dans un égal degré de faiblesse des muscles adducteurs. Boyer a aussi décrit sous le nom de strabisme incomplet une faiblesse musculaire unilatérale. Un homme présentait le regard normal lorsqu'il visait un objet placé devant lui ; mais s'il regardait à gauche, la cornée de l'œil droit restait au milieu de l'orbite, tandis que celle du gauche se dirigeait seule vers le petit angle de l'œil, et le malade voyait double. Ce strabisme dépendait d'une faiblesse du muscle adducteur. Nous citerons plus loin des cas analogues.

Dans le second degré, l'inclinaison de la cornée est très manifeste. Tant que la déviation n'est pas portée au point de cacher la moitié de la cornée dans l'orbite ou sous les paupières, et de couvrir par conséquent la pupille, on peut dire que le strabisme est au second degré. Cette variété est la plus fréquente.

Le troisième degré enfin est caractérisé par la cécité momentanée, par l'immersion répétée de la cornée et de la pupille dans la fosse orbitaire. Wardrop, qui a le premier décrit cette variété de strabisme, parle d'une personne borgne dont l'œil sain se tournait tellement en dedans, que la cornée entière en était cachée par momens. Pour voir, cette personne était obligée de porter le bout du doigt indicateur vers la caroncule lacrymale, et de presser fortement pour empêcher mécaniquement l'œil de se tourner en dedans. J'ai vu souvent le strabisme au troisième degré chez des aveugles de naissance.

2° Examiné sous le rapport de la direction axuelle, le strabisme est convergent ou interne ; divergent ou externe ; ascendant ou supérieur (sursùm versio oculorum) ; descendant ou inférieur.

La première de ces variétés est sans contredit la plus fréquente. Cela tient probablement à l'excentricité nasale de la pupille, à l'obliquité naturelle des yeux dans le même sens, et à la force des muscles adducteurs, qui est, en général, supérieure à celle des abducteurs : il est plus facile d'exagérer une disposition naturelle que d'en prendre une contraire. Les deux dernières variétés ont été niées par des auteurs respectables. (Buffon, Boyer, Wardrop.) Cela m'étonne d'autant plus qu'on peut trouver dans leurs propres ouvrages des exemples de ces variétés de strabisme. Ainsi Boyer cite un fait de Morgagni concernant un prêtre qui voyait double les lettres d'un livre lorsqu'il baissait les yeux pour lire ; il voyait normalement, au contraire, si le livre était placé en face et à la hauteur des orbites. Ce phénomène dépendait d'une faiblesse du muscle abaisseur de l'œil droit. (Morgagni.) N'est-ce pas là un exemple de strabisme ascendant ? Il existe une foule de cas analogues.

Je connais un savant chimiste d'une laideur sans pareille, offrant un strabisme sursùm vertens très prononcé, et qui lui donne l'air d'un crocodile qui vous regarderait du fond d'une rivière. Le strabisme descendant est le plus rare de tous. En général, les strabismes verticaux s'observent rarement, parce que ces mouvemens des yeux sont exécutés par des muscles analogues ou congénères, tandis que les mouvemens latéraux tiennent à des muscles dissemblables, c'est-à-dire adducteur d'un côté, abducteur de l'autre, etc.

Il y a enfin une sorte de strabisme qu'on pourrait appeler vague chez certains amblyopiques de naissance, à cause de l'agitation singulière de leurs yeux. Ces organes se dirigent tantôt l'un en haut et en dedans, par exemple ; l'autre en bas et en dehors ou dans un autre sens disharmonique ; tantôt l'un d'eux, ou bien tous les deux exécutent une sorte de mouvement semi-circulaire, comme le disque du balancier d'une pendule. Cet état est toujours combiné à un clignotement continuel assez fatigant à voir.

3° Sous le point de vue de son origine, le strabisme est congénital ou accidentel. Le premier peut être héréditaire quelquefois. Il y a des familles dans lesquelles la vision louche se perpétue pour ainsi dire, soit par défaut d'organisation primitive, soit par imitation.

Cette variété est souvent combinée à la myopie.

4° Enfin, sous le rapport de sa gravité, le strabisme est simple ou bien compliqué de myopie, d'amblyopie ou d'amaurose, de taches de la cornée, de paralysie musculaire et de diplopie. Cette dernière complication n'existe que dans le strabisme aigu dépendant de paralysie ou de faiblesse musculaire.

§ 3. *Etiologie*. On peut ranger sous quatre chefs les causes du strabisme.

1° Inégalité congénitale ou accidentelle de la force des deux rétines. Il est de fait que l'œil louche est ordinairement plus faible que l'autre. En faisant regarder successivement un objet avec chaque œil, on l'apercevra moins nettement de l'œil louche que de l'autre. Cette remarque, qui a été faite par Buffon la première fois, a été considérée par cet observateur comme la cause unique du strabisme. Ce qui semble appuyer l'opinion de Buffon, c'est qu'en fortifiant l'œil louche on guérit le strabisme ; c'est en outre la possibilité de faire passer le strabisme d'un œil à l'autre, en affaiblissant beaucoup l'œil sain, moyennant un bandeau porté pendant long-temps.

Bien que ce fait soit très vrai, en général, l'explication peut en être fausse ; car, d'un côté, nous voyons souvent un œil très sain se dévier par faiblesse musculaire, et ne devenir amblyopique que consécutivement par le manque d'exercice ; c'est ce qui a toujours lieu dans le strabisme qui débute par la diplopie. Dans ce cas, Buffon prenait l'effet pour la cause.

D'un autre côté, l'amblyopie unilatérale n'est pas toujours accompagnée de strabisme. (Wardrop.) Il est vrai que d'après Buffon, cette inégalité de la force visuelle ne doit pas dépasser de beaucoup les trois dixièmes pour qu'il y ait strabisme ; car si la différence de force est considérable, dit Buffon, la vue s'exerce nettement avec l'œil sain, et la déviation de l'œil faible n'a point lieu. (Boyer.)

Cette doctrine ne me paraît pas exacte ; car nous voyons souvent les yeux amaurotiques se dévier de leur direction normale comme dans le strabisme ordinaire. On voit bien par les considérations qui précèdent que je n'attaque que l'explication et l'application trop générale qu'on a voulu faire de cette observation importante sur le strabisme.

2° Inégalité ou désharmonie de la force des muscles de l'œil. La paralysie de la paupière supérieure est toujours accompagnée de strabisme divergent, parce que les muscles droits, supérieur, inférieur, interne, petit-oblique, qui reçoivent les nerfs du même tronc que le releveur palpébral (troisième paire), sont constamment paralysés en même temps ; le muscle droit externe, qui est animé par la sixième paire, tire alors le globe en dehors ; de là diplopie et strabisme divergent.

Dans les convulsions, dans la colère, durant l'ivrognerie, etc., la vision devient souvent momentanément louche et diplopique par la réaction encéphalique qui retentit sur les nerfs des muscles moteurs de l'œil.

La dentition, les vers intestinaux, l'embarras gastrique, le chagrin, les veilles trop prolongées, l'abus du plaisir vénérien et de la table, l'hydrocéphale, l'apoplexie, etc., produisent quelquefois par le même mécanisme une sorte de strabisme périodique ou permanent, ou bien augmentent l'obliquité préexistante dans le regard. Il en est à peu près de même du rhumatisme articulaire des yeux et de quelques blessures intrà-orbitaires qui occasionnent la vue louche

3° Déviation mécanique de l'axe visuel. Les orbitocèles, les taches centrales de la cornée, la cataracte commençante, la cataracte congénitale, la pupille artificielle, produisent souvent le strabisme par les efforts continuels que la pupille est obligée de faire pour recevoir la lumière dans telle ou telle direction vicieuse. On a vu, et j'ai observé moi-même, à la suite de taches centrales de la cornée, la pupille se déplacer par ses efforts naturels, et se rapprocher petit à petit de l'endroit diaphane de la cornée. L'iris peut donc être, sous ce rapport, comparé aux fleurs de certaines plantes tournesol qui se dirigent toujours du côté du soleil.

4° Habitude vicieuse et imitation. Les yeux tournés pendant un certain temps dans une direction oblique, finissent par devenir louches. Une jeune femme traitée pour une coxalgie dans une chambre éclairées par une petite fenêtre, portait continuellement les yeux vers l'endroit de la lumière qui lui arrivait latéralement : elle finit par loucher. On changea la position du lit, on obligea la malade à diriger ses yeux dans un sens opposé et le strabisme se dissipa. (Wardrop.)

Les enfans que les nourrices couchent à côté d'une fenêtre ou de corps très brillans, comme une glace, une pendule, etc., deviennent facilement louches par le même mécanisme. Il en est de même de quelques écoliers ou écolières qui s'amusent à tourner souvent et forcément les yeux en dedans en regardant la pointe de leur nez. Il est prouvé enfin que quelques enfans contractent le strabisme par simple imitation de leurs parens, de leur nourrice, de leurs frères et sœurs, de leurs camarades ou amis de pension. Je connais moi-même plusieurs exemples de ce cas.

En résumé, les causes du strabisme sont ou inhérentes à l'œil lui-même, comme celles de la première et quatrième catégories ; ou bien extrà-oculaires. Ces dernières peuvent être intrà-orbitaires, intrà-crâniennes ou bien abdominales.

On prévoit déjà par ces précédens, que la thérapeutique du strabisme doit offrir un plus grand nombre d'indications que les auteurs ne signalent généralement, et que plusieurs de ces indications sont malheureusement souvent au-dessus des ressources de l'art.

§ 4. *Caractères physiques et physiologiques.* 1° Regard louche, c'est-à-dire direction discordante de l'œil malade par rapport à l'autre, et obliquité latérale de la tête. Cette obliquité dépend de ce que le sujet ne regarde qu'avec l'œil sain, et qu'il est obligé, par conséquent de tourner la tête, comme les personnes borgnes, pour mettre l'objet à la portée de l'organe. L'œil louche reste inexpressif, et comme dans un état d'imbécillité.

2° Vision unioculaire, alternative ou double. Dans le regard un peu éloigné, le sujet ne peut voir qu'avec l'œil sain ; l'autre se tourne dans sa direction vicieuse, afin de ne pas troubler la vision par l'image confuse qu'il transmet. Dans le regard voisin cependant, la vision s'exerce chez quelques personnes exclusivement avec l'œil louche. J'ai vu plusieurs individus très myopes et louches en même temps, qui ne regardaient qu'avec l'œil dévié. Il y a donc chez quelques sujets un œil pour les objets voisins, un autre pour les objets éloignés. Dans d'autres occasions enfin, la vision est diplopique ou double ; cela n'a lieu que dans les premiers temps seulement du strabisme aigu qui arrive par paralysie ou faiblesse musculaire. Je dis dans les premiers temps ; car quelques semaines après, l'œil dévié se trouvant déjà affaibli par les raisons ci-dessus, devient tout-à-fait inactif, la diplopie se dissipe et le strabisme reste seul.

3° Enfin, altération de la physionomie de l'œil dévié. Outre que la sphère oculaire perd une partie de son expression par la direction oblique qu'elle affecte, son volume diminue à la longue, elle s'atrophie en partie, la cornée se trouble, se couvre facilement de petits nuages, et ôte à l'organe une partie de ses belles apparences vitales. Dans quelques cas, l'œil louche paraît amaurotique.

Lorsque ce troisième caractère est bien marqué, il signale au premier regard le strabisme ; il est si peu prononcé cependant dans le premier degré, qu'il faut quelquefois faire regarder un objet successivement avec chaque œil pour s'assurer de celui qui louche, et qui est toujours le plus faible. Les objets paraissent à cet œil plus petits, plus éloignés, moins coloriés, et couverts d'un brouillard plus ou moins épais.

*Terminaisons.* 1° Par la guérison, s'il dépend de causes faciles à combattre, comme l'habitude vicieuse, par exemple.

2° Etat stationnaire.

3° Etat progressif (ambliopie, amaurose, taches cornéales, atrophie).

§ 5. *Pronostic.* Favorable dans le strabisme dont la cause peut être attaquée avec avantage, comme chez les enfans, dont la déviation oculaire se corrige souvent par les progrès de l'âge et du développement de la sphère visuelle. Chez les adultes, le pronostic ne sera fâcheux, en général, que dans le cas où le strabisme se trouve compliqué de lésion organique, ou dépend de causes qui échappent à nos ressources thérapeutiques.

§ 6. *Traitement.* On a pu déjà préjuger par l'étiologie que nous venons d'établir, que le traitement du strabisme doit nécessairement varier, suivant la nature des causes qui le produisent, et que par conséquent les personnes qui avaient cru pouvoir guérir cette infirmité par tel ou tel moyen uniquement, n'avaient pas des idées bien arrêtées sur la nature variable de la lésion. Il est clair pour nous qu'il y a des strabismes qui n'admettent aucune médication, tels sont ceux qui dépendent d'un leucome central, de la pupille artificielle, ou qui sont accompagnés d'amaurose, tandis que d'autres ne méritent aucun traitement directe ; de ce nombre, sont ceux qui occasionnent des tumeurs orbitaires, l'hydrocéphale, etc. C'est ici la maladie principale qui doit occuper, et nullement le strabisme. Les strabismes réellement susceptibles de guérison sont les idiopathiques simples (et c'est le plus grand nombre), et les symptômatiques récens dépendant de causes non réfractaires à l'action de nos modificateurs.

Dans l'état actuel de nos connaissances, on peut admettre trois ordres de moyens orthophthalmiques, qu'on combine différemment suivant l'exigence des cas. Les uns sont dirigés sur les muscles moteurs de l'œil, ou plutôt sur les nerfs qui les animent. Les autres, contre quelques causes éloignées. Les autres enfin sur la rétine.

1° *Sur les muscles.* L'électricité ou la galvano-puncture appliquée sur le muscle ou sur les muscles affaiblis, on bien au sourcil, sur le tronc du nerf frontal, a été depuis long-temps vantée contre le strabisme. (Boyer.) M. Fabré-Palaprat en a obtenu des succès incontestables.

Ce moyen a été aussi reproduit dernièrement par un jeune médecin sicilien. Je pense qu'il peut être fort utile si on l'applique à propos. Lorsque le strabisme tient à une paralysie musculaire, qu'il a par conséquent succédé à la diplopie, la galvano-puncture employée dans la période asthénique et après les antiphlogistiques, peut rendre de grands services. Le strabisme dépendant de la faiblesse de la rétine peut aussi être heureusement influencé par les courans galvaniques.

On peut aussi dans le même but faire usage des remèdes anti-paralytiques, que nous indiquerons à l'occasion de la paraplégie palpébrale.

Le masque, les hémisphères concaves, les tubes noirs, l'entonnoir de Weller, les besicles-miroirs de Verduc, les mouches de taffetas sur le nez, l'exercice orthophthalmique devant une glace, etc., ont été aussi employés contre le strabisme : ces moyens ne paraissent agir que sur les muscles moteurs de l'œil. Les quatre premiers me semblent tout-à-fait inutiles, par une raison toute simple ; c'est qu'en couvrant les yeux de deux plaques opaques percées seulement dans la direction normale des pupilles, le sujet ne regarde qu'avec l'œil sain, il laisse l'autre dans l'inaction et se tourner par conséquent dans sa direction vicieuse : c'est ce que j'ai constaté chez plusieurs enfans louches qui avaient été soumis à l'usage de ces machines. Pour être réellement utile, la plaque trouée ne devrait être appliquée que sur l'œil dévié, et on devrait couvrir l'autre d'un bandeau ; alors le sujet, pour voir, serait obligé de se servir de l'œil défectueux et de le porter forcément dans la direction normale indiquée par le trou. Ce procédé rentre, comme on le voit, dans les principes du traitement de Buffon, que nous exposerons tout à l'heure. Les besicles réflecteurs de Verduc n'étant pas en usage, je m'abstiens de les décrire. La mouche de taffetas sur le nez pourrait être utile dans le strabisme divergent chez les enfans. L'exercice à la glace consiste à regarder pendant un certain temps, plusieurs fois par jour, la pupille dans l'image, ce qui ne peut avoir lieu sans diriger l'œil dans sa rectitude normale. Outre que toutes les personnes louches ne sont pas en état de se soumettre à ce procédé, son usage me paraît trop fatigant.

2° *Contre les causes éloignées.* Le strabisme symptômatique de congestions saburrales ou encéphaliques, réclame l'usage des remèdes évacuatifs (purgatifs, saignées, délayans, etc.) Dans quelques circonstances, les toniques et les antispasmodiques pourraient aussi être indiqués par les conditions particulières du strabisme ; comme dans certains strabismes périodiques, par exemple.

3. *Sur la rétine.* Partant de l'observation que dans toute espèce de strabisme il y avait inégalité dans la force visuelle des deux rétines, et que cette inégalité était souvent la cause unique de l'infirmité, Buffon fit de cette idée la plus heureuse application à la thérapeutique. Il comprit qu'en nivelant la force rétinienne le strabisme cesserait d'exister ; c'est ce que l'expérience a déjà confirmé un très grand nombre de fois. On peut remplir cette indication fondamentale, en renforçant l'œil faible, en affaiblissant l'œil fort, ou bien enfin en combinant ces deux moyens à la fois.

On fortifie l'œil faible en couvrant avec un bandeau l'œil fort, et en obligeant par conséquent le sujet à ne se servir pendant quelques semaines que de l'œil défectueux. Cette espèce d'exercice gymnastique devient orthophthalmique, il suffit pour fortifier l'organe débile, rendre ses images plus nettes, et dissiper en conséquence le strabisme. Un grand nombre d'individus traités de la sorte par Buffon, ont été parfaitement guéris : une foule d'autres praticiens ont aussi obtenu un résultat pareil, même chez des sujets âgés de plus de 30 ans qui louchaient dès l'enfance. J'ai guéri moi-même dernièrement une demoiselle de la pension de madame Daubray, au Marais, par le même procédé, en trois semaines d'exercice. Lorsque le strabisme menaçait de reparaître dans les commencemens , cètte jeune personne s'appliquait elle-même pendant quelques heures, le matin, un bandeau sur l'œil fort, pendant qu'elle exerçait l'autre, et les choses revenaient de suite à l'état normal.

J'ai cru, et l'expérience est venue confirmer mon idée, que le procédé de Buffon pouvait être rendu plus efficace en y ajoutant la lecture latérale. Je m'explique :

Une demoiselle anglaise âgée de 21 ans, d'une beauté remarquable, était myope et louchait considérablement du côté gauche depuis son enfance : elle était l'année dernière, sur le point de se marier à Paris, et désirait vivement être débarrassée de son strabisme. Je lui ai couvert l'œil droit avec un mouchoir posé en monoculus, et je l'ai obligée à lire pendant deux heures tous les matins dans son lit, couchée sur le côté gauche, le livre étant placé sur une chaise basse à côté de sa table de nuit.

Après six jours de cet exercice et de l'emploi du bandeau jour et nuit, la direction de l'œil s'était tellement améliorée que le strabisme était dissipé en grande partie. A compter du dixième jour, le bandeau n'a été porté que dans la matinée seulement jusqu'à l'heure de la promenade. La guérison a été assurée et complète en moins d'un mois.

On voit bien par ce qui précède, que cette méthode agit sur les deux yeux à la fois, savoir, en affaiblissant l'œil fort par l'inaction, et en fortifiant l'œil faible par l'exercice. La lecture latérale oblige en même temps l'œil dévié à se porter dans une direction opposée à celle qu'il affecte durant le strabisme.

On a cru pouvoir remplir ces mêmes indications à l'aide de lunettes à foyer variable pour chaque œil. Ce procédé n'est pas préférable au précédent.

On a enfin ajouté aussi l'action du galvanisme à celle du bandeau en permanence, dans le but de tonifier la rétine du côté faible. Je crois que ce moyen peut être un excellent auxiliaire pour hâter la guérison du strabisme.

Quatrième leçon. — *Diplopie.*

§ 1<sup>er</sup> *Généralités.* Ainsi que sa valeur littérale l'indique, le mot diplopie (*dis*, deux, *ops*, vision), désigne une altération de la vision qui fait voir double chaque objet qu'on regarde. Cette lésion a été aussi appelée *visus duplicatus, suffusio multiplicans,* etc.

Les auteurs ont classé la diplopie au nombre des maladies de la rétine. N'étant cependant le plus souvent qu'une conséquence, ou plutôt un symptôme du strabisme aigu, j'ai cru devoir le placer à côté de cette dernière affection.

On peut se former facilement une idée de la lésion en question, en produisant artificiellement la vision double. Tout le monde peut s'assurer que si l'on regarde fixement des deux yeux un objet lointain très éclairé, comme un réverbère, une étoile, la lune, par exemple, et qu'on comprime en même temps avec le bout du doigt la base de la paupière ou l'un des angles de l'orbite, de manière à déplacer un peu le globe oculaire d'un côté, l'objet paraît double. Cela s'explique facilement par la déviation anormale de l'axe oculaire ou par le strabisme artificiel qui en résulte.

Dans le regard binocle et normal, les deux axes visuels qui partent d'un même objet étant parfaitement homologues, ne peuvent produire qu'une perception unique, comme deux cordes homotones ne produisent qu'un seul et même son, une seule et même sensation sur les deux oreilles. (Briggius.)

Du moment parconséquent que les axes oculaires cessent d'être en harmonie dans le regard, il y a diplopie. La figure suivante rend la chose encore plus évidente :

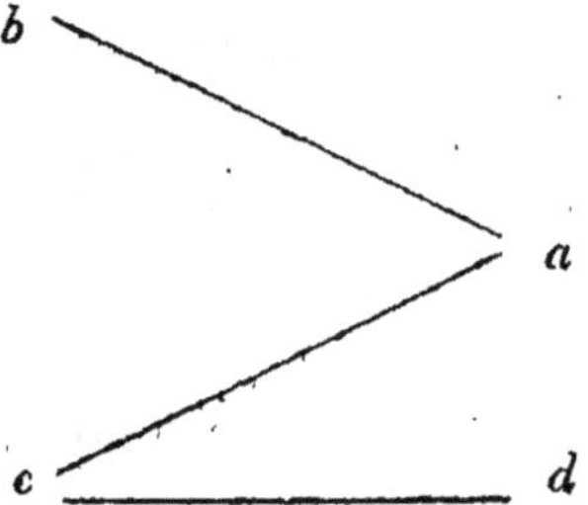


Soit l'objet *a* regardé par les deux yeux *bc*, il est évident que les deux axes *bc* se réunissant sur l'objet *a*, ne peuvent donner qu'une perception unique. Si cependant, par suite d'un strabisme, l'axe *ac* tombe sur le point *d* de l'objet regardé, il est clair que les deux axes ne coïncidant pas sur le même point, doivent chacun rapporter une image distincte du même corps, d'où la diplopie.

La diplopie n'est donc, comme on le voit, qu'une sorte d'illusion optique dépendant le plus souvent de la direction vicieuse des axes oculaires. Je dis le plus souvent ; car, ainsi que nous allons le reconnaître, la déviation axuelle n'est pas toujours nécessaire pour que ce phénomène ait lieu.

§ 2. *Variétés.* Les auteurs n'admettent généralement que deux espèces de diplopie : l'une symptomatique de strabisme, l'autre essentielle ou idiopathique, c'est-à-dire consistant dans une dépravation particulière de la faculté sensitive de la rétine. Dans la première, il n'y a vision double que dans le regard bi-oculaire ; elle se dissipe si on regarde successivement avec un œil. Dans la seconde, au contraire, la diplopie existe dans le regard unioculaire comme dans le bi-oculaire. Il y a strabisme dans le premier cas, il n'y en a pas dans le second.

Cette distinction est exacte en général ; mais les ophthalmologues paraissent avoir oublié que la diplopie unioculaire peut présenter des variétés qui ne se rattachent nullement à l'état de la rétine. Nous rapporterons en effet des cas de cette espèce dont la diplopie dépendait de l'existence de plusieurs ouvertures pupillaires dans un même iris, de la forme polyèdre de la cornée, d'une couche habituelle de liquide au-devant de l'œil. Je crois donc qu'il serait plus exact, et surtout plus utile, de diviser la diplopie d'après le siége des causes qui la produisent.

J'admets en conséquence quatre variétés de diplopie :

1o La musculaire (symptômatique des auteurs).

2o La rétinienne (essentielle des auteurs).

3° L'irienne ou pupillaire , c'est-à-dire dépendant de la multiplicité de la pupille.

4o La cornéale; savoir : pouvant dependre de quelque lésion de la cornée. Il y en aurait peut-être une cinquième variété produite par la forme à facettes du cristallin ; mais son existence n'est pas encore aussi prouvée pour moi que les précédentes. Parmi ces variétés, la musculaire est incontestablement la plus fréquente.

La diplopie musculaire peut atteindre un œil ou bien les deux yeux à la fois. Elle peut dépendre de l'affection de tel ou tel muscle, et se trouver compliquée de la paralysie de la paupière supérieure. Dans ce dernier cas, il y a toujours strabisme divergent (v. leçons précéd.); dans tous les autres cas, le strabisme qui occasionne la diplopie peut affecter différentes directions. Ces considérations expliquent déjà :

1° Pourquoi la diplopie musculaire exige toujours le regard binocle pour se déclarer, et pourquoi elle se dissipe aussitôt qu'on ferme l'un des yeux.

2° Pourquoi la diplopie en question ne se déclare quelquefois que lorsqu'on regarde dans telle ou telle direction, ainsi que nous l'avons constaté à l'occasion du strabisme.

§ 3. *Etiologie*. 1° Les causes de la diplopie musculaire, qui est la plus fréquente, sont tantôt de nature paralytique, tantôt spasmodique, tantôt enfin elles agissent mécaniquement sur le globe oculaire et le détournent de sa direction normale. Toutes ces causes ne produisent la diplopie, ainsi que nous l'avons dejà dit, qu'en occasionnant le strabisme, soit momentané, soit permanent. Elles peuvent siéger dans le cerveau, dans les environs de l'œil, ou bien dans des régions éloignées.

A. *Encéphaliques*. La commotion cérébrale, les convulsions, l'apoplexie, les congestions intrà-crâniennes et les tumeurs encéphaliques, produisent très souvent la diplopie musculaire. Un médecin tombe de cheval et perd connaissance ; il en revient, et voit double chaque objet qu'il regarde. (Demours.) Une femme tombe dans un fossé, essuie une commotion cérébrale et devient diplopique. Quelques agonisans, les femmes hystériques, les individus atteints de fièvre maligne, etc., voient les objets doubles durant l'état convulsif de leurs muscles. Un prêtre est frappé par la foudre et reste apoplectique pendant plusieurs heures ; il en revient et s'étonne de voir double. (A. Vater, *Visus duo vitia rarissima*, p. 7.)

Les grands joueurs, les hommes de cabinet, deviennent facilement diplopiques par les congestions cérébrales qu'ils éprouvent. Le chagrin et la peur agissent à peu près de la même manière. Une demoiselle voyait double pendant quelque temps chaque fois qu'on la grondait. Les jeunes veuves se trouvent quelquefois dans le même cas ; heureusement que leur chagrin ne dure pas long-temps, comme on sait !

Les horlogers, les bijoutiers, les brodeurs, les géographes, les télégraphistes, les microscopistes, etc., qui travaillent surtout à la lumière artificielle, voient souvent double par les mêmes raisons.

Les tumeurs encéphaliques enfin, telles que tubercules, fongus, anévrismes, etc., occasionnent très fréquemment la diplopie, en comprimant l'origine des nerfs qui se rendent aux muscles de l'œil. Je connais moi-même une foule de cas de cette espèce.

B. *Périoculaires.* Dans l'acte même de la fonction de la procréation, un jeune armurier de Paris sentit un *tac* douloureux au côté externe de l'œil, par suite d'une rupture de quelques fibres du muscle abducteur ; il loucha en dedans et vit double à l'instant même. (Demours.) Un individu devint diplopique à la suite d'un coup de poing à la joue. (Wardrop.) Un troisième par l'irritation causée sur les nerfs frontaux par quelques ulcères syphilitiques sur le crâne. (Hermann Cummius.) Un quatrième enfin, à la suite d'un vésicatoire sur le front. (Briggius, *Nova theor. vis.*)

J'ai vu la diplopie survenir par l'action d'un coup d'air froid sur l'œil. Un caporal-tambour battait la retraite sur le boulevard du Temple ; il est frappé à l'œil d'un coup de vent glacial alors qu'il était en sueur ; la paupière se ferme ; il rentre chez lui, et est tout étonné de trouver deux épouses au lieu d'une, quatre enfans au lieu de deux. Il y avait strabisme divergent. (*V.* Gazette des Hôpitaux, 1836.)

C. *Eloignées.* L'embarras gastrique, l'ivrognerie (*Ebriis haud raro objecta duplicantur*, etc., Juv.), la grossesse, la suppression des règles et de quelques autres excrétions habituelles, la colique saturnine, quelques fièvres intermittentes, etc., occasionnent souvent la diplopie musculaire par leur action sympathique sur l'encéphale. Les faits de cette espèce sont excessivement fréquens.

2° Les causes de la diplopie unioculaire présentent aussi des différences suivant leur siège.

a. *Rétinienne.* Il est très rare de rencontrer la diplopie essentielle. J'ai eu pourtant l'occasion d'en voir un exemple à la consultation de Boyer. Un cordonnier âgé de quarante ans, de la rue de l'Université, se plaignait de faiblesse dans la vue et de diplopie parfois. Il voyait double avec l'œil gauche, le droit étant fermé. Les pupilles étaient très contractées. Le mal s'était déclaré à la suite de veilles trop prolongées en travaillant à la chandelle. Boyer lui ordonna un séton à la nuque et l'éloignement de la cause. L'amaurose suivit deux mois après cet état de la vision. Daniel Hoffmann nous a aussi conservé l'histoire d'un cas de diplopie rétinienne ou unioculaire par suite d'une congestion sanguine cérébrale. (Boyer.)

Comment, dans ces cas, la rétine acquiert-elle la singulière faculté de voir deux images pour chaque objet? C'est ce qui est difficile à dire d'une manière positive; je présume néanmoins que cela dépend d'une congestion irrégulière de sang dans la rétine et dans la pulpe du nerf optique. (*V*. Kœrberus, *De rarioribus quibusdam visionis vitiis*, p. 5.)

*b. Irienne.* L'iris peut présenter deux ou plusieurs pupilles, soit accidentellement, soit congénitalement. Dans ce dernier cas, il y a autant de cristallins que d'ouvertures pupillaires. (Wardrop.) On a prétendu que la multiplicité des pupilles n'entraînait que la confusion de la vue sans diplopie; cela est vrai pour les cas où l'autre œil est sain; car on s'habitue à ne regarder qu'avec celui-ci. Adams cependant dit positivement avoir observé la vision double sur un œil doué de deux pupilles. Il cite même un fait fort remarquable de trois pupilles sur un même iris, dont la présence avait produit la vision double. On aurait cru, *à priori*, que la vue aurait dû être triple dans ce dernier cas. Demours parle aussi d'un iris à trois pupilles par suite de trois abcès dans le parenchyme irien; mais il ne dit rien sur l'état de la vision. J'ai vu moi-même des iris portant deux pupilles accidentelles, mais l'œil était amaurotique.

*c. Cornéales.* Boërhaave parle d'un homme dont la cornée avait la forme polyèdre et qui voyait triple chaque objet avec un œil: c'est ce qu'on pourrait appeler triplopie. « Boërhaave vidit hominem cuncta triplicata cernentem quia cornea polyedra erat » (Klanhold, de visu duplicato, p. 10). Weller a aussi admis une diplopie dépendant de la forme facettée de la cornée. Déjà Wolfius avait fait faire des lunettes à verres polyèdre, et il avait pu multiplier à volonté le nombre des images des objets, ce qui venait à l'appui de l'observation de Boërhaave. Haller néanmoins, fit observer qu'il y a des insectes dont les yeux sont multiples et les cornées facettées, et pourtant leur vision est simple.

Une tache sur le centre de la cornée peut quelquefois occasionner la diplopie (Weller). Lorsqu'une couche d'eau ou de chassie diaphane couvre la surface de la cornée, comme quand on pleure par exemple, si l'on regarde le soleil, ou une chandelle allumée, on voit double quelquefois. On voit bien, par ce qui précède, que l'étiologie de la diplopie est plus riche et plus importante en conséquences pratiques, que les auteurs ne l'avaient fait penser jusqu'à ce jour.

§ 4. *Caractères* Le début de la diplopie est subit ordinairement. Il est précédé souvent de céphalalgie ou d'autres symptômes propres à la maladie qui l'occasionne. D'autres fois, la déclaration et même la marche de la vision double sont lentes ou bien intermittentes. Les caractères sont, les uns physiques, les autres physiologiques.

*Physiques*. 1° Déviation axuelle du globe oculaire, ou bien absence de cette circonstance suivant la nature musculaire ou autre de la maladie.

2° Iris, pupille, cornée et conjonctive dans l'état normal, ou bien plus ou moins altérées selon l'espèce de diplopie.

3° Paupière supérieure paralysée ou non.

*Physiologiques*. 1° Vision double dans le regard binocle ou monocle suivant la nature de la maladie. La fausse image est toujours moins nette que la réelle ; elle est placée antérieurement, postérieurement, supérieurement, inférieurement, ou bien latéralement à la vraie image, suivant que l'axe optique a été dévié dans tel ou tel sens.

2° Disparition de la diplopie dans le regard monocle, si le phénomène dépend d'une affection musculaire. La diplopie de cette espèce disparaît aussi dans le regard binocle si l'on presse avec le doigt l'œil dévié, de manière à mettre son axe au niveau de l'autre, ou bien si l'on presse l'œil sain de manière à rendre sa ligne optique parallèle avec celle de son semblable.

3° Confusion dans la perception des images des corps durant les premières semaines de la diplopie. La double image occasionne d'abord un certain trouble assez pénible dans la vision à cause de leur netteté inégale. La lecture est impossible dans les premiers temps. L'expérience du toucher cependant fait bientôt connaître que l'image faible n'est pas la réelle. Le regard par conséquent se fixe de plus en plus sur l'image la plus vive, l'autre devient graduellement de plus en plus faible et par conséquent moins incommode ; elle est entièrement négligée enfin, et le malade s'habitue à ne regarder qu'avec l'œil sain : le strabisme reste seul alors si la diplopie était musculaire.

4° Enfin, céphalalgie frontale et autres symptômes propres à la nature et au siége de la cause de la maladie.

*Terminaisons*. 1° Guérison complète.

2° Ambliopie et strabisme permanent ; c'est la terminaison la plus ordinaire.

3° Amaurose et ses conséquences.

§ 5. *Pronostic*. 1° Sous le rapport de la vision double, le pronostic est toujours favorable, car cet état se dissipe constamment dans l'espace de quelques semaines.

2° Relativement à l'état de la rétine, il est réservé ou fâcheux, car l'ambliopie ou l'amaurose en sont souvent la conséquence.

3° Relativement au globe de l'œil, le pronostic est le même que celui du strabisme.

4° Quant à la cause déterminante enfin, il est variable suivant la nature de celle-ci.

§ 6. *Traitement*. Il est évident par les détails précédens, que c'est moins contre la diplopie directement que contre la cause du strabisme aigu qui l'occasionne, ou bien qui déprave la faculté sensitive de la rétine, que le traitement doit être dirigé, car la vision double n'est par elle-même qu'un phénomène de courte durée. Il est aussi manifeste que dans la diplopie irienne et cornéale l'art n'a pas grand'chose à opposer ; Adams pourtant, dans le cas que nous venons de citer, a divisé avec l'aiguille le pont des trois ouvertures iriennes en les convertissant en une, et a dissipé de la sorte la vision double. Envisagé de cette manière, le traitement de la diplopie est constitutionnel et local ; il convient tout autant à la diplopie, qu'à la paraplégie palpébrale et à certaines variétés d'amaurose.

1° *Constitutionnel.* Variable suivant les causes de la maladie et les circonstances individuelles de l'organisme.

A. Remèdes évacuatifs des différens systèmes organiques, savoir, circulatoire (saignées), digestif (émétiques, purgatifs), cutané (diaphorétiques, gymnastiqué), urinaire (diurétiques, eau fraîche bue en grande quantité), salivaire (salivation artificielle par le calomel donné intérieurement, six grains toutes les trois heures. Pamard.)

B. Antispasmodiques ; savoir, bains chauds, tièdes, froids avec ou sans affusion sur la tête (Pamard) ; opiacés, musc, camphre, éther chez les convulsionnaires (Demours).

C. Spécifiques ; anti-syphilitiques (Boyer). Anti-rhumatismaux, colchique, etc. C'est à la cagacité du médecin à choisir à propos parmi ces remèdes.

2. *Local.* A. Révulsifs, vésicatoires au front, à la tempe, à la nuque (Boyer). Pommades éruptives à la tempe, au sourcil, à la base de la paupière supérieure.

> *Pr* Tarte stibié,     2 gros.
> Deuto-chlorure de mercure,     4 grains.
> Axonge, demi-once à une once. F. : pomm.

Frictions d'huile de croton comme moyen éruptif aux mêmes endroits. Ventouses scarifiées ou sèches à la tempe, à la nuque (Larrey).

B. Stimulans. Galvano-poncture (Fabré-Palaprat). Vapeurs d'ammoniaque sur l'œil, à l'aide d'une fiole approchée de l'organe plusieurs fois par jour. Cautériser le sourcil et la paupière avec la potasse qu'on traîne comme la pierre infernale (Poirson). Vapeurs de gaz acide sulfureux sur l'œil, en faisant brûler de la fleur de soufre sur un fer chaud (Boyer).

Il est à peine nécessaire d'ajouter que lorsque l'état aigu de la maladie a été dissipé, la lésion rentre dans les catégories du strabisme ou du prolapsus de la paupière.

Cinquième leçon. — *Hydrophthalmie.*

§ 1er. *Généralités.* L'hydrophthalmie ( hydropisie ou hydranose oculaire, *hydrops oculi, hydrophthalmus,* buphthalmie, *buphthalmus,* ou œil de bœuf) peut être définie une augmentation de volume de la sphère oculaire par suite d'une sécrétion morbide d'humeurs dans ses différentes chambres. Cette définition ne permettra pas de confondre l'affection dont il s'agit avec quelques autres qui lui ressemblent en apparence, telles que les tumeurs fongueuses de la rétine et des autres tissus intra-oculaires, l'exorbitisme ou l'exophthalmie, le staphylôme, etc. Dans ces dernières, en effet, la maladie, ou elle ne consiste pas dans un épanchement humoral, ou bien elle réside en dehors de la coque oculaire. Il est juste d'ajouter cependant que l'hydropisie de l'œil peut quelquefois être jointe à l'exophthalmie, ainsi que j'en ai vu des exemples. Dans ce cas, l'hydrophthalmie est presque toujours consécutive à l'exorbitisme.

L'énoncé qui précède fait déjà pressentir pourquoi je place l'hydrophthalmie dans la classe des maladies de la totalité de l'organe.

§ 2. *Variétés.* 1° Considérée sous le rapport de son siége, l'hydrophthalmie occupe, soit les deux chambres antérieures, soit la chambre hyaloïdienne, soit les corridors périphériques (choroïdo-ré, tinien et sclérotico-choroïdien), soit enfin toutes ces parties à la fois, sans même en exclure la capsule cristalline. Dans le premier cas, la maladie a reçu le nom d'hydrocapsulite, ou hydropisie de l'humeur aqueuse. Cette variété constitue quelquefois le staphylôme transparent, dont nous parlerons ailleurs. Dans d'autres occasions elle est un symptôme de la kératite chronique. Dans le second, celui de l'hydropisie du corps vitré, celui de l'hydropisie de la choroïde (Wardrop), ou bien d'hydrophthalmie sous-sclérotidale ou sous-rétinienne (Mackensie, Lawrence, Middlemore), a été appliqué à la troisième espèce. Mieux vaudrait cependant nommer corticale ou périphérique l'hydrophthalmie dont il s'agit. On a enfin adapté le nom d'hydrophthalmie générale, ou buphthalmie proprement dite, à la quatrième variété.

2° Examinée sous le point de vue de son volume, la tumeur en question est *intrà* ou *extrà* palpébrale, c'est-à-dire pouvant ou non être couverte par les paupières. Cette distinction est de la plus haute importance; car dans le premier cas l'opération n'est pas urgente ordinairement, et l'œil peut quelquefois être conservé, tandis que le contraire a lieu dans le second, ainsi que nous allons le voir.

3° Regardée sous le rapport de son origine, l'hydrophthalmie est congénitale ou accidentelle (Lawrence). Bien que rare, la première a déjà été constatée un assez grand nombre de fois. Juengken a vu six frères qui portaient en venant au monde une hydropisie de l'humeur aqueuse, avec un certain degré d'opacité de la cornée. Ware parle aussi d'enfans qui se trouvaient dans le même cas. On sait d'ailleurs que l'hydropisie congénitale de la cristalloïde (cataracte hydatique) n'est pas rare.

4° Considérée sous le rapport de sa gravité, la maladie dont il s'agit est simple, ou bien compliquée de cataracte, d'amaurose, d'opacité ou ulcération de la cornée, de réaction constitutionnelle, etc.

§ 3. *Anatomie pathologique.* Les lésions matérielles de la maladie qui nous occupe doivent nécessairement varier suivant l'espèce à laquelle on a affaire.

A. *Coque oculaire.* 1º Cornée distendue et exagérée plus ou moins dans ses diamètres. Elle offre toujours un certain bombement central qui va quelquefois jusqu'à l'apparence côniforme. Dans ce cas le sommet du cône est plus ou moins opaque. Tout le disque cornéal peut d'ailleurs être infiltré, plus ou moins ramolli, épaissi ou bien aminci, et laisser ou non apercevoir à travers son tissu le diaphragme irien. Dans quelques cas il est même ulcéré ; dans d'autres cependant il offre les conditions à peu près normales.

2º Sclérotique ordinairement distendue, plus ou moins amincie, surtout dans son hémisphère antérieur, où elle laisse apercevoir la choroïde à travers son tissu sous la forme d'une teinte noire. L'hémisphère postérieur conserve son épaisseur normale. Sa substance est le plus souvent ramollie et comme macérée (Scarpa).

3º Choroïde souvent ramollie, hypertrophiée, décolorée ou bien détruite en grande partie. Elle est tantôt accolée à la sclérotique, tantôt éloignée. Dans l'hydropisie sous-sclérotidale, elle en est éloignée par une sorte de matière puriforme qui remplit le corridor postérieur ou sclérotico-choroïdien (Zinn, Ware, Lawrence, Mackensie, Middlemore). Elle y est accolée, au contraire, dans l'hydranose du corridor antérieur ou choroïdo-rétinien. Dans mon travail sur l'amaurose j'ai rapporté des faits de cette espèce ; j'y reviendrai à l'occasion des maladies de la rétine.

4º Rétine le plus souvent atrophiée, sa partie médullaire étant résorbée. (Wardrop.) Elle est quelquefois déplacée, roulée sur elle-même en forme de cylindre, ou bien cantonnée dans un coin de la chambre hyaloïdienne. (Scarpa.) D'autres fois elle est complètement disparue. Dans l'hydranose sous-rétinienne, au contraire, elle est rapprochée de la pupille et visible comme un disque opaque, qu'on prit une fois pour une cataracte capsulaire. (Wardrop.)

B. *Chambres oculaires.* Dans une période peu avancée de la maladie, les chambres oculaires sont encore intègres. A la longue cependant toute organisation intérieure est détruite, la sphère oculaire est convertie en une sorte de bourse renfermant un liquide inorganique.

D'abord l'iris est poussé en avant et en arrière, suivant que l'hydropisie commence par le corps vitré ou par l'humeur aqueuse ; il se ramollit ensuite, se décolore, se décolle partiellement du corps ciliaire et disparaît même quelquefois, ou bien il acquiert des adhérences morbides. (Synechies.) Les corridors périphériques eux-mêmes sont plus ou moins détruits.

C. *Corps réfringens intérieurs.* 1º Humeur aqueuse tantôt diaphane, tantôt rosacée ou trouble. Sa quantité est ordinairement augmentée du double ou du triple : elle est à l'état normal dans certains cas ; dans d'autres elle est remplacée par une sorte de lavasse de décoction de café ou de tabac, ou bien par une eau lactée. (Scarpa.)
2º Cristallin et sa capsule opaques, adhérens ou déchatonnés, hy-

dropiques ou bien atrophiés, disparus. 3° Eponge hyaloïdienne désorganisée, pelotonnée quelquefois dans le fond de l'œil, et convertie en
une sorte de substance graisseuse. L'humeur vitrée est tantôt transparente, mais augmentée de volume et coulante comme de l'huile ;
tantôt, et c'est le cas le plus ordinaire, toute la chambre vitrée n'est
remplie que par un liquide coloré, sanguinolent ou puriforme, ou
bien noirâtre comme une infusion de tabac.

Les lésions que nous venons d'énumérer sont toutes prouvées par
l'expérience journalière et par une foule de faits publiés qu'il serait
trop long de reproduire ici.

*Inductions.* 1° On a tort de regarder l'hydrophthalmie hyaloïdienne
comme un surcroît de sécrétion du corps vitré, puisque ce corps est
constamment détruit, et que la hyaloïde est déjà atrophiée ou détruite alors que l'hydropisie continue à faire des progrès. 2° La source la plus ordinaire de l'eau de l'hydrophthalmie est dans la coque
ou dans les membranes pariétales de l'œil, et principalement dans la
choroïde, dont les vaisseaux abondans laissent transpirer par exosmose la partie la plus liquide du sang. L'iris, le corps ciliaire, la cornée et la sclérotique peuvent aussi contribuer au même résultat.
Ces données, qui résultent de l'étude de l'anatomie pathologique,
changent tout-à-fait, comme on le voit, l'étiologie de l'hydrophthalmie.

§ 4. *Etiologie.* On s'accorde généralement aujourd'hui à regarder
l'hydrophthalmie comme une affection toute locale (Middlemore,
t. 2, p. 475. Lawrence, p. 654). Je pense néanmoins que, bien qu'on
ne puisse pas citer un seul fait où cette maladie fût incontestablement
ralliée à un principe constitutionnel, tel que le syphilitique, le scrofuleux, etc., ni à d'autres hydropisies, soit splanchniques, soit articulaires, soit sous-dermiques ; les phlogoses oculaires que quelques
vices dyscrasiques occasionnent, peuvent secondairement donner lieu
à l'hydrophthalmie.

*A. Prédisposante.* L'enfance occupe ici la première place. Il est
d'expérience que l'hydropisie oculaire, comme une foule d'autres affections graves de cet organe, se rencontre plus souvent chez les enfans que chez les adultes et les vieillards. Cela tient probablement à
la vascularité très abondante de la coque oculaire en bas-âge et à la
flaccidité de ses vaisseaux.

Les auteurs énumèrent une foule d'autres causes prédisposantes
de l'hydrophthalmie que l'état de la science ne nous permet plus d'admettre aujourd'hui.

*B. Occasionnelle.* 1° Les fluxions oculaires chroniques spontanées
ou traumatiques sont incontestablement la cause occasionnelle la
plus fréquente. Ayant interrogé très attentivement les sujets hy-
drophthalmes que j'ai, dans l'espace de huit ans, rencontrés soit dans
les hôpitaux de Paris, soit en ville ; ayant, en outre, examiné minutieusement les faits publiés sur cette matière, j'ai constamment vu
que le mal avait été occasionné, soit par une contusion oculaire sui-

vie de phlogose chronique, soit par une ophthalmie déclarée à la suite
d'une maladie éruptive aiguë, comme la variole, la scarlatine, etc.
La choroïdite, la sclérotite, la kératite se terminent souvent par l'hydrophthalmie, ainsi que nous le verrons ailleurs. Ce que les auteurs
ont dit relativement à la suppression des règles, des hémorrhoïdes,
des écoulemens blancs, de la rétropulsion des éruptions cutanées, du
rhumatisme, etc., comme causes de l'hydrophthalmie, peut donc se
résumer dans la proposition générale que nous venons de poser. 2° Des
causes inappréciables.

*C. Prochaine.* Ici, comme dans toute autre hydropisie, la cause
immédiate consiste dans un excès de sécrétion, ou plutôt dans une
sécrétion anormale des membranes et des vaisseaux qui tapissent les
cavités de l'organe malade. On avait cru jusqu'à présent que les collections hydropiques pouvaient quelquefois dépendre d'un défaut
d'inhalation, l'exhalation étant restée la même. Cette opinion ne peut
plus être admise, l'expérience ayant prouvé l'excès de sécrétion dans
tous les cas (Lobstein, anat. path.). L'oblitération de quelques veines
de la choroïde et des autres membranes internes de l'œil pourrait
bien quelquefois aussi être une cause d'hydrophthalmie, ainsi que
cela arrive pour les autres cavités du corps susceptibles de devenir
hydropiques (Bouillaud).

§ 5. *Caractères.* Les caractères tant physiques que physiologiques
de l'hydrophthalmie, sont assez nombreux ; ils n'existent cependant
pas tous à la fois dans chaque variété de la maladie.

*A. Physiques.* 1° Augmentation de tous les diamètres de la sphère
visuelle, reconnaissable au bombement oculaire ; d'où résulte une
tumeur qui déborde ou non l'enceinte tarsienne ou palpébrale.
2° Cornée plus ou moins saillante, plus ou moins côniforme, plus ou
moins opaque, permettant ou non d'apercevoir l'iris. 3° Chambre
antérieure augmentée ou non d'étendue, remplie ou non d'un liquide soit clair, soit coloré. 4° Iris naturel ou décoloré, concave ou
convexe antérieurement, décollé quelquefois, résorbé dans d'autres : pupille dilatée ordinairement. 5° Cristallin plus ou moins
opaque, plus ou moins avancé vers la pupille. 6° Bourrelet périlen-
ticulaire formé par le corps vitré poussé en avant autour du cristallin. 7° Sclérotique distendue, bleuâtre antérieurement, résistante
au toucher. 8° Conjonctive oculaire relâchée, injectée, ulcérée quelquefois. 9° Paupières distendues et extroversées. 10° Epiphora.

*B. Physiologiques.* 1° Début inaperçu, ou bien précédé et accompagné de fluxions oculaires, d'orbitalgie, de photophobie et d'un sentiment de plénitude dans l'œil. 2° Myopie progressive et augmentation graduelle du volume de la sphère oculaire. 3° Douleurs irradiatives vers l'hémicrâne. 4° Motilité volontaire du globe oculaire diminuée ou abolie. 5° Pupille peu ou pas sensible à la lumière. 6° Vision diminuée ou abolie suivant la période de la maladie. 7° Réaction constitutionnelle vers la dernière période de la maladie (Fièvre,
douleurs atroces, insomnie, marasme)..

( 34 )

*Périodes.* Il résulte de ce qui précède qu'on peut diviser en trois périodes toute la marche de la maladie. 1° Depuis le début jusqu'au moment où la tumeur est prête à franchir les bords palpébraux. Le bombement oculaire forme ici le caractère principal. La vision est ambliopique le plus ordinairement, elle est amaurotique s'il s'agit de l'hydrophthalmie périphérique. (Nous reviendrons sur cette dernière variété à l'occasion de la choroïdite et de l'amaurose.) 2° L'issue de la tumeur par les paupières caractérise la seconde période. Il y a alors ectropion, épiphora et cataracte. 3° La troisième période enfin se déclare lorsque le sommet de la tumeur s'enflamme, s'ulcère et suppure par l'action de l'air. Les douleurs deviennent atroces, et la réaction constitutionnelle ne tarde pas à se manifester.

La durée des deux premières périodes est indéterminée d'un à dix ans. Celle de la dernière n'est que de quelques semaines ou de quelques mois, le mal se terminant bientôt d'une manière quelconque.

*Terminaisons.* 1° État stationnaire. Il y a des cas heureux d'hydrophthalmie dont le mal s'arrête à la première période, la tumeur ne gênant autrement alors que par la difformité qu'elle produit. 2° Guérison complète ou incomplète par la rupture spontanée de la tumeur. En tombant sur le pommeau d'une chaise, une petite fille se frappa l'œil hydropique qui se vida ensuite, et le mal guérit en laissant un moignon utile pour la pose d'un œil artificiel (Louis). La crevasse de la tumeur peut dépendre des progrès de la distension; elle reste quelquefois fistuleuse, et la guérison est incomplète (Wardrop). 3° État progressif, réaction constitutionnelle, mort (Scarpa, Boyer).

§ 6. *Pronostic.* 1° Sous le rapport de la faculté sensitive et de la forme de l'œil, le pronostic est presque toujours grave. 2° Relativement à la constitution, il varie suivant que le malade se soumet ou non à l'opération chirurgicale, et suivant la tendance de la maladie pour telle ou telle terminaison. En général, les malades guérissent bien par l'opération, et remplacent leur organe par un œil artificiel. Il faut ajouter néanmoins que l'hémicranie persiste quelquefois même après l'opération la plus heureuse (Boyer).

§ 7. *Traitement. A. Résolutif.* D'après l'étiologie que nous venons d'établir, on peut déjà prévoir dans quels cas on peut espérer quelque chose du traitement médical proprement dit. C'est lorsque la maladie est encore récente, peu avancée, et que sa cause est parfaitement connue; telle est, par exemple, l'hydrophthalmie accompagnée de photophobie. On combat alors la phlogose par les remèdes ordinaires. Parmi les résolutifs, nous compterons donc : 1° la saignée générale et locale s'il y a indication. 2° Les purgatifs mercuriaux (calomel seul, ou joint soit au jalap, soit à la digitale pourprée). 3° Les frictions résolutives ou éruptives périorbitaires (pommade mercurielle simple ou ammoniacée, pommade stibiée, huile de croton, etc. 4° La compression de la tumeur, les vapeurs aromatiques, les lotions spiritueuses ont été préconisées par une foule d'auteurs : ces moyens cependant ont rarement été supportables dans les cas dont il s'agit.

**B.** *Palliatif, pouvant devenir curatif.* 1º Les applications émollientes (sachets de fleurs de mauve bouillies dans du lait, et saupoudrées de camphre) ont été utiles entre les mains de Scarpa pour calmer la douleur et temporiser, en attendant que le malade se décidât à l'opération.

2º La ponction simple (ophthalmocentèse) ou bien suivie de la compression. Lorsque la rétine n'est pas encore paralysée, et que la forme de l'œil n'est pas très altérée, on peut ouvrir la chambre antérieure à sa partie la plus déclive à l'aide d'une lancette ou d'un bistouri à cataracte. La déplétion de l'humeur aqueuse soulage beaucoup le malade. On peut revenir plusieurs fois à la même opération lorsque le besoin s'en fait sentir, même dans les cas les plus avancés de la maladie (Demours). Quelques praticiens compriment l'œil ensuite à l'aide de quelques compresses et d'un bandage monoculus. Beer assure avoir vu les remèdes intérieurs être plus efficaces après la ponction dont il s'agit. La ponction pourrait aussi dans le même but, être pratiquée sur la sclérotique ; mais cette pratique n'est pas toujours innocente, car par la sclérotique on blesse la rétine et quelques nerfs ciliaires. On agit cependant de ce côté avec l'aiguille à cataracte dans les cas d'hydrophthalmie périphérique, ainsi que nous le verrons ailleurs. Du reste, on a vu la simple ponction palliative, répétée souvent, devenir curative à la longue (Nuck, Demours).

3º La fistule artificielle. On ouvre la partie inférieure de la cornée avec la lancette comme dans le cas précédent, puis après on excise avec les ciseaux une partie du lambeau. Le contenu de l'œil se vide par-là petit à petit, et le globe s'atrophie souvent à la longue, ce qui permet ensuite de faire usage d'un œil artificiel.

**C.** *Curatif.* La plupart des médications qu'on a mises en usage contre l'hydrocèle, ont été aussi employées contre l'hydrophthalmie. 1º La paracentèse oculaire avec le trois-quart plongé dans le centre de la cornée, ou du côté de la sclérotique. Les uns se contentaient de cette seule manœuvre, les autres faisaient sucer à travers la canule afin de tout vider, ils comprimaient ensuite avec une lame de plomb (Nuck); les autres agitaient la canule en différens sens dans l'œil, afin de provoquer une inflammation adhésive (Woolhouse). 2º L'injection vineuse comme dans l'hydrocèle (Platner). 3º Le séton décroissant. On passait avec une aiguille, à travers la cornée, un séton à plusieurs brins séparés, qu'on retirait ensuite successivement à mesure que l'inflammation se déclarait (Ford). 4º La tente. Après avoir ouvert la cornée avec une lancette, on introduisait dans l'œil une tente de charpie ou de linge qu'on laissait pendant quelque temps (Flajani, Mauchard). 5º Enfin, l'amputation de l'hémisphère antérieur de l'œil. C'est le moyen qu'on met en usage de nos jours. Le malade est assis sur une chaise ou bien couché, sa tête fixée convenablement. On plonge un bistouri à cataracte, ou bien un bistouri à abcès, dans la chambre antérieure, et l'on fait un lambeau comme dans l'opération de l'extraction du cristallin. On saisit le lambeau avec des pinces, et on l'excise avec les ciseaux. L'œil se vide en grande partie ; si la cristalloïde est saillante devant la pupille, il faut la piquer avec le bistouri, afin de favoriser l'issue du reste du contenu de l'œil. On panse à sec ; le lendemain ou le surlendemain, la coque oculaire se trouve complètement vidée d'elle-même. Un travail de suppuration s'établit alors dans le moignon, qui le convertit en un bouton mobile, susceptible de recevoir un œil artificiel, ainsi que nous le verrons ailleurs. Le précepte de plonger le bistouri sur la cornée est de la plus haute importance , l'excision sur la sclérotique ayant souvent entraîné des accidens fort graves (Scarpa). Dans quelques cas rares enfin, l'extirpation de l'œil pourrait être indiquée ; c'est lorsque l'hydrophthalmie se trouve compliquée d'un cancer soit de l'œil, soit de la cavité orbitaire ; mais, comme on le voit, cette dernière opération ne peut jamais être réclamée par l'hydrophthalmie uniquement.

**Sixième leçon.** — *Lésions traumatiques et brûlures de la région oculaire.*

§ 1er. *Remarques anatomiques.* Placée comme une sorte de sentinelle sur le point le plus éminent de l'organisme pour l'avertir de l'action des corps vulnérans, la sphère oculaire et ses alentours devaient être, ainsi qu'ils le sont en effet, très fréquemment exposés aux violences traumatiques. L'organisation essentiellement nerveuse, compliquée et délicate de l'appareil visuel, ses relations intimes avec les tissus intrà-crâniens, l'impuissance enfin de nos moyens réorganisateurs, donnent souvent à ces lésions un caractère de gravité sérieuse, malgré leur légèreté extrême en apparence.

On s'étonne de ce que des blessures très insignifiantes au premier abord de la région périoculaire, se soient par fois terminées par la mort, sans réfléchir que le ligament large des paupières, la gaîne du nerf optique et le périoste de l'orbite et de ses environs étant produits par une expansion immédiate de la dure-mère encéphalique, doivent transmettre aisément à cette dernière leurs irritations et leurs phlogoses. Les os de la paroi supérieure de l'orbite étant d'ailleurs, comme on sait, très minces et très fragiles, se laissent assez souvent perforer par les instrumens fériteurs, et rendent à ces derniers très facile l'accès dans la substance cérébrale.

On est encore à s'expliquer les cécités fréquentes qui suivent les contusions très légères de la région périorbitaire, sans songer que la coque ophthalmique est tout aussi susceptible de commotion que la boîte crânienne, et que l'ébranlement moléculaire ou la déchirure de la rétine sont, dans cette circonstance, les véritables causes prochaines de ce résultat. C'est aussi d'après la même donnée qu'on peut se rendre compte de l'opacité et de la luxation du cristallin en pareille occurrence.

Vous voyez quelquefois, en ouvrant, par exemple, une bouteille de Champagne, le bouchon frapper l'organe visuel et déterminer un aveuglement sans ressource. Vous observez parfois aussi le même phénomène lorsqu'on couvre fortement avec les deux mains les yeux d'une personne à laquelle on demande en badinant de deviner qui l'on est ; l'ignorant s'en étonne ; l'anatomiste pourtant y reconnaît aisément l'écrasement ou la déchirure de la rétine par l'aplatissement des hémisphères antéro-postérieurs de l'organe.

Si l'on se rappelle les limites de l'expansion antérieure de la membrane rétinienne, qui s'étend comme on sait jusqu'à la racine du corps ciliaire (Sœmmering), on n'aura pas de peine à s'expliquer pourquoi les blessures de la sclérotique sont en général plus fâcheuses pour la vision que celles de la cornée. Lorsqu'on se souvient, d'une part, du véritable mécanisme de la station verticale du diaphragme irien, on comprend pourquoi les blessures pénétrantes de la cornée sont le plus souvent suivies de prolapsus de l'iris. La résistance, en effet, que la cornée et l'humeur aqueuse opposent dans l'état normal à l'action impulsive des muscles droits sur le corps vitré, oblige forcément l'iris à garder la position verticale qu'il occupe ; cette espèce d'équilibre venant à se rompre par la perforation de la cornée et l'évacuation de l'humeur aqueuse, les contractions des muscles droits expulsent nécessairement la membrane irienne vers la brèche cornéale.

Si l'on veut maintenant tenir compte de la direction flexueuse du nerf optique dans l'orbite, on s'expliquera facilement pourquoi un instrument pointu, une alène, par exemple, qui pénètre de quelques lignes entre l'angle orbitaire externe et le globe de l'œil, peut atteindre la convexité de la dernière courbe du même nerf, et occasionner une cécité incurable, tandis que le déchatonnement traumatique de l'organe visuel (luxation de l'œil) peut s'effectuer quelquefois sans que la vision soit sérieusement endommagée. Dans cette dernière occurrence, bien que l'œil soit expulsé entièrement sur la joue, le nerf en question le suit en déployant ses courbes naturelles sans que la pulpe subisse un grand dérangement moléculaire.

Comment enfin les lésions des nerfs de la cinquième paire (sourciliers, frontaux et sous-orbitaires) peuvent-elles quelquefois déterminer la paralysie de la rétine? c'est là un problème que personne n'a encore convenablement résolu. La rétine et le nerf optique n'ont aucune communication ni avec le ganglion ophthalmique, ni avec aucun autre nerf du corps ; de sorte que c'est à l'intermédiation de l'encéphale que nous sommes obligés d'avoir recours pour nous rendre compte de la sympathie dont il s'agit.

Les lésions traumatiques pouvant atteindre toutes les parties de l'appareil oculaire, nous les avons placées dans cette classe de notre division générale.

§ 2. *Variétés.* La marche à suivre dans l'étude des blessures de la région oculaire est absolument la même que pour les lésions pareilles des autres régions du corps. Aussi aurons-nous ici à considérer comme ailleurs les contusions, les divisions et les piqûres. Examinées cependant sous le rapport de leur siége, les violences traumatiques de la région en question doivent être divisées en trois catégories pour être méthodiquement étudiées : 1° extraorbitaires; 2° intra-orbitaires : 3° oculaires proprement dites. Chacune de ces divisions offre des sous-varietés que nous allons développer progressivement. Les brûlures enfin et les corps étrangers qui agissent sur ces parties formeront un article à part à la fin de ce chapitre, que nous soignerons d'une manière toute spéciale.

§ 3. *Blessures extra-orbitaires.* Cette classe de lésions est beaucoup plus étendue et importante qu'elle ne le semble au premier abord. Indépendamment des contusions simples, nous aurons ici à méditer les contusions compliquées de luxation de l'œil, de commotion oculaire, de plaie, de lésion nerveuse, de fracture orbitaire, d'emphysème et d'écrasement du syphon lacrymal. Afin d'éviter les répétitions inutiles, je traiterai dans un même paragraphe des plaies contuses et de celles occasionnées par les armes tranchantes : j'exposerai enfin, par la même raison, à l'article des plaies avec lésion nerveuse, tout ce qui a rapport aux piqûres extra-orbitaires.

1° *Contusions simples.* (*Hématocèle palpébrale.*) La vascularité très abondantes des voiles palpébraux et de leurs environs, et la flaccidité remarquable de leur tissu lamellaire rendent très faciles les ecchymoses à la moindre contusion dans ces parties. Il y a, sous ce rapport, une ressemblance très frappante entre les contusions périorbitaires et celles du scrotum et du prépuce. Cette extravasation sanguine est le seul fait important qui doit nous occuper à l'occasion de ces lésions ; c'est pour elle seule, en effet, qne nous sommes quelquefois consultés.

Ce n'est pas à l'instant même du coup que les paupières se gonflent ordinairement, mais bien quelques heures après. Le gonflement est porté au point quelquefois que l'œil en est entièrement couvert. La couleur de la peau devient semblable à celle du Nègre sur les points les plus gonflés ; elle est violette sur d'autres et jaunâtre à la circonférence. La conjonctive sclérotidale est aussi plus ou moins ecchymosée, et l'œil devient souvent photophobique.

L'extravasation sanguine n'est pas la seule cause du gonflement palpébral dont il s'agit. La congestion vasculaire active qui suit la contusion et qui se déclare généralement à l'époque ordinaire de la réaction phlogistique, c'est-à-dire douze à vingt-quatre heures après, et l'espèce d'exosmose aqueuse ou lymphatique qui a lieu des parois des vaisseaux congestionnés, prennent la plus grande part au boursouflement et à l'œdématie de la paupière. Le sang extravasé, en effet, comprime les vaisseaux palpébraux, gêne plus ou moins leur circulation, et occasionne l'infiltration séreuse des tissus, de même que nous voyons l'œdème des membres variqueux et l'hydropisie des cavités séreuses être souvent produits par des causes analogues.

L'hématocèle palpébrale se dissipe ordinairement par résolution à l'aide des seules lotions d'eau fraîche, ou bien sans aucun secours , dans l'espace de deux à trois semaines à peu près. La réaction cependant qui suit la contusion, détermine quelquefois une ophthalmo-blépharite plus ou moins intense qu'il faut traiter en conséquence , ainsi que nous le dirons dans le chapitre des phlogoses oculaires. Il en est de même des abcès qui peuvent se former en pareille occurrence dans les tissus palpébraux.

Une question assez importante se présente ici naturellement. L'art a-t-il des moyens pour dissiper très promptement l'hématocèle palpébrale ?

S'il s'agit de favoriser simplement la résolution, nul doute que la compression de la tumeur et le repos de la partie (1) conjointemen t aux affusions continuelles par-dessus le bandage, d'eau froide salée, vinaigrée, alcoolisée, de rose, de Cologne, de fleurs de sureau, de mélilot, ammoniacée, saturnine, etc., ne hâtât singulièrement la résolution du liquide épanché. J'ai moi-même obtenu très promptement cette résolution par l'application nocturne d'un sachet de poudre de café brûlé et des lotions précédentes pendant le jour. Mais il faut toujours un certain temps pour que la tache sanguine soit complètement dissipée.

Mackensie prétend qu'il n'y a rien de mieux dans ces cas, que les applications répétées de sangsues sur la tumeur. Ce remède me paraît pis que le mal; appliquées en effet sur les paupières, ces annélides, outre qu'elles ne tirent pas le sang extravasé, ouvrent par leurs morsures de nouveaux vaisseaux, augmentent l'ecchymose et l'œdème, provoquent quelquefois un érysipèle fâcheux, et même la gangrène de la paupière (Middlemore). Le même praticien conseille de peindre les paupières pochées aux personnes qui, obligées de se montrer, tiendraient à cacher leur accident ! Mais cet auteur n'a pas songé au gonflement qui existe dans ces cas et qui ne saurait être masqué par la peinture !! D'ailleurs, par quelle espèce de vernis cosmétique pourrait-on rendre naturelle la couleur noire ou violette de la paupière?

Lawrence propose, dans le même but, d'ouvrir avec la lancette quelques-unes des veines les plus saillantes de la tumeur, et d'en favoriser l'écoulement à l'aide de lotions tièdes et de douces frictions. Ce moyen paraît plus rationnel ; il peut sans doute prévenir ou diminuer la réaction, et même favoriser la résolution de l'ecchymose , maisi l ne saurait la dissiper sur-le-champ.

Si l'on était appelé au moment même de la contusion, on pourrait certainement s'opposer à l'extravasation et à la réaction congestion-

---

(1) Les ophthalmologues anglais les plus récens (Mackensie, Middlemore, Lawrence), prétendent que le mouvement des paupières déplace continuellement le sang inter-cellulaire et en retarde la résorption. Aussi conseillent-ils le repos des deux yeux qu'ils ordonnent de couvrir avec un bandeau binocle.

nelle à l'aide de la compression exacte de la partie, des affusions répétées d'eau fraîche et du repos. Mais si l'hématocèle est déjà déclarée, toute tentative d'avortement de l'épanchement ne saurait être
permise qu'en cas d'absence complète d'inflammation. Dans cette
dernière circonstance, on pourrait, je pense, ouvrir sans crainte la
tumeur à l'aide d'une ou de plusieurs petites piqûres pratiquées avec
une lancette ; exprimer exactement tout le sang, comprimer ensuite
et arroser pendant quelque temps la partie d'eau froide dans le double but de prévenir un nouvel épanchement et d'obtenir une réunion
prompte et sans réaction. L'hématocèle palpébrale la plus prononcée
pourrait, de la sorte, être dissipée en vingt-quatre heures de temps.
Ce qui vient à l'appui de cette pratique, c'est qu'on voit souvent, à
Londres, les témoins des boxeurs pratiquer avec succès cette petite
opération sur le terrain même de la lutte ; le gonflement et la tache
des paupières se dissipent à l'instant ; le combattant peut ouvrir l'œil
et continuer la pugilation ; mais quelques heures après, l'hématocèle
reparaît. Cela n'aurait certainement pas lieu si la partie était comprimée et arrosée d'eau fraîche après l'évacuation du premier sang, ainsi
que nous venons de le proposer. D'ailleurs, ne sommes-nous pas
quelquefois forcé, d'après la pratique ordinaire, de donner issue à
l'aide d'une incision au sang de la tumeur, lorsque la résorption se
fait très long-temps attendre et que la présence du liquide irrite trop
vivement les tissus ? Arrivons en attendant, aux contusions compliquées, dont l'importance est bien autrement sérieuse.

2° *Contusions compliquées*. A. *Luxation oculaire* (ophthamoptosis). La
double résistance moléculaire et vitale de nos tissus, bien que considérable dans certaines régions du corps, est loin de braver certaines violences traumatiques qui nous attaquent. L'expérience nous démontre
effectivement tous les jours la puissance musculaire la plus prononcée
succomber sous l'action des causes luxantes ; et nous voyons également la dure-mère et la boîte crânienne céder et se rompre sous certaines contusions branlantes, et permettre à l'encéphale de s'échapper au dehors. C'est ainsi que sous l'influence des mêmes causes, les
liens des viscères abdominaux s'allongent subitement quelquefois, et
permettent à ces organes de se montrer à l'extérieur. Est-il donc
étonnant que la sphère oculaire soit elle-même sujette à la même
violence, et qu'elle soit expulsée jusque sur la joue sous l'influence
d'une cause commotionnante ? Bien que les cordages orbito-oculaires
(muscles, nerfs, vaisseaux, tissus cellulaire et fibreux, conjonctive,
etc.) offrent une très grande résistance, néanmoins la forme évasée
de la partie antérieure de l'orbite, l'inclinaison en dehors de sa paroi externe, et la position très superficielle et saillante du globe visuel,
rendent non-seulement possible, mais encore facile, le déchatonnement traumatique de ce dernier.

Lorsque le rebord orbitaire osseux est écorné par une cause quelconque, la luxation de l'œil devient encore plus facile par le défaut
de résistance. C'est ainsi aussi que la fracture du rebord de la cavité

cotyloïde rend aisé, comme on sait, le déplacement de la tête du fémur. Les faits qui constatent la lésion dont il s'agit sont plus nombreux qu'on ne le croit communément.

En tombant de quinze à seize pieds de haut, un homme se frappa si violemment la tête sur le sol, qu'il perdit connaissance, et l'œil droit sortit de l'orbite et pendait sur la joue ; Gallait pratiqua quinze saignées dans l'espace de quarante-huit heures, la léthargie se dissipa après le neuvième jour ; l'œil fut remis en place et maintenu, et le tout revint à l'état normal. (Quesnay, *Trépan*.)

Un boxeur de Londres essuya un si violent échantillon du poing de son adversaire, à la tempe, que les deux yeux furent chassés des orbites et restèrent pendans sur les joues. Aucun pansement n'ayant été employé, ces organes furent frappés de cécité, et la physionomie de l'homme était horrible à voir. (Bidloo, *Opér. anat. chir.*)

Un malade de l'Hôtel-Dieu de Paris, dont parle Vauzuion, offrait, à la suite d'un coup, les deux yeux pendans sur les joues, où ils avaient acquis des adhérences ; les nerfs optiques étaient allongés et la vision n'était pas abolie.

Ayant été appelé auprès d'un jeune homme qui venait d'être frappé d'un coup de pipe à l'œil, Beer trouva cet organe luxé en dedans et en haut par l'action de levier du canon de la pipe ; la vision n'a point été perdue, mais l'œil resta tourné vicieusement. John Bell et White rapportent chacun un cas pareil. Tout le monde connaît les observations de Couillard, Lamswerde et Spigel à ce sujet; celle du premier est la plus célèbre.

Un orfévre présentait, à la suite d'un violent coup de raquette à la tempe, l'œil du même côté pendant au niveau de la bouche. On était en train d'exciser l'organe avec les ciseaux, lorsque Couillard arriva heureusement assez à temps pour arrêter la main de l'opérateur. Replacé dans l'orbite et maintenu convenablement, l'œil reprit toutes ses fonctions.

Il résulte des faits qui précèdent :

1° Qu'il ne faut pas confondre la luxation oculaire avec l'exorbitisme ou l'exophthalmie spontanée, dont nous devons parler ailleurs. Dans la première, en effet, l'œil peut être replacé de suite dans l'orbite : il n'en est pas de même dans la seconde.

2° Que la vision et les autres fonctions de l'organe peuvent être rétablies le plus souvent si l'on panse le malade à temps et convenablement.

3° Enfin, que les indications essentielles à remplir dans cette lésion se réduisent à trois, comme dans toute espèce de luxation en général : réduire l'organe déplacé; l'y maintenir ; prévoir ou combattre les accidens. La réduction ne semble pas devoir offrir de difficulté, surtout si l'on a la précaution de faire relever la paupière supérieure et d'abaisser fortement l'inférieure ; l'organe est replacé dans son chaton avec les trois premiers doigts de la main. Si cependant le gonflement des parties présentait quelqu'obstacle à la réduction, il ne faudrait pas se faire scrupule de fendre l'angle externe des paupières. (Middlemore.) Des bandelettes de diachylon par-dessus les paupières, des compresses et une bande monocle rempliront la seconde indication. Des saignées enfin, plus ou moins répétées, les affusions d'eau froide par-dessus l'appareil, le repos et la diète préviendront ou combattront la réaction.

Est-il nécessaire maintenant d'ajouter que lorsque la luxation est compliquée de rupture du nerf optique, il faut achever et régulariser l'extirpation de l'organe, et traiter la plaie en conséquence? Telle a été la conduite qu'on a tenu chez un vieillard qui se trouvait dans ce dernier cas par l'action de la roue d'une voiture sur l'orbite : la guérison de la plaie a eu lieu sans aucun accident consécutif (Graefe).

B. *Commotion de la sphère visuelle.* On peut réduire à quatre les effets de la commotion de l'œil, savoir: paralysie de la rétine, luxation du cristallin, déchirure de l'iris et apoplexie oculaire. Plusieurs de ces effets peuvent coexister à la fois.

(a) *Paralysie de la rétine.* L'on sait que l'ébranlement très violent de l'encéphale produit une paralysie générale et la mort sur-le-champ, sans que le scalpel fasse connaître d'autre altération qu'une diminution dans le volume de l'organe. De même, la rétine se trouve aussi à son tour paralysée quelquefois par le même mécanisme. La commotion oculaire cependant, produit aussi dans quelques occasions la déchirure de cette membrane ; de là, la cécité irrévocable, l'œil conservant d'ailleurs son volume, sa forme et sa transparence naturelles. Ajoutons que la seule commotion encéphalique peut parfois déterminer la paralysie rétinienne. Les faits de cette espèce sont extrêmement communs.

Un des ducs de La Rochefoucauld reçut au faubourg Saint-Antoine une balle morte au front, qui n'entama point les tissus et ne fit pas perdre connaissance. Il perdit à l'instant et pour toujours la vue des deux côtés ; les yeux ayant d'ailleurs conservé toute leur apparence naturelle. Ce fait étonna beaucoup dans le temps ; on l'explique aisément aujourd'hui par la commotion oculaire. (*Voltaire, Siècle de Louis XIV.*)

Un enfant que je vis à l'Hôtel-Dieu, offrit le même phénomène à la suite d'un coup de baguette sur le front.

Un éclat de bombe frappa, en 1830, la joue gauche d'un jeune homme qui se battait sur le quai Voltaire ; il fut emmené à la Charité. L'œil de ce côté n'avait nullement été touché ; il conservait toutes ses formes, mais il avait perdu sur-le-champ et sans retour la faculté de voir par le seul fait de la commotion. Un chef de brigade (se trouva dans le même cas par l'action d'une balle morte à la tempe Larrey). Dans deux autres circonstances, la même chose arriva à l'occasion d'une chute de cabriolet ou d'un coup de canne sur la tête (Lawrence).

La cécité est complète le plus ordinairement, et sans ressource; quelquefois pourtant la lésion ne consiste que dans une sorte d'ambliopie, qu'on peut combattre par les remèdes propres à cette maladie. Lawrence a vu l'amaurose traumatique d'un côté se transmettre à l'autre par action sympathique.

Quel est le traitement de la lésion dont il s'agit? Prévenir la réaction inflammatoire ou la combattre lorsqu'elle est survenue par les saignées, le repos, la diète, les affusions d'eau fraîche, etc., telles sont les données d'après lesquelles on doit se régler en pareille occurrence.

(*b*) *Luxation du cristallin*. (*Cataracte luxée*.) Déjà Maître-Jean avait reconnu que la lentille pouvait se luxer traumatiquement de quatre manières différentes. Elle pent être simplement déjointe de ses attaches à la hyaloïde et rester vacillante derrière la pupille ; son opacité est alors inévitable (cataracte branlante). Elle peut être déplacée dans la troisième chambre, s'enfoncer derrière l'iris, dans le corps vitré, et se dévier plus ou moins de l'axe visuel; la vue peut, dans ce cas, être conservée comme après l'opération heureuse de la cataracte par abaissement. Elle peut s'engager dans l'ouverture pupillaire, et y rester fixée comme une sorte de bouchon obturateur de la lumière. Elle peut enfin, et c'est le cas le plus ordinaire, franchir la pupille, passer dans la chambre antérieure, presser la cornée et déterminer des accidens plus ou moins graves, ou bien s'échapper au dehors à travers une brèche de cette membrane. Cette classification me paraît très juste et très bonne à conserver. Les faits qui l'appuient fourmillent pour ainsi dire. Il est bon néanmoins d'ajouter que, dans le plus grand nombre des cas, le cristallin n'est point luxé sans que la rétine soit paralysée en même temps.

Un ancien militaire que j'ai soigné à Paris, avait reçu depuis nombre d'années, un coup de baguette de fusil à la tempe droite ; il avait perdu sur-le-champ la faculté de voir de ce côté, et était de temps en temps sujet à des phlogoses graves dans cet œil. Son cristallin avait été luxé par le coup, et passait et repassait de la chambre postérieure dans l'antérieure ; de là les ophthalmies répétées.

Un capitaine avait un œil cataracté, il reçut une balle morte à la tempe du côté opposé ; la cataracte fut déplacée par contre-coup, et la vision rendue nette de ce côté : tandis que l'œil sain devint à son tour cataracté et amaurotique (Travers). A la suite d'un coup de poing à la région oculaire le cristallin se luxa en avant, la cornée se déchira sous le coup et lui donna issue immédiatement ; la lentille fut trouvée dans le mouchoir avec lequel le blessé avait couvert son œil (Billard). Dans une autre circonstance, le cristallin resta enclavé dans la brèche cornéale d'où il a fallu l'extraire par une incision. (London méd. Gaz.)

Le traitement à employer dans ces cas est facile à prévoir. Indépendamment de la médication antiphlogistique commune à toutes les lésions traumatiques de l'œil, il y a ici des égards particuliers à avoir suivant la position du cristallin. S'il est enfoncé dans la chambre hyaloïdienne, et que sa présence ne provoque pas d'accidens (ainsi que cela a lieu lorsqu'il presse contre l'iris, par exemple), on abandonnera le tout à la nature, ou plutôt on traitera l'œil comme après l'abaissement. Dans tous les autres cas, on pratiquera l'extraction du cristallin par l'opération de la cataracte, ou bien on l'attaquera avec l'aiguille.

(c) *Déchirure irienne.* Lorsque la commotion oculaire a été assez forte pour ébranler tous les tissus de la sphère de ce nom, l'iris se décolle partiellement quelquefois du corps ciliaire, il en résulte une sorte de pupille surnuméraire par laquelle le sujet pourrait voir si la rétine était saine ; mais le plus ordinairement l'amaurose accompagne cette espèce de lésion, les chambres de l'organe se remplissent de sang, il y a des douleurs lancinantes, une réaction plus ou moins vive ; enfin l'œil s'eclaircit, la pupille primitive devient ovale et la cécité persiste. Dans d'autres occasions, c'est la pupille naturelle qui se déchire, soit transversalement, soit verticalement : le résultat est à peu près le même.

Un forgeron reçut par l'action d'un petit morceau de fer qui lui sauta à l'œil, un coup sur cette région qui le priva à l'instant de la lumière.

Le lendemain, la chambre antérieure était à moitié remplie de sang ; l'iris était décollé pour l'étendue de trois lignes à son bord supérieur et externe ; la pupille naturelle s'était allongée par l'affaissement dn bord supérieur du diaphragme oculaire. Le traitement antiphlogistique et le repos facilitèrent la résorption de sang extravasé, l'organe s'éclaircit petit à petit, mais il resta amblyopique. (Lawrence.)

Cette observation apprend déjà suffisamment quelle doit être la conduite thérapeutique à tenir en pareils cas.

(d) *Apoplexie oculaire.* (*Hypohema, hématophthalme.*) Du sang peut s'épancher en quantité plus ou moins considérable dans les chambres de l'organe, entre les lames de la cornée, dans le tissu sous-conjonctival de la sclérotique, ou bien dans toutes ces parties à la fois. Rien n'est plus ordinaire que l'observation de ce phénomène à l'occasion des blessures immédiates de l'œil et de l'opération de la pupille artificielle. Le sang s'épanche aussi assez facilement à la suite des commotions oculaires ou bien spontanément, par l'action des causes qui activent la circulation chez des sujets prédisposés aux hémorrhagies internes. Nous venons déjà de voir un exemple d'apoplexie oculaire dans l'observation précédente : en voici d'autres.

A la suite d'une rixe dans un cabaret, près de l'Hôtel-Dieu, un homme reçut un coup de bouteille dans les environs de l'œil ; il perdit à l'instant la faculté de voir, et entra à la clinique de Dupuytren le lendemain. J'ai constaté que l'œil était rempli de sang, la cornée paraissait opaque, rouge et distendue ; l'organe était insensible à la lumière, l'iris ni la pupille ne pouvaient être distingués ; le malade accusait des douleurs lancinantes. Saignée du bras, repos, bandeau sur l'œil.

Deux jours après, la chambre antérieure était moins bombée, la cornée moins opaque, les douleurs moins vives. La photophobie que le malade éprouve à cette heure fait présumer que la rétine n'est point paralysée. Le malade ayant dû quitter l'hôpital avant la guérison, je n'ai pu suivre la marche de la résorption.

Dans un cas analogue, un célèbre chirurgien militaire a ouvert la cornée pour débarrasser la chambre antérieure du sang qu'elle contenait. Je crois que cela n'est jamais nécessaire, à moins de circonstances extraordinaires. Le traitement résolutif (saignées, repos, eau fraîche), suffit constamment dans ces circonstances

Une malade de la clinique de Boyer, dont j'ai publié l'observation, offrait un cas d'apoplexie oculaire survenue spontanément à la suite d'une colère. La guérison a eu lieu par le traitement résolutif. Chez un jeune homme dont parle Bell l'apoplexie oculaire arriva pendant une course forcée ; le sang fut résorbé en quinze jours ; la vision n'avait point été abolie ; mais le mal récidiva un très grand nombre de fois par la suite à l'occasion de quelque exercice gymnastique, du rire immodéré, d'une conversation animée, d'un excès dans la boisson, etc. Enfin l'épanchement est revenu périodiquement tous les mois ou tous les quinze jours sans cause appréciable. La rétine avait commencé à s'affaiblir par la suite, et le malade souffrait des élancemens atroces à chaque récidive. Les saignées répétées, le repos et le régime sévère, ont amendé le mal, mais il est douteux qu'il ne se sera pas terminé par la perte complète de l'organe visuel.

3° *Plaies extrà-orbitaires*. Dès la plus haute antiquité, les plaies des environs de l'orbite ont attiré l'attention des hommes de l'art. Dans son livre de *Coacis prænot.*, Hippocrate nous a tracé nettement son opinion sur les conséquences possibles de ces lésions : « Visus obscuratur, dit-il, in vulneribus supercilii et paulo allatis. Prout autem vulnus recentius est maxime vident : cicatrice vero diutius tardante ac senescente magis obscurari contingit. » Platner (*de Vulneribus supercilii*) et une foule d'autres auteurs modernes, ont pleinement confirmé cette observation. Aussi n'est-ce pas sans raison que les plaies en question sont étudiées de nos jours avec une attention si sérieuse.

A. *Simples*. Lorsqu'elles sont simples, les plaies périorbitaires méritent à peine une mention détaillée ; il suffit de les absterger, de les laver avec de l'eau et du vin, de les réunir dans tous les cas par première intention, de les couvrir d'un morceau de taffetas et d'un bandage approprié qu'on humectera souvent d'eau fraîche, pour que leur cicatrisation s'opère sans accidens. La guérison de ces solutions est souvent suivie d'un certain œdème de la paupière qu'on dissipe aisément à l'aide de quelques lotions astringentes (eau de rose, etc.). Il ne faut pas pourtant oublier que, comme celles du crâne, les plaies en question méritent en général d'être surveillées, à cause de leur apparence de simplicité trompeuse.

On a donné pour précepte dans la réunion de ces blessures, de tirer toujours la peau des parties environnantes de l'orbite, et de tenir fermées les paupières à l'aide d'une compresse et d'une bande, afin de prévenir l'extroversion (ectropion, lagophthalme). Ce précepte est sans doute bon, en général, mais on se tromperait fort si l'on croyait qu'une pareille précaution suffise dans les plaies suppurantes et avec perte de substance. Quoi qu'on fasse dans ce cas, le tissu inodulaire consécutif ne manquera pas de renverser la paupière si sa force rétractile est supérieure à la résistance de ce voile membraneux. Nous reviendrons sur ce sujet à l'occasion de la restauration des paupières.

Un précepte d'une utilité plus positive est relatif aux moyens d'union de ces sortes de plaies. La peau est tellement fine, sensible et vulnérable, chez certains sujets, qu'il suffit du contact des bandelettes de diachylon pour provoquer un érysipèle. Mieux vaut donc employer pour ces réunions le taffetas que quelques pharmaciens de Paris préparent en grandes pièces, ou bien l'onguent de styrax étalé sur toile, qui est aussi collant. La suture sèche cependant n'est pas toujours suffisante dans les lésions en question.

Une plaie des paupières peut être simple et exiger pourtant une attention particulière dans le pansement. Lorsqu'une arme tranchante divise, soit transversalement, soit verticalement, une paupière, la suture sanglante est le plus souvent indispensable pour la réunion exacte. Il en est de même dans la coupure du tendon du muscle orbiculaire et dans celle de l'angle palpébral externe. On avait prétendu que les plaies transversales pouvaient être affrontées avec des bandelettes seulement. Ce moyen est insuffisant si la lésion est profonde. Un individu qui avait été traité de la sorte portait à la paupière supérieure une espèce de boutonnière horizontale dans laquelle on voyait la conjonctive boursouflée et fongueuse. (Lawrence.) On peut, à l'exemple de M. Diffembach, se servir de petites épingles fines (épingles des entomologistes) qu'on laisse en permanence pendant vingt-quatre heures; ou bien d'une suture à points séparés à l'aide d'une aiguille fine chirurgicale, ou d'une grosse aiguille de tailleur.

Les plaies verticales qui fendent le bord libre de la paupière, prennent la forme d'un bec-de-lièvre si elles sont abandonnées à elles-mêmes. C'est ce qu'on a appelé *coloboma* palpébral. Il va sans dire que si les deux côtés de la plaie sont cicatrisés séparément, il faut les rafraîchir à l'aide de deux coups de ciseaux avant de les affronter au moyen d'une suture. Dupuytren réunissait le coloboma récent en attachant un fil de soie aux cils de chaque côté de la plaie, et en les nouant ensemble.

Par ce mécanisme ingénieux, la réunion est complète et exacte. Les fils ne doivent pas rester plus d'un jour en place, sans quoi les cils s'enflamment à leur racine et tombent. On conçoit cependant que ce procédé n'est pas toujours exécutable. Les petites épingles des entomologistes servent ici parfaitement dans tous les cas, si l'on a la précaution d'affronter très exactement le bord libre en plaçant la première épingle le plus bas possible sans léser le fibro-cartilage.

On a avancé qu'une plaie qui intéresse la portion externe de la paupière supérieure pourrait occasionner une fistule ou bien une tumeur lacrymale sur ce point, par la lésion des petits canaux conducteurs des larmes. (Beer, Middlemore, Lawrence.) Cette prédiction cependant n'a jamais été vérifiée, à ma connaissance, jusqu'à ce jour.

Il en est autrement lorsque l'instrument fend verticalement l'angle interne des paupières : ici les conduits lacrymaux proprement dits peuvent être intéressés. Si leur réunion est vicieuse, il y aura un larmoiement consécutif difficile à guérir, ainsi que nous le verrons ailleurs. Ce larmoiement néanmoins n'aura pas lieu si l'un des deux conduits reste libre. (Lawrence, Schmidt.) Il serait donc convenable dans cette espèce de plaie de passer un stylet d'Anel par le point lacrymal jusque dans le sac, et de l'y laisser en permanence durant le temps de la cicatrisation. Une soie de sanglier pourrait aussi, au besoin, remplir le même but.

La division enfin du tendon du muscle orbiculaire, si elle n'est pas réunie convenablement à l'aide de la suture, peut entraîner l'éraillement de la paupière inférieure, ainsi qu'on en voit figuré un exemple dans les Mémoires de l'académie de chirurgie.

Quant aux plaies contuses avec escarre, comme à la suite des coups de feu, etc., il faut ici profiter de tous les lambeaux vivans, et tâcher de réunir le plus possible, malgré que la blessure doive infailliblement suppurer. L'expérience a montré que cette conduite était préférable aux pansemens à plat. La cicatrice qui en résulte est ordinairement enfoncée et adhérente à l'os, la paupière peut être renversée consécutivement, ce qui exige une opération que nous décrirons plus loin.

Beer et Schmidt ont prétendu que les piqûres pénétrantes du sac lacrymal entraînaient une fistule à leur suite. On a en vérité de la peine à admettre une pareille proposition. A moins que le canal nasal ne soit obstrué, il doit arriver ici ce que nous observons dans les blessures de la face périnéale de la vessie urinaire, c'est-à-dire que le liquide reprend sa route normale à mesure que la plaie se cicatrise.

Il est à peine nécessaire d'ajouter enfin, qu'indépendamment du pansement et de l'irrigation d'eau froide par dessus l'appareil, il est utile d'employer un régime approprié, et quelquefois aussi la saignée du bras. Malgré ces moyens les paupières se gonflent prodigieusement dans quelques cas, et un abcès se forme dans leurs tissus.

B. *Compliquées.* Les plaies périorbitaires peuvent être compliquées de lésion nerveuse, de phlogose périostale, de fracture, d'ablation de toute une paupière, de corps étrangers, de commotion oculaire ou cérébrale.

*a. Lésion nerveuse.* Un très grand nombre de faits prouve que certaines blessures des nerfs sourciliers, frontaux, sous-orbitaires et naso-palatin, peuvent occasionner sympathiquement l'amaurose. Mackensie a expliqué le phénomène par la commotion de la rétine, qu'il suppose toujours exister dans ces cas. Cette opinion ne paraît pas exacte, car la cécité en question ne survient pas toujours à l'instant même de la blessure, mais bien après la cicatrisation.

Un jeune maréchal-des-logis tomba de cheval et se fit une plaie au sourcil dans le trajet du nerf frontal. Un morceau de verre qui était resté dans le fond de la solution, fit suppurer celle-ci. La vision de ce côté s'affaiblit d'abord, elle s'anéantit complètement ensuite ; l'œil conserva d'ailleurs toutes ses apparences normales. (Dupuytren.) A la suite d'une chute de voiture, une dame fut légèrement blessée au sourcil et à la tempe ; elle devint amaurotique pour quelque temps. (Morgagni.) La femme d'un médecin de Bologne se trouva dans le même cas par suite d'un coup de bec de coq au sourcil. (Valsalva.)

Un quatrième subit le même sort à l'occasion d'une plaie au sourcil gauche ; la cécité a été permanente. (Lawrence.) Dans un autre cas, c'est une ambliopie qui est survenue. (Ibid.) Chez deux militaires, la cécité succéda à un léger coup de feu au front. (Hennen.) Un cas analogue a été observé à Alger. (Baudens.) Abernethy, célèbre chirurgien de Londres, devint hémioptique après une fracture des os du nez (lésion du filet naso-palatin). Wardrop observa la cécité à la suite d'une plaie suppurante du bord orbitaire inférieur. J'ai vu moi-même un cas pareil chez un enfant. Beer, Weller, Guthrie et une foule d'autres, rapportent des faits de même nature. -

S'il est impossible de nier l'espèce de cécité sympathique dont il s'agit, on serait dans l'erreur de croire que cela ait toujours lieu. J'ai vu plusieurs fois dans les hôpitaux, surtout en 1830, des plaies contuses au sourcil, l'os dénudé ou fracturé, le nerf frontal incontestablement lésé, sans que la vision ait été aucunement endommagée par leurs suites. J'ai traité et guéri moi-même des blessures profondes de la même région sans observer d'amaurose consécutivement. D'un autre côté, il ne serait pas impossible d'admettre avec Boyer, qu'un épanchement intrà-crânien peut quelquefois être la véritable cause du phénomène dont il s'agit.

Il résulte des faits observés jusqu'à ce jour, que la cécité sympathique des blessures des nerfs périorbitaires a lieu tantôt au moment même de l'accident (c'est lorsque le nerf n'a été déchiré qu'incomplètement), tantôt après la cicatrisation, ce qui arrive par l'action irritante du tissu inodulaire sur les filets nerveux qui le traversent. Dans le premier cas, il faut diviser complètement le nerf à l'aide d'une incision hardie dans la plaie, et réunir ensuite par première intention. Dans le second, il faut exciser la cicatrice et affronter également les bords de la solution par première intention.

Beer et Weller prétendent avoir plusieurs fois dissipé l'amaurose en question à l'aide de cette conduite. Les chirurgiens anglais cependant n'en ont obtenu aucun résultat (Hennen, Guthrie, Middlemore, Lawrence). Cela n'empêche pas, en attendant, de mettre en usage en même temps le traitement anti-amaurotique que nous exposerons en temps et lieu.

Sans compter la commotion rétinienne dont nous avons déjà parlé, il y a une troisième variété de lésion nerveuse qui peut arriver à la suite des blessures en question, c'est la coupure des filets de la troisième paire qui se distribuent au muscle releveur de la paupière, d'où il peut résulter un prolapsus paralytique de cette partie ( paraplégie palpébrale). Un militaire essuya un coup de sabre qui lui divisa la paupière supérieure : la plaie se cicatrisa, mais la partie resta impuissante (Ribes). Camérarius cite un cas pareil par suite d'une piqûre profonde de la base de la paupière. J'ai aussi publié l'année dernière, dans la Gazette des Hôpitaux, l'observation d'un militaire qui, à la suite d'un violent coup de sabre à la paupière, offrait un *atoniatoblepharon* non paralytique et un coloboma à la fois. Nous reviendrons sur ces faits.

*b. Phlogose périostale.* L'inflammation traumatique des paupières et du périoste périorbitaire se propage quelquefois dans les tissus de la cavité de ce nom et ensuite dans le crâne, d'où il en résulte des symptômes encéphaliques et la mort. L'érysipèle de la face et du cuir chevelu de la tête ne se propage à la dure-mère que par l'intermédiaire des tissus intra-orbitaires. Plusieurs autopsies ont rendu ce fait incontestable (Piorry). Dans quelques cas, la phlogose périostale ne se transmet à l'intérieur du crâne que lentement et d'une manière insidieuse.

Un officier avait reçu un léger coup d'épée à la partie externe de la paupière supérieure : la plaie se cicatrisa promptement. Trois mois après, douleurs, gonflement de la partie, frisson, fièvre, symptômes encéphaliques, mort. A l'autopsie, on trouve le périoste de l'orbite et la dure-mère fortement enflammés et suppurés (Petit de Namur). Dans un cas analogue, la blessure avait eu lieu au bord orbitaire inférieur : l'orage a pu être ici conjuré à temps à l'aide de plusieurs saignées coup sur coup (Ibid.). Cette observation indique déjà suffisamment la thérapeutique à suivre dans les cas de cette nature.

*c. Fractures périorbitaires.* L'angle orbitaire externe, le bord orbitaire inférieur, le bord orbitaire supérieur peuvent être divisés, séparés, et même enlevés complètement par l'action d'un corps soit contondant comme une balle, soit tranchant comme un sabre, etc. L'angle orbitaire interne peut être également fracturé dans les écrasemens du nez : le canal nasal peut être dans ce cas intéressé ; et l'air atmosphérique peut aussi franchir quelquefois les fosses nasales et s'infiltrer dans les paupières, d'où l'*emphysème palpébral*.

En juillet 1830, un homme reçut une balle sur la place du Carrousel, qui lui écorna l'angle orbitaire externe. La dure-mère cérébrale était en évidence dans le fond de la plaie, mais l'œil était sain. Saignées, pansemens simples, bourgeonnement ; guérison ; cicatrice enfoncée et adhérente (Dupuytren). Dans un autre cas analogue, l'œil s'enflamma, suppura et creva (Idem). Chez un troisième individu, c'est le bord orbitaire inférieur qui a été fracturé et séparé en partie à la suite d'un coup d'un morceau de bois : on affronte les parties à

l'aide de bandelettes agglutinatives et la réunion a eu lieu (Mackensie).
Dans une autre circonstance, l'os malaire a été presqu'entièrement
détruit par l'action d'une balle ; la guérison s'est également opérée,
mais l'œil créva (Baudens). J'ai vu plusieurs fois la fracture du sourcil avec enfoncement ou ouverture du sinus frontal, guérir sous l'influence d'un pansement simple et de quelques saignées. Les fragmens
osseux du sourcil ont été réappliqués une fois, et la réunion s'est faite
(Mackensie). L'hémisphère supérieur de l'orbite enfin, et la racine
du nez ont été divisés complètement quelquefois par un coup de
sabre porté verticalement et transversalement sur le front ; on a af-
fronté exactement les parties, et la réunion osseuse a eu lieu (Ribes,
Hennen). Le traitement des fractures en question est trop manifeste
par les observations qui précédent pour nous y arrêter d'avantage.

J'ai observé trois fois l'emphysème des paupières à l'occasion des
fractures de la racine du nez ou du sinus frontal. M. Baudens a rapporté un cas pareil par l'action d'une balle au sourcil. Mackensie et
Lawrence en citent chacun un exemple ; on pourrait en collectionner plusieurs autres. On conçoit aisément le mécanisme de cette espèce d'extravasation aérienne à travers les cellules ethmoïdales et les
tissus palpébraux. Les paupières se gonflent davantage durant l'ex-
piration, la bouche et le nez étant fermés. Les applications d'eau de
rose ou d'eau simple et d'une légère compression suffisent pour dissiper cette complication de la fracture.

L'écrasement du canal nasal dans les fractures de cette région entraîne une fistule lacrymale difficile à guérir, si on ne s'y oppose pas
de bonne heure. Boyer cite un exemple de ce cas chez une jeune
personne ; Duverney rapporte une observation pareille ; on en trouve
un troisième exemple dans Mackensie. Les auteurs ne se sont pas
expliqués sur les moyens propres à prévenir la terminaison indiquée.
Dans mes leçons sur les maladies du \squelette, j'ai établi pour principe, dans toute fracture du nez avec écrasement, de sonder de suite
le canal nasal par son ouverture inférieure à l'aide de la sonde de
Laforest, perfectionnée par M. Gensoul, et de la laisser en permanence pendant un jour. Du reste, si la fistule a lieu, elle n'est plus
aujourd'hui au-dessus des ressources de l'art.

Quant aux blessures compliquées de commotion, nous en avons
déjà parlé. L'ablation d'une paupière toute entière, et la présence
de corps étrangers dans la plaie seront étudiées plus loin. Passons, en
attendant, aux lésions intra-orbitaires, dont la gravité est bien autrement sérieuse.

§ 4. *Blessures intrà-orbitaires.* La mobilité, le poli et la résistance de
la sclérotique obligent souvent les instrumens fériteurs qui abordent
l'organe de la vision, à glisser latéralement et à passer dans l'orbite,
de même que le tendon d'un muscle en action change quelquefois la
direction d'une balle. Cela arrive d'autant plus facilement que le
cône orbitaire est naturellement trop large par rapport au volume de

l'organe qu'il renferme. Une arme quelconque qui frappe les tissus rétroculaires y parvient, soit en glissant entre la sclérotique et la paroi osseuse correspondante, soit en fracassant de prime-abord les os de la même cavité. Le plus ordinairement cependant c'est par la base de la paupière supérieure que les corps vulnérans y trouvent l'accès plus facile. Attendu la fragilité des élémens osseux qui circonscrivent cette cavité, les blessures qui l'atteignent transpercent aisément ses parois ; de là la communication fréquente de ces lésions avec les cavités périorbitaires (crânienne, nasale, sinus maxillaire, fosse temporale, arrière-bouche).

1° *Sans lésion osseuse.* Un premier fait important à relever à l'égard de ces blessures, c'est que le périoste et les autres tissus fibreux de l'orbite s'enflamment chroniquement quelquefois après avoir été froissés, et donnent naissance à des sécrétions plastiques plus ou moins solidifiables ; de là résultent des exostoses épiphysaires et des exophthalmies plus ou moins graves dont nous devons parler ailleurs. (*V.* mon Traité des exostoses.) Une femme de la campagne reçut à la paroi orbitaire supérieure un léger coup de corne de vache qui contusionna à peine les tissus de la base de la paupière ; plus tard, une douleur sourde s'établit sur ce point ; l'œil commença à sortir de sa niche et à descendre sur la joue par l'action d'une tumeur osseuse provenant de la voûte orbitaire. On attaqua l'ostéocèle par la dénudation et par la mortification artificielle et les choses sont revenues à l'état naturel. Nous nous appesantirons sur ce fait au chapitre des orbitocèles.

Quelle que soit la forme de l'arme qui blesse les tissus rétroculaires, si la phlogose qui en résulte est intense, il y a toujours à craindre qu'elle ne se propage jusqu'aux méninges. Une femme que Ballingall venait d'opérer d'un kyste intra-orbitaire, éprouva une réaction suppurative tellement vive, que toutes les parties de l'orbite se gonflèrent prodigieusement; l'œil creva, le délire se déclara et la malade mourut. Une autre femme traitée à l'hôpital de la Pitié subit le même sort à la suite d'un phlegmon traumatique de l'orbite. (Gaz. méd., 1833, p. 282.) Quelquefois cependant la phlogose marche vers la fosse temporale, et un abcès se forme vers ce point.

Il est à peine nécessaire d'ajouter après ces faits, que le phlegmon traumatique de l'orbite doit être attaqué énergiquement par les saignées, le tartre stibié à haute dose et les autres moyens antiphlogistiques connus. Dans sa forme chronique cependant, cette inflammation réclame principalement les vésicatoires à la tempe et au front, et le calomel intérieurement jusqu'à salivation (Graves).

Un instrument pointu, comme un canif par exemple, ou bien une balle, qui serait dirigé en haut et en dehors, vers la fosse lacrymale, pourrait très bien atteindre la glande de ce nom. Un soldat, dont parle M. Larrey, reçut un coup de plomb vers l'angle externe de l'orbite gauche ; une moitié de la balle fila vers la tempe, l'autre pénétra dans l'orbite et s'arrêta dans la glande lacrymale. Le chirurgien débrida la plaie, et fit l'extraction du plomb et de la glande à la fois. La guérison eut lieu, et l'œil continua à être mouillé comme à l'ordinaire (Larrey, clinique, t. 1.)

On a prétendu que quelques blessures de la glande lacrymale entraînaient comme celles de la parotide une fistule consécutive. La chose est sans doute possible, mais aucun fait ne prouve encore la réalité d'une pareille prévision.

Les instrumens fériteurs qui entrent dans l'orbite peuvent atteindre directement le nerf optique ; de là une amaurose incurable. Camérarius nous a conservé l'histoire d'un jeune homme qui se trouvait dans ce cas : le corps vulnérant avait atteint le nerf en passant entre la voûte orbitaire et le globe de l'œil. J'ai moi-même publié l'observation d'un garçon cordonnier, qui, à la suite d'un coup d'alène à l'angle orbitaire externe, était resté aveugle sur-le-champ ; je n'ai pu expliquer le fait que par la piqûre immédiate du nerf optique: le globe de l'œil conservait d'ailleurs toutes les apparences normales.

On a dit que la blessure des muscles oculaires était quelquefois suivie de strabisme. Je n'en nie pas la possibilité ; mais parmi les observations publiées jusqu'à ce jour, je n'en trouve pas qui viennent à l'appui de cette assertion. J'en dirai autant de la blessure directe du cerveau par le passage d'un instrument dans le crâne à travers la fente orbitaire supérieure. Il existe, il est vrai, une foule de cas de corps aigus qui sont entrés dans l'encéphale en brisant les os du fond de l'orbite; mais je n'en connais pas dans lesquels l'instrument ait glissé par la fente en question, bien que la chose soit très possible d'ailleurs.

Très souvent enfin les blessures de l'orbite sont compliquées de corps étrangers. Cette complication importante sera examinée plus loin.

2° *Avec lésion osseuse*. La simple pénétration dans la narine ou dans le sinus maxillaire, n'ajoute pas, en général, à la gravité de la blessure orbitaire. On sait en effet avec quelle facilité ces brèches s'oblitèrent lorsqu'on les pratique à dessein pour y faire précipiter les larmes en cas de fistule lacrymale.

A. *Non pénétrantes dans le crâne*. Un homme reçut un violent coup de sabre à la région sourcilière gauche, s'étendant depuis la tempe jusqu'à la racine du nez. L'instrument divisa le frontal perpendiculairement, et pénétra dans l'orbite en coupant le muscle releveur de la paupière sans intéresser le globe oculaire. Il en résulta un lambeau renversé sur la face, dont la plaie laissait voir à nu le globe de l'œil. Réunion des parties molles et dures par première intention ; guérison en six semaines. L'œil cependant devint amaurotique, et la paupière supérieure resta dans l'impuissance. (Ribes.) Dans un cas analogue, le sabre a divisé les deux arcades sourcilières et intéressé les deux nerfs optiques : le sujet resta complètement aveugle. (Marchettis.) On en trouve un troisième exemple dans la chirurgie militaire d'un praticien anglais, Hennen. Des balles qui entrent dans l'orbite peuvent produire la même lésion sans aller jusque dans la cavité crânienne. Un individu a été frappé d'un coup de feu à la tempe, la balle sortit par la tempe opposée en traversant les deux cônes orbitaires et en divisant les nerfs optiques. (Heister.) Dans une autre circonstance, le projectile entra par l'angle caronculaire gauche et sortit à la tempe droite en perforant l'orbite et en blessant le nerf visuel de ce côté. Quelles que soient, du reste, les circonstances de la fracture orbitaire, le traitement est absolument le même que dans les autres fractures crâniennes.

B. *Pénétrantes dans le crâne*. Un ancien maître d'armes passe devant une caserne, et il ne peut résister au désir d'entrer voir un de ses vieux camarades. Le maître d'armes de la caserne lui propose un assaut qu'il accepte avec plaisir. Ils se mettent en garde ; l'ancien maître reçoit un coup sur le masque, le fleuret boutonné perce la grille de celui-ci et le frappe à la base de la paupière supérieure, où il fait une petite plaie de peu d'importance en apparence. Le blessé tombe cependant ; on le mène à l'Hôtel-Dieu. Le surlendemain, symptômes encéphaliques alarmans (délire, convulsions, fièvre, frisson, coma); mort le quatrième jour. A l'autopsie on trouve que la lame orbitaire du frontal avait été percée par le fleuret, et que le lobe correspondant du cerveau avait été blessé. (Dupuytren.)

Le fils du général E.., élève à l'école polytechnique, éprouva absolument le même accident en faisant des armes ; il resta hémiplégique. Le même phénomène a aussi été observé à la suite d'un coup de canne (Ruysch, Bonnet), d'épée (Borelli, Bell), de parapluie (Mackensie), de flèche (Horstius), de fourchette (Massot), de perche (Phil. Transi), etc. Est-il nécessaire de dire maintenant qu'une balle peut passer aussi de l'orbite dans le cerveau et devenir mortelle sur le champ?

Le traitement est ici entièrement basé sur les saignées abondantes, comme dans toutes les plaies du crâne en général.

§ 5. *Blessures du globe oculaire*. Il faut bien distinguer dans l'étude de ces blessures les coups pénétrans par la cornée de ceux qui traversent la sclérotique. Ces derniers sont, en général, plus graves que les précédens, attendu qu'ils atteignent presque toujours la rétine. Parmi les lésions traumatiques de la cornée, il faut également considérer à part les centrales qui, à circonstances égales, sont toujours plus fâcheuses que les périphériques. On prévoit aussi aisément l'importance de distinguer les plaies qui pénètrent de celles qui ne pénètrent point dans les chambres oculaires.

Qu'elles soient, du reste, pénétrantes ou non pénétrantes, trois phénomènes entre autres se rattachent à ces sortes de lésions : la photophobie, le larmoiement et la congestion conjonctivale. On dirait, en vérité, que la moindre attaque traumatique sur l'organe de la vision est un appel imposant à l'intervention extraordinaire de l'action artérielle et nerveuse. Ces élémens de la sphère oculaire s'exaltent à l'instant même d'une manière remarquable, et l'œil devient rouge, larmoyant et photophobique. Les larmes, qui pleuvent par torrens en pareilles occurrences, ont pour source principale l'humeur aqueuse qui, se renouvelant sans cesse, sort forcément par les pores de la cornée sous l'action spasmodique des muscles droits, qui expriment pour ainsi dire le globe oculaire. D'un autre côté, lorsqu'on se rappelle les belles expériences de Haller sur le mésentère des grenouilles vivantes, on se rend facilement raison de la congestion instantanée, de la conjonctivite et de l'exaltation nerveuse de l'œil, qui est la cause immédiate de la photophobie.

1º *Non pénétrantes.* Les simples contusions par des coups de poing, de pierre, de menu plomb, d'un bouchon de bouteille mousseuse, d'une branche d'arbre, d'un meuble quelconque, etc., peuvent, sans pénétrer dans les chambres oculaires, produire soit l'amaurose, soit la cataracte, soit la rupture de la cornée, ou bien enfin une réaction phlogistique fâcheuse. Très souvent cependant leur effet se borne à une extravasation de sang sous la conjonctive (ecchymose conjonctivale). Nous nous sommes déjà expliqué sur le mode de genèse de l'amaurose en pareille circonstance par la commotion de la rétine ou par l'aplatissement forcé de la sphère oculaire. C'est aussi de cette dernière manière que la cornée se rompt quelquefois à sa face postérieure, sans que la conjonctive ou la lame antérieure de cette membrane soit aucunement lésée. L'humeur aqueuse, dans ce cas, s'insinue par cette fente et forme une sorte de kératocèle à la surface de l'œil. Saint-Yves, qui a le premier signalé ce résultat rare des contusions, y a parfaitement remédié à l'aide de la compression permanente (pyramide de compresses et bandage monoculus), et d'un traitement antiphlogistique approprié.

Lorsque l'aplatissement de la sphère optique est très violent, l'organe peut crever et ses humeurs se vider à l'instant même ; ou bien ses membranes intérieures se rompre, laisser écouler du sang dans les chambres, et les corps diaphanes s'entremêler par la destruction de leur organisation. C'est là ce qu'on appelle *confusion des chambres de l'œil*, ou *cahos oculaire*. Dans ce cas, si l'on ne se hâte pas de vider le tout d'un coup de bistouri, la réaction phlegmoneuse qui en résulte pourrait avoir les suites les plus fâcheuses.

Sans pénétrer pourtant dans l'organe, un grain de plomb peut effleurer la surface de l'œil, y laisser une sorte de gouttière et provoquer une réaction phlogistique grave. La même réaction s'observe par fois à la suite d'une piqûre très insignifiante en apparence. J'ai vu un homme de la campagne dont l'œil est tombé en fonte purulente huit jours après une légère piqûre conjonctivale par la pointe d'une feuille de vigne. Un pareil événement est encore plus facile si la présence d'un corps étranger alimente la phlogose. Chez plusieurs sujets à constitution dyscrasique, ces sortes de blessures sont souvent l'occasion d'une foule de conséquences plus ou moins graves, dont nous devons parler au chapitre des ophthalmies chroniques.

Il est assez rare de rencontrer des plaies oculaires par instrument tranchant sans être pénétrantes. On en voit cependant des exemples à la suite de l'opération du ptérygion et de l'ablation des autres tumeurs superficielles de l'œil. L'intensité de la réaction est proportionnée à une foule de circonstances que nous développerons en temps et lieu.

Simplifier la blessure par l'extraction des corps étrangers, s'il y en a ; soustraire l'organe à la lumière en fermant les paupières à l'aide d'un bandage opproprié ; se tenir prêt à combattre la réaction au moyen d'affusions d'eau froide localement, de saignées du bras, et du tartre stibié à haute dose intérieurement ; telles sont les données du traitement des plaies dont il s'agit.

2º *Pénétrantes.* Rien n'est plus fréquent, surtout chez les enfans, que de se piquer à l'œil avec une épingle, un canif, un clou, une épine, une paire de ciseaux, un morceau de verre, etc., et de devenir borgne par suite de cet accident ; heureux si la forme de l'organe peut-être conservée sans restes choquans de la blessure. Pour bien apprécier ces sortes de lésions, il faut, ainsi que nous l'avons déjà dit, distinguer celles qui pénètrent par la sclérotique de celles qui s'ouvrent une voie par la cornée.

A. *Par la sclérotique.* Si l'instrument fériteur est très effilé, comme une aiguille à cataracte, par exemple, les effets de la blessure peuvent n'avoir rien de grave. Dans le cas contraire, on peut réduire à trois ses résultats : 1º Amaurose sans prolapsus choroïdien ; c'est ce qu'on observe souvent à le suite de l'opération de la cataracte par abaissement. 2º Amaurose avec prolapsus de la choroïde ; c'est ce qui a constamment lieu à l'occasion des coups de canif ou de quelque autre corps analogue. La choroïde ne se prolonge jamais au-dehors sans entraîner avec elle la rétine qui, restant pincée entre les lèvres de la plaie, se paralyse à l'instant même. 3º Enfin évacuation d'une partie ou de la totalité du corps vitré.

Les indications curatives sont ici les mêmes que celles indiquées au numéro précédent ; seulement il importe de boucher les deux yeux afin d'obtenir un repos parfait, et de s'opposer à l'évacuation des humeurs. L'issue de la moitié et même des deux tiers du corps vitré n'empêche pas la conservation de la forme de l'organe ; j'ai moi-même observé que dans ce cas la réaction était toujours très modérée. La portion évacuée est de suite remplacée par autant d'humeur aqueuse. Lorsque la coque a été vidée, l'œil s'affaisse et forme un moignon mobile, apte à recevoir un œil artificiel.

Pour ce qui concerne le prolapsus choroïdien, il faut ne pas y toucher d'abord, et attendre qu'il ait acquis des adhérences. Si l'on voulait essayer de le réduire, ainsi que cela a été conseillé mal à propos, on ne réussirait que difficilement, attendu le boursoufflement instantané de la partie prolapsée ; l'on provoquerait des irritations fâcheuses, et l'on s'exposerait à vider complètement l'œil en détruisant ce bouchon salutaire de la brèche. D'ailleurs, la vue ne saurait dans aucun cas être restaurée. Après que la période sur-aiguë aura été dissipée, on détruira avec la pierre infernale la procidence, à moins qu'elle ne soit très petite et susceptible d'atrophie spontanée.

Quant aux grains de plomb qui pénètrent par cette partie, leur blessure est toujours suivie d'amaurose incurable.

B. *Par la cornée.* L'écoulement de l'humeur aqueuse est le premier effet de toute blessure pénétrante de la cornée. Cet écoulement n'a pas de suites fâcheuses en général si l'instrument est très fin, comme une aiguille à coudre par exemple, et s'il n'a pas dépassé la chambre antérieure. En franchissant cette limite, l'instrument peut enfiler la pupille et blesser le cristallin. Ce corps devient alors opaque en peu de jours. La cataracte qui en résulte se dissipe d'elle-même dans l'espace d'un à deux mois, ou bien elle reste permanente. Cela dépend de l'état de la capsule : dans le premier cas, la piqûre capsulaire reste béante, l'humeur aqueuse y entre et dissout par degrés le cristallin qui en sort sous forme de fumée au-devant de la pupille, enfin la vue s'éclaircit et le sujet a besoin d'une lunette à cataracte pour voir de ce côté (Demours, Wardrop, Travers, etc.) ; dans l'autre cas, au contraire, la piqûre de la capsule s'oblitère promptement et la cataracte persiste, ou bien la capsule elle-même devient opaque et acquiert ou non des adhérences avec l'iris. Les choses se passent donc ici comme après l'opération de la kératonyxis. Si l'on suppose à présent que le même corps vulnérant blesse le diaphragme irien, ou bien qu'il aille assez loin pour atteindre la rétine, il en résulte un certain épanchement sanguin dans l'œil, une phlogose plus ou moins intense, une tache à la cornée, ou bien une amaurose. Dans tous ces cas, le traitement est absolument le même que celui que nous venons d'indiquer. Les affusions continues d'eau froide sont ici d'un immense avantage.

Lorsque la brèche cornéale a de la dimension, les choses se passent bien autrement. L'iris se précipite à l'instant même à l'ouverture, le cristallin s'y engage quelquefois aussi, et dans d'autres occasions l'œil se vide. Le prolapsus irien a plus facilement lieu dans les blessures périphériques que dans les centrales ; nous en donnerons plus loin la raison. Ces effets cependant ne sont pas indispensables, malgré la largeur de la plaie, ainsi que cela s'observe après l'opération heureuse de la cataracte par extraction. J'ai vu des divisions accidentelles de tout le diamètre transverse de la cornée par des coups de canif, ne pas donner lieu à la procidence irienne, et se guérir, au contraire, sans laisser d'autre lésion qu'une très mince cicatrice linéaire. La cause principale de ce déplacement, et même quelquefois aussi de l'évacuation de la coque oculaire, c'est la contraction spasmodique des muscles droits qui compriment fortement la sclérotique dans un sens très propre à ce résultat.

Si le cristallin se trouve engagé entre les lèvres de la plaie, il faut l'extraire et traiter la plaie antiphlogistiquement comme après l'opération de la cataracte. Si le prolapsus irien a lieu, il faut le respecter et se borner à un traitement *ut suprà* (Scarpa). On a conseillé de réduire l'iris à l'aide de frictions avec le doigt à travers la paupière, de la belladone, de l'action d'une vive lumière; etc. J'ai essayé tous ces moyens à toutes les époques de la procidence, toujours sans succès. En supposant qu'on y réussirait, le déplacement se reproduirait par la précipitation continue de l'humeur aqueuse. Je me suis toujours bien trouvé d'avoir suivi le précepte de Scarpa à ce sujet en laissant le prolapsus acquérir des adhérences et servir de bouchon à la brèche, et en le détruisant ensuite à l'aide de la pierre infernale.

Dans toutes ces circonstances, il faut s'attendre à une tache plus ou moins incommode sur la cornée. Une fistule cornéale en est quelquefois aussi la conséquence.

Enfin lorsqu'un grain de plomb entre par la cornée et passe jusque dans le fond de l'œil, l'amaurose en est une conséquence inévitable par suite de la lésion de la rétine. Lorsqu'au contraire, ce corps s'arrête dans la chambre antérieure, la rétine peut conserver son intégrité, et le grain de plomb nager au fond de l'humeur aqueuse. On en fait l'extraction d'un coup de bistouri à cataracte ou d'une lancette plongée de bas en haut, et l'on traite l'œil en conséquence.

§ 6. *Corps étrangers et brûlures.* Ce sujet est vaste et important. Nous l'avons ménagé exprès pour le traiter soigneusement dans son ensemble vers la fin de ce chapitre.

A. *Variétés.* Considérés sous le rapport de leur nature ou de leur mode d'action, les corps étrangers sont, les uns caustiques, tels que les étincelles, la chaux, la potasse, la poudre à canon en déflagration, l'eau bouillante, le vinaigre, le sublimé corrosif, les acides minéraux, etc. ; les autres inertes, mais agissant mécaniquement, tels que la poussière, le sable, des morceaux de pierre, de bois, de fer, de paille, d'ongle, de chènevis, d'épine, etc. ; les autres, enfin, animés, tels que l'*acarus ferox pubis* (morpion), la piqûre d'abeille, de guêpe, du bourdon, du cousin, de l'ichneumon, du taon, du moustique, du scolopendre, etc. Quelques-unes de ces piqûres sont accompagnées d'un principe vénéneux ; telle est, par exemple, celle de l'abeille (Réaumur, Acad. des sc. 1719). Des mouches non vénimeuses peuvent également inoculer sur les paupières un principe charbonneux ou autrement perfide, et occasionner les accidens les plus funestes.

Examinés sous le rapport de leur forme et du siége précis qu'ils peuvent occuper, les corps en question offrent une foule de variétés qui sont faciles à prévoir.

B. *Effets.* Il est rare que les corps étrangers animés agissent sur le globe de l'œil lui-même. Le plus ordinairement ils se bornent aux paupières, aux sourcils et au reste du pourtour orbitaire. Lorsqu'on se laisse piquer paisiblement par une abeille, jamais l'aiguillon ne demeure dans la plaie ; il est flexible et ne perce pas un trou droit ; la plaie est courbe ou en zigzag. Si on oblige la mouche à se retirer brusquement, l'aiguillon, qui est comme accroché, se rompt et reste dans la plaie. Au contraire, si on ne la presse pas, elle le dégage peu à peu. Lorsque la piqûre est unique, il en résulte un gonflement inflammatoire circonscrit (blepharitis), ou bien un érysipèle. Si les piqûres sont multiples, la réaction peut s'étendre au-delà de l'œil et des paupières.

Tout le monde connaît l'histoire de cet infortuné postillon qui, ayant imprudemment renversé d'un coup de fouet une ruche qui se trouvait dans son passage, fut assailli par les paisibles habitans de ce palais ; il en reçut un nombre si considérable de piqûres aux paupières et sur le reste de la figure, que sa tête se gonfla prodigieusement, la fièvre s'alluma, le délire survint et le blessé mourut en peu de jours. Il existe d'autres faits pareils. Les piqûres des autres espèces d'insectes, si elles sont uniques, ne produisent ordinairement qu'une cuisson plus ou moins vive et une légère réaction phlegmoneuse. Dans quelques cas rares une petite escarre se forme à l'endroit de la piqûre. Il est assez fréquent enfin de voir des ophthalmies chroniques entretenues par la présence irritante d'un ou de plusieurs morpions à la racine des cils et des sourcils. Une loupe grossissante est quelquefois nécessaire pour bien découvrir ces sortes d'hôtes incommodes. On en trouve des exemples dans Scarpa et dans plusieurs autres ouvrages sur les maladies des yeux.

Des substances caustiques frappent assez souvent la même région périorbitaire. Leurs effets primitifs ne diffèrent pas, en général, de ceux qu'on observe dans les autres régions du corps. La réaction phlogistique pourtant peut retentir sur la conjonctive et sur les autres membranes de l'œil. Si la brûlure a produit une escarre, les paupières peuvent se trouver plus ou moins endommagées, et réclamer des opérations que nous décrirons ailleurs.

Sans être pourtant animé ni caustique, un corps étranger qui reste niché dans les tissus des paupières peut entretenir une ophthalmie qui persistera autant que la cause. Un enfant avait couché une nuit dans un drap qui avait servi à battre le blé. Le lendemain il avait la paupière supérieure d'un côté prodigieusement gonflée. Un traitement antiphlogistique apaisa un peu la maladie, mais l'inflammation persista jusqu'à ce que Scarpa découvrit et enleva un mince fétu de paille dans l'épaisseur de la paupière.

Les grains de poudre à canon enfin, lancés par l'explosion de la même substance, se rencontrent fréquemment logés sous l'épiderme périorbitaire. Si on n'a pas eu l'attention de les extraire de bonne heure à l'aide d'une aiguille à cataracte, ces corps se forment chacun un petit kyste à la surface du derme et y persistent pour le reste de la vie : ils ne gênent autrement en général que par la difformité qu'ils occasionnent.

Les corps étrangers qui restent fichés dans l'orbite produisent des effets bien autrement graves. Un soldat reçoit une balle à la base de la paupière inférieure, glisse à côté de l'œil, et reste nichée dans l'orbite ; la plaie s'est cicatrisée, et le corps étranger a été inaperçu. Actuellement on sent la balle à côté et derrière l'œil ; la vision est abolie, et la pupille dilatée laisse voir le côté correspondant de la rétine bombant dans la chambre vitrée par l'action comprimante du plomb (Baudens). White et Weller ont vu un morceau de canon de pipe dans l'orbite occasionner le même résultat ; et Gendron avait lui-même déjà remarqué une pareille conséquence par l'action d'un morceau de baguette restée quelques jours dans la même cavité.

Les effets des corps étrangers qui passent dans les cavités périorbitaires varient nécessairement suivant plusieurs circonstances. Dans le sinus frontal, une balle a pu rester impunément plus de vingt ans inaperçue sur la personne du général F... qui l'avait reçue à Waterloo (Baudens) ; tandis qu'un noyau de cerise qui fut chassé de l'arrière-bouche dans la narine pendant l'effort d'éternuer, s'engagea exactement dans le méat inférieur du syphon des larmes, et produisit une fistule lacrymale incurable (Weller). Un mendiant de Padoue avait reçu à l'angle orbitaire interne un coup d'éventail dont le manche s'était rompu sur place ; la plaie se cicatrisa. Trois mois après, un abcès se forma à la voûte palatine par où on fit l'extraction d'un morceau de bois de l'éventail (Marchettis). On vit également la canule lacrymale de Dupuytren percer les os de la voûte palatine et sortir par la bouche (Delpech), et la pointe d'une flèche sortir pareillement par la narine après trente années de séjour dans l'intérieur de l'orbite (Horstius).

On prévoit déjà la possibilité et la gravité du passage permanent d'un corps de l'orbite dans le crâne. Une jeune personne, âgée de dix ans, tombe sur une machine à carder du coton ; une des tiges pointues de cet instrument reste engagée dans la voûte orbitaire ; dix jours se passent avant qu'on ne vienne à bout de l'extraire ; alors l'enfant est saisi de convulsions et meurt. Le coup avait pénétré (Demours). En faisant des armes, un militaire eut un fleuret enfoncé pour la longueur d'un pied dans le crâne, à travers la voûte de l'orbite ; le fer s'étant brisé sur place, Percy, pour se faire de la place, vida l'œil qui était intact, et arracha non sans peine l'instrument ; la mort a eu lieu quelques semaines après par une imprudence du malade. Dans plusieurs cas pareils, ou analogues cependant, la guérison a été obtenue (Albucasis, Bidloo, Philos. Trans., Sabatier). Une circonstance frappe surtout dans la lecture de ces faits, c'est la grande difficulté qu'on a éprouvée pour opérer l'extraction, à cause du peu de prise que l'arme brisée présentait. Aussi le célèbre Percy n'a-t-il pas hésité d'établir en principe de vider l'œil d'un coup de bistouri, alors que sa présence empêche de bien saisir le corps qu'on veut retirer du cerveau.

Quant aux corps étrangers qui frappent la surface de l'œil, leurs effets varient également suivant une foule de circonstances.

Si le corps est caustique, il en résulte soit une vive inflammation, soit une phlyctène soit une escarre et ses conséquences. Un morceau de chaux sur la cornée, par exemple, peut cautériser la surface de cette membrane, y laisser une escarre blanche dont la chute n'empêche pas quelquefois la vision de se rétablir, ainsi qu'on en voit un exemple dans Wardrop. Dans le cas où l'agent n'a pas d'action chimique, il peut n'occasionner que les caractères communs que nous indiquerons tout-à-l'heure, et être entraîné au dehors par les larmes ; ou bien s'arrêter soit dans la gouttière conjonctivale de la base de l'une ou l'autre paupière et déterminer des accidents phlogistiques graves, soit entre les lames mêmes de la conjonctive ou des autres membranes de la coque ophthalmique, et occasionner des accidents d'autre nature. Un petit brin de paille, arrêté dans la conjonctive palpébrale d'une jeune demoiselle, donna naissance à un fongus du volume et de la forme d'une fraise ( Monteath ) ; tandis qu'un morceau de pierre, au contraire, resta dix ans impunément sous la conjonctive sclérotidale où il s'était entouré d'un kyste (Wardrop).

Des grains de poudre sont restés sans accident dans les lames de la cornée (Makensie) ; tandis qu'un petit fétu d'épi de blé détermina une ophthalmie indomptable, jusqu'à la découverte et à l'extraction de ce corps (Wenzel). Chez un marchand de vin, un grain de plomb double entre par la cornée et s'y fixe, moitié dedans, moitié dehors, sans produire d'accident ( Demours ) ; tandis que chez une foule d'autres l'amaurose a été inévitable. Dans quelques cas rares enfin, les corps étrangers fixés sous la conjonctive sclérotidale se déplacent en glissant d'arrière en avant, par les mouvemens de l'œil, et passent quelquefois de la sclérotique dans la cornée (Wardrop).

Lorsqu'un corps métallique, comme un grain de plomb, par exemple, passe dans la chambre antérieure, il agit de même que le cristallin luxé et déplacé vers le même siége. S'il est cependant oxydable, il peut disparaître en peu de jours. Cline brisa la pointe d'un bistouri en voulant opérer la cataracte ; le fragment métallique resta dans la chambre antérieure, où on le voyait nager quelques jours après. Ce corps se couvrit bientôt de rouille, l'humeur aqueuse devint rougeâtre ; enfin il disparut par le travail d'oxydation et de dissolution. (Adams.) Le même phénomène a été observé par un chirurgien de Dublin. (Ibid.) J'ai vu un morceau de faïence du volume d'un pois, rester plus de huit jours derrière la cornée, sans produire que des accidens fort légers ; la brèche extérieure était déjà cicatrisée. Le corps étranger passe outre quelquefois et se fixe dans le cristallin même, et occasionne soit une cataracte (Mackensie), soit la fonte purulente de ce corps. (Baudens.)

En général, cependant, on peut résumer ainsi les phénomènes physiologiques des corps étrangers qui abordent la surface oculaire. Irritation, douleurs arradiatives, larmoiement, trouble cornéal, rougeur, pyropsie, altération visuelle, réaction phlogistique et ses conséquences.

C. *Traitement.* Quelle que soit la nature d'un corps étranger arrêté dans la région oculaire, son traitement ne présente que trois indications : l'extraction, si cela se peut ; prévenir les accidens, les combat-

tre s'il en survient. Je dis si cela se peut ; car comment chercher impunément un grain de plomb qui serait passé dans la chambre hyaloïdienne, une balle qui serait allée de l'orbite dans le crâne, ainsi
qu'on en a des exemples ?

   *a. Extraction.* Une certaine préparation est souvent nécessaire
avant d'en venir à l'extraction. Si le corps est animé, comme les morpions, par exemple, il est clair qu'il faut d'abord frictionner légèrement le sourcil et le bord tarsien avec de la pommade mercurielle
mêlée à un peu de cérat, ou bien lotionner plusieurs fois avec une
légère solution de deuto-chlorure de mercure avant d'en venir à l'enlèvement à l'aide d'une pince ou d'une petite brosse à dents. Lorsque la présence du corps étranger occasionne un blépharospasme tellement intense que les manœuvres d'extraction en soient impossibles, il est évident qu'il faut d'abord combattre cet état en faisant rester pendant quelques heures le sujet dans une chambre
obscure, en couvrant toute la région orbitaire d'une épaisse et large
compresse trempée dans l'eau fraîche laudanisée, en saignant aussi le
malade si on le juge à propos. Quelquefois la réaction s'est déjà déclarée, l'inflammation est très vive quand nous sommes appelés ; il
est manifeste que les tentatives d'extraction seraient dangereuses, et
ne sauraient atteindre le but avant d'abattre d'abord une partie de
la phlogose photophobique. Lorsqu'enfin le corps est tellement petit
et si fortement niché dans les tissus palpébraux ou oculaires qu'il ait
été réfractaires aux premières tentatives, il ne faut pas s'obstiner
dans la persévérance des manœuvres instrumentales: l'œil pourrait
en éprouver une atteinte fâcheuse plus que par la présence du corps
étranger lui-même. Il faut donc, dans ce cas, couvrir les deux yeux,
mettre de l'eau fraîche continuellement sur le côté blessé, saigner plus
ou moins le malade, le tenir à la diète et dans une obscurité modérée,
jusqu'à ce que l'affaissement spontané des tissus, et le suintement
mucoso-purulent qui s'établit autour dn corps étranger, donnent aux
instrumens accès sur celui-ci, ou bien l'entraînent complètement au-
dehors avec le courant des larmes, sans exiger aucune manœuvre
chirurgicale.

   En général pourtant on ne saurait trop faire pour extraire le plutôt possible les corps étrangers de la région oculaire ; il faut même
quelquefois sacrifier l'organe visuel lorsqu'il y a danger pour la vie
à temporiser, ainsi que nous l'avons vu dans un exemple de Percy
ci-devant cité. Il ne faut pas non plus ménager les débridemens pour
arriver au but si le corps était par exemple niché dans la cavité orbitaire ; outre que leur séjour prolongé dans cette région entraîne le
plus souvent la perte de l'œil (Bidloo, Gendron, Percy, Baudens), la
phlogose suppurative qu'ils occasionnent peut se transmettre aux méninges et se terminer par la mort.

   Toutes les substances vénéneuses, comme celles déposées par l'a-
beille et par d'autres insectes ou mouches que nous avons indiqués,
méritent une extraction prompte. Dans certains pays, le peuple a pour

usage de couvrir immédiatement d'un peu de fange à demi-liquide des ruisseaux ces sortes de piqûres, ce qui produit un effet astringent et réfrigérant. Le moyen le plus propre, c'est la succion à l'aide d'une ventouse à pompe si le siége se prête à cette manœuvre ; autrement il faut extraire l'aiguillon s'il y en a, cautériser la piqûre avec la pierre infernale, et lotionner souvent la partie avec un peu d'eau saturninée, ammoniacée, vinaigrée, etc. Il en est de même des substances caustiques, telles que la chaux, la potasse, etc. : le mélange des larmes avec ces corps augmente malheureusement leur action mortifiante.

On a dit que pour ne pas accroître leur dissolution, il fallait se servir d'un pinceau trempé dans de l'huile pour extraire ces substances de la surface de l'œil. Mais on n'a pas réfléchi que ce moyen remplit fort mal l'indication de l'extraction. Mieux vaut, suivant moi, se servir de lotions abondantes avec du lait si on en a sous la main ; on glissera, si la chose est possible, le bec d'une petite seringue vers l'angle palpébral externe, et l'on arrosera avec cette substance la superficie de l'œil et de la face interne des paupières. En cas cependant qu'on manquât de lait, il ne faut pas craindre d'avoir recours à l'eau simple ou légèrement vinaigrée, ou mieux encore rendue albumineuse à l'aide d'une certaine quantité de blanc d'œuf. L'eau augmente, dit-on, l'action de certains caustiques ; mais mieux vaut chasser le plus tôt possible le corps étranger avec ce liquide que de prolonger son séjour sur l'organe. Du reste, que le caustique soit solide ou liquide, après que l'œil aura été nettoyé, il est bon d'introduire entre les paupières un peu de blanc d'œuf à l'aide d'un petit pinceau doux ou de la curette de Daviel.

Les corps non adhérens, comme les cendres, la poussière, un moucheron, etc., n'ont besoin pour être extraits que de faire incliner la tête en avant, comprimer l'angle interne de l'œil avec le bout du doigt, et clignotter pendant quelques minutes dans cette position ; l'écoulement des larmes que le doigt empêche de passer dans le sac, conjointement à cette espèce de fouettement opéré par les paupières, entraînent de suite les corps au dehors. Une injection d'eau fraîche avec une petite seringue d'eau est quelquefois nécessaire pour nettoyer tous les coins de la conjonctive palpébro-oculaire. J'ai fait faire dans ce but des becs en argent aplatis comme l'embouchure d'une flûte qu'on peut adapter au besoin au bec en étain des seringues ordinaires : on glisse facilement par l'angle palpébral externe cette extremité aplatie, et l'injection peut s'effectuer sans douleur. Les lacunes de la conjonctive retiennent quelquefois à la base de l'une ou l'autre paupière quelques parcelles que le malade avertit souvent lui-même. Aussi est-il de précepte en pareille occurrence de renverser l'une après l'autre les paupières, et d'explorer attentivement l'espèce de gouttière muqueuse que chacune d'elles présente à la base. Le renversement artificiel de la paupière supérieure s'opère en glissant la pulpe de l'indicateur ou du pouce sous le tarse, et en le poussant de bas en haut en même temps qu'avec les autres doigts on comprime la base de la paupière dans un sens opposé.

La simple humidité retient quelquefois attachés à la conjonctive certains corps étrangers, tels que les ailerons d'insectes, les feuillets des coques de millet, etc. La curette de Daviel, un pinceau doux trempé dans du miel ou dans un sirop quelconque, la pointe d'un petit cornet de papier mouillé avec de la salive ou tout autre instrument analogue, peut servir à l'en détacher et l'entraîner au-dehors.

Si le corps étranger est fixé dans les tissus de l'œil ou des paupières, plusieurs instrumens peuvent servir à son extraction. Les doigts, des pinces à dissection, l'aiguille à cataracte, l'aiguille spatule de Forlenze, la pointe d'une lancette, un cure-dents, une curette, un anneau, etc., rempliront ce but si le corps est accessible à leur action. On a prétendu qu'à l'aide d'un morceau d'aimant qu'on approcherait de l'œil on pourrait faire sauter des parcelles de fer qui seraient enchâssées dans les lames de la cornée. (F. de Hilden.) Une baguette de cire d'Espagne électrisée par le frottement pourrait aussi, a-t-on dit, détacher et enlever par son approche des petits brins de paille arrêtés sur les mêmes tissus (Gendron): *eredat judeus apella*. Le docteur Krimer a aussi prétendu que les molécules de fer arrêtées sur la cornée pouvaient être dissoutes à l'aide d'un bain oculaire dans lequel entrerait une certaine quantité d'acide muriatique (10 gouttes par once d'eau de rose). On n'a pas réfléchi que le corps étranger se couvre promptement de lymphe plastique, et que ce dissolvant ne peut avoir de prise sur sa substance. L'organe, d'ailleurs, ne supporterait pas impunément la présence d'un pareil collyre. En général, lorsqu'on exerce des manœuvres pour l'objet dont il s'agit, il faut d'abord bander l'œil sain et faire soulever la paupière du côté malade par un aide.

Dans le cas enfin où le corps étranger occupe la chambre antérieure, ou tout autre point accessible de l'intérieur de l'œil, l'extraction peut exiger l'incision de la cornée comme pour l'opération de la cataracte. On saisira pour cela le moment convenable, et l'on agira avec les précautions que nous indiquerons ailleurs.

*b. Prévenir les accidens.* Il ne faut pas s'abuser sur la valeur de ce mot : quand l'œil a été cautérisé ou autrement blessé, il faut s'attendre inévitablement à une réaction plus ou moins forte. Tout ce qu'on peut espérer de l'art, c'est de prévenir sa trop grande violence et de disposer l'organe à la bien supporter sans tomber en fonte purulente. Heureux le chirurgien et le malade, quand ce but peut être obtenu.

Couvrir les deux yeux, arroser l'organe malade d'eau fraîche, tenir le sujet dans une chambre peu éclairée, le saigner une ou plusieurs fois suivant les cas, et le mettre enfin au régime des opérés de la cataracte, tels sont les remèdes que l'art nous offre dans cette circonstance. Il est bien entendu d'ailleurs que tous ces moyens à la fois ne conviennent que dans les cas graves seulement.

*c. Combattre les accidens.* Ici s'applique très exactement le traitement des phlogoses oculaires que nous exposerons plus loin. Nous indiquerons aussi, dans un autre endroit, les précautions à prendre pour prévenir le symblepharon et l'ankyloblepharon en cas de brûlure conjonctivale. (*V.* Maladies des appendices oculaires.)

Septième leçon. — *Plegmon oculaire. Ophthalmocentèse.*

§ 1ᵉʳ *Généralités.* Les phlogoses oculaires ou ophthalmites occupent les hommes de l'art depuis les temps les plus reculés. Hippocrate en a parlé dans plusieurs endroits de ses œuvres, et il nous a laissé à ce sujet des remarques dignes d'intérêt. Leur fréquence, les incommodités douloureuses qu'elles causent, et les traces fâcheuses qu'elles laissent, rendent raison de l'importance qu'on attache généralement à l'étude de ces maladies. Jusqu'à Scarpa inclusivement, les descriptions données sur les ophthalmies ne se rapportent qu'à la conjonctivite. On avait, il est vrai, parlé en même temps des ophthalmies internes, mais d'une manière fort vague. Boyer cependant, et avant lui, Lassus, avait ajouté au chapitre ordinaire des phlogoses oculaires la description du phlegmon ou du panaris de l'œil, maladie formidable qui attaque la totalité de l'organe, et se termine presque toujours par la perte irréparable de la vision, et quelquefois aussi par la mort.

Les ophthalmographes les plus récens ont donné au sujet des phlegmasies oculaires une extension à laquelle nos devanciers n'avaient jamais songé. Nous admettons aujourd'hui autant d'espèces d'ophthalmite qu'il y a de tissus dans l'organe visuel. Chacune de ces espèces embrasse plusieurs variétés, et a ses caractères et son traitement déjà tracés dans la science. Ce système de localisation est sans doute bon et indique un progrès réel dans cette partie ; nous l'avons adopté ; mais que d'étranges exagérations n'a-t-on pas commises à cet égard ? On a fait des tissus oculaires enflammés une sorte de cahier de cartes géographiques où chacun a tracé ses lignes, ses arborisations à sa façon. On en a embrouillé l'étude à force de subtilisations oiseuses.

C'est ainsi que quelques anciens lithotomistes inventèrent le cathétérisme à tour de maître pour se rendre merveilleux aux yeux des ignorans. Nous apprécierons tout cela à sa juste valeur ; nous rapporterons aussi à qui de droit certaines idées que quelques personnes, parmi nous, ont la complaisance de s'approprier. Ce qui doit frapper, en attendant, dans la lecture des interminables chapitres consacrés aux phlegmasies dont il s'agit, c'est que nos oculistes-géographes ont presque entièrement omis de décrire le phlegmon de l'organe visuel en totalité.

J'entends sous cette dénomination désigner, avec Lassus et Boyer, une inflammation phlegmoneuse de toutes les parties internes et externes de l'organe oculaire, à laquelle participent en même temps les paupières et les tissus introrbitaires.

On croit généralement que dans les ophthalmies dites externes, les tissus intérieurs de l'organe restent étrangers à l'inflammation ; aussi a-t-on décrit séparément la conjonctivite, la kératite, etc. : c'est une erreur.

Un homme âgé qui mourut en 1829 dans le service de M. Lisfranc, d'une fluxion de poitrine, et qui était entré pour un ulcère chronique à une jambe, avait été atteint avant sa mort d'une légère conjonctivite unilatérale, accompagnée de photophobie. J'ai disséqué cet œil, et j'ai trouvé, à mon grand étonnement, tous les tissus intérieurs enflammés indistinctement : la hyaloïde elle-même et la rétine étaient fort rouges, ce qui explique déjà la véritable source de la photophobie, ainsi que nous le verrons plus loin.

Je me hâte néanmoins d'ajouter que dans le phlegmon ophthalmique, l'inflammation des membranes intérieures est bien autrement intense. Il y a ici, indépendamment de la turgescence étranglante de tous les tissus, des sécrétions et extravasations introculaires qui entraînent des conséquences d'une tout autre gravité.

§ 2. *Caractères*. A. *Physiologiques*. 1º Début gradué ou bien instantané, unilatéral ou bilatéral. Le plus souvent c'est par la conjonctivite globulaire que le mal se déclare ; d'autres fois cependant il se propage des tissus de l'orbite à l'œil, ou bien il envahit primitivement toute la sphère visuelle.

2º Douleurs pulsatiles dans le fond de l'œil et de l'orbite (absolument comme dans le panaris le plus intense), s'irradiant au front et à la tempe, accompagnées d'un sentiment de chaleur brûlante, de tension et de plénitude, comme si l'œil ne pouvait plus être contenu dans l'orbite.

3º Photophobie extrêmement prononcée, accompagnée de pyropsie ou de vision flamboyante et étincelante. Le plus léger rayon de lumière qui pénètre derrière les rideaux où le malade se cache, occasionne des lancées fort cruelles. Ce caractère cependant n'existe surtout que dans les commencemens de la maladie ; il se dissipe totalement un peu plus tard, aussitôt que la rétine se paralyse par le travail même de la phlogose qui envahit sa pulpe nerveuse, et par la compression qu'elle éprouve de la part des humeurs extravasées et du gonflement des tissus voisins.

4º Symptômes constitutionnels d'intensité variable (fièvre, anxiété, insomnie, délire, convulsions quelquefois, etc.)

B. *Physiques*. 1º Gonflement phlegmoneux de l'œil, des tissus intrà-orbitaires et des paupières, avec exophthalmie proportionnée au degré de ce gonflement. Attendu la structure fibreuse de la coque oculaire, on pourrait peut-être croire inextensible la sphère de ce nom ; il n'en est rien cependant. Ce qui se passe dans l'hydrophthalmie prouve évidemment le contraire : il est d'ailleurs d'observation que le globe est boursouflé, distendu et augmenté de volume dans la maladie en question.

2° Rougeur extérieure peu prononcée. La conjonctive oculaire est plutôt œdématiée que fort rouge. L'humeur aqueuse est sanguinolente. Iris injecté. Pupille resserrée. Fond de l'œil rougeâtre. Il est, du reste, assez difficile de bien constater l'état des parties intérieures, attendu l'intolérance de l'organe à la lumière.

3° Fixité involontaire du globe de l'œil. L'état de boursouflement douloureux dans lequel se trouvent les parties, rend presque impossibles les mouvemens volontaires de l'organe.

4° Suspension de la sécrétion lacrymale. (Xérophthalmie.)

L'observation suivante vient à l'appui des propositions qui précèdent.

Un homme de la campagne se blessa à l'œil avec la pointe d'une feuille de vigne ; il entra à la clinique de Dupuytren, offrant une conjonctivite traumatique peu grave d'abord. On le traita antiphlogistiquement pendant deux jours ; alors on lui insuffla du calomel sur l'œil pendant deux autres jours. A cette époque, l'organe se congestionne et se boursoufle considérablement ; le malade se cache sous les couvertures ; il a la fièvre, puis le délire ; le fond de l'œil paraît d'un beau rouge ; le cristallin offre l'apparence d'un cercle de feu regardé de loin, et ressemble plus exactement à l'image de la lune réfléchie dans le fond d'un puits ou d'un grand bassin d'eau. Cet état dure pendant un jour et une nuit ; l'œil se crève avec bruit, ses humeurs s'écoulent et le malade a été soulagé.

Le moignon restant suppura, revint sur lui-même, et le malade sortit guéri avec un œil de moins après six semaines de traitement.

C. *Terminaisons.* 1° Par l'amaurose, la forme de l'œil étant restée à peu près normale. Scarpa, Boyer et Lassus citent des cas de cette espèce. Nous venons déjà de dire par quel mécanisme la paralysie rétinienne avait lieu dans cette occurrence. Ajoutons que les chambres de l'œil sont plus ou moins altérées par les adhérences contre nature des tissus intérieurs enflammés.

2° Rupture spontanée et fonte purulente de l'organe. Cette rupture est quelquefois la conséquence de la gangrène de la cornée, dont l'escarre éclate en un instant. Je pourrais citer ici des centaines d'exemples de cette terminaison que j'ai observés moi-même dans les hôpitaux à la suite de l'opération malheureuse de la cataracte.

3° Par la mort. Cette terminaison serait plus fréquente si, heureusement, l'œil ne se crevait pas spontanément le plus souvent. L'espèce de détente qui résulte de la rupture oculaire diminue la violence de l'inflammation, et le mal se fond pour ainsi dire comme celui d'un panaris dont on scarifie profondément les parties de très bonne heure. Dans le cas contraire, la phlogose peut se propager aux meninges et se terminer par la mort. Tout le monde connaît cette observation que Louis a consignée dans les Mémoires de l'académie de chirurgie, concernant deux jeunes demoiselles, sœurs, âgées d'une

vingtaine d'années, qui venaient d'éprouver la petite vérole coufluen-
te ; les yeux étaient atteints de phlegmon considérable, et les deux
malades avaient le délire. Louis ayant été consulté conjointement
à plusieurs médecins du pays, trouva ces organes à l'état empyèma-
teux et fortement distendus ; il proposa de les vider d'un coup de
bistouri. Les consultans ne goûtèrent point son conseil ; ils s'y oppo-
sèrent, ayant trouvé fort étrange un remède qui consistait à crever
les yeux. L'événement cependant a justifié la justesse de la proposi
tion de Louis. Chez l'une, la nature a fait ce que le chirurgien avait
voulu pratiquer lui-même, les yeux se crevèrent et se vidèrent spontanément, et la malade échappa à la mort en restant aveugle ; l'autre succomba à la suppuration qui se propagea dans l'intérieur du
crâne.

Il résulte des considérations qui précèdent, qu'on peut distinguer
trois périodes dans la marche du phlegmon oculaire :

1° Période de pyropsie ; depuis le début jusqu'à l'époque où la rétine est frappée de paralysie, et que l'œil cesse de sentir l'action de
la lumière ou d'être photophobique.

2° Période de suppuration ; à compter de la cessation de la photophobie.

3° Enfin période de rupture spontanée.

§ 3. *Etiologie.* On peut ranger sous deux chefs les causes de la
maladie dont nous parlons :

1° Causes traumatiques et brûlures. J'ai déjà dit que le phlegmon
oculaire s'observait assez souvent à la suite de l'opération de la
cataracte ; je l'ai vu plus fréquemment après la méthode de l'a-
baissement. Des blessures d'autre nature à l'œil ou à l'orbite peuvent
aussi produire le même effet, ainsi qu'on en trouve des exemples
dans Guthrie, Percy, etc. Il en est de ces blessures comme de celles
des doigts et de la main ; une petite piqûre suffit quelquefois pour
provoquer la réaction la plus désastreuse. Les brûlures profondes de
l'œil occasionnées par la déflagration de la poudre à canon, la flamme
d'une bougie, ou les caustiques potentiels occasionnent quelquefois
la réaction phlegmoneuse la plus grave (Wenzel, Demours).

2° Un principe morbide spécifique qui porte son action sur les
yeux. La petite-vérole confluente occupe ici le premier rang. Nous
verrons à l'article des conjonctivites, pourquoi dans toutes les éruptions cutanées l'œil doit participer plus ou moins à la maladie : disons
seulement pour le moment, que c'est vers la dernière période de la
variole que le phlegmon oculaire se déclare le plus ordinairement.
Ajoutons enfin, que bien que dans l'ophthalmie blennorrhagique le
siége principal du mal soit à l'hémisphère antérieur de l'organe et
aux paupières, tous les tissus de l'œil sont quelquefois frappés de
réaction phlegmoneuse et même de gangrène. Nous reviendrons, du
reste, sur ce sujet.

§ 4. *Pronostic.* Toujours réservé, grave ou très grave, selon l'intensité des symptômes et la tendance de la maladie pour telle ou telle terminaison.

§ 5. *Traitement.* Il est évident, d'après les considérations qui précèdent, que la thérapeutique de la maladie doit varier suivant la période où elle se trouve. Dans la première, tous les phlegmons se ressemblent sous le rapport de la médication. La seule différence, ici, est dans le danger imminent de propagation de la phlogose dans le crâne ; aussi faut-il agir énergiquement et promptement.

A. *Première période.* 1° Saignées coup sur coup de la jugulaire et du bras. Ce remède étant ici la base principale du traitement, mérite la plus grande attention. La veine doit être ouverte autant de fois que la dureté du pouls le réclame.

2° Tartre stibié à haute dose. J'ai une telle confiance dans l'efficacité de ce remède, qu'il m'arrive rarement de traiter une ophthalmie aiguë sans l'employer, et toujours avec un avantage remarquable.

<pre>
Pr.  Tartre stibié,                    6 grains.
     Eau distillée,                    6 onces.
     Laudanum de Rousseau,            30 gouttes.
</pre>

A prendre une cuillerée à soupe à chaque demi-heure. On ajoute à chaque prise beaucoup de sucre ou de sirop de gomme.

3° Diète absolue, boissons délayantes ; tels sont les remèdes constitutionnels. Localement, on aura recours :

1° Aux ventouses scarifiées à la nuque, qu'on répète deux ou trois fois dans la journée.

2° Aux applications continues sur la région oculaire de compresses trempées dans de l'eau de laitue laudanisée à froid.

3° Enfin à la position presque verticale de la tête à l'aide de plusieurs oreillers, et aux bains de pieds fortement synapisés.

D. *Deuxième période.* Du moment que la photophobie est tombée, que le malade n'aperçoit plus que des points noirs ou des mouches voltigeantes, il faut se hâter d'ouvrir la cornée inférieurement, comme pour l'opération de la cataracte, laisser couler l'humeur aqueuse et détendre les tissus phlogosés. (Wardrop.) On insistera en même temps plus ou moins sur le traitement indiqué pour la période précédente. On est quelquefois assez heureux pour obtenir la résolution et conserver à l'organe sa forme primitive à l'aide de ces moyens.

Si le mal cependant passe à la suppuration, la matière s'échappe spontanément à travers cette ouverture si elle est restée béante ; et l'œil se vide. Dans le cas de réunion, on la reproduira et l'on excisera un lambeau circulaire de la cornée.

C. *Troisième période.* Lorsque l'œil a été vidé, soit spontanément, soit par l'opération de l'ophthalmocentèse, les parties restent encore gonflées et douloureuses, la suppuration consécutive dégorgera les tissus, et le moignon restant reviendra petit à petit sur lui-même. On pansera avec des plumasseaux trempés dans de l'eau de laitue. On aura soin de visiter de temps en temps la surface interne des paupières, afin de s'assurer que le moignon n'acquiert pas des adhérences vicieuses avec elles, et que des fausses-membranes ou des brides ne se forment pour s'opposer à l'application consécutive d'un œil artificiel. Le reste du traitement est ici, comme dans toutes les plaies qui suppurent.

Nous dirons plus loin à quelle époque, après la cicatrisation du moignon oculaire, on peut viser à l'application d'un œil factice.

§ 6. *Ophthalmocentèse.* Cette dénomination s'applique à une opération qu'on pratique sur l'œil, dans le but d'évacuer une partie ou la totalité de son contenu. On a recours à la première indication lorsque les conditions de la maladie permettent d'espérer la conservation de la forme de l'organe. Dans le cas contraire, il y a toujours de l'avantage à tout vider, car on obtient par-là un moignon bien conditionné pour recevoir un œil artificiel.

A. *Evacuation partielle.* On connaît plusieurs procédés : 1o Ponction par la cornée à l'aide d'une aiguille en forme de lance ou de pique; ou d'un bistouri à cataracte ordinaire. On plonge l'instrument à une ligne en dedans de la circonférence de la cornée, sur le côté externe, ou mieux encore inférieurement. On relève la main, et l'on reste en place jusqu'à ce que toute l'humeur aqueuse s'écoule en dehors. Cette opération peut être répétée plusieurs fois dans le courant de la maladie.

2o Ponction par la sclérotique. Dans le cas d'empyème oculaire peu avancé, Boyer a pensé que le procédé le plus expéditif pour vider la matière, c'est de plonger la pointe d'un bistouri à abcès ordinaire à travers la sclérotique.

3o *Lambeau cornéal.* On plonge un bistouri à cataracte dans la cornée, et l'on fait un lambeau à ouverture inférieure comme pour l'extraction du cristallin. Je préfère, en général, ce dernier procédé aux deux autres dont nous venons de parler.

B. *Evacuation totale.* On pratique un lambeau à la cornée comme pour l'opération de la cataracte par extraction : on saisit ce lambeau avec des pinces à dissection, et on l'excise circulairement à l'aide de deux coups de ciseaux. Cette excision ne doit pas empiéter sur la sclérotique, l'expérience ayant démontré que cet empiétement entraînait souvent des accidens (Scarpa). Aussi mieux vaut en général, ne plonger le bistouri qu'à une ligne en dedans de la cornée. (*Voir* article Hydrophthalmie, page 35.)


Huitième leçon. — *Atrophie ou marasme oculaire. OEil artificiel.*


§ 1er. *Généralités.* Nous arrivons à la dernière des maladies comprises dans cette première section, à l'atrophie, au marasme, de l'organe oculaire. Prise d'une manière générale, l'acception de ce mot indique une déperdition de substance par altération du travail de nutrition ou d'assimilation. Appliquée à l'organe en question, elle peut être ainsi formulée : une diminution progressive ou subite des diamètres des chambres oculaires, avec ou sans perte de la vision.

Il est vrai de dire que dans toute atrophie, soit traumatique, soit spontanée de l'œil, l'organe rétinien est plus ou moins lésé, et par l'acte même du retrait des membranes pariétales et par l'action de la cause qui détermine ce mouvement concentrique; néanmoins la vision n'est pas toujours complètement abolie, quelque avancée que soit d'ailleurs la concentration des tissus dont il s'agit.

Un jeune homme se présente à la consultation de Dupuytren pour postuler un certificat, afin d'entrer dans l'hospice des Quinze-Vingts. Ses yeux étaient atrophiés à un point extrême; ils ressemblaient à deux petites noisettes ratatinées. La cornée n'était plus qu'un très petit disque de parchemin desséché, la chambre antérieure presque entièrement disparue, la pupille fort étroite, et pourtant le sujet voyait encore à se conduire.

On ne confondra pas la maladie en question avec l'atrophie de la graisse orbitaire. Cette dernière peut, il est vrai, coexister avec celle du globe; mais ce sont là deux affections distinctes. La disparition de la graisse rétroculaire qu'on observe après les longues maladies, et que le vulgaire désigne du nom d'*yeux creux*, n'est souvent qu'un état passager ; mais il en est bien autrement du marasme ophthalmique qui entraîne constamment des changemens remarquables dans la forme et les dimensions de l'orbite et du crâne.

Il est d'observation que, chez les sujets dont l'œil a été crevé ou autrement désorganisé, l'orbite se rappetisse peu à peu aux dépens de la lame frontale qui s'abaisse progressivement. J'ai remarqué cependant que chez les personnes qui faisaient de bonne heure usage d'un œil artificiel, l'abaissement du frontal était moins prononcé. Ce fait est si remarquable, que c'est à l'inspection seule du rétrécissement de l'orbite et de l'enfoncement de la base de la paupière supérieure que je reconnais souvent, d'un premier regard, la présence d'un œil artificiel chez les personnes qui en font usage.

M. Larrey a, je crois, été le premier à observer sur le crâne de quelques invalides morts avec atrophie oculaire, que la portion correspondante à l'orbite de la cavité encéphalique s'était agrandie par la dépression du frontal, et que le lobe cérébral antérieur était hypertrophié d'autant. Cela expliquerait peut-être ce surcroît d'intelligence, et surtout de la mémoire, qu'on remarque chez certains aveugles.

Ce que nous venons de dire, du reste, sur le rétrécissement de l'orbite, s'applique très exactement à toutes les cavités du corps après l'atrophie des organes qui y sont contenus (Crâne, chez les vieillards. Poitrine, chez les phthisiques. Bassin, chez les vieilles femmes, etc.), en vertu de cette loi générale de l'économie qui veut que « toute cavité qui cesse de contenir le corps qui la remplissait se resserre ou s'oblitère suivant qu'il y a diminution ou disparition complète des parties contenues. »

§ 2. *Variétés.* 1° Considérée sous le rapport de son intensité, l'atrophie oculaire existe avec ou sans ruptute de la coque cornéo-sclérotidienne. La première n'offre pas de degrés, puisqu'il y a toujours dans ce cas évacuation des humeurs de l'organe, et par conséquent perte irrévocable de la vision. La seconde, au contraire, présente des gradations, et la vision n'est pas toujours éteinte. C'est à cette variété surtout que s'applique une grande partie des idées que nous allons émettre.

2° Sous le rapport de son siége, elle est humorale (hyaloïdienne, aqueuse, cristalline) ou membraneuse. Elle peut être aussi humorale et membraneuse à la fois. En ce sens, l'atrophie pourrait être distinguée en partielle et en totale. Le plus souvent le marasme ophthalmique spontané n'attaque que l'éponge hyaloïdienne, l'œil s'affaisse, se ride et devient mou comme un pruneau cuit. J'ai observé que cette variété est toujours, à la longue, accompagnée de cataracte capsulaire postérieure ; je me suis rendu compte de ce fait en me rappelant que les vaisseaux de la cristalloïde postérieure sont un prolongement de ceux du corps hyaloïdien. Quelquefois cependant l'atrophie commence par les membranes pariétales de l'organe. C'est ainsi que dans l'amaurose la rétine a été plusieurs fois trouvée atrophiée à un point extrême ; que la sclérotique s'amincit considérablement, au point de laisser entrevoir la choroïde à travers ses mailles, etc. Lorsque l'humeur aqueuse éprouve une diminution, et que la cornée s'affaisse en se vidant, cet état prend le nom de *rhytidosis ;* c'est ce qu'on observe chez les personnes atteintes de fistule cornéale.

3° Sous le point de vue de ses complications enfin, l'atrophie peut exister avec ou sans amaurose, avec ou sans maladie encéphalique, etc. L'amaurose est sans doute ici souvent une conséquence de l'atrophie humorale par suite de la rétractation et des plissemens de la coque ophthalmique ; d'autres fois pourtant elle précède le marasme oculaire. Dans cette dernière occurrence j'ai attribué en grande partie l'atrophie à l'oblitération de l'artère coronaire de la rétine. (*V.* mon Mémoire sur l'anatomie pathologique de l'amaurose. *Rev. Méd.*, décembre 1832.)

§ 3. *Caractères.* On prévoit déjà que dans l'atrophie complète, l'œil étant réduit à une sorte de bouton opaque dans le fond de l'orbite, toute description caractéristique devient entièrement inutile. Ce n'est donc qu'aux atrophies incomplètes qu'on peut appliquer le tableau que nous allons tracer.

A. *Physiques.* 1° Rapetissement plus ou moins frappant de la totalité de la sphère oculaire. Cet organe se convettit en une sorte de bouton, enfoncé dans l'orbite, et couvert de rides dont les unes sont longitudinales, les autres parallèles à la périphérie de la cornée. Les chambres visuelles et leurs diamètres sont rapetissés en proportion.

Le cristallin touche presque le bord pupillaire, et ce dernier est presque en contact avec la cornée.

2ᵉ Lésion matérielle des corps réfracteurs. Cornée plus ou moins ratatinée, diminuée de circonférence, d'épaisseur et de diaphanéité, -offrant le plus souvent une sorte d'opacité périphérique qu'on nomme *gérontoxon.* Humeur aqueuse réduite de moitié ou d'avantage, moins limpide que dans l'état normal. Iris décoloré, vacillant, diminué de diamètre. Pupille immobile, tantôt fort étroite, tantôt fort large. Cristallin plus ou moins opaque. Fond de l'œil trouble et nuageux.

3° Toucher oculaire, mollasse et ondulant. En touchant l'organe avec le bout du doigt sur la sclérotique, il cède comme une vessie à moitié pleine. C'est à ce seul caractère que je reconnais quelquefois l'atrophie commençante ; aussi attaché-je beaucoup d'importance au toucher oculaire comparatif. Ce point d'ophthalmoscopie est tout-à-fait nouveau ; j'en fais souvent le plus heureux emploi dans la pratique.

4° Enfin, diminution de la sécrétion des larmes. Ce symptôme dépend moins de l'état atrophique de la glande lacrymale, que de celui du globe de l'œil lui-même. Nous verrons plus loin que l'une des sources principales des larmes est dans les chambres oculaires, ou plutôt dans l'humeur aqueuse.

B. *Physiologiques.* 1° Début tantôt lent et gradué, tantôt instantané, suivant la nature de la cause de la maladie. On prévoit effectivement que dans toute atrophie avec rupture de la coque oculaire, le marasme est presque toujours instantané.

2° Altération de la faculté visuelle. Trouble de la vision : myodepsie (vision de mouches voltigeantes), amblyopie ou amaurose. On conçoit qu'à mesure que les membranes pariétales de la sphère reviennent sur elles-mêmes, la rétine perd graduellement ses facultés fonctionnelles, par suite de l'espèce de crispation ou de ratatinement qu'elle éprouve.

C. *Terminaisons.* 1° Amaurose organique. Cette terminaison est malheureusement des plus fréquentes ; elle présuppose, comme on le voit, l'intégrité des fonctions de la rétine.

2° Etat stationnaire après une progression plus ou moins avancée. On est certainement très heureux quand on peut arrêter les progrès de l'atrophie et conserver à l'organe une partie de l'intégrité de sa forme et de sa faculté visuelle ; aussi doit-on souhaiter un pareil résultat quand on combat une affection de ce genre ; malheureusement pourtant l'art n'a que fort rarement prise sur l'infirmité dont il s'agit.

3° Etat temporaire. C'est ce qui a lieu à la suite de certaines blessures de l'œil, où l'atrophie ne dure que jusqu'à la reproduction des humeurs évacuées.

§ 4. *Etiologie. a. Locale.* 1° Fistules de la cornée. L'humeur aqueuse s'évacuant continuellement par les ouvertures fistuleuses de la cornée, il en résulte nécessairement un affaissement de cette membrane ; de là une diminution dans le volume de l'œil ; sans compter que ces fistules se terminent souvent par l'évacuation du contenu de la sphère oculaire et par conséquent par l'atrophie la plus complète. J'ai observé que par le seul dérangement fonctionnel qui résulte de la présence de ces ouvertures, la nutrition de l'organe en souffre plus ou moins, d'où le marasme tantôt progressif, tantôt temporaire.

2° Phlogoses intrà-oculaires. J'ai remarqué plusieurs fois l'œil s'atrophier plus ou moins à la suite des iritis, et d'autres ophthalmies internes. Tel a été le cas du prince Castelcicala, que j'ai soigné à Paris d'une de ces phlogoses.

3° Lésions traumatiques diverses. Sans vider complètement le contenu de l'œil, les contusions, les piqûres, etc., de cet organe en occasionnent quelquefois le marasme par suite du dérangement moléculaire, ou de la manière d'être physiologique de ses tissus intérieurs.

4° Névroses oculaires. Il est d'observation que souvent les yeux amaurotiques s'atrophient à la longue. J'ai observé le même phénomène après le strabisme aigu. Cela n'étonnera personne, lorsqu'on se rappelle que les affections nerveuses en général mènent parfois à l'atrophie de l'organe qui en est atteint. Les membres paralysés effectivement, deviennent facilement atrophiques. Une double raison préside à ce phénomène, l'absence d'exercice de l'organe malade, et la non-intervention de l'influence nerveuse, si indispensable pour l'intégrité de la fonction de la nutrition (Lobstein).

*b. Générale.* Les causes constitutionnelles de l'atrophie ophthalmique ne diffèrent pas de celles de la même infirmité dans le reste de l'organisme. Ces causes, du reste, ne sont pas toujours appréciables, comme on sait.

*c. Prochaine.* Bien que chaque maladie ne reconnaisse, au dire des pathologistes, qu'une seule cause prochaine, néanmoins cette cause peut varier.

1° Défaut de la force d'assimilation des tissus oculaires.

2° Défaut inhérent aux sucs nourriciers.

3° Excès de résorption (désassimilation).

4° Plusieurs de ces causes à la fois. Que ce soit l'une ou l'autre, ou bien l'ensemble de ces élémens morbides qui intervienne au résultat dont il s'agit, on voit bien que la cause prochaine n'est pas ici différente de celle de l'atrophie de tout autre organe.

§ 5. *Pronostic.* On prévoit déjà, d'après les considérations précédentes, que le pronostic de l'atrophie oculaire doit varier suivant la nature, le degré et la tendance pour telle ou telle terminaison de la maladie. En général, il est réservé au grave. Il doit être d'ailleurs considéré sous le double rapport de la forme et de la faculté visuelle de l'organe. Il y a une sorte d'atrophie provoquée par l'art dans le but de guérir radicalement certaines maladies graves (hydrophthalmie, staphylome, empyème oculaire; etc.), et qui est par conséquent une sorte d'agent thérapeutique plutôt qu'une affection redoutable.

§ 6. *Traitement.* La thérapeutique est le plus souvent impuissante dans l'atrophie des organes, et en particulier dans celle de l'œil ; à moins toutefois que ses causes ne soient bien connues et de nature à pouvoir être avantageusement combattues. C'est contre les causes effectivement présumées ou connues que le traitement de cette maladie doit être dirigé. On conçoit, par conséquent, que si l'atrophie dépendait d'une ophthalmie interne, d'une fistule de la cornée, d'un manque d'exercice de l'organe comme dans le strabisme, etc., on aurait une médication particulière à opposer d'après les données que nous exposerons en parlant de ces maladies. Mais quoi faire si un œil déjà amaurotique s'atrophie, s'anéantit par degrés ? Il reste pourtant une dernière indication à remplir dans ce dernier cas, c'est de remédier à la difformité à l'aide d'un œil artificiel.

*OEil artificiel.* On donne ce nom à une sorte de demi-coque en émail ou en toute autre substance dont la surface convexe offre l'image d'un œil naturel.

A. *Historique.* Cette invention date de la plus haute antiquité, puisqu'on en en trouve des exemples sur des momies fort antiques. Les yeux artificiels des anciens étaient fort imparfaits ; c'étaient des espèces de plaques métalliques couvertes d'une peau fine, sur lesquelles on peignait simplement l'image de l'œil comme sur la toile d'un portrait. Ces plaques étaient placées, les unes sous les paupières (hypoblepharos), pour les cas où ces deux voiles membraneux existaient, les autres en dehors ou au-devant de ces parties (ecblepharos). Ces machines étaient retenues en place à l'aide de ressorts métalliques. (*V.* A. Paré.) On conçoit cependant que, quelle que fût l'habileté du peintre, ces sortes d'yeux artificiels ne pouvaient qu'être fort difformes ; il était impossible effectivement d'imiter le bombement de la cornée et de la chambre antérieure ; le pinceau ne représente que la seule forme de l'iris et des paupières, ce qui est bien loin de la nature vivante. Ajoutez à cela que ces plaques étaient immobiles, attendu leur manque de connexion avec le moignon oculaire sous-jacent. J'ai vu un invalide qui portait un de ces yeux (ecblepharos) peint sur une lame de métal et appliqué devant l'orbite pour cacher la difformité de cette région : j'avoue que je préférerais cent fois un simple bandeau noir à une sorte de placard aussi grossier.

Jusqu'au commencement du dix-septième siècle, on n'a pas connu d'autres espèces d'yeux artificiels. A cette époque on en fit à Venise sous forme de demi-coque, qu'on adaptait sur le moignon ; c'était là un véritable progrès. M Desjardins, l'un des plus habiles fabricans d'yeux artificiels à Paris, possède une de ces coques en or émaillé fabriquées à Venise, qu'il a bien voulu me prêter pour la montrer à mon cours. Imaginez une demi-coquille d'une grosse noisette, sur la face convexe de laquelle est peint un œil, et vous aurez une idée de cette pièce. Mais pas de cornée ni de chambre antérieure.

On en fit plus tard en porcelaine et en verre, qu'on a peints de la même manière. Ces coques, dont M. Desjardins possède aussi plusieurs échantillons, présentent les mêmes défauts que les yeux vénitiens.

On s'est enfin fixé sur l'émail, qu'on a aujourd'hui perfectionné au point d'imiter parfaitement la cornée, la chambre antérieure, la forme radiée de l'iris, l'ouverture pupillaire, la sclérotique et les vaisseaux conjonctivaux ; de sorte qu'il est souvent difficile, pour ne pas dire presque impossible, de distinguer l'œil factice du naturel. Je connais une jeune dame, mariée depuis plusieurs années, excellente épouse et mère, dont le mari ignore encore qu'elle a un œil d'émail; si bien l'art a ici imité la nature. L'émail a été employé à cet usage dès la fin du dix-septième siècle ; mais ce n'est que depuis le commencement du dix-neuvième que cet art intéressant a acquis les perfectionnemens qu'il présente de nos jours.

B. *Conditions physiques.* Pour être convenable, un œil artificiel doit offrir :

1° Une grande légèreté. L'expérience a prouvé qu'il était à peine supportable s'il pesait plus de 35 grains. Le globe de l'œil, dépouillé de sa graisse, pèse, il est vrai, terme moyen, 147 grains et demi (humeur aqueuse 5 gr., cristallin 4 gr. et demi, vitré 104 gr.); mais la force des muscles moteurs de l'organe n'est plus la même lorsque celui-ci est réduit à un moignon presque inodulaire.

2° Un poli parfait. La moindre inégalité rend douloureux l'usage de la coque; les tissus sur lesquels elle touche s'enflamment, suppurent et s'ulcèrent. Aussi lorsqu'un œil a déjà servi quatre à six mois, il faut le remplacer par un autre, car la surface de l'émail a déjà perdu, au bout de ce temps, une grande partie de son poli, et ne glisse plus avec la même facilité. Il devient donc indispensable aux personnes qui en font usage, d'avoir toujours une coque de réserve pour cet échange et pour les cas de rupture accidentelle.

3° Arrondissement parfait des bords et des angles. On distingue à chaque œil artificiel deux angles et deux bords. L'angle externe est plus large que l'interne : il importe de se rappeler cette circonstance afin de bien appliquer l'instrument. On conçoit que si ces parties n'étaient pas parfaitement arrondies, la coque deviendrait insupportable. Ce sont pourtant les bords et les angles qui s'usent les premiers par l'action rongeante des mucosités, des larmes et du frottement.

4° Similitude parfaite avec le volume et la forme de l'œil sain. Le volume ne peut se régler que sur l'individu même, en faisant un modèle en cire qu'on applique dans l'orbite. Comme le moignon oculaire peut être plus ou moins saillant, la coque aura, en conséquence, un volume en rapport avec cette circonstance. En général, cependant, il est bon, pour habituer les parties à la présence de ce corps étranger, que l'instrument ait d'abord un petit volume, et n'arrive que par degrés aux dimensions naturelles. Quant à la forme de l'organe, elle doit, pour être exacte, porter sur différens points ; savoir, sur la couleur de l'iris, qui à elle seule forme la physionomie de l'œil;

le diamètre approximatif de la pupille, le bombement de la cornée ou de la chambre antérieure, et les vaisseaux plus ou moins apparens du blanc de l'œil.

Lorsqu'on est donc obligé de commander de loin un œil d'émail, deux conditions sont indispensables pour que l'artiste exécute convenablement la première pièce : 1° Un petit dessin colorié, représentant exactement l'œil sain ; 2° une coquille en cire ou en plomb, offrant le volume que l'orbite malade peut contenir : cette coquille aura été essayée plusieurs fois sur le malade, avant de l'envoyer à l'artiste. (Voy. Desjardins, sur l'œil artificiel.)

C. *Conditions physiologiques.* 1° Intégrité d'un œil. A quoi bon songer à la prothèse oculaire, alors que la faculté visuelle est nulle ou presque nulle ? 2° Existence d'un moignon oculaire mobile et libre de toute adhérence morbide. Quelques personnes ( Demours, Wenzel, etc.) ont prétendu qu'un œil artificiel pouvait être appliqué même en l'absence d'un moignon , comme après l'extirpation de l'organe. Cela n'est pas exact ; car, quoiqu'on fasse, l'orbite se remplit toujours dans ce cas de bourgeons charnus, et les paupières s'enfoncent pour acquérir des adhérences avec le bourgeonnement venant du fond ; de sorte que l'application de la coque devient tout-à-fait impossible. Wenzel avait cru qu'en plaçant à chaque pansement un œil d'émail dans le fond de la plaie, on ménagerait à la fin une place permanente pour loger un œil artificiel : il dit avoir suivi cette pratique avec succès. A coup sûr, cet auteur s'est fait illusion ; cela est absolument contraire aux lois de la cicatrisation des plaies suppurantes, ainsi que nous le verrons plus loin. Ajoutons qu'un œil d'émail, sans moignon, resterait toujours immobile, ce qui rendrait faux et difforme le regard latéral. 3° Liberté complète des paupières. Si l'un ou l'autre de ces voiles membraneux était paralysé ou adhérent par des brides, ainsi que cela a lieu parfois, il faudrait d'abord combattre cet état avant de se décider à l'application d'un œil artificiel ; 4° absence de toute espèce de phlogose : il va sans dire que si les paupières ou les tissus introrbitaires étaient phlogosés, la présence de l'œil artificiel serait insupportable et aggraverait cet état. Après l'amputation de l'œil, par exemple, ce n'est quelquefois que six mois, un an, dix-huit mois après l'opération que l'orbite peut supporter impunément la coque d'émail. 5° Enfin, pour bien aller, un œil artificiel doit, non-seulement ressembler à l'œil naturel, s'adapter exactement sur le moignon et suivre les mouvemens de ce dernier sans glisser, ni tourner sur sa circonférence, ni perdre autrement ses rapports avec le moignon lui-même, mais encore exécuter avec facilité ses mouvemens de totalité sans douleur ni gêne pour la personne qui s'en sert. Si quelqu'une de ces conditions manquait, il faut la bien saisir et y remédier si la chose est possible.

D. *Application ; enlèvement.* Pour introduire l'œil d'émail, le médecin le saisit par sa face antérieure avec les trois premiers doigts de la main gauche, s'il agit sur l'œil gauche ; et *vice versâ*, s'il opère sur

le droit ; tandis qu'avec le pouce de la main qui est libre il soulève
la paupière supérieure, il engage obliquement au dessous d'elle l'extrémité externe et le bord supérieur de l'émail. Maintenant l'œil en
place, il abandonne la paupière supérieure, abaisse l'inférieure, jusqu'à ce que le bord inférieur soit logé entre elle et le moignon : les
paupières, en se rapprochant, retiennent l'œil artificiel. Pour l'ôter,
on abaisse la paupière inférieure, on insinue entre elle et le bord inférieur de l'émail la tête d'une épingle, et un léger mouvement
d'abduction suffit pour en faire l'extraction. On reçoit l'instrument
dans la main ou sur une serviette, on le laisse tous les soirs tremper
dans un verre d'eau fraîche, et on lave l'orbite avec ce liqúide. Arrivons maintenant à la deuxième catégorie des maladies de l'œil, aux
lésions des élémens constituans de cet organe, et d'abord aux affections si importantes de la conjonctive et de la cornée.

Deuxième section. — *Maladies des élémens constituans du globe
oculaire.*

**Affection de la conjonctive.**

Généralités. — § 1. *Remarques anatomiques.* La conjonctive est
évidemment une continuation du derme réfléchi à la surface de
l'œil et des paupières, comme sur le prépuce et le gland ; aussi
n'est-il pas étonnant que la muqueuse oculaire s'enflamme constamment dans certaines dermites éruptives (petite vérole, scarlatine ,
rougeole , etc.); qu'elle ait une très grande sympathie avec les fonctions de la peau ; et que plusieurs de ses maladies offrent une si
grande analogie avec celles de la muqueuse des organes génitaux.
Cette seule analogie de structure, méconnue jusqu'à ce jour, suffirait
déjà pour expliquer certaines sympathies morbides qui existent entre les maladies des muqueuses oculaire et génitale (sympathie par
similitude d'organisation et de propriétés vitales ; *V.* mon Mémoire
sur la physiologie de l'œil , inséré dans les transactions médicales de
Paris, 1834).
On a mis en doute le passage de la conjonctive sur la cornée. MM.
Ribes , Wallace et plusieurs autres ont embrassé cette opinion ; ils
croient que la muqueuse s'arrête à la circonférence de la cornée.
Scarpa, pourtant, s'était servi d'un argument bien simple pour prouver la thèse opposée ; le passage du ptérygion de la sclérotique sur
la cornée, démontre évidemment la continuation de la conjonctive
sur tout l'hémisphère antérieur de l'œil. Winslow a dit positivement
qu'on pouvait disséquer la conjonctive cornéale ; les recherches les
plus récentes ont prouvé que cela est exact (Broc, Travers, Blandin).
On peut effectivement, à l'aide d'un scalpel bien tranchant, suivre
avec soin la muqueuse jusque sur une partie de la circonférence cor-

néale ; ses adhérences et son amincissement augmentent considérablement à mesure qu'on avance vers le centre. C'est même à cette
circonstance qu'est due la forme triangulaire du ptérygion, ainsi que
nous le verrons ailleurs. Cette membrane présente ici les mêmes
conditions que celle de l'utérus ; elle n'est bien prononcée qu'en cas
de maladie. D'ailleurs, en jetant un œil de cadavre dans de l'eau
bouillante, on voit de suite la cornée se couvrir d'une peau blanche,
presque mucilagineuse, qu'on peut soulever avec la pointe d'un
scalpel, et qui est évidemment une continuation de la conjontive
sclérotidale.

Une autre circonstance digne de remarque à propos de la conjonctive cornéale, c'est que cette membrane est dépourvue de glandes
muqueuses ; de sorte qu'elle ressemble plutôt à une séreuse. Travers,
effectivement, la regarde comme telle. Ce changement d'une muqueuse en une séreuse était ici nécessaire pour la conservation de la
diaphanéité de la cornée. D'ailleurs, on voit aussi la muqueuse vaginale devenir séreuse en passant sur le museau de tanche.

La conjonctive est très vascularisée ; elle reçoit ses vaisseaux
d'une double source, de l'intérieur et de l'extérieur de l'orbite. Les
premières émanent de branches de l'ophthalmique (artères lacrymale, oculo-musculaires); les secondes proviennent des artères palpébrales supérieures et inférieures. Ces deux ordres de vaisseaux ou
plutôt d'appendices vasculaires s'anastomosent réciproquement, et
forment sur la conjonctive sclérotidale deux réseaux dont l'un superficiel, l'autre profond (Rœmer, *Zeitzchrift fur die ophthal.* 1835.
B. V. H. I.)

Le réseau superficiel résulte des artères données par les palpébrales et la lacrymale ; se divisant en rameaux plus petits à mesure
qu'elles avancent, elles se dirigent en serpentant vers le bord de la
cornée, où elles forment des anastomoses en arcades et se mettent en
communication avec le réseau profond.

Ce dernier est formé lui-même par des vaisseaux beaucoup plus
petits, naissant en partie des artères oculo-musculaires et en partie
des ciliaires, avant leur pénétration à travers la sclérotique. Les ramifications de ces deux réseaux forment au pourtour de la cornée
une couronne vasculaire située précisément sur les sinus veineux de
l'iris. De toutes les parties de cette couronne, partent de nombreuses
ramifications très-fines qui se dirigent vers le centre de la cornée, et
se subdivisent chacune en marchant en deux ou trois vaisseaux plus
petits qui s'enfoncent manifestement dans la substance de la cornée.
Nous verrons plus loin que la connaissance de cette disposition vasculaire est de la plus haute importance pour le diagnostic et le traitement de plusieurs espèces d'ophthalmie. Contentons-nous de faire
remarquer pour le moment :

1° Que c'est principalement à cette grande quantité de vaisseaux
de la surface de l'œil qu'est due la singulière prédisposition de la
conjonctive aux inflammations.

2° Qu'attendu la plus grande vascularité de la conjonctive de l'angle interne de l'œil, les ophthalmies aiguës se déclarent et sont très souvent plus prononcées au côté de la caroncule (Morgagni).

3° Que la communication directe des vaisseaux de la tempe et de l'angle interne de l'orbite avec ceux de la conjonctive (*V*. article paupières), explique l'utilité qu'on peut retirer des évacuations sanguines, sur ces régions dans les phlogoses en question.

4° Qu'attendu que la principale source du sang de l'œil est dans la carotide intra-crânienne, cela explique pourquoi certaines lésions cérébrales occasionnent l'injection de la conjonctive, l'œdème de cette membrane, *et vice versâ;* pourquoi les phlogoses oculaires sont quelquefois accompagnées de délire, etc.; cette considération s'applique avec plus de raison aux maladies introrbitaires (Blandin).

5° Enfin, que par suite de ces mêmes raisons, et surtout du retour du sang veineux de l'œil dans l'intérieur du crâne, la saignée de la jugulaire peut être d'un grand secours dans les inflammations graves de cet organe.

Comme toutes les muqueuses, la conjonctive est susceptible de reproduction : c'est ce que nous observons tous les jours à la suite de l'ablation du ptérygion, de l'encanthis, du chémosis et d'autres espèces de tumeurs; c'est ce qu'on voit aussi après certaines brûlures. Cette faculté cependant ne dépasse pas certaines limites, ainsi que nous le verrons en traitant de l'ankyloblepharon, etc. Cette membrane tolère d'une manière étonnante l'action des caustiques, et surtout de la pierre infernale ; il m'arrive presque tous les jours de promener à loisir, pour ainsi dire, un crayon de nitrate d'argent à la surface de l'œil ou des paupières, et d'en retirer les plus grands avantages ; la portion détruite se reproduit promptement. Le même phénomène s'observe sur les muqueuses génitales, principalement sur celle du vagin.

La conjonctive oculo-palpébrale se réfléchit par les points lacrymaux, et se continue avec la muqueuse du syphon lacrymal, des fosses nasales, du pharynx, etc. Cela explique comment la dérivation par les narines, la bouche et le tube intestinal, à l'aide des sangsues, de la salivation artificielle et des purgatifs, peut avoir une influence très marquée dans les maladies de la conjonctive.

Les nerfs de la conjonctive oculaire émanent, comme ceux de la glande et de la caroncule lacrymales, de la première branche de la cinquième paire. La sensibilité de cette membrane est fort exquise à l'action de certains stimulans. Néanmoins, l'anatomie ne nous a pas encore appris la quantité absolue de nerfs qui la pénètrent. Tout ce que nous savons, c'est qu'elle s'affecte aisément, de même que la cornée, dans les maladies de la cinquième paire des nerfs cérébraux. Je soigne justement en ce moment une dame de la rue Neuve-des-Mathurins, presque complètement aveugle, qui avait été traitée pour une ophthalmie rhumatismale, et qui n'a en réalité qu'une affection des nerfs indiqués, laquelle retentit fâcheusement sur l'organe visuel. Nous reviendrons sur ce sujet.

La conjonctive enfin est très pourvue de vaisseaux lymphatiques qui ont été injectés dans ces derniers temps. Ces vaisseaux, comme ceux du reste de l'œil et de l'orbite, se terminent dans les ganglions rétro et sous-oculaires, ainsi que cela s'observe dans les affections cancéreuses de ces régions.

§ 2. *Classification*. Quoique la conjonctive oculo-palpébrale ne soit qu'une seule et même membrane, il est d'observation que les maladies de la muqueuse oculaire existent très souvent indépendamment de celles de la muqueuse palpébrale. C'est cette considération qui m'a fait ranger dans cette partie de mon ouvrage les affections dont nous allons traiter dans ce chapitre.

On peut diviser en quatre catégories les maladies de la conjonctive oculaire.

1° Lésions traumatiques et brûlures. Nous en avons longuement parlé. (*V*. Sixième leçon.)

2° Phlogoses et leurs conséquences, telles que pustules, brouillards, aphthes ou ulcérations superficielles, ptérygion, encanthis, varices (cirsophthalmie externe), etc.

3° Tumeurs. Elles présentent plusieurs variétés. Les unes sont aqueuses, enkystées ou non ; telles que les phlyctènes, l'œdème, les kystes proprement dits de la surface de l'œil. Les autres sont sanguines, comme l'ecchymose, les tumeurs érectiles, la mélanose conjonctivale; d'autres sont squirrheuses ou cancéreuses; d'autres enfin sont graisseuses. (P*inguecula*.)

4° Névroses. De ce nombre sont la phlegmasia alba dolens de la conjonctive, la xérophthalmie et une espèce particulière de tache cornéale que nous ferons bientôt connaître.

Arrêtons-nous d'abord aux conjonctivites.

*Conjonctivites et leurs conséquences.*

*Généralités. Spécification.* J'ai déjà dit, en parlant du phlegmon oculaire, que l'individualisation des inflammations des tissus de cet organe n'était réelle que dans les formes chroniques de la maladie: dans les ophthalmies aiguës, pour peu que le mal ait un certain degré de violence, toutes les membranes, et même les humeurs de l'œil participent à l'inflammation. Ce qui prouve cette assertion, c'est que dans les conjonctivites aiguës proprement dites où la phlegmasie semble toute bornée à l'extérieur, on observe très souvent l'hypopion, quelquefois aussi l'amaurose ; ce qui le prouve encore, c'est la photophobie qui accompagne ces mêmes inflammations. Ne voyons-nous pas très fréquemment dans le taraxis, une intolérance extrême pour la lumière ? Comment expliquer ce phénomène sans admettre en même temps la participation de la rétine à la maladie ? N'est-il pas absurde de prétendre avec certains Allemands, que la photopho-

bie indique une inflammation de la sclérotique (ophthalmie rhumatismale)? Sans doute que la sclérotique peut être enflammée, ainsi que
nous allons le voir ; mais ce n'est pas la phlogose de cette membrane
qui détermine le symptôme en question, c'est l'état d'irritation phlogistique de la rétine. J'ai prouvé d'ailleurs cette dernière assertion
par un fait qui m'est propre, accompagné d'autopsie. (*V.* Septième
leçon.)

Un autre point non moins digne de remarque, est relatif à la nature des ophthalmies. Il est très curieux de voir certains soi-disant
réformateurs établir sérieusement une sorte de confédération conjonctivale dont ils tracent les limites, les caractères, et surtout la forme
géographique de l'injection sanguine. Ici, c'est de l'ophthalmie rhumatismale (force colchique, poudres merveilleuses à prendre chez un
tel pharmacien !!) ; là, c'est du catarrhal ; chez un troisième, c'est
une conjonctivite hémorrhoïdale, viscérale, etc. Laissons de côté ces
ridicules spécifications, qui ne peuvent en imposer qu'aux esprits
faibles et aux ignorans.

Toutes les conjonctivites aiguë, pour peu qu'elles aient une certaine
intensité, se ressemblent dans leur première période et exigent le
même traitement, à quelques petites différences près. Qu'une ophthalmie se déclare, par exemple, chez un sujet scrofuleux, rhumatisant, goutteux, vérolique, dartreux, etc., à la suite d'une blessure à
l'œil, vous aurez une réaction immédiate très intense; la conjonctive
est rouge comme de l'écarlate, la photophobie fort prononcée, de
sorte que vous ne pouvez pas ouvrir un seul instant les paupières pour
examiner la forme de l'injection, qui est d'ailleurs toujours la même
dans ces cas. Que ferez-vous? Aurez-vous recours à un traitement
spécifique? Ce serait de l'absurde.

Le traitement antiphlogistique bien dirigé est ce qui convient dans
tous ces cas indistinctement ; car, encore un coup, dans leur période
hypersthénique toutes les conjonctivites se ressemblent, et exigent la
même médication. La cause particulière cependant peut exercer son
influence spéciale et rendre impossible la résolution complète, si l'on
s'en tenait aux seuls remèdes précédens ; cette influence pourtant
ne peut avoir lieu que vers la période asthénique de l'inflammation.
C'est alors que la conjonctivite acquiert des caractères spéciaux qui
offrent un rapport constant avec la nature de la cause ; c'est alors
qu'une autre médication devient indispensable ; mais croyez-vous que
ce soit là du nouveau? Les bons praticiens observateurs ont toujours
traité les conjonctivites chroniques en tenant compte de leurs causes
particulières. Qu'elle soit la suite d'une ophthalmie aiguë, ou bien
qu'elle débute primitivement par l'état asthénique, la conjonctivite
exige toujours alors des modificateurs particuliers, déterminés d'après
certaines données que nous indiquerons tout à l'heure.

Une chose néanmoins appartient exclusivement aux modernes concernant les ophthalmies asthéniques ; elle est relative à l'un des élémens du diagnostic, ou à la détermination de la nature de la cause

d'après la forme de l'injection de la conjonctive. Ces caractères sont d'autant plus importans à connaître, que c'est, comme on sait, dans le système capillaire que toute inflammation a son point de départ (Lobstein, Hunter, Haller); ils ont été signalés pour la première fois par plusieurs chirurgiens anglais dont nous aurons soin de citer les noms. Il est extrêmement ridicule, d'après cela, de voir quelques personnes parmi nous s'approprier de sang-froid ce qui ne leur appartient aucunement à ce sujet.

On prévoit déjà, par les considérations précédentes, que j'admets deux classes de conjonctives, les unes aiguës ou hypersthéniques, les autres chroniques ou hyposthéniques. J'appelle aiguë ou hypersthénique une conjonctivite, tant qu'elle est accompagnée de photophobie; elle est au contraire hyposthénique ou chronique lorsqu'elle manque de cette circonstance. Ce n'est pas le temps de la durée d'une ophthalmie qui peut servir pour caractériser son état d'acuité ou de chronicité, et en régler par conséquent le traitement; il y a des conjonctivites qui sont asthéniques en débutant, d'autres qui conservent encore leur caractère d'acuité après un mois ou deux d'existence. En prenant ainsi pour point de départ l'état fonctionnel ou sensitif de l'organe, il n'y a pas à se tromper; on saura de suite si l'on devra commencer par les antiphlogistiques ou les toniques; ou bien changer les uns pour les autres.

C'est en vain qu'on chercherait dans les arborisations vasculaires ou l'intensité de la rougeur, cette donnée si essentielle de la thérapeutique des ophthalmies; cela n'empêche pas cependant que nous tenions compte de la forme congestionnelle de la maladie, surtout en traitant des conjonctivites asthéniques.

J'admets deux espèces de conjonctivites aiguës, l'une *franche, essentielle, idiopathique,* ou non dépendant de causes spécifiques; l'autre *purulente.* Cette dernière offre trois variétés: la gonorrhoïque, celle des nouveau-nés, et celle des armées ou des orientaux. Les conjonctivites chroniques présentent autant d'espèces qu'il y a de causes particulières susceptibles de les produire : nous nous expliquerons tout à l'heure.

PREMIÈRE CLASSE DE CONJONCTIVITES.

Conjonctivites aiguës ou hypersthéniques.

A. *Conjonctivite franche, idiopathique, ou essentielle.* § 1er *Gradations.* J'ai déjà dit ce que j'entendais par conjonctivite franche ou essentielle. Toute conjonctivite, chez un sujet non dyscrasique, qui parcourt ses périodes dans un espace de temps déterminé (de dix à soixante jours, Hipp.), mérite cette dénomination. Peu importe d'ailleurs qu'elle ait été occasionnée par une cause traumatique, l'action du feu, l'insolation, un courant d'air, etc.

Comme toute autre phlogose aiguë, celle de la conjonctive peut admettre quatre degrés, sous le rapport de l'intensité. J'appliquerai à la conjonctive la doctrine générale des phlogoses, établie par Lobstein.

Le premier degré, le *taraxis* des anciens (*ophthalmia levis, angularis,* etc.), se caractérise par une rougeur légère, partielle, de la conjonctive. Ce degré est quelquefois le point de départ de l'ophthalmie la plus formidable, le phlegmon oculaire.

On ne confondra pas les simples ecchymoses, ou les congestions passives de la conjonctive, avec la maladie dont il s'agit. Il y a cette différence entre une rougeur inflammatoire d'une membrane muqueuse, et une rougeur congestionnelle dépendant d'une simple stase sanguine. Dans le premier cas, il y a toujours sécrétion morbide d'un liquide quelconque ; souvent aussi douleur, chaleur, etc. En outre, la rougeur sur le cadavre ne s'en va pas par le lavage ni par la macération ; tandis que rien de pareil ne s'observe dans la rougeur non inflammatoire.

Dans le second degré, épiphlogose de Lobstein, la rougeur de la conjonctive est totale, uniforme ; les symptômes physiques et physiologiques sont très prononcés ; la photophobie et le larmoiement surtout sont intenses ; il y a gonflement de la muqueuee. L'épiphlogose correspond à l'inflammation adhésive de J. Hunter, génératrice des fausses membranes, de la lymphe plastique, etc. Dans le degré précédent, au contraire, la sécrétion est muco-séreuse et sanguinolente, et insusceptible de former des fausses membranes ou tout autre corps organisé.

Le troisième degré a été nommé *métaphlogose,* à cause de la circonstance la plus essentielle qui le constitue, l'extravasation du sang dans les tissus sous-jacens : c'est le chémosis des anciens. Nous verrons que cette extravasation sanguine ne peut être ici que le résultat de la violence de l'inflammation ; circonstance qui ne se rencontre pas dans les deux degrés précédens, et qui présente des indications curatives particulières.

Le quatrième, ou le plus haut degré enfin de la conjonctivite, est caractérisé par la sécrétion purulente à la surface de l'œil, et quelquefois aussi par la gangrène ou la rupture spontanée de l'organe ; c'est l'*hyperphlogose* du pathologiste de Strasbourg.

Ces distinctions n'ont rien de subtil ; elles offrent la même importance pratique que celles reconnues dans les brûlures. Il est à peine nécessaire d'ajouter que ces degrés de la conjonctivite peuvent s'échanger réciproquement, en se convertissant l'un dans l'autre, ou bien plusieurs d'entre eux exister à la fois. C'est ainsi, par exemple, que dans le chémoisis (troisième degré. Métaphlogose), on trouve en même temps les deux degrés précédens (phlogose, épiphlogose) sur la conjonctive palpébrale, et que dans l'ophthalmie purulente (hyperphlogose), les quatre degrés se rencontrent en même temps. Un exemple assez frappant de la coexistence de la graduation dont il s'agit dans une même région, est très fréquemment fourni par la dissection des tumeurs blanches. Vous trouvez ici une infiltration séro-sanguinolente, ou des foyers aqueux, avec une rougeur légère (phlogose au premier degré, comme dans les phlyctènes de la conjonctive occasionnées par des étincelles ou par quelques gouttes d'un liquide caustique, etc.); là des fausses membranes, des tissus épaissis par l'infiltration de lymphe plastique (épiphlogose) ; à côté, ce sont des dépositions de sang extravasé par la violence de l'inflammation (métaphlogose) ; plus loin, c'est du pus infiltré ou concentré en foyers, comme dans la conjonctivite pustuleuse, dans l'hypopion, etc. (hyperphlogose). Ces considérations nous mettent déjà dans la voie de la symptômatologie de la maladie.

§ 2. *Caractères.* a. *Physiques.* On peut réduire à quatre les caractères matériels de la conjonctivite :

1° Rougeur, variable en intensité, suivant le degré de phlogose. On conçoit facilement, en effet, une série de nuances sous ce rapport, depuis le taraxis jusqu'au chémosis, ou depuis l'ophthalmie angulaire jusqu'à l'hyperphlogose conjonctivale. La teinte de la période aiguë ou hypersthénique de la conjonctive est toujours la même (écarlate plus ou moins prononcé), quelle qu'en soit la nature de la cause. La conjonctive ressemble à un morceau de drap rouge dans le chémosis. La muqueuse palpébrale participe plus ou moins à cette rougeur, tant que le mal reste à la période aiguë ; elle s'en charge presque seule ensuite lorsque la phlogose passe à l'état chronique. La conjonctive oculaire n'admettant pas, à l'état normal, la partie colorante du sang, lorsque par la violence d'une phlogose ce liquide force les vaisseaux, non-seulement la muqueuse devient rouge comme après une injection heureuse, mais encore boursoufflée, variqueuse et infiltrée plus ou moins de sang extravasé par exosmose ou par rupture vasculaire. L'intensité de la teinte rouge est, ainsi que nous venons de le dire, toujours en rapport avec le degré de violence de l'inflammation, mais il n'est pas toujours facile d'examiner attentivement cet état de l'organe, attendu la vivacité extrême de la photophobie ; lorsque cependant la maladie est passée à l'état hyposténique ou chronique, la rougeur offre des particularités fort importantes, sur lesquelles nous nous arrêterons plus loin.

Il est à peine nécessaire d'ajouter, en attendant, que la rougeur de la conjonctive est très superficielle, la membrane qui en est le siége pouvant être facilement remuée à l'aide d'un stylet mousse, ou même excisée au besoin ; tandis qu'elle est profondé, au contraire, dans l'inflammation de la sclérotique, de la cornée, de l'iris, etc., ainsi que nous le verrons ailleurs.

2° Gonflement de la conjonctive et des paupières. Nous venons déjà de faire observer que la muqueuse oculaire ne pouvait rougir sans se gonfler en même temps. Son gonflement est effectivement en raison de l'intensité de la rougeur ou de la congestion sanguine. Lorsque la congestion est intense, une partie du sang s'extravase dans le tissu sous-muqueux, et le boursouflement devient quelquefois très considérable (métaphlogose). La conjonctive forme alors autour de la cornée une sorte de bourrelet saillant qui empiète plus ou moins sur l'aire cornéale, et donne au centre de l'œil l'apparence d'un véritable trou ; de là le nom de *chémosis* (Χασμη, ης, baillement, ouverture, trou). Le boursouflement s'étend dans toute l'étendue de la muqueuse ; il est cependant plus prononcé vers la périphérie de la cornée, parce que là les vaisseaux se trouvent comme dans une sorte d'impasse, et le sang s'y extravase plus facilement. Les paupières subissent nécessairement la même expansibilité ; elles deviennent quelquefois phlegmoneuses, au point de ne pouvoir être écartées entre elles, surtout lorsque la cause est de nature catarrhale. Cette circonstance est quelquefois tellement prononcée, que la peau de la joue y participe également ; elle oblige le malade à rester les yeux fermés, et empêche le médecin de bien observer l'état de l'organe malade. Il ne faut pas oublier enfin que l'œil tout entier et même les tissus rétroculaires participent plus ou moins à ce gonflement dans les fortes conjonctivites.

3° Obscurcissement cornéal. Pour peu que l'ophthalmie soit intense, la cornée se brouille, elle perd momentanément une partie de sa diaphanéité, au point que souvent l'iris ne peut être aperçu que fort faiblement et quelquefois pas du tout. La photophobie et le gonflement palpébral d'ailleurs ne donnent guère l'aise de bien apprécier l'état du diaphragme irien et de l'ouverture pupillaire. Cet état de brouillement de la cornée tient à plusieurs circonstances : d'abord au gonflement de sa substance par la congestion qu'elle subit en même temps que la conjonctive ; ensuite à l'injection forcée de ses vaisseaux et aux épanchemens qui ont lieu entre ses mailles, ainsi que nous le voyons par l'espèce d'hypopion qu'on y observe quelquefois (ονυχ) ; enfin à la grande quantité de larmes qui arrosent continuellement la surface de l'œil et qui mettent obstacle à bien voir. Mais une autre cause de cet obscurcissement, à laquelle on n'a pas encore porté l'attention, c'est l'état de distension de tout l'organe par l'action d'éréthisme des muscles droits : pressez un œil entre vos doigts dans le sens de ses muscles, de manière à faire bomber la cornée, vous verrez cette membrane se troubler immédiatement (Wardrop).

4° Epiphora. Il y a, il est vrai, un moment dans le phlegmon de la conjonctive où l'œil est sec, toute sécrétion séro-muqueuse étant suspendue, mais ce moment n'est pas de longue durée. C'est ce qu'on observe aussi dans les fortes inflammations de la gorge, des fosses nasales, et de tous les organes muqueux en général. Hippocrate avait désigné du nom de xérophthalmie cet état de la maladie.

L'œil étant le siège d'une congestion permanente, donne lieu à une sécrétion abondante de larmes âcres et chaudes d'abord, puis muqueuses. On serait dans l'erreur, si l'on croyait que ce liquide provienne uniquement de la glande lacrymale. Sans doute que cette glande y contribue pour une petite portion ; mais c'est ailleurs qu'il faut en chercher la source principale. La muqueuse tout entière subit ici le même travail sécréteur qu'on observe dans la schnéidérienne, dans la membrane bronchique, etc., durant les rhumes dits de cerveau et de poitrine. Les criptes sébacés d'ailleurs qui existent en grande abondance dans les paupières, la caroncule lacrymale elle-même, et enfin l'humeur aqueuse qui donnent continuellement à la surface de l'œil, fournissent principalement l'espèce de pluie lacrymale qui arrose incessamment la joue du malade. Cette sécrétion est sanguinolente quelquefois dans les premiers momens, ce qui s'explique aisément par les considérations précédentes. La matière muco-sébacée est tellement plastique, qu'en se coagulant à la racine des cils elle colle fortement les deux paupières entre elles.

*b. Physiologiques.* Les caractères physiologiques peuvent se résumer sous deux chefs principaux :

1° Exaltation de la faculté sensitive. La douleur, le sentiment de chaleur, la photophobie, l'insomnie et le délire lorsqu'il existe appartiennent à cette catégorie de symptômes. C'est toujours par la douleur que la conjonctivite débute ; le malade y accuse d'abord un sentiment de lourdeur, de picottement incommode, comme si des petits grains de sable existaient entre les paupières ; cette douleur est progressive ; de légère et locale qu'elle était, elle devient bientôt vive e irradiative vers le front, la tempe et l'occiput. Succède bientôt la photophobie, qui est elle-même progressive comme la douleur. L'aversion pour la lumière dépend uniquement de l'état de surexcitation de la rétine , ou plutôt de la participation de cette membrane à l'inflammation ; cet organe vomit pour ainsi dire le fluide lumineux, comme un estomac enflammé rejette toute espèce de boisson. Quoique les paupières soient fermées, la lumière pénètre toujours à travers leurs mailles, si le malade reste exposé à la clarté ; aussi se cache-t-il dans l'obscurité. Indépendamment de ce phénomène réactionnel, le malade voit aussi dans l'obscurité, quoique ses yeux soient fermés, des points lumineux, des étincelles, des étoiles, des fusées, etc. *(pyropsie)*: ce qui tient, sans aucun doute, à l'état congestionnel de la rétine et des vaisseaux de la choroïde qui la compriment.

2° Réaction constitutionnelle ; fièvre plus ou moins intense, avec ou sans délire suivant le degré de la maladie, suppression des sécrétions dermique (peau sèche) et intestinale (constipation), anorexie, langue chargée, haleine fétide, envies de vomir, symptômes encéphaliques. Tels sont les phénomènes de la réaction générale ; ils sont, comme on le voit, analogues à ceux de toutes les inflammations aiguës d'une certaine gravité : plusieurs d'entre eux peuvent manquer si la conjonctive n'est pas intense.

3° Pathogénésie. Considérée d'une manière générale, l'inflammation de la conjonctive n'offre rien qui lui soit particulier sous le rapport de la génèse des symptômes. Ici comme ailleurs effectivement on observe la succession phénoménale connue, savoir : irritation, congestion, chaleur, douleur, rougeur et gonflement, puis enfin réaction constitutionnelle ; mais exa minée sous le rapport de la progression de ses symptômes, la conjonctivite offre trois époques très distinctes, savoir, d'ascension (3 à 15 jours de durée), de stationnalité (autant de temps), de déclinaison (d'une à plusieurs semaines). Ainsi qu'Hippocrate l'a fait remarquer, la durée totale d'une ophthalmie franche n'est que de quelques jours à deux mois. Pour qu'elle se prolonge davantage, il faut la concurrence de causes particulières, ce qui la fait rentrer alors dans la catégorie des phlogoses oculaires chroniques dont nous devons bientôt traiter. Sous le point de vue pratique néanmoins il y a de l'avantage à diviser en deux périodes toute la durée d'une ophthalmie ; période hypersthénique ou photophobique tant qu'il y a intolérance pour la lumière ; période hyposthénique ou aphotophobique, à compter du moment où le malade peut ouvrir les yeux sans beaucoup souffrir de l'action de la lumière. Ainsi, les caractères physiques peuvent exister au même degré dans la seconde période ; l'absence seule du caractère physiologique indiqué détermine cette époque de la maladie.

4° Terminaisons : résolution complète ; état chronique ; suppuration limitée ; perte de l'organe visuel. Lorsque la conjonctivite est franche, elle peut se terminer heureusement dans les limites que nous venons de signaler. Elle passe au contraire à l'état chronique, lorsque des causes particulières interviennent et prolongent indéfiniment sa période hyposthénique. Dans d'autres circonstances, c'est par l'hypopion, soit de la cornée, soit de la chambre antérieure, soit des deux à la fois, que la maladie se termine, ou bien un abcès se forme dans le tissu conjonctival. L'organe peut enfin être anéanti par suite de la phlogose ; cela arrive, tantôt par la paralysie de la rétine, tantôt par gangrène de la cornée. Des épanchemens ayant lieu dans l'intérieur de l'œil, surtout entre la choroïde et la rétine, cette membrane se trouve comprimée par eux et se paralyse pendant la période ascendante de la maladie (Scarpa) ; le malade reste alors aveugle sans ressource : aussi porte-t-on avec raison un mauvais pronostic lorsque le malade cesse tout à coup d'être photophobique durant la marche ascendante de la conjonctivite. La cornée se gangrène quelquefois à la suite d'un chémosis comme le gland par le paraphymosis ; l'étranglement que le bourrelet conjonctival occasionne sur les petits vaisseaux nourriciers de la cornée explique parfaitement la prompte mortification de cette membrane : l'œil ne tarde pas alors à se crever par l'action incessante des quatre muscles droits.

§ 3. *Etiologie. a.* Constitutionnelle. Les causes de la conjonctivite franche diffèrent à peine de celles de toutes les autres inflammations idiopathiques.

1° Excrétions supprimées, telles que la sueur rétropulsée par l'action d'un air froid, l'arrêt accidentel des menstrues, d'une épistaxis habituelle ou de toute hémorrhagie périodique (Scarpa), la guérison inopportune d'une suppuration ancienne (Morgagni), d'une éruption salutaire (Ware), etc. La conjonctivite grave qu'on observe quelquefois chez les femmes enceintes ou qui viennent d'accoucher, entre aussi dans cette catégorie. Demours, qui en a observé un très grand nombre, les attribue à une métastase laiteuse.

La première, parmi ces causes, est incontestablement la plus fréquente (principe catarrhal); elle règne quelquefois épidémiquement. Nous reviendrons sur ce sujet.

2° Rétention de matières irritantes dans les voies digestives. Rien n'est plus fréquent que de rencontrer des conjonctivites produites par embarras gastrique. Les gastronomes, ces enfans de la joie, qui ne s'ennuient pas à table ; les prêtres et les moines, dont les caves sont bien approvisionnées, offrent une prédisposition assez remarquable pour cette phlogose. Aussi Travers a-t-il dit avec raison que la conjonctivite essentielle était une inflammation des personnes en bonne santé (inflammation of health). La mauvaise alimentation, d'ailleurs, peut produire le même résultat. On s'explique aisément la réaction des irritations gastriques sur la conjonctive, par la continuité des muqueuses.

3° Causes morales, telles que les travaux forcés de cabinet, surtout pendant la nuit ; les chagrins profonds, etc. Ces causes agissent, comme on sait, en produisant des congestions encéphaliques qui finissent par se transmettre à l'organe visuel. J'ai eu plusieurs fois l'occasion de soigner des conjonctivites produites principalement par ces circonstances congestionnelles.

*b.* Locales. Toutes les causes qui agissent directement sur l'œil, et qui provoquent des congestions plus ou moins vives, font partie de cet ordre.

Causes traumatiques et brûlures. C'est dans cette famille d'agens qu'il faut ranger l'impression de la fumée et des vents terreux sur la conjonctive. Les vents qui entraînent de la chaux, du nitre ou d'autres substances analogues, agissent en irritant et en cautérisant à la fois.

Courans d'air froid sur l'œil et la figure lorsqu'on a chaud, ou qu'on est en moiteur.

Insolation directe ou réfléchie. Plusieurs fois la conjonctivite la plus formidable a été la conséquence d'un regard fixé sur le soleil. Le prince Castelcicala a perdu, à Paris, un œil de cette manière ; il a eu une métaphlogose conjonctivale des plus effrayantes, après une exploration attentive du soleil à travers un grand télescope. Un abbé essuya le même malheur pour avoir exploré avec une lunette d'approche une éclipse solaire. La vive lumière des salles de festins, de spectacles, des fournaises ardentes des fonderies, etc., agit de la même manière.

Tout le monde sait combien les yeux des voyageurs souffrent de la lumière réfléchie par les bancs de glace qu'ils traversent. Assalini a fait remarquer qu'à Malte, l'armée française de l'expédition d'Egypte n'a éprouvé de si graves maladies d'yeux que par l'action de la lumière réfléchie des maisons blanchies à la chaux.

*c.* **Prédisposante.** Nous avons déjà fait observer qu'il ne fallait pas de prédisposition pour l'ophthalmie essentielle. Tout le monde peut être blessé à l'œil, y recevoir un coup d'air ou se trouver sous l'influence de toute autre cause irritante. Il ne faut pas oublier néanmoins que cette maladie atteint plus volontiers les personnes athlétiques que les faibles ou cacochymes. Il ne faut pas perdre de vue enfin que les ophthalmies prédisposent aux ophthalmies comme les maux de gorge aux maux de gorge. Sous ce rapport, dit Tommasini, l'inflammation fait exception à cette loi de l'habitude qui veut que les impressions soient d'autant moins ressenties qu'elles se renouvellent plus souvent.

*d.* **Cause prochaine.** Elle est la même que dans toutes les autres inflammations, la congestion sanguine. Ce point n'offre plus rien de ténébreux depuis les expériences de Haller sur le mésentère des grenouilles vivantes. Un stimulus étant posé sur un point quelconque (une piqûre d'épingle, par exemple), on voit à l'œil nu le sang y affluer de toutes les directions, même par des mouvemens rétrogrades, et donner naissance aux phénomènes inflammatoires dans l'ordre que nous avons indiqué. Cette congestion active qui forme la base, le centre d'émanation des symptômes de la phlogose, est bien différente de la stase sanguine qui est toute passive, ainsi que nous venons de le dire. Sur la conjonctive qui s'enflamme, la succession des phénomènes indiqués est de la dernière évidence. Cela explique déjà pourquoi toute conjonctivite intense occasionne une congestion plus ou moins forte de tous les vaisseaux de l'œil et même de la base du crâne.

J'ai dit tout à l'heure que dans l'état sain les vaisseaux de cette membrane n'admettaient que la partie blanche du sang, je me suis trompé : la membrane paraît incolore, parce que les globules du liquide vivifiant n'y passent qu'un à un ; ils ne sont pas assez rapprochés pour être visibles. Il en est bien autrement lorsqu'il y a congestion, accumulation de globules sanguins ; la réflexion de la coloration devient alors possible. D'après les recherches microscopiques les plus récentes, le diamètre des vaisseaux de la conjonctive est de 0,0006 de ligne pour les plus petits, et 0,0011 pour les plus gros (Muller de Bonn) ; tandis que le diamètre des globules du sang est, dit-on, de 0,01 de millimètre (Prévost et Dumas) ; en conséquence, le sang peut passer dans ces vaisseaux sans rien changer de sa composition. Cette doctrine s'applique d'ailleurs à tous les tissus incolores. Si vous piquez effectivement ces tissus, le sang qui en sort est coloré comme celui des autres parties du corps.

§ 4. *Pronostic.* Très variable suivant les circonstances de la maladie. Il sera toujours favorable si la conjonctivite est légère et le sujet bien constitué, à moins toutefois que quelque circonstance ne fasse craindre que la phlogose passera à l'état chronique. Il sera réservé, grave, ou très grave dans le chémosis suivant l'intensité et la marche vers telle ou telle terminaison de la conjonctivite. Nous venons de voir effectivement que l'organe visuel peut être anéanti à la suite de cette maladie, soit par la paralysie de la rétine, soit par la rupture spontanée de la cornée mortifiée, etc. Le danger dans cette phlogose est plutôt dans l'ensemble de la congestion oculaire que dans celle de la conjonctive uniquement: tout l'arbre de l'artère ophthalmique étant nécessairement plus fortement injecté que dans l'état normal, il n'y a rien d'étonnant que l'œil entier se ressente de la maladie de la conjonctive. D'ailleurs, il est prouvé aujourd'hui, par les recherches de M. Dugès, que cette membrane a des communications directes avec la choroïde à travers la suture cornéo-sclérotidienne (Dugès, mémoire lu à l'académie des sciences en 1854), ce qui expliquerait déjà la facilité de transmission de l'inflammation d'une partie dans une autre du même organe, etc. Lorsque la conjonctivite est compliquée de réaction encéphalique vive ou de quelqu'autre affection grave, on prévoit aisément que le pronostic doit être subordonné à la gravité de la complication. J'ai vu assez souvent le chémosis s'accompagner de délire; et Demours parle d'un jeune homme dont la congestion oculo-cérébrale était tellement vive qu'il s'est, en sa présence, précipité sur deux pistolets pour mettre fin à sa souffrance.

§ 5. *Traitement de la conjonctivite franche ou essentielle.*

Il y a trois manières de traiter la conjonctivite: par la méthode dite antiphlogistique, par la méthode cautérisante ou stimulante, enfin par la méthode mixte. On ne parle généralement dans les livres que de la première seulement; on croit effectivement qu'une phlogose aiguë, telle que celle de la muqueuse oculaire, ne saurait autrement guérir que par l'usage des saignées et des remèdes réfrigérans. Il y a même des médecins qui se formaliseraient d'entendre dire le contraire; et pourtant, outre que l'expérience est là pour en répondre, ne sait-on pas aujourd'hui que d'autres phlogoses fort graves, telles que le phlegmon cutané, la pneumonie, etc., peuvent tout aussi bien, ou même mieux, guérir sous l'influence de la pommade mercurielle, du tartre stibié à haute dose, etc.? Ne jugeons donc ces médications qu'*aposteriori*: tant que la thérapeutique oculaire ne sort pas du cercle étroit où l'ont placé les oculistes *exclusifs*, elle ne sera qu'une misérable routine sans principes, ainsi que cela est arrivé de la thérapeutique herniaire et de celle du système osseux.

Il va sans dire enfin que, quelque soit la méthode qu'on adopte, l'énergie de la médication doit être toujours proportionnée aux degrés et à la période de la maladie. (*Voir* les paragraphes précédens.)

1° *Méthode antiphlogistique.* Elle n'est applicable que durant la période hypersthénique. Du moment, dit Scarpa, que l'éréthisme rétinien est tombé, que la photophobie n'est plus prononcée, les réfrigérans sont plutôt nuisibles: ce sont alors les astringens et les toniques qui conviennent, quelque soit d'ailleurs le degré de rougeur et de boursouflement de la conjonctive.

( 91 )

A. *Modificateurs généraux*. Les remèdes antiphlogistiques constitutionnels qu'on a prescrits pour la période hypersthénique ou photophobique se réduisent aux évacuans de différens systèmes organiques, à la diète et aux boissons rafraîchissantes.

*a. Evacuans du système sanguin*. On a conseillé la saignée du bras, du pied, de la jugulaire, de l'artère temporale, de la veine angulaire du nez; des capillaires périorbitaires, temporales, rétrauriculaires, cervicales antérieures, occipitales, de la face dorsale du pied, de la face interne de la paupière inférieure, etc. (lancette, sangsues, ventouses scarifiées). Ces évacuations sanguines ont été différemment combinées.

Demours saignait d'abord de la saphène ou du bras; une demiheure après il ouvrait la jugulaire; puis il rouvrait de nouveau la première veine, afin, disait-il, d'éviter la syncope par une seule et forte saignée. Cette pratique pouvait être bonne en elle-même, mais le principe qui la dirigeait n'avait pas de fondement.

Wentzel voulait qu'on saignât toujours du pied : il croyait beaucoup à la révulsion sanguine; puis il appliquait des sangsues à la tempe. Mais, outre que la saignée du pied n'est pas toujours praticable à cause de la petitesse des veines, le sang qu'on obtient de la saphène n'est souvent que fort peu abondant. Chez un assez grand nombre de sujets, j'ai été tellement désappointé, que je n'ai aujourd'hui recours à cette saignée que fort rarement.

Ware (*surgical observ. relative to the eye, t. 1, p. 37*) mettait une grande confiance dans la saignée de l'artère temporale, qu'il préférait de beaucoup à celle de la jugulaire. Il prétendait que par ce vaisseau, le sang était tiré directement de la source même de la maladie. Si la phlogose n'était pas très forte, il se contentait d'une abondante application de sangsues à la tempe.

Sans doute que l'artère temporale communique avec celles de la conjonctive moyennant les vaisseaux palpébraux, mais il n'est pas exact de dire que le sang qu'on en obtient vienne directement de la source du mal, puisque les ramuscules qui émanent de ce rameau de la carotide externe, et qui vont à la conjonctive, ne sont pas la sixième partie de toutes celles qui fournissent cette membrane. La saignée abondante de la tempe peut certainement être utile; l'expérience en a été assez souvent faite; mais c'est par d'autres raisons. Il est impossible de rejeter ici la doctrine de la dérivation des anciens, confirmée par une foule d'expériences modernes sur le mouvement rétrograde du sang. Haller, J. Hunter, Home, Monteggia et plusieurs autres, ont prouvé que sous l'influence d'une stimulation, telle qu'une piqûre, par exemple, le sang des environs rebrousse chemin immédiatement pour se jeter sur ce point. Rien n'est plus fréquent, d'ailleurs, que l'observation de ce mouvement rétrograde à la suite de ligatures artérielles. Waré a aussi prétendu (ibid., p. 39), qu'en ouvrant avec la lancette la veine angulaire qui passe à côté du nez, on pourrait obtenir jusqu'à dix onces de sang.

Lassus (Path. Chir., t. I, p. 53) donnait une préférence absolue à la saignée de la jugulaire dans les conjonctivites graves. Scarpa, au contraire, prescrivait indistinctement celle du pied, du bras ou du cou. D'autres praticiens voudraient qu'on commençât toujours par la saignée du pied avant d'en venir à celle de la jugulaire.

Tous les auteurs cependant s'accordent sur un point à l'égard des des évacuations sanguines, savoir, que la saignée générale doit toujours précéder le locale.

La saignée locale elle-même mérite également quelques considérations. On a prouvé avec raison que les sangsues doivent être appliquées à la vulve, à l'anus ou à l'entrée des narines, en cas que la conjonctivite coïncide au dépende d'une suppression menstruelle, hémorrhoïdale ou épistaxique. M. Velpeau avait cru avoir trouvé la pierre philosophale lorsqu'il s'est déclaré l'apologiste de l'application des sangsues à la face interne des paupières. Cette pratique était contraire aux principes de la bonne médecine ; elle avait d'ailleurs été indiquée par d'autres avant lui. (Demours, t. I.) L'irritation traumatique causée par les piqûres sur la conjonctive enflammée exaspère singulièrement la maladie.

Il y a des praticiens qui ne croient réellement utile la saignée capillaire qu'autant qu'elle est pratiquée aux environs de l'orbite ; d'autres, au contraire, préfèrent n'appliquer les sangsues que sur un point éloigné, comme sur le dos du pied, aux chevilles, au devant du cou, etc. A moins d'indications particulières cependant, j'ai trouvé que les ventouses scarifiées à la tempe valaient mieux que les autres saignées locales.

Quant à la saignée générale, j'avoue que celle du bras m'a toujours paru préférable aux autres ; c'est par elle que je commence ; je la répète coup sur coup quelquefois lorsque la gravité de la maladie l'exige.

Je suis, certes, loin de désapprouver les saignées dans le traitement des ophthalmies, mais je pense, avec Vetch (*Lehre von der augen krankheiten*), qu'elles n'enraient point la marche de la maladie. Si les évacuations sanguines sont utiles dans le traitement des phlogoses en question, c'est plutôt par l'espèce de détente générale ou de perturbation organique qu'elles occasionnent, que par une action directe sur le mal.

Il va sans dire enfin que les saignées doivent, ici comme ailleurs, être proportionnées à l'intensité et aux autres circonstances de la maladie ; elles ne sont pas toujours nécessaires dans le taraxis.

*b. Evacuans du système digestif.* Après les saignées, ce sont les purgatifs et les émétiques qui occupent la première place. Les uns ont conseillé ces remèdes dans les cas seulement d'embarras gastrique joint à la conjonctivite ; les autres dans tous les cas indistinctement. Scarpa avait pour pratique de prescrire après la saignée, deux grains de tartre stibié en lavage dans une livre de décoction de chiendent qu'on répétait pendant deux, trois ou quatre jours de suite. Ce remède agit merveilleusement ; je m'en sers très souvent, toujours avec un avantage très marqué. Je donne cette substance dans une légère décoction de feuilles d'orangers, et je fais édulcorer beaucoup chaque prise, afin d'en prévenir le vomissement ; j'y ajoute quelquefois, dans le même but, quelque peu de sirop diacode. Les émétiques proprement dits ne m'ont pas paru d'une utilité aussi réelle ; mais ce que je puis affirmer, c'est qu'aucun médicament n'est plus héroïque dans la période aiguë des conjonctivites que le tartre stibié à haute dose.

Les Anglais prescrivent des pilules purgatives, quelque soit l'état de la langue. J'ai souvent suivi cette pratique, et je m'en suis bien trouvé ; j'alterne quelquefois ce moyen avec les potions de tartre stibié. Voici la formule des pilules dont je me sers :

Pr. Extrait de semence de colchique,      6 grains.
        de coloquinte,      6 grains.
        Calomel,      12 grains.
Faites six pilules.

Le malade prend de demi-heure en demi-heure une des pilules ci-dessus, et boit une petite tasse de lait chaud coupé après chaque prise, jusqu'à purgation. On peut, si l'on veut, remplacer la coloquinte par autant de jalap ; le résultat en est le même.

Cette médication n'est pas trop tolérée par la médecine dite physiologique ; on croirait embraser l'organisme en purgeant dans la période aiguë des phlogoses. Je dois déclarer avoir quelquefois observé la langue se sécher (d'humide qu'elle était) après l'emploi du tartre stibié en lavage ; mais cela n'a jamais entraîné de mauvaises conséquences, cet état n'étant d'ailleurs que fort passager.

Wentzel a prétendu (*Manuel de l'oculiste*) « que très souvent, pour avoir prodigué trop tôt les purgatifs, on a rappelé l'ophthalmie presque dissipée. Un émétique administré mal à propos a produit un hypopion, sur-le-champ, dans les ophthalmies commençantes et très simples ; les secousses trop violentes ayant déterminé le sang à se porter avec violence vers les parties supérieures. » Cet énoncé de Wentzel n'est certainement pas basé sur l'observation exacte ; je pourrais citer des faits nombreux pour prouver le contraire ; la pratique des médecins anglais, d'ailleurs, contredit formellement l'assertion de cet oculiste : un seul fait suffit. Un homme se présente à l'infirmerie de Westminster ; il est fort robuste, et offre la conjonctive oculaire gauche d'un rouge écarlate. Les artères battent avec force ; la douleur est vive. On prescrit des pilules d'extrait de colchique et de calomel : évacuations abondantes. Le lendemain, amélioration très marquée ; la fièvre a cessé. On répète le purgatif ; guérison en cinq jours. (Rev. méd. 1832, t. 4, p. 14.)

c. *Evacuans du système salivaire.* Depuis long-temps les médecins anglais traitent avantageusement les phlogoses oculaires à l'aide du calomel donné intérieurement jusqu'à la salivation ; ils regardent ce

médicament comme l'antiphlogistique et le révulsif par excellence.
(Travers, Mém. sur l'iritis.) M. Pamard, d'Avignon, a dernièrement
appelé l'attention d'une manière toute spéciale sur cette pratique (Rev.
méd., 1834, t. III); il considère le ptyalisme artificiel comme le remède souverain pour guérir toute espèce de maladie oculaire, et en
particulier les conjonctivites. D'après lui, l'irritation buccale agirait
comme une dérivation puissante par la communication des muqueuses avec la conjonctive; c'est une sorte de vésicatoire intrà-buccale
qui déplace l'irritation oculaire. Aussi le remède n'est-il pas aussi efficace lorsqu'il provoque des garderobes : de-là la nécessité de l'administrer conjointement à l'opium. On le prescrit d'après la formule
suivante :

Pr. Calomel préparé à la vapeur,   72 grains.
  Extrait d'opium.     3
Faites sept pilules.

Le malade prend une pilule toutes les deux heures jusqu'à salivation. On suspend alors le médicament et l'on attend quelques jours
pour revenir à une seconde salivation si la maladie n'a point été
améliorée. On fait en même temps usage de bains tièdes avec affusions froides sur la tête.

Sans contester l'efficacité de cette méthode, nous devons faire observer que les suites fâcheuses de la salivation sur le système dentaire
seront toujours un obstacle sérieux à sa généralisation. Il y a des sujets chez lesquels la salivation se prolonge pendant six mois, un an ;
elle forme alors une véritable maladie ; on peut, il est vrai, l'attaquer à l'aide de l'iode.

*Formule antiptyalique de Knod et Kluge.*

Pr. Iode,        5 grains.
  Alcool,       2 gros.
Dissolvez ; ajoutez :
  Eau de cinamome,    2 onces 1/2
  Sirop,       1 once 1/2.

On prend cette potion dans les vingt-quatre heures, par petites
cuillerées à café ou par demi-cuillerées à soupe. D'après ces auteurs,
la salivation, les douleurs, le gonflement et les ulcérations mercurielles, sont enlevés dans l'espace de quatre à six jours.

On peut prescrire d'abord la moitié de la potion ci-dessus par jour.

On peut aussi avoir recours aux badigeonnages d'acide hydrochlorique pur sur toutes les parois de la cavité buccale et des gencives ;
mais, bien qu'efficace, ce moyen ne laisse pas moins ruiné le système
masticateur. Aussi, pensé-je que cette méthode ne peut être regardée que comme exceptionnelle.

Il n'en est pas de même de la manière d'administrer le calomel d'après la méthode du professeur Graves. Cet habile observateur administre le calomel dans toutes les maladies inflammatoires ; il en donne un scrupule une ou deux fois par jour, suivant l'urgence des symptômes. Le but qu'il se propose est de mercurialiser l'économie, afin de produire une modification dans les phénomènes de la circulation capillaire et dans les sécrétions. Ce traitement exige certaines précautions. Le malade ne doit prendre aucune boisson froide ; il boira de l'eau de gruau tiède en petite quantité. M. Graves a observé que les boissons abondantes donnent la diarrhée mercurielle ; il regarde comme nuisible, dans la majorité des cas, l'administration du mercure par petites doses ; la salivation mercurielle fait toujours tomber la fièvre, et le pouls cesse constamment d'être fréquent. (Arch. gén. de méd., 1834.)

Cette méthode n'est guère en usage chez nous ; je dirai pourtant que je n'ai eu toujours qu'à me louer de l'action du calomel durant la période aiguë de la conjonctivite.

*d. Evacuans du système dermique.* Lorsque la cause de la conjonctivite consiste dans un coup d'air, comme on dit (conjonctivite catarrhale), elle exige un traitement analogue au catarrhe ; savoir ; les sudorifiques de préférence. « Elle se guérit, dit Lassus (Path. chirurg., t. I, p. 49), comme le rhume, en rappelant la transpiration, en tenant le ventre libre, en mettant les jambes dans de l'eau tiède et se servant de collyre émollient et résolutif. » Sans anticiper ici sur les considérations que nous devons émettre à l'occasion de la conjonctivite catarrhale, contentons-nous de dire que la chaleur du lit, les préparations antimoniales, telles que les poudres de Dower et de James, le tartre stibié et les boissons d'eau chaude, tels sont les remèdes qu'on emploie pour provoquer l'action de la peau. Le bain général a été approuvé par les uns, rejeté par les autres, dans le traitement des conjonctivites essentielles. Je l'ai, pour mon compte, employé toujours avec avantage en le combinant surtout avec les affusions froides sur la tête. J'en dirai autant des bains de pieds, qui ne peuvent qu'être utiles dans tous les cas.

B. *Modificateurs locaux.* Dans la période photophobique, on a prescrit une foule de remèdes suivant l'intensité de la maladie.

*a. Position de la tête du malade.* Il importe que la tête soit élevée dans le lit à l'aide d'oreillers de paille d'avoine, afin de prévenir les congestions passives vers l'encéphale. Ce précepte est plus important qu'on ne croit communément.

*b. Lotions. Fomentations.* L'infusion ou la décoction de fleurs de mauve, de guimauve, de feuilles de laitue, le lait tiède, l'eau fraîche, l'eau distillée de laurier-cerise ; l'eau légèrement vinaigrée, citronée, salée, saturnée, de rose, de fleurs de sureau ou de mélilot, de camomille, de plantin, de fleurs d'oranger, le laudanum pur, le collyre de sulfate de zinc, celui du nitrate d'argent, etc., tels sont les moyens dont on s'est servi, soit en lotions répétées, soit en fomentations. Si la conjonctivite est légère, tous ces modificateurs peuvent être employés indistinctement : si elle est intense, au contraire, les fomentations d'eau fraîche, d'eau de laurier-cerise, chargée ou non de deux grains par once de nitrate d'argent, sont ce qu'il y a de mieux. Je n'indique ici que cette dose légère de nitrate d'argent, parce que je suppose le mal dans la période hypersthénique ; nous verrons plus loin qu'on peut employer ce remède jusqu'à la dose d'un gros par once d'eau, et même davantage ; j'en suis arrivé au point que je ne pèse plus la quantité de ce sel avant de l'appliquer sur l'œil ; j'en fais fondre un bâtonnet dans quelques gouttes d'eau, et je l'emploie à l'aide d'un pinceau. Du reste, il ne faut prescrire de ce collyre que très peu à la fois (une demi-once ou une once), car après un jour la pierre infernale se précipite au fond de la fiole. Quant au collyre de sulfate de zinc, on ne s'en sert qu'aussitôt que la photophobie a beaucoup diminué ; on met un grain de ce sel par once d'eau de plantin, on ajoute quelques gouttes de laudanum et un mucilage quelconque. On a aussi conseillé le blanc d'œuf, qu'on porte entre les paupières à l'aide d'une petite spatule.

*c. Cataplasmes. Douches de vapeur.* Scarpa a beaucoup vanté les cataplasmes de mie de pain cuite dans du lait qu'on doit appliquer couverts d'un gaz, surtout le soir. D'autres ont préconisé ceux de fleurs de mauve ou de feuilles de laitue bouillies également dans du lait ; quelques autres ont donné la préférence à la pulpe de pomme cuite sous les cendres et saupoudrée de camphre. Le cresson cuit dans son jus ou bien entre deux pelles chaudes, a été pareillement employé en cataplasme sur les yeux. Ces topiques ont tous l'inconvénient d'être insupportables par leur poids durant la période aiguë de la maladie ; aussi y a-t-on presque généralement renoncé aujourd'hui. Je ne m'en suis jamais servi ; mon meilleur cataplasme est l'eau fraîche à l'aide de compresses souvent trempées. Les vapeurs émollientes d'eau simple, de décoction de racine de guimauve, de fleurs de mauve, de lait, etc., ont été souvent dirigées sur les yeux à l'aide d'un entonnoir dont la base est adaptée hermétiquement à une cafetière. Ce remède peut souvent augmenter le mal par le calorique qu'il lui transmet. On y a renoncé presque généralement de nos jours.

*d. Pommades.* Un topique d'une efficacité remarquable contre les ophthalmies aiguës, c'est la pommade mercurielle étalée à forte dose autour de l'orbite, sur la tempe et sur les paupières elles-mêmes. Je m'en sers généralement pour peu que le mal ait de la gravité, toujours avec avantage. Je prescris plusieurs onces de cette pommade, on en prend toutes les deux heures un gros à peu près qu'on étale doucement avec le bout du doigt ; la phlegmasie décline constamment. Quelques personnes vantent beaucoup l'emploi de la pommade d'extrait de belladone ; j'avoue que je ne comprends pas trop l'indication de ce remède contre les conjonctivites aiguës : la belladone est certes un remède calmant capable de combattre l'éréthisme rétinien ; il est surtout employé avec avantage dans les cas d'iritis comme moyen dilatateur, mais je n'ai pas vu qu'il jouissait d'une faculté antiphlogistique assez marquée pour pouvoir s'en servir dans ce but. Les Allemands font également usage de frictions périorbitaires à l'aide de différentes préparations, soit mercurielles, soit antimoniales, etc., dont ils se servent sous la forme de poudres qu'ils mélangent avec un peu de jaune d'œuf ou de salive pour les réduire en une sorte de pâte semi-fluide.

*e. Révulsifs cutanés.* Les vésicatoires, la teinture de cantharidés, l'huile de croton-tiglium, la pommade de tartre stibié, la pommade ammoniacale, le marteau trempé dans l'eau bouillante, la potasse caustique, le séton, le moxa, les ventouses, etc., ont été mis à contribution contre les conjonctivites.

L'opinion généralement admise concernant les vésicatoires est que ce remède n'est bon que vers le déclin de la conjonctivite. Dans la période sur-aiguë, Boyer et plusieurs autres l'ont regardé comme un excitant. Les partisans de la doctrine Rasorienne cependant considèrent le vésicatoire comme un contre-stimulant de première classe, et ils ont raison ; aussi l'emploient-ils dans toutes les périodes de la maladie. On a choisi la tempe, le derrière des oreilles, le sourcil, la nuque, le bras ou le pied, pour appliquer le vésicatoire. Le voisinage des yeux, et en particulier la tempe ou la nuque, sont, en général, préférables pour cette application. Je n'ai jamais observé un avantage très marqué du vésicatoire au bras pour la maladie en question. Cette région, effectivement, ne sympathise pas autant avec les organes oculaires que la nuque ou la tempe. On a dernièrement vanté beaucoup le vésicatoire appliqué sur la paupière elle-même ; ce moyen peut ocasioner l'ectropion par le raccourcissement de la peau palpébrale.

La teinture de cantharides et l'huile de croton s'appliquent également autour de l'orbite et à la tempe à l'aide d'une petite éponge ou d'un linge imbibé qu'on frictionne doucement d'heure en heure, avec la précaution de ne pas en laisser tomber entre les paupières. On continue jusqu'à ce que l'éruption ou la vésication se montre. Chez les enfans, l'effet sur la peau a lieu en quelques heures. La teinture de cantharides est préférable quand on veut obtenir une action prompte ; elle jouit d'ailleurs de la faculté contre-stimulante d'après les expériences de Rasori ; ceci paraîtra peut-être étrange, mais les faits sont là pour répondre. (*V.* les expériences de Giacomini.)

Quant à la pommade stibiée, c'est aussi aux environs de l'orbite qu'on l'applique. Si l'on veut une action prompte, il faut y joindre du deuto-chlorure de mercure. (Voyez-en la formule, page 29.)

Parmi les autres révulsifs cutanés, les ventouses sèches, ou mieux encore scarifiées, à la tempe, à la nuque, ou sur le sommet de la tête paraissent jouir du plus de crédit. On a, dans ces derniers temps, imaginé des ventouses gigantesques occupant tous les membres abdomiur agir énergiquement contre les maladies de la tête. Ce l'invention du docteur Junot pourrait être d'une utilité

7

réelle dans les conjonctivites grayes, mais il offre l'inconvénient d'exiger un appareil spécial.

Je ne me sers en général de ces agens que lorsque la conjonctivite est chronique ou qu'elle menace de devenir telle.

*f. Excision du bourrelet chémosique.* Lorsque la conjonctivite existe au degré de métaphlogose, c'est-à-dire avec épanchement de sang dans le tissu sous-conjonctival, la muqueuse est poussée en avant, forme une tumeur plus ou moins saillante au-devant de l'œil, et sort même quelquefois des paupières. L'indication est, ici, l'excision de cette membrane à l'aide de quelques coups de ciseaux, d'une érigne ou d'une pince. On se propose par-là de donner issue au sang extravasé, et de détrangler la surface oculaire elle-même. Nous avons fait remarquer effectivement que la cornée était quelquefois mortifiée par le boursoufflement périphérique de la conjonctive qui étrangle les vaisseaux de la circonférence de la cornée. On retranche de la conjonctive autant qu'on en peut, et l'on laisse couler le sang. Il va sans dire que, pour que cette excision soit possible, il faut que la photophobie ne soit pas extrème. On a dit qu'il fallait s'y prendre de telle manière plutôt que de telle autre pour pratiquer cette opération; je dis, au contraire, qu'il faut faire comme on peut, pourvu qu'on excise le plus possible de la muqueuse aussi promptement que faire se peut.

*g. Ponction de la cornée.* Wardrop, et avant lui Ware et le docteur Grégory, a eu une idée pour le traitement des ophthalmies, qui semble assez bizarre au premier coup d'œil; elle consiste à évacuer l'humeur aqueuse de la chambre antérieure en ponctionnant la cornée, dans toutes les époques de la maladie, à l'aide d'un bistouri à cataracte. Il se propose, par-là, de produire une sorte de détente dans tout l'organe malade, et de disposer le mal vers la résolution, ainsi que cela arrive souvent aux panaris qu'on scarifie profondément. Dans son mémoire publié en 1813 sur ce sujet (Méd. chir. Trans. t. V), Wardrop assure avoir constamment retiré un très grand avantage de ce moyen, et il cite vingt-deux observations de conjonctivites graves, guéries de la sorte par M. Grégory; mais il avoue que l'exécution de l'opération offre beaucoup de difficultés à cause de la photophobie qui empêche de plonger aisément l'instrument dans l'œil. Le bistouri à cataracte est immergé comme pour l'extraction du cristallin; on fait une petite ouverture sur la circonférence de la cornée, on avance un peu la main, et l'on s'y arrête une minute en tournant un peu la lame du bistouri sur son axe, afin de faciliter l'issue de toute l'humeur aqueuse. On est rarement obligé de revenir à l'opération; l'amélioration est immanquable; jamais d'accidens d'après l'auteur. Quelques personnes ont imaginé dernièrement des aiguilles spéciales pour remplir cette indication.

Le raisonnement paraît peu favorable au remède dont il s'agit, car, comme on sait, l'humeur aqueuse se reproduit presqu'aussitôt qu'elle est évacuée; mais que peut le raisonnement contre l'expérience? Voici, du reste, sur quelles bases Wardrop fonde l'efficacité de son opération. Si l'on comprime, dit-il, un œil de cadavre entre deux doigts, d'arrière en avant, on voit la cornée devenir opaque, lactescente, et les vaisseaux de la conjonctive s'injecter par l'espèce de congestion qu'on produit en poussant les humeurs d'arrière en avant; en cessant de comprimer, la cornée reprend à l'instant sa transparence, et la conjonctive aussi. Si l'on injecte les artères de l'organe à l'aide d'eau ou de mercure, la même opacité a lieu ; elle se dissipe par l'incision de la cornée. Dans la conjonctivite, il y a également congestion de tout l'organe et trouble lactescent de la cornée. En ponctionnant cette membrane, on produit une détente instantanée qui suffit pour rétablir la liberté de la circulation, dissiper le trouble cornéal, et surtout la douleur, la tension et la céphalalgie. Wardrop compare cette incision à celle qu'on pratique quelquefois sur les gencives des enfans à l'époque de la dentition. Je ne sache pas, du reste, que le moyen dont il s'agit ait été mis en usage après l'auteur.

*h. Insufflations pulvérulentes.* Les anciens avaient pour usage d'insuffler des poudres de différentes natures à la surface de l'œil; cette pratique a été renouvelée par Dupuytren. Il se servait de calomel, qu'il faisait injecter sur l'organe à l'aide d'un tuyau de plume. J'ai vu les malades souffrir considérablement, et la phlogose elle-même s'exaspérer sous la secousse irritante de l'insufflation. Si ce moyen peut être utile, ce ne sera certainement pas dans les conjonctivites aiguës. J'y reviendrai à l'occasion des taches de la cornée.

*i. Ouverture des pustules..* Nous avons déjà dit qu'un abcès se formait quelquefois dans le tissu cellulaire sous-conjonctivale de la sclérotique, ou bien des pustules entre le bord antérieur de cette membrane et la circonférence de la cornée. On ouvre le premier avec un coup de lancette; quant aux pustules, mieux vaut les cautériser avec un crayon de pierre infernale; cette pratique est celle qui m'a paru le mieux réussir; car si on les ouvre avec la lancette, le pus des pustules n'en coule pas, on fait beaucoup souffrir le malade, sans en tirer d'avantage.

Cette observation n'avait pas échappé à Dehais Gendron, qui conseille positivement de toucher les pustules avec la pierre infernale (p. 50). Il va sans dire enfin que si la conjonctivite s'est propagée dans l'orbite, et qu'un abcès se forme de ce côté, il faut de suite enfoncer le bistouri entre l'œil et la paroi orbitaire, dans l'endroit où la fluctuation se montre. (*V.* art. Abcès orbitaires.)

*k. Eloignement de la lumière.* Les malades s'éloignent eux-mêmes de la lumière; ils se cachent sous les couvertures de leur lit, ou bien ils se couvrent autrement les organes malades. Quelques médecins ont pour pratique de bander tout à fait l'œil enflammé. Cette pratique est mauvaise; le bandeau comprime les paupières, gêne la circulation, entretient de la chaleur et empêche surtout l'écoulement libre des larmes et des autres humeurs sécrétées sur la conjonctive. Or, la présence de ces liquides retenus sur l'œil augmente singulièrement la phlogose. Il importe que les yeux soient entièrement libres, que les paupières soient entr'ouvertes de temps en temps, que leurs bords soient enduits d'un corps gras, surtout le soir, afin de les empêcher de se coller ensemble, et que la transpiration oculaire ne trouve aucun obstacle. Rien n'empêche que la lumière soit affaiblie ou éloignée le plus possible de la chambre du malade, à l'aide de rideaux convenables aux fenêtres et au lit, et d'un grand abat-jour vert qu'on place devant le front du malade. Telles sont les bases de cette méthode ; nous y reviendrons tout à l'heure dans le parallèle que nous allons établir. Passons, en attendant, à la seconde méthode, au traitement par les remèdes stimulans.

2° *Méthode stimulante ou cautérisante.* Les remèdes stimulans sont de vieille date dans le traitement des conjonctivites. La plupart des collyres, des eaux ou pommades merveilleuses, en effet, que les charlatans ou quelques oculistes exclusifs débitent pour la guérison des ophthalmies, ne sont que des composés plus ou moins stimulans. Mais ces moyens n'étaient employés que dans la période hyposthénique de la phlogose. Dans ces derniers temps, les chirurgiens anglais sont allés plus loin à ce sujet. Se fondant sur une proposition générale de J. Hunter, qui dit : « Que la durée d'une inflammation peut être abrégée en excitant momentanément une acuité plus grande dans un autre lieu», nos confrères d'outre-mer ont attaqué les conjonctivites aiguës à l'aide de topiques fort stimulans, et ils ont eu à s'en louer. C'est à Guthrie qu'appartient l'honneur de cette nouvelle médication. Elle est aujourd'hui presque généralisée en Angleterre et en Amérique.

A. *Nitrate d'argent.* Quelque soit le degré d'acuité de la conjonctivite, Guthrie ne la combat autrement qu'à l'aide de trois remèdes ; savoir, de sa pommade noire, des lotions de nitrate d'argent et de forts purgatifs : il n'a que fort rarement recours à la saignée.

*Pommade noire de Guthrie.*

*Pr.* Nitrate d'argent porphyrisé,          10 grains.
Acétate de plomb liquide,      10 à 25 gouttes.
Axonge,                            1 once.

Triturez exactement dans un mortier de verre jusqu'à en faire une pommade homogène.

Cette pommade est employée, comme celle de Janin, tous les jours, le soir et le matin. On en prend gros comme un grain de blé à l'aide d'un petit stylet mousse, ou d'un petit pinceau mou qu'on dépose entre les paupières, vers l'angle externe : on fait fermer ces voiles, et l'on frotte doucement avec le bout du doigt pour la faire étaler sur toute la surface de l'organe. Le malade restera les yeux fermés pendant deux heures.

Telle qu'elle est composée par son auteur, la pommade noire offre quelques inconvéniens que je dois signaler. D'abord elle n'est pas assez activé : dix grains de nitrate d'argent dans une once de graisse se délayent tellement, que son action sur la muqueuse est fort légère. Ensuite, le mélange de l'acétate de plomb avec le nitrate d'argent décompose petit à petit ce dernier sel et le réduit à l'état d'oxyde, ce qui lui ôte une très grande partie de son action. Ajoutons enfin que le nitrate d'argent est décomposé par une autre cause, la substance animale avec laquelle il est mélangé. Aussi voyons-nous la pommade noire devenir d'autant plus inerte qu'il se passe de jours de sa confection.

Ces observations ne m'ont pas fait renoncer à l'usage de la pommade de Guthrie, mais elles m'ont fait modifier sa formule. Je fais tout simplement mélanger exactement dix grains de nitrate d'argent porphyrisé dans un gros d'axonge récente. De cette manière, la pommade est beaucoup plus active, elle cautérise même la muqueuse pendant les premiers jours ; mais les malades s'en trouvent beaucoup mieux que de celle de la formule précédente : en s'affaiblissant peu de jours après, elle conserve toujours assez d'action pour modifier convenablement l'état de la conjonctive.

Je dois ajouter néanmoins que je ne me sers de cette pommade que dans les cas où le mal n'offre pas une très grande intensité, ou qu'il menace de devenir chronique. Alors je m'en sers seulement le soir. Mais en général, je préfère l'application immédiate du nitrate d'argent en substance : l'expérience m'a démontré que cela vaut beaucoup mieux que la pommade de Guthrie. Je prends un batonnet de pierre infernale de la longueur de deux pouces environ ; j'en enveloppe la moitié d'un lambeau de papier fort mou, et je le tiens par-là comme une plume ; je passe rapidement le bout libre de la pierre à la surface de l'œil et de la conjonctive, et je cautérise assez fortement toute la muqueuse. Je lotionne ensuite à grande eau fraîche la région malade : la douleur est intense, mais elle s'apaise de suite par les fomentations incessantes d'eau fraîche. L'inflammation est, pour ainsi dire, tuée sur-le-champ par la cautérisation ; la photophobie est dissipée avec une promptitude étonnante. L'œil pleure beaucoup au moment de l'opération ; il laisse écouler, la nuit suivante, beaucoup de sérosité roussâtre, qui devient purulente le lendemain par le détachement d'une partie des escarres. Ce dégorgement abondant soulage considérablement le malade, et rend fort bénigne la maladie. L'escarre la plus forte se fixe, par cette opération, à la face interne de la paupière inférieure, ou sur la gouttière lacrymale ; elle met quelques jours à se détacher, tandis que le reste de l'organe se mondifie dans l'espace de vingt-quatre heures. Pendant les deux premiers jours, je fais continuer les fomentations d'eau fraîche ; je les remplace ensuite par celles d'eau distillée de rose. Si la résolution tarde à s'opérer, j'anime l'eau de rose de deux grains de nitrate d'argent, par once, ou bien je la remplace par une très forte solution d'opium, ainsi que je le dirai tout à l'heure. Une seule cautérisation bien faite suffit, si le mal n'est pas fort intense ; j'en pratique souvent une seconde le surlendemain, si la première a été insuffisante. J'achève fréquemment la cure à l'aide de la pommade noire, que j'affaiblis plus ou moins à l'aide de la pommade de concombre au moment même de l'appliquer. Je dois dire enfin que ce mode de cautérisation à l'aide du nitrate d'argent en nature, exige une certaine habitude, car les paupières se ferment subitement, et l'œil se laisse difficilement toucher par la pierre.

Le nitrate d'argent est aussi employé en solution. Guthrie en prescrit un ou deux grains par once d'eau de rose. Il laisse tomber quelques gouttes de ce collyre entre les paupières plusieurs fois par jour. A cette dose, la solution ne cautérise pas ; on peut s'en tenir là lorsque le mal n'offre pas une grande intensité. Dans le cas contraire, ce collyre n'atteint aucunement le but. Aussi les praticiens anglais, les premiers, en ont-ils élevé considérablement la dose lorsqu'ils ont eu affaire à des conjonctivites graves, et ils s'en sont fort bien trouvés. Le nitrate d'argent a été, dans ces cas, employé en solution, depuis quelques grains jusqu'à un gros par once d'eau. Ce remède agit alors en cautérisant plus ou moins fortement la conjonctive. La solution devient déjà cautérétique à la dose de quatre grains par once.

Ce mode d'application du nitrate d'argent offre un inconvénient que j'ai déjà signalé, savoir, sa précipitation au fond de la fiole après un ou deux jours, ce qui affaiblit considérablement son action. Voici comment je me règle pour éviter cet inconvénient. Je fais moi-même la solution à chaque fois, au moment de m'en servir, de la manière suivante. Je mets dans un petit verre à liqueur un morceau de pierre infernale plus ou moins volumineux suivant la force que je veux donner à la solution ; ordinairement de dix à vingt grains. J'y verse cinq à six gouttes d'eau de fontaine ou de rose ; je remue le tout pendant quelques minutes, jusqu'à ce que la pierre soit fondue en totalité ou en partie ; puis j'y trempe un petit pinceau mou que je porte sur l'œil ; cet organe est ainsi cautérisé à peu près comme quand on emploie le médicament en substance ; mais la douleur est beaucoup moins forte. Il faut, dans tous les cas, avoir soin de bien essuyer la joue après l'opération, sans quoi elle resterait cautérisée.

Je me résume en disant : 1º Que des trois manières d'employer le nitrate d'argent contre la conjonctivite, la solution pratiquée sur-le-champ et portée avec un petit pinceau mou, est ce qu'il y a de mieux. La solution restante se sèche dans le vase ; elle peut très bien resservir en la délayant comme la première fois.

2º Que lorsqu'on veut obtenir une action profonde, comme dans la conjonctivite blennorrhagique, par exemple, le nitrate d'argent solide est préférable.

3º Que la pommade noire convient de préférence vers le déclin de la phlogose.

4º Enfin, que comme simple lotion astringente, la solution de nitrate d'argent ne doit pas contenir plus de deux grains de ce sel par once de liquide; sans quoi elle cautérise inutilement la peau des paupières.

B. *Mercuriaux.* On a beaucoup vanté, dans ces derniers temps, les lotions d'une solution de deuto-chlorure de mercure pour combattre les conjonctivites intenses. MM. Bally, Dupouget, Sandras, Ségond et plusieurs autres, ont publié des cas de guérisons obtenues à l'aide de ce collyre.

> *Pr.* Deuto-chlorure de mercure,   4 grains.
>  Eau distillée,         4 onces.
> Dissolvez.

Le malade bassine douze à trente fois par jour l'œil avec ce collyre. On ne dira pas que ce moyen n'est pas stimulant, puisqu'il enflamme la peau par son contact. (*V*. Rev. méd., 1833, septembre, p. 381; 1834, t. II, p. 402; 1836, novembre.) Il importe de faire remarquer que les malades qu'on a traités et guéris de la sorte n'ont pas été saignés ni purgés.

On emploie aussi de nos jours avec un résultat satisfaisant, des applications abondantes de pommade mercurielle autour de l'orbite et à la base des paupières, qu'on renouvelle de deux en deux heures. J'ai eu très fréquemment l'occasion d'expérimenter moi-même les bienfaits réels de cette médication.

M. Fricke, de Hambourg, vient de reproduire avec de grands éloges les insufflations de poudre de calomel contre les conjonctivites aiguës en général.

Il applique ce remède à l'aide d'un pinceau mouillé qu'il porte à la surface de l'œil, et assure réussir mieux que tous les autres topiques connus. Il a le tort cependant de s'approprier cette médication, qui appartient réellement à Dupuytren.

C. *Antimoniaux.* Au dire de Scarpa, Vasani a employé à Ancône, avec le plus grand succès, des lotions avec une forte solution de tartre stibié contre la conjonctivite (dix à quinze grains de tartre stibié dans une livre d'eau). Scarpa a l'air de se moquer de cette médication contre-stimulante; il ne comprend pas, dit-il, comment un pareil remède, qui est fort irritant, puisqu'appliqué sur la peau, il l'enflamme et y détermine des pustules et des vésicules prurigineuses, puisse guérir une ophthalmie. Ce grand praticien aurait mieux fait d'expérimenter plutôt lui-même l'action de cet agent que de le critiquer *à priori.* Il est probable que ce médicament agit en cautérisant comme les topiques dont nous venons de parler. Je n'ai pas encore eu jusqu'à ce jour le besoin de le préférer aux autres médicamens; mais je compte néanmoins l'essayer dans quelques cas de conjonctivite purulente.

D. *Acides cautérétiques.* Le docteur Werlitz a obtenu de grands succès par l'huile essentielle de citron appliquée sur l'œil, surtout dans les conjonctivites catarrhales. De nouvelles expériences viennent d'être faites à Londres avec la même substance, par un élève de Guthrie, M. Foot; les résultats en ont été très satisfaisans. Généralement l'introduction de l'huile de citron cause une douleur vive comme le nitrate d'argent dont la durée est d'une heure à deux; son action est aussi analogue à celle de ce sel: on répète l'application une fois par jour. L'ophthalmie la plus intense a guéri dans l'espace de sept jours à l'aide de ce traitement (Rev. méd. 1833, t. 3.)

Le docteur Littell, médecin d'un hospice d'aveugles en Amérique, a aussi traité avec un grand avantage les conjonctivites aiguës à l'aide d'un collyre d'acide acétique. (The Americ. Journ. of the méd. sc., nov. 1835, p. 91.) Voici sa formule:

Collyre d'acide acétique.

| | |
|---|---|
| R. Aquæ fluvial., | 1 unc. |
| Plumbi superacet.. | 1 scr. |
| Acid. acet., | 2 gr. |
| Tinctur. opii, | 1 gr. |
| Misce. | |

On l'applique à l'aide d'une cuiller ou d'une petite éponge.

Quand on se rappelle que l'acide acétique qu'on mange dans la salade blanchit les lèvres et cautérise légèrement l'épiderme par son contact, on n'aura pas de peine à comprendre quelle doit être l'action de ce collyre sur la conjonctive phlogosée.

E. *Opiacés à fortes doses.* M. Josse, d'Amiens, a publié dans la Gazette médicale (1834, page 349), l'observation d'un malade atteint d'une conjonctivite intense par suite d'une brûlure, chez lequel les souffrances insupportables et la phlegmasie se sont dissipées comme par enchantement à la suite de l'usage d'un collyre dans lequel on avait mis par mégarde une très forte dose d'extrait d'opium (2 gros d'opium dans 3 onces d'eau.)

M. Berna, sous-aide au Val-de-Grâce, a dit de son côté (Ibid., avoir vu les conjonctivites aiguës guérir avec une promptitude étonnante sous l'influence d'un collyre plus fortement opiacé que le précédent. (Un 1/2 gros d'opium dans 2 gros d'eau.)

J'ai voulu m'assurer moi-même de la bonté de ce remède; j'ai vu qu'il méritait beaucoup de confiance, surtout en augmentant la dose de l'opium. Je l'ai d'abord employé à l'aide d'un petit pinceau, dans des proportions beaucoup plus fortes que celles indiquées par M. Berna (2 gros d'opium dans 2 gros d'eau distillée), et j'ai observé qu'il agissait comme un puissant résolutif de la phlogose. J'ai augmenté encore la dose de l'opium et j'ai eu à m'en féliciter. (3 gros d'opium dans deux gros d'eau de rose.) La solution a la consistance d'une pommade liquéfiée; j'en charge un petit pinceau mou et je l'applique entre les paupières; je passe un second coup de pinceau sur la peau même des paupières, et je repète la même opération une ou deux fois par jour. La conjonctivite cède merveilleusement sous l'action de ce collyre.

Il résulte des faits précédens que la méthode stimulante ou cautérisante n'est basée que sur des remèdes purement locaux.

3° *Méthode mixte.* C'est celle que la plupart des praticiens suivent; c'est celle que j'ai adoptée moi-même. Voici d'après quelles données je me règle. Lorsque la conjonctivite est légère, je me contente de simples lotions répétées cinq à six fois par jour, d'eau de rose simple, ou bien animée d'un ou de deux grains par once de nitrate d'argent. J'y ajoute quelquefois un purgatif.

Dans les cas plus prononcés, je ne manque jamais de saigner, d'appliquer des ventouses, de purger et de remplir les autres indications générales s'il en existe. Pour la localité, je fais usage du même collyre. J'y joins, si le mal est un peu imposant, les applications abondantes de pommade mercurielle autour de l'orbite, et la pommade de nitrate d'argent le soir. L'eau de rose est quelquefois remplacée par le collyre de deuto-chlorure de mercure, ou bien d'eau distillée de laurier-cerise opiacée (un gros d'opium par once d'eau de laurier-cerise).

En cas de chémosis, j'emploie ces mêmes remèdes avec plus de prodigalité, et j'ai surtout soin de cautériser la muqueuse avec le nitrate d'argent, soit en solution concentrée, soit à l'état solide. Je remplis en même temps, bien entendu, les autres indications générales et locales dont nous avons parlé. Le tartre stibié à haute dose est ici mon meilleur contre-stimulant. J'achève la cure par la pommade noire, le collyre opiacé et les lotions d'eau de rose. Si le mal se termine par une autre affection, je me règle alors de la manière que nous verrons ailleurs. On voit, par ce qui précède, que dans la méthode mixte, qui est la meilleure, le praticien combine les deux méthodes ci-dessus d'après son propre jugement basé sur les circonstances particulières de la maladie.

### B. *Conjonctivites purulentes.*

Sous cette dénomination nous avons compris trois variétés d'ophthalmie, la gonorrhéique, celle des armées ou des orientaux et l'ophthalmie des nouveau-nés. Ce qui caractérise principalement ces phlogoses, c'est l'écoulement abondant d'une matière muco-purulente de la surface conjonctivale et le gonflement prodigieux des paupières. Je n'ignore point que ces trois ophthalmies peuvent à la rigueur être comprises dans une seule description, ainsi que cela a été fait depuis long-temps par quelques ophthalmologues ; mais je crois plus utile et surtout plus exact d'en donner trois tableaux distincts ; d'autant plus, quelle que soit leur ressemblance, qu'il n'est strictement pas exact de soutenir que l'ophthalmie gonorrhéique soit identique avec le plus haut degré de l'ophthalmie catarrhale. Il y a,

en cela, un certain abus de mots qui ne peut en imposer qu'aux oculistes non habitués à l'étude de la pathologie générale.

### Première variété. — *Ophthalmie gonorrhéique*.

§ 1<sup>er</sup>. *Généralités*. On donne ce nom à une sorte de conjonctivite
excessivement grave qui se déclare chez quelques sujets atteints de
gonorrhée, ou dont les yeux ont été mis en contact avec de la matière
des organes génitaux d'une personne affectée de cette maladie.

Cette dernière circonstance fait déjà comprendre qu'il n'est pas indispensable de rencontrer la blennorrhagie urétrale ou vaginale chez
les sujets attaqués de l'ophthalmie en question.

Il paraît, d'après les dernières recherches, que tous les organes des
sens sont sujets à la même affection gonorrhéique. Dans son important ouvrage sur la maladie vénérienne, M. Desruelles décrit, d'a-
près sa propre observation, l'otite, le coryza et la stomatite blen-
norrhagiques déclarés par inoculation de la matière gonorrhéique.
Ce qu'il y a de plus remarquable, c'est que les symptômes, la marche et même les terminaisons de ces affections offrent une ressemblance frappante avec la conjonctivite de même nature.

On ne confondra pas cette maladie avec l'ophthalmie syphilitique
ou vérolique. Outre que celle-ci n'est point accompagnée d'écoulement puriforme comme la gonorrhéique, elle ne se présente ordinairement que sous la forme chronique ; nous en parlerons ailleurs.

Attendu ses traits de ressemblance avec l'ophthalmie purulente des
orientaux (catarrhale aiguë) et avec celle des nouveau-nés, la conjonctivite gonorrhéique pourrait être quelquefois confondue avec
elles. Bien qu'une pareille erreur n'entraîne pas de conséquence fâcheuse, car le traitement en diffère peu dans les trois cas, néanmoins,
avec un peu d'attention on peut en éclairer le diagnostic respectif.
La première chose que Dupuytren faisait en pareille occurrence, c'é-
tait d'examiner les organes génitaux du malade ou des personnes qui
auraient pu lui donner la maladie, si la chose était possible.

En 1832, une femme, âgée de 36 ans, fut reçue à l'Hôtel-Dieu pour
une ophthalmie gonorrhéique fort grave ; le lendemain de son entrée, les deux yeux se sont crevés. Dupuytren interroge la femme,
examine les organes sexuels, et n'apprend rien qui explique le phénomène ; il fait venir le mari, explore les parties génitales, et y trouve une blennorrhagie qui a donné le mot de l'énigme. Il ne faut pas
oublier cependant que, tant chez l'homme que chez la femme, cet
examen peut tromper, car l'écoulement génital disparaît quelquefois
complètement au début de l'ophthalmie.

En général, l'intensité et la rapidité de la marche de la maladie
sont plus marquées dans la conjonctivite blennorrhagique que dans
les deux autres variétés. L'inoculation de la matière oculaire sur les

animaux pourrait, dans les cas douteux, éclairer le diagnostic. M. Philippe Boyer a observé (Traité de la syphilis) que les ganglions de l'aine sont toujours engorgés en cas de préexistence d'écoulement aux parties génitales. Il y a cependant dans l'ensemble des symptômes des trois maladies des caractères suffisans pour les distinguer entre elles, ainsi que nous le verrons plus loin.

L'ophthalmie gonorrhéique peut se déclarer dans tous les âges, et chez les deux sexes indistinctement. Je ne l'ai cependant jamais rencontrée avant la quinzième année de la vie, ni après la quarante-cinquième. M. Kennedy pourtant assure avoir vu trois cas de conjonctivite véritablement gonorrhéique chez des enfans, par inoculation ; les yeux se sont gangrénés en quelques heures (*The amer. jour. of the m. sc.* 1836, *mai, p.* 234). Chaussier a, au dire de M. Caffe, vu la même maladie chez une femme octogénaire qui l'avait attrappée en lavant ses yeux avec la même éponge qui avait servi à nettoyer les organes oculaires de son fils atteint de la même affection.

Je ne sais, du reste, d'après quelles données M. Desruelles a dit que « l'ophthalmie vénérienne s'observe plus souvent chez les enfans nouveau - nés, et que presque toujours elle est alors accompagnée d'une éruption à la peau. » Il est probable que ce praticien confond ici l'ophthalmie en question avec la catarrhale des nouveaux-nés dont nous parlerons tout à l'heure.

On a prétendu qne la conjonctivite gonorrhéique est plus fréquente chez l'homme que chez la femme, parce que le premier a plus souvent l'occasion de s'inoculer la maladie génitale avec ses doigts (Lassus, Boyer, etc.); quelques personnes cependant ont avancé le contraire. M. Philippe Boyer est de cette dernière opinion ; il l'explique en disant que chez l'homme il y a deux voies de métastases de la blennorrhagie urétrale, les testicules et les yeux ; tandis que chez la femme il n'y en a qu'une, les organes oculaires. Cette explication est loin de satisfaire ; l'essentiel cependant est de constater le fait d'abord par des relevés statistiques ; ce travail est encore à faire. Quant à moi, je crois l'avoir rencontrée aussi souvent chez l'un et l'autre sexe, et je ne pense pas qu'on puisse rien avancer de précis à ce sujet.

Beaucoup de personnes croient que la phlogose dont il s'agit est uniquement bornée à la conjonctive. Si l'on réfléchissait au boursouflement de tous les tissus de l'organe, aux extravasations intra-oculaires et à la photophobie intense durant la maladie, on reconnaîtrait à ces phénomènes que toutes les parties intérieures participent à l'inflammation : c'est même en cela que consiste une grande partie de sa gravité.

Du reste, le mal peut attaquer un œil ou tous les deux à la fois. Je l'ai plus souvent vu des deux côtés que d'un seul ; d'autres ont observé le contraire. J'ai aussi remarqué, comme M. Desruelles, que dans le premier cas il y avait presque toujours un côté plus gravement affecté que l'autre, du moins pendant quelque temps.

Ajoutons enfin que les phénomènes de cette maladie donnent l'idée de la phlogose la plus intense dont les tissus vivans soient susceptibles, puisqu'on y trouve en même temps réunis la métaphlogose et l'hyperphlogose, réunion dont la terminaison la plus fréquente est la gangrène (Lobstein). C'est aussi par la gangrène de la cornée que le mal se termine le plus souvent. On pourrait même dire qu'il n'y a dans cette affection qu'une seule période, celle de la suppuration, avec ou sans gangrène, puisqu'en quelques heures l'œil peut être entièrement désorganisé.

### § 2. *Caractères*.

**A.** *Début*. Un premier fait à noter dans l'histoire de cette phlogose, c'est qu'elle ne se déclare presque jamais dans la période aiguë de la blennorrhagie génitale. C'est toujours vers la fin de cette dernière qu'elle débute (du troisième au septième septenaire); et ce début s'annonce ordinairement par une irritation, un éréthisme oculaire, accompagné de xérophthalmie, picotemens et dardemens presqu'électriques; chaleur, photophobie légère et lourdeur encéphalique plus ou moins prononcée. La conjonctive paraît jaunâtre et légèrement injectée.

Weller assure avoir vu une hémorrhagie de la surface de l'œil annoncer l'arrivée de la maladie. Je n'ai jamais rencontré ce caractère au début de la phlogose, mais je l'ai bien constaté au moment où la congestion capillaire est portée à son *summum* d'intensité ; il y a alors métaphlogose, et par conséquent chémosis, ce qui suppose un état avancé de la phlegmasie.

Le même phénomène s'observe dans la cystite, dans la métrite aiguë et dans plusieurs autres inflammations viscérales. Quelques sujets accusent par momens un sentiment de pulsation introculaire analogue à celui du panaris. Ce caractère dépend de l'exaltation vitale des capillaires sous l'influence de l'inervation excessive de l'organe, qui y provoque la congestion. (Lobstein, Rasori, Monteggia.) L'orage est alors imminent, et son arrivée peut bien être regardée comme la progression des symptômes précédens.

Notons en attendant l'état de l'écoulement génital. Il est tantôt supprimé, soit avant, soit après la déclaration de l'ophthalmie; tantôt exaspéré ; tantôt enfin il n'offre rien de particulier à noter. Le plus souvent cependant les deux inflammations marchent en rapport inverse entre elles ; quelquefois elles s'alternent.

Les propositions absolues qu'on avait avancées à ce sujet n'avaient pour base que des observations inexactes ou des faits peu nombreux

**B.** *Physiques*. Rougeur, gonflement, écoulement puriforme, tels sont les caractères physiques de la maladie ; ils méritent quelque considération.

1° *Rougeur*. Toute la muqueuse palpébro-oculaire est convertie en une masse d'un rouge écarlate ou minium. Ce symptôme est sans doute commun à toutes les conjonctivites aiguës ; mais il est prononcé au plus haut degré dans celles dont il s'agit. Dans aucune autre phlogose des membranes muqueuses, en effet, la congestion sanguine n'est aussi intense. Un simple coup-d'œil suffit pour s'assurer que ni la muqueuse urétrale, ni celle du vagin, atteintes de la même maladie, ne peuvent lui être comparées sous le rapport de l'intensité de la rougeur. Cette différence tient incontestablement à des raisons d'organisation.

2° *Gonflement*. Ce n'est pas la conjonctive seulement qui est gonflée ; les paupières, et même la peau de leur base, sont prodigieusement développées et dures ; elles offreut les apparences des parties atteintes de phlegmon, au point qu'il est difficile de les en écarter et de s'assurer de l'état du globe oculaire. Aussi les paupières restent-elles forcément fermées, et la seule forme du gonflement suffit quelquefois pour faire reconnaître, à plusieurs pas de distance, la nature de la maladie.

La conjonctive est tellement boursouflée qu'elle forme une masse fongueuse plus ou moins prononcée au-devant de l'œil ; la cornée elle-même en est couverte quelquefois, et les paupières sont parfois entrebâillées par une sorte de prolongement de la muqueuse, qui s'offre au-dehors comme un lambeau de la crête d'un coq, gercée et excoriée sur quelques points, ulcérée et suppurante sur d'autres. Un gonflement analogue s'observe dans les parties génitales atteintes de la même affection (chaudepisse cordée).

3° *Ecoulement puriforme*. Ce symptôme est presque caractéristique de cette maladie, bien qu'il se rencontre égalemeut dans les deux autres variétés de conjonctivite dont nous parlerons plus loin. L'écoulement en question peut être regardé comme une sorte de diarrhée de la conjonctive. La matière coule en quantité prodigieuse de la surface de l'œil ou de la fente palpébrale, et surtout du bord libre de la paupière supérieure sur la joue. Son siége principal est dans le système glandulaire de l'œil et des paupières, c'est-à-dire dans les cryptes muqueux et les glandes de Méibomius ; aussi voit-on la plus grande quantité de cette matière provenir de la paupière supérieure, où existe le plus grand nombre de ces glandes. Cette matière est d'abord sanguinolente et très liquide, puis un peu épaisse et verdâtre ; enfin presque blanche et comme crêmeuse ; elle est âcre et excorie la joue par son contact ; elle tache le linge comme celle de la gonorrhée. Lorsqu'elle a acquis cette dernière qualité, le mal se trouve déjà à la période que nous avons appelée aphotophobique, circonstance importante à noter, car elle a une influence directe sur le traitement. L'époque de l'apparition de l'écoulement est variable, par rapport au début, de quelques heures à quelques jours. Que cette matière soit contagieuse comme celle des parties génitales, on ne saurait le révoquer en doute; c'est même là un des caractères propres de cette maladie.

C. *Physiologiques*. 1º *Douleur*. Elle est le résultat de la distension phlegmoneuse des tissus et du travail inflammatoire sur la sphère nerveuse de l'appareil oculaire. Cette douleur est irradiative des tissus enflammés au front, à la tempe et à l'occiput; elle est fort vive, distensive et brûlante à l'œil, gravative au front, pulsatile à la tempe et à l'occiput.

2º *Photophobie*. Ce caractère est très prononcé, comme dans toutes les ophthalmies *chémosiques*; il n'est cependant pas très durable le plus souvent; car aussitôt que des extravasations intérieures ont lieu, la rétine perd sa faculté sensitive.

3º *Réaction constitutionnelle*. Agitation générale, fièvre, insomnie, délire, langue chargée, pouls plein et dur, et quelquefois aussi stupeur à la suite de ces symptômes. Ces phénomènes indiquent suffisamment la coexistence d'une congestion encéphalique.

D. *Marche*. Variable; tantôt elle est lente, mais progressive, et parcourt ses périodes dans l'espace de dix à douze jours; ses suites cependant peuvent avoir une marche indéterminée; tantôt elle est d'une rapidité étonnante; trois à quatre heures suffisent, dès le début, pour la destruction de l'organe; tantôt enfin elle a une marche insidieuse; elle est lente et bénigne pendant quelques jours, puis après elle devient foudroyante et l'œil se crève presque tout à coup; aussi faut-il se défier de son apparente bénignité. Ajoutons que quelquefois le mal paraît s'adoucir d'un côté pour attaquer l'autre avec une nouvelle violence.

E. *Terminaisons*. 1º *Résolution*; elle est rare, surtout lorsque le mal n'a pas été attaqué énergiquement dès le principe. Néanmoins il est rare aussi que les deux yeux en soient également ravagés; très souvent la résolution a lieu d'un côté lorsque la phlogose a attaqué les deux organes. Si elle a lieu, du reste, cette résolution est rarement complète.

2º *Maladies secondaires*. Hypopion, amaurose, cataracte, albugo, ulcérations cornéales, ectropion, prolapsus irien, kératocéle ou staphylome de la cornée, telles sont les maladies qu'on a souvent à traiter après la conjonctivite blennorrhagique.

La plus grave parmi ces affections secondaires est le staphylome, qui malheureusement est aussi des plus fréquentes. J'ai dernièrement été appelé par mes confrères, MM. Fabre et Vigreux, pour un jeune homme qui se trouvait dans ce cas, et que j'ai dû opérer sur le champ. Deux autres faits pareils se sont depuis peu présentés à mon observation. Nous dirons en temps et lieu ce qui est propre à chacune de ces maladies.

3º *Fonte purulente de l'œil* Elle peut avoir lieu de différentes manières. Le plus souvent la cornée se gangrène et se crève par étranglement: le bourrelet du chémosis agit dans ce cas comme celui du paraphymosis sur le gland; le cours du sang étant intercepté par le le bourrelet, la cornée devient blanche, opaque, se mortifie, et l'œil est promptement vidé par la contraction spasmodique des muscles droits : j'ai vu le cristallin et le corps vitré sauter sur la joue avec une sorte d'éclat par le mécanisme que je viens d'indiquer : c'est de cette manière que les choses se passent quand la congestion est très violente, et que l'organe est détruit dans l'espace de quelques heures. Il y aurait par conséquent dans cette circonstance de l'avantage à ouvrir la cornée avec un bistouri à cataracte d'après le précepte de Wardrop : on préviendrait peut-être de la sorte la mortification de la gangrène : c'est ce que je me propose d'essayer à la première occasion. Dans d'autres occasions, des ulcérations perforantes s'établissent sur la cornée, et les humeurs sont expulsées aussitôt que cette membrane est suffisamment rongée. Dans quelques cas, du pus est sécrété en grande quantité dans les chambres oculaires, et l'œil est crèvé comme dans l'empyème ophthalmique. Dans d'autres circonstances enfin, la cornée est infiltrée, ramollie, propulsée, crêvée, etc. L'époque de ces terminaisons est variable, comme nous venons de le dire. Aussitôt que le contenu de l'œil est expulsé, il y a un travail suppuratif sur le moignon restant, qui rentre tout-à-fait dans les considérations émises au chapitre de l'amputation de l'œil.

§ 3. *Etiologie.* Trois opinions règnent à l'égard de cette maladie :

1° *Métastase.* Saint-Yves a été un des premiers à soutenir qu'il y avait dans ces cas métastase de l'écoulement génital aux yeux. Cette hypothèse a été combattue par Scarpa et par d'autres ; elle est presque entièrement abandonnée aujourd'hui. M. Boyer fils cependant vient de la remettre en faveur.

La réalité des métastases est encore en litige parmi les pathologistes ; et d'ailleurs, outre que toute suppression de l'écoulement des parties génitales n'occasionne pas l'ophthalmie, on voit souvent cette dernière exister sans aucune influence sur l'état des organes sexuels, sans même que ces organes soient atteints de la même maladie : tel a été le cas de Chaussier, un autre de M. Caffe, et un troisième qui m'est propre.

Je crois donc que dans l'état actuel de nos connaissances, l'idée de la métastase ne peut-être raisonnablement admise.

2° *Contagion, ou inoculation.* Quelques pathologistes nient que l'ophthalmie en question puisse se contracter par inoculation de la matière blennorrhagique. (Beer, Venteck, Pearson, Pamard, Boyer fils, etc.) Si l'on ne savait pas par expérience qu'il n'y a pas d'absurdité en médecine qui n'ait trouvé de tout temps des partisans, on aurait lieu de s'étonner de ce qui précède. Je suis tellement convaincu, d'après ma propre observation, de la réalité de la contagion dans cette affection, que je n'ose pas engager ceux qui la nient d'en faire l'essai sur eux-mêmes. Il ne faut pas oublier cependant que pour être contagieux, l'écoulement ne doit point être de vieille date. On sait qu'après deux mois d'existence, les gonorrhées ne sont plus transmissibles, en général.

C'est peut-être par suite de cette dernière circonstance que quelques personnes assurent avoir placé impunément entre les paupières de la matière gonorrhéique. Les faits que je viens de citer, de personnes qui ont gagné l'ophthalmie par des individus qui étaient atteints de gonorrhée sans avoir elles-mêmes cette dernière affection, prouvent d'une manière incontestable la contagion. J'ai même observé deux fois, à la Charité, des femmes qui avaient contracté la conjonctivite avec une intensité effrayante, pour avoir lavé leurs yeux avec l'urine d'une personne gonorrhéique. Tout en admettant l'inoculation, cependant je ne nie pas que le mal puisse se déclarer autrement.

3° *Sympathie.* La testiculite blennorrhagique a été souvent attribuée à la sympathie de l'urètre avec la glande spermatique. La même doctrine a été soutenue à l'égard de la conjonctivite. Il y a effectivement une grande similitude entre la structure, la forme et même les fonctions de la conjonctive et des paupières, et les tissus qui dédoublent les organes générateurs. J'ai déjà fait remarquer que les paupières ressemblent au prépuce sous plusieurs rapports. On comprend jusqu'à un certain point que l'irritation génitale puisse se transmettre aux yeux par continuité de tissu (ou par l'intermédiation du derme qui est en continuation avec les muqueuses), de même que la bouche est affectée, dans certaines maladies des viscères, et que les yeux et la gorge se prennent à leur tour dans les affections cutanées. (*V.* les généralités sur les conjonctivites.) Scarpa et Dupuytren admettaient ce mode de transmission de la maladie ; mais ils admettaient aussi plus volontiers l'inoculation. L'opinion de ces deux grands maîtres est celle qui domine généralement de nos jours. Il est bon de rappeler, en attendant, que le dernier mode de transmission exige une prédisposition qui n'est pas indispensable dans le premier. Cette prédisposition consiste dans un état habituel de rougeur ou d'irritation quelconque de la conjonctive.

Les causes occasionnelles sont toutes celles qui suppriment ou exaspèrent subitement la maladie génitale, telles que l'équitation, les injections irritantes, les abus diététiques, etc.

Quel est maintenant le principe immédiat de la maladie ? Nul doute que ce mal d'yeux ne reconnaisse, comme celui des parties sexuelles, un *virus* qui agit en irritant violemment les tissus ; mais quelle est la nature de ce virus ; est-il réellement animé, ainsi que quelques observateurs microscopistes nous l'assurent ? Voilà une question que nous ne devons pas examiner pour le moment : ce qu'il m'importait de bien établir, c'était l'identité parfaite de la conjonctivite avec la blennorrhagie vénérienne.

§ 4. *Pronostic.* 1° Grave ou très grave en général. 2° Réservé dans quelques cas, et surtout lorsque le mal est attaqué énergiquement de bonne heure par les moyens que nous allons indiquer.

§ 5. *Traitement.* Deux méthodes sont aujourd'hui en usage dans le traitement de cette maladie : l'une est l'antiphlogistique ; l'autre peut être appelée *éradicative*. Cette dernière se propose la destruction de la portion malade de la muqueuse.

A. *Méthode antiphlogistique.* Elle est la même que celle de la conjonctivite essentielle dont nous avons déjà parlé. Quelques praticiens ont adopté d'appliquer des sangsues d'une manière permanente autour de l'orbite pendant quelques jours. M. Desruelles ajoute à ce moyen et aux autres remèdes antiphlogistiques connus des fomentations incessantes de décoction filante de racine de guimauve ; mais ce praticien ne dit pas combien de malades il a guéris parmi ceux qu'il a traités de la sorte. D'après les observations que j'ai pu faire, les remèdes antiphlogistiques n'ont pas dans cette affection la même prise que dans les autres maladies inflammatoires : les applications émollientes surtout ne font que hâter la macération et la perforation de la cornée. Scarpa avait bien saisi ce fait capital ; aussi remplaçait-il les émolliens par des instillations fréquentes d'eau camphrée. Les chirurgiens anglais du dernier siècle avaient aussi recours aux applications de teinture d'opium. Dupuytren joignait les insufflations de calomel. Tous ces moyens pourtant, employés en union des saignées abondantes et des purgatifs, n'empêchent pas le mal de continuer sa marche et de faire des ravages affreux. M. Bousquet a dit, dans ses notes à l'ouvrage de Scarpa, que Dupuytren arrêtait comme par enchantement le mal par ses insufflations de calomel ; j'ai cependant observé un très grand nombre de sujets traités de la sorte par Dupuytren lui-même ; je n'en ai pas vu guérir un seul. On a parlé de vésicatoire et de sétons à la nuque ; Boyer en a fait usage en ma présence sans plus d'avantage. D'autres ont eu recours au baume de copahu intérieurement, à la potion de Chopart, aux différens remèdes anti-syphilitiques ; mais les yeux se sont également crevés. La salivation artificielle, tant vantée par M. Pamard et par d'autres, ne paraît pas plus efficace que les remèdes précédens.

Une indication qui a été jugée fort essentielle, c'est de rappeler l'écoulement génital lorsqu'il est supprimé. On a beaucoup compté sur les effets de ce rappel ; mais, outre que cette suppression n'existe pas toujours, la reproduction artificielle de l'écoulement à l'aide des sondes en permanence, d'injections irritantes ou de l'inoculation, n'a pas modifié la marche destructive de l'ophthalmie. En 1829, sir Astley Cooper vint à la clinique de Dupuytren. Ce dernier lui montra un jeune homme qui se trouvait dans le cas en question ; le chirurgien anglais prescrivit la médication suivante : « Rappelez l'écoulement urétral à l'aide d'une sonde permanente dans l'urètre ; » donnez toutes les deux heures une pilule de cinq grains de calomel jusqu'à salivation. » Cela fut fait, mais sans aucun avantage, l'œil ayant éclaté deux jours après. M. Boyer fils cependant assure avoir vu l'ophthalmie se dissiper comme par enchantement par la réapparition de l'écoulement génital supprimé chez une jeune fille. (*Traité de la syphilis*, p. 257.)

Les applications abondantes de pommade mercurielle, de pommade de belladone autour de l'orbite, et les collyres saturnins très chargés d'acétate de plomb et de laudanum, ont été aussi beaucoup vantés, conjointement aux purgatifs mercuriels et aux saignées répétées ; mais guérit-on par ces moyens? C'est là une autre question.

B. *Méthode éradicative*. La plupart des auteurs qui ont décrit cette maladie ont prescrit l'excision du bourrelet conjonctival comme dans toutes les ophthalmies chémosiques (Lassus, Scarpa, Boyer, etc.); mais ils n'y ont pas attaché une importance particulière. Dès 1734 cependant, Breyer avait proposé et exécuté avec le plus grand succès l'excision de toute la conjonctive palpébro-oculaire dans le but d'enlever, de déraciner la source de l'écoulement. (*De Ophthalmia venerea*, A. F. Breyer, Tubingæ, in-4°.) Six observations sont rapportées dans cet écrit, d'où il résulte que la dissection et l'excision de la conjonctive à l'aide d'un petit bistouri boutonné et de ciseaux courbes, enraie à coup sûr la maladie et laisse dans son intégrité le globe oculaire. Cette idée est d'autant plus importante, que c'est au bourrelet péricornéal de la conjonctive qu'on doit l'étranglement et la mortification de la cornée, ainsi que nous venons de le dire. Ces faits cependant se sont passés inaperçus.

Les chirurgiens anglais se sont, dans ces dernières années, fixés de préférence à un autre moyen propre à détruire la conjonctive malade: c'est le nitrate d'argent à haute dose. M. Kennedy n'a trouvé de moyen plus efficace pour juguler la maladie, que d'instiller de temps éu temps entre les paupières d'une solution d'un drachme de pierre infernale dans une once d'eau de rose; il y joint, bien entendu, les saignées et l'usage intérieur du calomel et de l'opium.

Les derniers remèdes sans le collyre cautérisant, ou avec un collyre moins fort, n'ont pas empêché la maladie de suivre sa marche désastreuse. M. Sanson a apprécié convenablement la portée des deux moyens dont je viens de parler, il les a mis en usage avec un plein succès. J'ai traité jusqu'à présent six sujets avec l'excision et la cautérisation, ou avec la cautérisation seule, et le résultat a été constamment favorable ; les yeux ont été préservés du travail destructeur de la conjonctivite ; mais l'application de cette méthode mérite quelques considérations.

L'excision de la conjonctive est toujours possible lorsque le mal date de quelques jours et que la photophobie est dissipée en grande partie ; mais dans les premiers temps le gonflement, la douleur et l'aversion pour la lumière sont tels, que l'ablation de la muqueuse est impraticable ; je n'ai pu, tout au plus, enlever alors qu'un ou deux petits lambeaux de la face interne de la paupière inférieure, à l'aide de ciseaux courbes. Ce qu'il importe cependant d'exciser, c'est le bourrelet péricornéal, par les raisons que je viens d'exposer. Or, je le répète, la chose n'est pas toujours possible, et pourtant il ne faut pas oublier que quelques heures d'attente suffisent pour la destruction de l'organe.

Dans ces circonstances, j'ai désorganisé toute la conjonctive, et

principalement le bourrelet, à l'aide d'un crayon de nitrate d'argent.
Voici, du reste, d'après quelles données je me conduis dans la médication en question :

1° J'examine d'abord si l'excision conjonctivale est praticable ; je
l'exécute à l'aide de ciseaux courbes et de pinces, et j'ébarbe autant
que possible de la muqueuse, d'après le précepte de Breyer. Quelques minutes après, j'y passe un crayon de pierre infernale en le promenant rapidement à la périphérie de la cornée ; j'y applique immédiatement ensuite des compresses trempées continuellement d'eau
fraîche.

2° Si l'excision est impraticable, je me contente de brûler la conjonctive en portant fortement un cylindre obtus de nitrate d'argent
sur la circonférence de la cornée, avec la précaution de ne pas aller
vers le centre de cette membrane, crainte de la désorganiser. Je porte
aussi le caustique sur la face muqueuse des paupières, et principalement de la supérieure, où est la source la plus considérable de l'écoulement. Une grande partie, sinon la totalité de la muqueuse, reste
ainsi brûlée, désorganisée ; tout l'intérieur des paupières prend une
teinte gris-noirâtre; et il s'écoule immédiatement une très grande
quantité de sang pur et d'eau rousse et sale comme de la lavasse. La
cuisson, le sentiment de brûlure se déclare immédiatement ; la souffrance est si vive que le malade tomberait dans des spasmes effrayans si l'on n'avait pas immédiatement recours aux affusions incessantes d'eau froide sur toute la région fronto-palpébrale. J'ouvre
sur-le-champ la veine du bras, et je saigne jusqu'à syncope. Le malade tombe dans une sorte d'affaissement salutaire, la douleur de la
cautérisation s'apaise, et l'opéré s'endort quelquefois peu de temps
après : c'est ce que j'ai observé chez le malade de M. Vigreux, que
j'ai cautérisé de la sorte du côté où la destruction n'avait pas encore
commencé. Après que le malade est revenu de cet état, je le mets à
l'usage du tartre stibié à haute dose (12 grains dans 6 onces d'eau), et
les choses tournent toujours pour le mieux. Le lendemain, je remplace les fomentations d'eau simple par celles d'eau blanche très chargée (1 once d'acétate de plomb dans 4 onces d'eau). Il est rare que
je sois obligé de répéter la cautérisation pour hâter la guérison.

Il est bien entendu d'ailleurs que toutes les autres règles, exposées à
l'occasion de la conjonctivite essentielle seront aussi observées dans
celle-ci. Si le malade ne supporte pas le tartre stibié à haute dose, je le
remplace par un autre remède contre-stimulant, tel que l'extrait de
belladone, par exemple, à la dose de 6 ou 8 grains par jour (1 pilule
d'un grain toutes les deux heures, avec quelques grains de calomel),
l'acétate de plomb à la dose de 20 à 30 grains par jour (une pilule de
2 grains toutes les deux heures), l'extrait de jusquiame à la dose de
15 à 20 grains par jour, etc. Tous ces remèdes agissent à haute dose
comme le tartre stibié, c'est-à-dire en abaissant la vitalité de l'organisme, et, chose étonnante, ces doses énormes, qui empoisonneraient
en état de santé, ne produisent que l'effet des évacuations sanguines

abondantes en cas de maladie inflammatoire grave. Les personnes qui connaissent les belles expériences de Rasori et de Giacomini sur la véritable action de ces médicamens, ne seront pas étonnées de l'énoncé des formules qui précèdent.


**Deuxième variété.** — *Ophthalmie purulente des nouveau-nés.*


Quelques jours, quelques semaines, ou même plusieurs mois après la naissance, des enfans sont attaqués de conjonctivite purulente, qui offre une grande analogie avec la précédente; on l'appelle ophthalmie des nouveau-nés, *lippitudo neonatorum*, maladie grave, et qui mérite une étude approfondie.

Caractérisée également par un gonflement énorme des paupières et un écoulement puriforme abondant, cette phlogose présente ceci de particulier qu'elle règne souvent épidémiquement. On l'a plusieurs fois observée à la Maternité de Paris. En 1832, elle a fait des ravages dans l'hospice des Orphelins du choléra ; sur 300 enfans renfermés dans cet établissement, 299 en ont été atteints (Rev. méd. 1832, t. 3, p. 492). En 1835, on l'a vue sévir également sur les enfans de l'hospice des Incurables (Ibid. 1835, t. 3, p. 458), et il ne se passe guère d'années que les journaux ne nous entretiennent du même fléau, sur différentes localités de France ou de l'étranger.

L'ophthalmie en question cependant s'observe aussi sporadiquement, mais plus souvent dans la classe pauvre que dans le reste de la population.

§ 1er. *Caractères.* Il existe une ressemblance très frappante entre les caractères de cette maladie et ceux de l'ophthalmie précédente : il y a pourtant, dans celle-ci, des particularités qui m'obligent à en tracer le tableau en totalité, en l'abrégeant toutefois.

A. *Début.* C'est aussi par une sorte d'irritation ou d'exaltation de la vitalité oculaire que le mal débute ; l'enfant y porte souvent la main comme pour se gratter ; il paraît souffrir à l'action de la lumière, crie et cache la cornée sous la paupière supérieure ; la conjonctive est comme desséchée, et les paupières légèrement tuméfiées. Wéller dit avoir vu la maladie se déclarer par des hémorrhagies conjonctivales répétées deux à trois fois, et il assure que cela est d'un bon augure pour la terminaison de la phlogose.

B. *Physiques.* 1º Gonflement phlegmoneux des paupières et de la conjonctive. Mêmes conditions que dans l'ophthalmie précédente. (*Voyez-en* la description. La cornée cependant est gonflée chez les enfans à cause de sa spongiosité remarquable. (Wardrop.) D'après Demours, le siége principal de la phlogose qui détermine ce gonflement est dans le tissu cellulaire sous-conjonctival, surtout à l'endroit où cette membrane revêt la face interne des paupières. Ici comme ailleurs, le gonflement est le résultat de la congestion et des extravasa-

tions humérales ; il a pour siége tous les tissus des paupières, de l'œil
et même de l'intérieur de l'orbite.

2° *Rougeur, ut supra.* La conjonctive ressemble à celle d'un intestin rectum prolapsé, ou d'un anus contre nature renversé ; elle est
molle comme celle d'un estomac de cadavre injecté et macéré. Les
joues, le nez et la figure entière participent plus ou moins à l'injection.

3° *Écoulement muco-purulent.* Cette matière, qui tombe par flots
sur la joue de l'enfant, offre les mêmes phases indiquées précédemment, et excorie souvent la peau qu'elle touche. (*Voir* la description
ci-dessus.)

4° *Étranglement lagophthalmique.* Souvent il arrive que par suite
du gonflement considérable de la conjonctive, la paupière supérieure,
ou même les deux paupières à la fois, se renversent, soit pendant les
cris de l'enfant, soit pendant les manœuvres qu'on exerce pour y instiller des collyres ; elles restent quelquefois dans cet état de renversement, et le cercle tarsien étrangle en quelque sorte les tissus exu-
bérans comme le prépuce dans le paraphymosis. On m'a, l'année
dernière, conduit un enfant qui se trouvait dans ce cas depuis cinq
jours. Les deux conjonctives palpébrales étaient tellement boursouflées, qu'étant jointes ensemble, elles donnaient au lagophthalme les
apparences d'un fongus hématode ; il m'a été impossible de découvrir
la cornée et de réduire les paupières sans exciser d'abord avec les ciseaux et les pinces une masse énorme de conjonctive : la cornée sous-
jacente a été trouvée saine.

C. *Physiologiques.* Douleur, photophobie et réaction constitutionnelle ; tels sont encore ici les caractères physiologiques (*Voir* description, ibid.); mais on y observe, en outre, des déjections alvines
abondantes et fétides, des vomissemens bilieux, et des tremblemens
convulsifs quelquefois (Boyer).

D. *Terminaisons.* 1° *Résolution complète.* Si le mal est attaqué à
temps et convenablement, il peut se terminer heureusement dans
l'espace de deux, trois, six, dix jours, ainsi que nous le verrons tout
à l'heure.

2° *Fonte purulente.* Elle peut arriver comme dans l'ophthalmie
gonorrhéique, par étranglement gangréneux de la cornée, ou par
ulcérations perforantes.

3° *Maladies secondaires.* (Les mêmes que dans l'ophthalmie gonorrhéique. *V.* ibid.). Parmi ces dernières terminaisons cependant,
le staphylome cornéal est des plus fréquens, par suite de la structure
spongieuse de la cornée en bas-âge, et de sa facilité à s'infiltrer
(Scarpa, Wardrop).

§ 2. *Étiologie.* 1° *Inoculation.* On avait pensé jusqu'à ces derniers
temps que l'enfant ne contractait la maladie qu'en venant au monde,
ou pendant le passage de sa tête à travers un vagin affecté de gonorrhée ou de flueurs blanches. Scarpa a adopté cette opinion, sans exclure pourtant l'intervention d'autres causes.

Sans doute que l'inoculation est possible dans ces circonstances, puisque M. Kennedy, qui regarde cette ophthalmie comme de nature catarrhale en général, en cite quatre exemples dont l'essence était gonorrhéique et contractée par inoculation vaginale ; mais il est reconnu aujourd'hui que ce mode de développement est fort rare, et qu'il ne peut être regardé que comme exceptionnel. Un grand nombre d'enfans naissent de mères infectes sans contracter la maladie, tandis que d'autres en sont attaqués sans que le vagin qu'ils ont traversé fût malade. D'ailleurs, plusieurs semaines ou mois s'écoulent souvent depuis la naissance avant que l'ophthalmie ne se déclare, circonstance qui ne s'accorde guère avec l'idée de l'inoculation.

2° *Constitution atmosphérique particulière.* Dans une foule d'écrits publiés depuis une dizaine d'années sur cette maladie, par Lawrence, Mackensie, M. François, etc., et dans ceux plus récens de MM. Kennedy et Ireland, on s'accorde à la regarder comme une affection catarrhale des yeux, dépendant d'un état particulier de l'atmosphère. Il est impossible effectivement de penser autrement pour peu qu'on l'ait observée soi-même. Comment expliquer, en effet, sans cela, que le mal règne par fois épidémiquement ? Mais quelle est la condition matérielle de l'atmosphère ainsi modifiée ? Tout ce qu'on peut dire à ce sujet, c'est que le plus souvent la maladie ne s'est déclarée que dans des localités malsaines, mal aérées, malpropres, et sur des sujets dont les mères négligeaient les soins de propreté. Mais ce serait une erreur de ne l'attribuer qu'à ces dernières conditions uniquement, puisque nous ne voyons pas toujours la maladie, quand ces seules conditions existent. Ajoutons que, durant le règne de cette épidémie, des affections catarrhales diverses ont été observées soit sur des enfans, soit sur des adultes.

3° *Causes locales.* Il y a plus d'un demi-siècle qu'on a observé avec raison que l'usage de porter les enfans à l'église, et de les baptiser avec de l'eau froide, en exposant leur tête et leur cou à l'air froid des chapelles, était une véritable calamité pour leur santé, et en particulier pour leurs yeux, qui sont souvent frappés de cette terrible maladie le lendemain de la cérémonie. Beaucoup de dissertations ont été écrites à ce sujet dans le siècle dernier.

Grâces aux progrès de la raison, on peut heureusement aujourd'hui remettre le baptême à une époque éloignée de la naissance, sans être mis en prison ni subir la torture du Saint-Office ; mais comment éviter les conséquences fâcheuses de la présentation du nouveau-né à la mairie ? Dans l'hiver de 1836, je n'ai pû attribuer l'ophthalmie purulente chez deux enfans que je venais d'accoucher, qu'à leur transport obligé à la mairie le lendemain de la naissance. Demours et d'autres praticiens ont cité des cas de même nature. Ne serait-il pas à désirer que la loi et l'église fussent moins exigeantes à l'égard d'êtres aussi tendres et aussi intéressans ? A Naples, le curé et le maire vont eux-mêmes au domicile de l'enfant remplir leur importante mission. L'eau même du baptême est chauffée en hiver par les parens intelligens, à l'insu du curé, qui, muni de gants, s'aperçoit à peine, ou ferme les yeux à la faible action du calorique. Aussi ne voit-on que fort rarement la maladie dont il s'agit.

D'autres causes irritantes locales cependant peuvent produire la même affection. M. Ireland l'a vue survenir par suite d'une goutte d'alcool tombée sur l'œil au moment où la sage-femme lavait l'enfant qui venait de naître. (The Amer. journ. of the m. sc., 1836, p. 234.) D'autres ont cité l'action trop vive de la lumière, de la chaleur artificielle, des langes, etc.

On a agité la question de savoir si cette ophthalmie était contagieuse. Scarpa, Mackensie et plusieurs autres ont répondu affirmativement. Aujourd'hui cependant, que le mal est regardé comme de nature catarrhale, nous ne pouvons plus admettre la contagion que comme une exception. Il ne faut pas oublier qu'une maladie peut être épidémique ou miasmatique, comme celle-ci, sans être nécessairement contagieuse.

§ 3. *Pronostic, ut suprà.* J'ajouterai néanmoins que chez les nouveau-nés le mal se termine quelquefois par la mort. (Lawrence.)

§ 4. *Traitement.* 1º *Méthode ancienne.* Le traitement qu'on avait suivi jusqu'à ces derniers temps, et que plusieurs praticiens peu au courant des progrès récens de la thérapeutique suivent encore, diffère peu de celui de la conjonctivite essentielle: il est tout antiphlogistique, en un mot. Des sangsues en permanence à la tempe, des purgatifs mercuriels ou de sirop de chicorée et rhubarbe, et des lotions émollientes, tels sont les moyens recommandés pour la première période. Des vésicatoires à la nuque et des collyres astringens d'eau camphrée ou d'eau blanche injectés entre les paupières à l'aide d'une petite seringue, tels sont les remèdes prescrits pour la seconde période.

M. Pamard a beaucoup vanté les frictions mercurielles autour de l'orbite.

Ware employait dès le début les lotions d'eau camphrée.

Mackensie préfère un collyre de sublimé corrosif (1 grain par 8 onces d'eau), et des lotions fréquentes avec du lait chaud.

Demours comptait beaucoup sur les fomentations fortement opiacées (2 gros d'opium dans une pinte d'eau).

Weller vous dit des merveilles des collyres de sulfate de zinc et d'acétate de plomb très chargés.

M. Littel enfin recommande hautement le collyre suivant qu'il applique un peu chaud.

> *Pr.* Acide acétique,     2 gros.
> Teinture d'opium,     1 gros.
> Sur-acétate de plomb,     1 scrupule.
> Eau commune,     2 onces.

L'expérience ayant suffisamment démontré l'insuffisance de cette méthode, je ne m'y arrêterai pas davantage.

2º *Méthode moderne.* Dans une communication que MM. Kennedy et Ireland viennent de faire à la Société médicale de Dublin, ils ont prouvé par une masse très considérable de faits, que l'ophthalmie des nouveau-nés peut être jugulée et guérie constamment dans l'espace de deux à trois jours, à l'aide du collyre suivant qu'on instille, entre les paupières, trois à quatre fois par jour.

*Pr.* Nitrate d'argent,      2 gros.
Eau de rose,      1 once. Dissolvez.

Dans quelques cas où la congestion paraît fort vive, on joint l'application d'une sangsue sur la paupière inférieure, qu'on répète toutes les huit heures.

Dans le reste, lotions répétées à l'aide d'une éponge fine trempée dans du lait chaud, propriété de tout le corps de l'enfant et précautions hygiéniques concernant le lieu qu'il habite, voilà en quoi consiste la méthode. Tuée sur place par ce collyre cautérisant, la muqueuse se couvre d'escarres blanches ou grises. On termine la cure par des instillations de teinture vineuse d'opium pour éclaircir la cornée. Si les paupières se trouvent renversées par les causes déjà indiquées, les auteurs conseillent de les réduire en pressant la muqueuse avec les indicateurs et en relevant en même temps le bord tarsien. Je pense cependant que mieux vaut exciser toute la conjonctive exubérante, et cautériser ensuite ce qui reste ; alors la réduction s'opère spontanément.

D'autres considérations se rattachent au traitement de cette ophthalmie ; nous les exposerons à la suite de ce chapitre.

Troisième variété. *Ophthalmie purulente des armées ou des orientaux.*

Une conjonctivite d'une très grande gravité, qui offre des caractères analogues aux deux précédentes, est celle qui règne endémiquement et épidémiquement dans plusieurs contrées d'Orient, spécialement en Égypte, et qui sévit cruellement, de nos jours, parmi les troupes belges. On l'a appelée *conjonctivite catarrhale des adultes, ophthalmia bellica, contagiosa,* etc.

L'Europe n'a connaissance de cette maladie que depuis le commencement de ce siècle, après la campagne de Napoléon en Egypte. Plusieurs contrées de la France, de l'Angleterre, de l'Italie et de l'Allemagne eurent l'ophthalmie purulente des orientaux à l'état épidémique, importée par la rentrée des armées dans leurs foyers. Les épidémies ophthalmiques qu'on trouve décrites antérieurement à cette époque ne ressemblent aucunement à celle dont il s'agit, ni pour les caractères, ni pour la gravité.

Beaucoup d'auteurs, entr'autres Jungken, Vleminck, Kirckoff, Van-Hausebrouck, etc., regardent cette phlogose comme purement catarrhale, analogue à l'ophthalmie des enfans nouveau-nés, et

rien de plus. Cette opinion peut être exacte quant à la forme, mais
elle ne l'est pas quant au fond de la maladie.

Dans nos climats, la conjonctivite catarrhale chez l'adulte ne s'observe ordinairement qu'à l'état léger et aphotophobique ; aussi en
ai-je remis la description dans la seconde classe des ophthalmies ;
mais celle dont il s'agit se présente avec un tel appareil de symptômes, que j'ai cru devoir en faire une variété distincte.

Toute réflexion faite à ce sujet, je me vois obligé d'adopter l'opinion de MM. Kluysckens, Fallot, Vorlez et plusieurs autres qui considèrent l'ophthalmie des troupes belges comme importée, semblable à la petite vérole, et à plusieurs autres maladies contagieuses,
n'ayant seulement que la forme de catarrhale. Elle a ceci de commun
avec la plupart des maladies épidémiques, transplantées d'un climat
dans un autre, telles que le choléra, la peste, la fièvre jaune, etc.,
qu'elle a une tendance incessante à s'éteindre, à l'exception des localités où le principe inconnu de la maladie trouve un *pabulum* particulier, de nature également inconnue, pour se perpétuer, comme en
Belgique, en Prusse, etc. N'avait-on pas dit également que le choléra, la goutte, etc., n'étaient que des phlogoses simples du tube
intestinal ? Qui ne voit que ce serait là confondre la forme avec l'essence de la maladie ?

Ce qu'il y a de positif, c'est : 1o Que depuis le retour des armées
d'Orient, l'Europe a été ravagée par cette ophthalmie, et qu'elle ne
s'observe aujourd'hui qu'en Belgique et en Prusse ;

2o Qu'en Belgique elle règne seulement depuis 1814, époque de la
bataille de Waterloo, où les troupes des différentes puissances chez
lesquelles le mal existait, s'y sont réunies ;

3o Que les conditions catarrhales les mieux assemblées qu'on rencontre aux environs de Rome et dans plusieurs localités de France,
de l'Angleterre et de l'Amérique, ne produisent pas des conjonctivites
de cette nature, bien qu'on y observe d'ailleurs des ophthalmies catarrhales ordinaires.

Tout en regardant, du reste, cette affection comme spéciale, et de
nature inconnue, je ne puis m'empêcher de la considérer comme catarrhale quant à la forme.

§ 1er. *Caractères.* Ayant pris pour type des ophthalmies purulentes
la conjonctivite gonorrhéique, parce qu'elle est la plus fréquente, la
mieux connue et à la fois la plus terrible de toutes, nous devons encore ici y renvoyer le lecteur, et ne nous arrêter que sur les particularités qui sont propres à l'ophthalmie des armées.

A. *Début.* Chez les uns, le mal se déclare par une sorte de démangeaison palpébrale, pesanteur oculaire et céphalalgie frontale, avec
ou sans épiphora ; chez les autres, il y a gonflement subit et inatten-
du des paupières, sécheresse oculaire et sentiment d'un corps étranger engagé sous les voiles palpébraux ; chez d'autres enfin, des élancemens dans l'œil, accompagnés de photophobie et larmoiement.

**B.** *Physiques.* Absolument les mêmes que dans les deux variétés précédentes.

**C.** *Physiologiques. Ut suprà.* La photophobie est en général très prononcée, quoiqu'en disent les oculistes exclusifs. La fièvre offre des redoublemens le soir, ainsi que les autres caractères physiologiques indiqués. La diarrhée s'y joint quelquefois. Des maux de gorge, un coryza intense, des vertiges ou des mouvemens convulsifs compliquent chez quelques sujets la maladie (Larrey, Assalini, Savaresi, Bruant).

**D.** *Durée.* De 8 à 30 jours, ou bien davantage si le mal passe à l'état chronique.

**E.** *Terminaisons. Ut suprà.* L'état chronique mérite une attention particulière ; nous en ferons une étude à part sous le titre de *granulations palpébrales.*

§ 2. *Étiologie.* 1° Cause intrinsèque ou essentielle. Inconnue, mais contagieuse et d'origine exotique.

2° Cause occasionnelle. Catarrhale.

3° Causes prédisposantes. Irritations oculaires habituelles ou accidentelles.

§ 3. *Pronostic.* Réservé, grave ou très grave, selon l'intensité de la maladie et sa tendance pour telle ou telle terminaison. En général cependant, on peut dire que la conjonctivite en question est moins grave que la gonorrhéique.

§ 4. *Traitement.* 1° *Préservatif.* Il est entièrement basé sur les données de l'étiologie précédente. Ce qui a le mieux réussi en Egypte, c'est le conseil qu'on a donné aux troupes de ne pas dormir les fenêtres ouvertes la nuit, de se bien envelopper avec des couvertures de laine en dormant, d'éviter autant que possible la trop grande action du soleil sur les yeux à l'aide de visières, et de se laver souvent la figure avec de l'eau vinaigrée. Ce sont aussi des mesures hygiéniques, l'éloignement de toutes les causes qui peuvent vicier l'atmosphère, qui ont paru réussir en Belgique et en Prusse.

2° *Méthode des orientaux.* Les indigènes se couvrent et compriment fortement les yeux dès le début de la maladie, à l'aide de plusieurs mouchoirs de coton auxquels ils ne touchent pas pendant une huitaine, ils restent couchés pendant ce temps, et, la nuit surtout, ils se chargent de couvertures de laine jusqu'à la tête, dans le but de se faire suer. Au bout de ce temps ils découvrent leurs yeux et emploient des collyres styptiques et des poudres astringentes. Ce traitement leur réussit le plus souvent.

3° *Méthode adoptée de nos jours.* A. *Cautérisation.* Il est prouvé qu'ici, comme dans l'ophthalmie des nouveau-nés, le traitement antiphlogistique n'a pas une puissance bien marquée. La méthode éradicative, au contraire, qui consiste à instiller un collyre fortement chargé de pierre infernale, comme dans l'ophthalmie des nouveau-nés, et à exciser la conjonctive, comme dans la gonorrhéique, est ce qu'il y a de mieux à faire à toutes les périodes de la maladie.

B. *Diaphorétiques.* L'expérience a prouvé aussi que si la saignée n'était pas toujours utile, le tartre stibié à haute dose et l'usage de différens moyens diaphorétiques, tels que le repos au lit, les infusions chaudes de thé, de fleurs de sureau, animées d'un peu d'acétate d'ammoniac, les poudres de James et Dower, etc., aidaient singulièrement l'organisme dans ses efforts de résolution.

C. *Propreté extrême.* Une indication importante consiste à relever doucement de temps en temps la paupière supérieure, toutes les heures par exemple, et faire couler la matière purulente. On lave chaque fois l'œil et les paupières à l'aide d'une petite éponge trempée dans une décoction tiède d'écorce de grenadier, de laitue, ou de camomille.

D. *Moyens auxiliaires.* Assalini a trouvé d'une très grande utilité en Egypte l'application de vésicatoires volans sur les paupières mêmes. M. Velpeau a copié cette idée dans le livre d'Assalini; mais il a oublié d'en citer la source. (*Voyez* Assalini, Obs. sur la peste, sur le flux dyssentérique, et sur l'ophthalmie d'Egypte. Paris, an IX, in-8°, page 118.) Vasani a trouvé fort avantageux l'usage d'un collyre très chargé de tartre stibié (dix à douze grains par once d'eau).

D'autres se sont bien trouvés d'un collyre mercuriel (1 grain de deuto-chlorure de mercure par once d'eau distillée), M. Littell, d'Amérique, enfin, croit préférable le collyre suivant, surtout pour prévenir les granulations dont nous allons parler :

| | |
|---|---|
| *Pr.* Acide acétique, | 2 gros. |
| Eau de fontaine, | 1/2 once. |
| Sur-acétate de plomb, | 1 scrup. |
| Teinture d'opium, | 1 gros. Mêlez. |

Tous ces moyens peuvent être bons et rendre de grands services s'ils sont employés avec méthode et à propos.

### DES GRANULATIONS CONJONCTIVALES.

Il est le propre des ophthalmies purulentes de laisser souvent, après elles, des végétations charnues à la face interne des paupières, et d'occasionner par leur présence irritante des recrudescences fréquentes de conjonctivites. Ces végétations ont reçu le nom de *granulations*, à cause de leur ressemblance avec les bourgeons charnus des plaies suppurantes et des ulcères. De là, l'ophthalmie dite *granuleuse* ou *bourgeonneuse.* On peut regarder ces sortes de sarcosités comme celles qu'on observe dans le vagin et dans le rectum atteints de phlogose analogue.

Quelques ophthalmologues donnent au mot granulation une acception beaucoup plus étendue; ils comprennent dans cette catégorie les affections qu'on désignait autrefois sous le nom générique de *trachoma. J'admets cette acception parce qu'elle est utile sous le rapport pratique.*

Le mot *trachoma* exprime : inégalité, densité, âpreté des paupières; il est synonyme d'*échinophthalmia*, de *pacheablephara*, etc. On distingue plusieurs variétés de trachome : 1° le *sycosis* ou *palpebra ficosa* ( *ophthalmia vetularum* ), si l'épaississement dépend d'une hypertrophie des glandes de Meibomius, de manière que la face interne de la paupière a une apparence granulée, semblable à l'intérieur d'une figue ; 2° *tylosis*, si l'épaississement est calleux et accompagné d'ulcérations ; 3° *psorophthalmie*, teigne des paupières ; *dasites*, s'il y a des croûtes avec démangeaison. Ces lésions ont été décrites en masse par Scarpa, sous le nom de *flux palpébral*. J'aurai l'occasion d'y revenir plus loin.

§ I<sup>er</sup>. *Variétés*. 1° Sous le rapport de leur forme, les granulations sont *pédiculées* ou *non pédiculées*. Cette distinction est essentielle, car elle conduit à un traitement différent dans les deux cas. Les granulations non pédiculées sont ordinairement très-petites, comme des têtes d'épingle, ou des grains de millet.

2° Sous le rapport de leur volume, elles offrent une grande gradation, depuis le volume précédent jusqu'à celui d'une petite framboise.

3° Sous le rapport de leur siége, elles existent à la paupière inférieure, à la supérieure, ou à toutes les deux à la fois. Le plus souvent cependant on ne les rencontre qu'à la paupière inférieure, précisément vers l'endroit où la conjonctive se réfléchit de la paupière sur l'œil, et forme le fond de la gouttière lacrymale. On en voit aussi quelquefois sur la caroncule lacrymale et sur la membrane clignotante. Il est extrêmement rare de les rencontrer sur la portion de la muqueuse qui couvre le cartilage tarse, bien que quelques personnes, mal informées sans doute, aient avancé le contraire.

4° Enfin, sous le point de vue de leurs complications, elles sont avec ou sans boursouflement de la conjonctive, avec ou sans dégénérescence trachomateuse, avec ou sans opacité vasculaire de la cornée, avec ou sans extroversion palpébrale ( ectropion ). Leur nombre varie de quelques-unes à quelques dizaines : il est d'ailleurs en raison inverse de leur volume, ainsi que cela s'observe dans toutes les végétations sarcomateuses en général.

§ II. *Caractères*. A. *Début*. Ainsi que nous venons de le dire, c'est après les conjonctivites purulentes que les granulations se déclarent. Elles ont lieu cependant aussi quelquefois après les conjonctivites catarrhales chroniques. Une condition essentielle pour leur naissance, c'est que la phlogose ait duré pendant un certain temps et à un certain degré d'intensité. Abaissez la paupière inférieure, vous trouverez d'abord la muqueuse rouge, épaissie, et formant à son point d'union palpébro-oculaire un repli très-apparent, lorsque le malade regarde en haut. Cet état reste stationnaire pendant des semaines et des mois ; ensuite le repli muqueux devient de plus en plus développé, et bientôt apparaissent des petits points, d'abord disséminés, qui, par leur réunion et leur accroissement, forment de véritables granulations.

( 125 )

Les paupières paraissent cernées inférieurement par une zone cutanée bleuâtre assez prononcée.

B. *Physiques.* Sont absolument les mêmes que ceux de toutes les
végétations sarcomateuses qu'on rencontre sur les membranes muqueuses enflammées chroniquement ( gencives , œsophage ; colon,
rectum, vagin, gland, urètre, etc. ). La peau de la paupière est plus
ou moins œdémateuse. Suintement muco–puriforme plus ou moins
abondant. Larmoiement habituel.

C. *Physiologiques.* Par leur présence, les granulations font l'office
de corps irritans ; de là, des conjonctivites répétées au moindre écart
de régime, des démangeaisons oculaires et une sécrétion plus ou moins
abondante de matière puriforme. Le larmoiement est non-seulement
la conséquence de cette irritation, mais encore de l'extroversion plus
ou moins prononcée de la paupière inférieure : de là aussi un certain
trouble dans l'exercice de la vision ; ce trouble n'est que fonctionnel
d'abord ; il peut devenir organique ensuite par l'opacité vasculaire
de la cornée, ainsi que nous allons le voir.

D. *Terminaisons.* 1º *Opacité vasculaire de la cornée.* Cette terminaison est des plus fréquentes ; j'ai eu souvent l'occasion de la constater;
elle a lieu surtout dans les cas où les granulations existent sous la
paupière supérieure. On voit alors des vaisseaux variqueux parcourir
la substance et la surface de la cornée , et une matière lactescente
troubler plus ou moins sa substance. Ce résultat dépend très-probablement de l'action irritante des granulations qui frappent et enflamment la cornée à chaque mouvement de la paupière supérieure.
Aussi est-il établi en pratique de renverser, dans ces circonstances,
la paupière, afin de s'assurer de l'existence des végétations, et de les
attaquer le plus promptement possible. Il m'est plusieurs fois arrivé
de dissiper ainsi ce trouble cornéal, lorsque le mal n'était pas très-
avancé.

Les idées qui précèdent, sur l'opacité vasculaire de la cornée, sont
connues depuis plusieurs années. Comme cependant quelques personnes, chez nous, ont de nos jours la prétention de s'en attribuer la
découverte, je me crois en devoir de traduire littéralement un passage d'un des ouvrages anglais où tout cela se trouve consigné.

« Une des terminaisons des ophthalmies purulentes, dit M. Midd-
» lemore, consiste dans *l'épaississement, l'opacité et la vascularité de la*
» *conjonctive qui couvre la cornée.* On comprend aisément que si la
» conjonctive palpébrale devient rugueuse et granuleuse, le frotte-
» ment de ce corps irrégulier sur la membrane qui couvre la cornée
» doit exciter une grande irritation. L'action de cette irritation,
» prolongée sur une partie aussi délicate, ne peut manquer d'y faire
» naître une irritation lente et chronique, dont la conséquence la
» plus ordinaire est une opacité avec épaississement et vascularité de
» la même partie. Comme cette irritation est continue, il se dépose
» sur la cornée de la matière opaque, semblable à de la lymphe, qui
» s'organise, donne naissance à des vaisseaux nouveaux, et occasionne

» la vascularité morbide, avec épaississement et opacité de la con-
» jonctive cornéale.

» Il est rare que la conjonctive cornéale subisse cette dégénéres-
« cence, indépendamment du frottement continu d'un corps rude qui
» agit sur sa surface, mais cela peut arriver cependant. Dans ce cas,
» les remèdes antiphlogistiques ordinaires suffisent pour la guérison.
» Il n'en est pas de même dans le cas en question, etc., etc. »( *Middlemore, Treative on the discases of the eye*, tome I, page 121 ; voyez
aussi page 352 ).

2° *Ectropion et ses conséquences.* Nous en parlerons ailleurs.

§ III. *Traitement.* Il y a deux espèces de traitement à signaler
contre les granulations palpébrales, l'un préservatif ou préventif,
l'autre curatif.

A. *Préservatif.* Lorsque l'ophthalmie est arrivée à la période photophobique, et que sa résolution complète tarde à se faire, le praticien peut prévenir les granulations en hâtant cette résolution à
l'aide des instillations de laudanum, ou d'une forte solution vineuse d'opium ( un gros d'extrait d'opium dans un ou deux gros de
vin blanc ), des lotions d'eau alumineuse ( deux grains d'alun par
once d'eau ), etc. De légères traînées de pierre infernale peuvent
également remplir le même but.

M. Gouzée, médecin principal des armées belges, réussit parfaitement, au dire de M. Lutens, à prévenir les granulations, moyennant le traitement suivant :

On fait chaque matin sur les paupières fermées une friction avec
un onguent composé de quatre grains de précipité rouge par gros
d'axonge. Le malade doit ensuite tenir les yeux fermés tant qu'il y
éprouve des picotemens. Il lui est défendu de jamais toucher à ces
organes, de les frotter, de les mouiller, et on les lui fait laver seulement chaque matin avant la visite avec de l'eau tiède, puis essuyer
parfaitement.

Si le boursouflement et la rougeur de la muqueuse palpébrale ne
cèdent pas, on a recours au crayon de sulfate de cuivre, promené
également chaque matin sur la membrane malade. Ce moyen est
employé pendant plusieurs jours, puis on revient à l'onguent ; plus
tard encore au sulfate de cuivre, et l'on reste ensuite pendant deux
ou trois jours dans l'inaction.

Lorsque le repli palpébro-oculaire est trop prononcé pour l'effacer
sous l'emploi de ces moyens, M. Gouzée commence par l'exciser ; ce
traitement est plus prompt, et a de plus un succès plus assuré. On
excise, à l'aide de petites pinces et de ciseaux courbes sur le plat,
ainsi qu'on le fait dans la variété la plus simple d'ectropion dont nous
parlerons plus loin.

B. *Curatif.* Doit varier selon les conditions physiques des granulations.

1° *Remèdes résolutifs.* Si les granulations sont petites et rarement
disséminées, le traitement précédent suffit le plus souvent pour les

faire disparaître. Dans quelque cas de ce genre, que j'ai eu à traiter,
je me suis bien trouvé des traînées de pierre infernale. Dans les hôpitaux belges cependant, où la maladie est fort fréquente, le sulfate
de cuivre paraît mieux réussir que le nitrate d'argent. Dans tous les
cas, du reste, on ne doit se décider à exciser une partie de la muqueuse qu'autant que cette membrane est hypertrophiée ou boursouflée; dans le cas contraire, on déterminerait un entropion.

2° *Procédé de Saunders.* Si les granulations sont assez développées
pour pouvoir être excisées, et que la muqueuse sur laquelle elles
reposent ne soit pas manifestement hypertrophiée, il suffit de renverser chaque paupière, et d'exciser les simples granulations à l'aide
des ciseaux courbes sur le plat, ou bien d'une lancette portée à plat.
On emploie ensuite les moyens résolutifs ci-dessus jusqu'à guérison
complète ( V. Mackenzie, Travers, Middlemore ). Adams, élève de
Saunders, a obtenu des succès si éclatans à l'aide de cette médication sur les troupes anglaises qui étaient de retour de l'expédition
d'Egypte, qu'il a demandé une récompense nationale.

3° *Procédé de M. Lutens.* Lorsque les végétations sont compliquées
de boursouflement conjonctival, la guérison radicale exige l'ablation
de la muqueuse et des granulations à la fois. Voici comment M. Lutens s'exprime à ce sujet : « On soulève, au moyen d'une petite
» pince, les granulations et la muqueuse sur laquelle elles s'appuient,
» en partant de l'angle interne, si l'on opère sur l'œil droit, de l'an-
» gle externe, si c'est sur le gauche, et l'on excise toute la partie pin-
» cée avec des ciseaux courbes sur le plat, en ayant soin de pratiquer
» cette excision sur toute la longueur de la membrane. Quelquefois
» les mouvemens du malade et l'écoulement du sang empêchent
» d'achever l'opération : alors on termine la section quand le sang
» a cessé de couler. »

Si les granulations sont très-étendues, on les opère en plusieurs
temps, en mettant quelques jours d'intervalle entre chaque excision.
Après chaque opération, on a toujours une réaction plus ou moins
vive à combattre. La quantité de la muqueuse à exciser doit être
toujours proportionnée au degré de boursouflement. Pour éviter les
brides entre l'œil et la paupière, M. Lutens a trouvé qu'il était plus
utile d'exciser le lambeau le plus près possible du bord libre de la
paupière, ou, ce qui revient au même, en s'éloignant un peu du
fond de la gouttière lacrymale. MM. Sotteau et Decodé ont, comme
M. Lutens, employé avec le plus grand succès cette méthode curative.

## DEUXIÈME CLASSE DE CONJONCTIVITES.

CONJONCTIVITES CHRONIQUES, HYPOSTHÉNIQUES OU APHOTOPHOBIQUES.

*Généralités.* J'ai déjà dit ce qu'on devait entendre par conjonctivite chronique. Ce n'est pas le temps plus ou moins long de

son existence, ai-je dit, qui constitue la chronicité d'une maladie dans le sens clinique, mais bien les conditions particulières d'hyposthénie dans lesquelles se trouvent les parties malades. Telle conjonctivite peut offrir encore les conditions d'acuité après plusieurs mois d'existence, et exiger un traitement en conséquence, tandis que telle autre se présente à l'état hyposthénique ou de chronicité en débutant. C'est ce qu'on voit tous les jours dans l'ophthalmie scrofuleuse, par exemple, et dans toutes celles dont l'existence dépend de l'influence d'un virus ou de quelque autre cause, soit constitutionnelle, soit locale, qui en prolonge indéfiniment l'existence.

On peut admettre en principe qu'une conjonctivite est à l'état hyposthénique ou chronique, lorsqu'elle n'est plus accompagnée d'aversion décidée pour la lumière. L'état aphotophobique de l'organe malade est donc pour nous, la condition, le signe le plus remarquable de la chronicité. Ce caractère n'est pas appréciable, il est vrai, dans les cas où la conjonctivite existe sur un œil amaurotique ; mais c'est là un cas exceptionnel où d'autres données peuvent régler le jugement du praticien.

Une phlogose quelconque ne passe à l'état chronique, ou, en d'autres termes, ne se prolonge indéfiniment qu'autant qu'elle est sous l'influence constante d'une ou plusieurs causes spéciales. Lors de sa manifestation, la maladie peut offrir la forme essentielle, et ne réclamer d'autre traitement que celui que nous avons indiqué précédemment ; mais aussitôt que l'empire de cet élément inflammatoire cesse, et que celui de l'état chronique se déclare, la condition pathologique de la phlogose est tout-à-fait changée ; sa spécificité présente des caractères particuliers que nous allons signaler.

Ce que je désire surtout de faire bien comprendre avant d'aller plus loin, c'est que tant qu'une conjonctivite se présente à l'état photophobique elle n'offre pas encore les conditions propres à sa spécificité pour exiger un tout autre traitement que l'antiphlogistique. Ce n'est pas que le principe dyscrasique ou autre qui doit prolonger sa durée n'est pas alors agissant sur l'organe, mais il se trouve compliqué à un degré plus ou moins intense d'inflammation essentielle qui en empêche la manifestation évidente. Lorsque je dis donc que les ophthalmies méritent toutes le traitement antiphlogistique, tant qu'elles s'offrent à l'état aigu ou photophobique, je présume qu'on aura bien compris ma pensée.

A. *Variétés.* J'admets autant d'espèces de conjonctivites chroniques qu'il y a d'actions capables de les produire, ou d'empêcher une conjonctivite essentielle de se terminer par résolution, dans l'espace de temps ordinaire à cette maladie. D'après cette manière de voir, je divise en deux groupes les conjonctivites en question ; les unes je les appellerai *irritatives*, comme dépendantes d'une cause locale ; les autres, *dyscrasiques*, comme se rattachant à un principe constitutionnel. En tête de ce second groupe je placerai l'ophthalmie catarrhale qui forme presque l'anneau de passage entre les irritations et les dyscrasiques.

B. *Ophthalmoscopie*. C'est le propre des conjonctivites chroniques , surtout de celles du second groupe, de se fixer de préférence sur la portion de la muqueuse qui revêt les paupières. Il serait difficile d'expliquer ce fait, à moins d'admettre que le principe morbide agit, par l'intermédiation de l'organe cutané qui, se continuant avec la conjonctive palpébrale , s'arrête d'abord sur cette portion où un appareil glandulaire abondant ( glandes de Méibomius ) le fixe de préférence. Ce n'est que lorsqu'elle a une certaine intensité que la maladie se propage à la périphérie de la conjonctive oculaire et qu'elle s'avance plus ou moins vers la circonférence de la cornée.

En général , la muqueuse péricornéale est blanche dans les conjonctivites aphotophobiques ; la rougeur n'est croissante que dans un sens excentrique ou en s'approchant vers la base des paupières : aussi est-ce en renversant et en explorant celles-ci que le praticien reconnaît la nature de la maladie.

L'ophthalmoscopie, dans ces circonstances, doit porter sur plusieurs points pour bien asseoir le diagnostic.

1º *Blepharospasme*. Pour que l'inspection soit complète, il faut que l'organe puisse tolérer la présence du jour. Si les paupières se ferment spasmodiquement, si à la lumière l'œil se révolte , il est clair que le larmoiement, d'un côté, qui accompagne toujours la photophobie, et le déplacement incessant de la cornée de l'autre, empêchent l'examen minutieux de l'organe. Il faut, dans cette circonstance, combattre d'abord la complication par les remèdes antiphotophobiques et remettre l'ophthalmoscopie à un autre jour. Du reste, lorsqu'on procède, le malade doit être assis face à face avec le chirurgien, ou bien debout ; à côté ou devant une fenêtre, la lumière venant par-dessus la tête de l'observateur. Le malade couvre avec sa main l'autre œil pendant l'examen de l'organe.

Regardez d'abord fixement l'organe oculaire sans y porter les mains ; si vous renversez de suite les paupières, l'œil se fatigue, et votre exploration sera incomplète. Dites seulement au malade d'ouvrir largement les paupières. Faites mouvoir ensuite l'organe fortement en dedans et en dehors pour bien examiner le blanc de l'œil, ou l'état de la conjonctive et de la sclérotique. Notez en même temps l'état de la cornée, de l'iris, de la pupille, des chambres oculaires. Renversez enfin la paupière inférieure et observez attentivement l'état de la muqueuse, de son repli oculo-palpébral, de ses cryptes, des glandes sébacées, de la caroncule et des points lacrymaux. Faites-en autant à la paupière supérieure.

J'ai l'habitude, dans ces explorations, de toujours toucher , avec le bout du doigt indicateur que j'applique contre la paupière, le globe de l'œil, afin de m'assurer , par une légère pression, de l'état de plénitude du corps vitré.

2º *Siége du mal*. Lorsque la phlogose existe sur le globe de l'œil, un examen peu attentif pourrait quelquefois tromper, quant au tissu qui en est le siége. Dans la conjonctivite, la rougeur est toujours claire et superficielle. En faisant mouvoir l'œil on voit la muqueuse se plisser d'un côté et les vaisseaux injectés suivre ces mouvemens. En outre, cette injection est généralement excentrique et de moins en moins prononcée à mesure qu'on s'approche de la cornée.

Ces simples notions ne permettront pas, je présume, de confondre la conjonctivite avec les autres ophthalmies. Dans la sclérotite, outre qu'il y a des caractères physiologiques particuliers, la rougeur est foncée, profonde, concentrique et immobile ; les vaisseaux injectés ne se plissent pas dans les mouvemens de l'œil comme dans le cas précédent. Dans la kératite et l'iritis, la rougeur est aussi profonde, et en outre, elle est accompagnée d'une zone vasculaire péricornéale qui ne se rencontre jamais dans la conjonctivite chronique, et par d'autres caractères essentiels que nous indiquerons ailleurs.

3° *Vascularité*. On a agité la question de savoir si l'on pouvait établir le diagnostic des ophthalmies, d'après la forme de l'injection des vaisseaux. Il faut se bien entendre à ce sujet, sans quoi on tomberait dans des sophistications fort ridicules.

Veut-on parler de la détermination précise du siége ou du tissu qu'occupe la phlogose ? Sans doute que la chose est possible. Ce problème est résolu depuis plus de trente ans. Les données de l'individualisation des phlegmasies des membranes oculaires sont aujourd'hui rendues aussi ou plus certaines que celles du diagnostic des différentes inflammations de la poitrine.

Mais il en est bien autrement, si l'on veut déduire de la direction de l'injection la nature de l'ophthalmie, ainsi que Beer a cru pouvoir le faire. Ce n'est pas parce que les vaisseaux injectés, plus ou moins relâchés, décrivent des zig-zag, des réseaux, des pinceaux ou des arbrisseaux, que telle ophthalmie est plutôt catarrhale que scrofuleuse, irritative que scorbutique, ou de toute autre nature. La direction des vaisseaux injectés peut être accidentellement variable selon l'état physique antérieur des tissus, sans que pour cela le principe morbifique exerce l'influence que quelques oculistes, peu au courant de la pathologie générale, lui attribuent. En général les vaisseaux injectés sont toujours tortueux dans les tissus flasques comme la conjonctive, droits dans les tissus fermes comme la sclérotique.

Je terminerai ces généralités par une remarque importante. Il y a des conjonctivites chroniques très-légères en apparence, qui se lient à des affections lentes des méninges ou de l'encéphale ; elles méritent d'autant plus l'attention qu'elles sont trompeuses et qu'aucun auteur n'en a encore parlé à ce que je sache. J'avais été consulté plusieurs fois pour la petite fille d'un architecte de Paris, atteinte d'une conjonctivite intercurrente à un œil, simulant la forme catarrho-scrofuleuse : chaque retour de l'injection était accompagné d'une certaine irritabilité insolite, de maux de tête et de photophobie qui n'étaient guère en rapport avec la légèreté de l'ophthalmie ; enfin, après une

dernière recrudescence, des symptômes encéphaliques graves se déclarent ; MM. Guersant père, Mojon et moi, qui l'avons soignée, nous
avons caractérisé le mal pour une méningite granuleuse ; la mort a eu
lieu le sixième ou septième jour. Je soigne en ce moment une petite
fille choréique qui se trouve dans le même cas. M. Fantonetti, de
Padoue, rapporte un cas de ramollissement rouge du cerveau dont
le symptôme le plus remarquable pendant quelque temps a été une
injection légère de la conjonctive oculaire. Je me suis habitué à ne
voir dans l'ophthalmie de beaucoup de sujets atteints de lésions cérébrales qu'un symptôme de ces mêmes lésions.

PREMIER GROUPE DE CONJONCTIVITES CHRONIQUES.

### Conjonctivites irritatives.

J'appelle irritatives les conjonctivites qui sont entretenues par
une cause locale. Tout ce qui irrite d'une manière permanente la
conjonctive peut donner lieu à cette maladie. On peut en admettre
quatre variétés principales d'après ses causes.

§ I<sup>er</sup>. *Variétés et étiologie.* — 1°. *Ramollissement vasculaire.* Lorsque
l'ophthalmie aiguë a été mal traitée ou négligée, sa résolution n'est
pas toujours complète ; et si elle l'est, elle laisse une prédisposition
remarquable à de nouvelles congestions, par le seul fait du ramollissement des parois vasculaires et du tissu muqueux. Le moindre
écart de régime, le travail à la lumière artificielle, toute cause en
un mot qui accélère la circulation ascendante ou qui retarde la circulation descendante de la tête, reproduit l'injection conjonctivale qui
se prolonge indéfiniment, ou bien qui se dissipe après quelque
temps pour reparaître ensuite.

Soit que la conjonctivite provienne d'une prolongation de l'état
aigu, ainsi que je l'ai vu plusieurs fois, surtout chez des ouvriers pau-
vres, soit qu'elle consiste dans une récidive, il est impossible de
voir d'autre cause de cette maladie que la dilatation variqueuse des
vaisseaux. Le ramollissement de leurs parois fait qu'ils restent faibles et inaptes à se contracter spontanément pour reprendre l'état
normal. C'est précisément dans cette faiblesse vasculaire que consiste, d'après Rasori, la prédisposition à de nouvelles phlogoses que
chaque inflammation laisse dans les tissus qu'elle attaque. C'est
ainsi aussi que Tomassini explique pourquoi les maux de gorge
prédisposent aux maux de gorge, les ophthalmies aux ophthalmies, etc.

Les vaisseaux conjonctivaux, restant ainsi conditionnés, agissent
évidemment comme des corps étrangers sur l'appareil oculaire ; ils
irritent l'organe à chaque mouvement palpébral, et y entretiennent un afflux humoral qui finirait par léser sérieusement la vision

si l'art n'intervenait pas à temps pour mettre fin à leur existence.

2°. *Irritation nerveuse.* (Conjonctivite névrosthénique). Scarpa a appelé l'attention sur une variété de conjonctivite chronique dont personne n'avait parlé avant lui ; c'est celle qu'il attribue à un état d'irritation de la sphère nerveuse de l'œil à la suite des ophthalmies aiguës. Abernethy en a donné une description dans la *Lancette anglaise,* t. VII, p. 5. M. Lisfranc a observé un cas de cette espèce qu'il a publié dans la *Gazette médicale* ( 1833, p. 552 ) ; on en trouve deux autres dans l'ouvrage de Demours. « Lorsque l'exaltation , dit Scarpa , de la sensibilité s'oppose à la terminaison de l'ophthalmie , non-seulement les topiques astringens sont inutiles , mais encore ils sont nuisibles ; ce qui est d'autant plus remarquable que ces moyens sont très-efficaces, lorsque l'ophthalmie dépend uniquement de l'atonie des vaisseaux capillaires de la conjonctive. Le malade se plaint de la difficulté qu'il éprouve à soulever la paupière supérieure ; la conjonctive reste jaunâtre : elle devient rouge si le malade s'expose à un air humide et froid , à une lumière plus vive que de coutume , ou s'il exerce un peu ses yeux pour lire ou pour écrire à la clarté d'une chandelle ; s'il est d'une constitution grêle et irritable , s'il est sujet à de fréquentes migraines , à des veilles opiniâtres, à des convulsions, aux spasmes des hypocondres , à des flatulences ; nul doute que l'ophthalmie ne soit entretenue par l'exaltation de la sensibilité de l'organe malade et par un éréthisme nerveux général. » Voici le fait de M. Lisfranc : Un homme couché au n° 15 de la salle St-Louis présentait les symptômes suivants : larmoiement très-considérable ; sensibilité extrême de l'œil , sans que rien n'indiquât cependant une inflammation intérieure de cet organe ; les paupières obstinément fermées , et quand il les ouvrait, douleur telle qu'il lui semblait, disait-il, qu'on lui enfonçait des pointes de clous dans les yeux. La conjonctive était à peine rouge , nullement tuméfiée. On saigna plusieurs fois le malade ; on appliqua des sangsues à diverses reprises ; on mit des vésicatoires derrière les oreilles ; on tenta les révulsifs sur le canal intestinal : l'ophthalmie persistait avec le même appareil de symptômes et de douleurs. M. Lisfranc fut conduit à penser qu'elle n'était pas inflammatoire , mais nerveuse. Cessant donc toute médication anti-phlogistique directe ou indirecte , il fit pratiquer tous les soirs , sur les paupières et dans leur intervalle, des frictions légères avec un quart de gros d'extrait de belladone , délayé dans très-peu d'eau. Dès le second jour, amélioration ; le troisième , les paupières s'ouvrent ; la rougeur de la conjonctive a disparu. La guérison ainsi obtenue se soutient plusieurs jours ; puis le malade sort , s'expose au froid , se livre à des excès de table ; il rentre avec une véritable ophthalmie inflammatoire du côté droit, bien distincte par la rougeur et la tuméfaction de la première ophthalmie , et pour laquelle il a été retenu quelque temps à l'hôpital. Un médecin anglais , Middlemore, a décrit sous le nom d'*irritable ophthalmie* une conjonctivite qu'on observe souvent chez les nourrices nerveuses qui allaitent trop long-temps. Déjà Demours avait parlé de cette variété d'ophthalmie ; je la regarde tout simplement comme de nature catarrhale d'après les symptômes qu'elle présente.

3° *Corps étrangers solides.* ( Conjonctivite mécanique ). Des fétus de paille engagés et fixés sous la conjonctive sont restés inaperçus pendant long-temps et ont donné lieu à des ophthalmies rebelles. Wenzel, Scarpa, Monteath, Riberi, Jœger et plusieurs autres ont rapporté des cas de cette nature.

Rien n'est plus fréquent d'ailleurs que la conjonctivite entretenue par des cils déplacés.

Les tumeurs sur les paupières méritent la plus grande attention sous ce rapport. Des petites loupes, des verrues, etc., lorsque par leur base touchent la muqueuse, l'irritent incessamment et l'enflamment chroniquement. Quelquefois la position de ces tumeurs vers la base de la paupière pourrait faire présumer que leur présence est étrangère à l'ophthalmie, et pourtant en les ôtant la phlogose disparaît.

Nous avons déjà parlé de l'action irritante des granulations, des conjonctivites fréquentes qu'elles produisent et surtout de l'opacité vasculaire de la cornée qu'elles occasionnent, par suite de leur frottement sur la conjonctive renouvelé à chaque mouvement des paupières. Les ulcérations, les croûtes de la face interne des paupières agissent de la même manière.

On sait enfin que des insectes se logent quelquefois à la racine des cils et produisent une conjonctivite opiniâtre. Les morpions (*pediculus pubis*) en offrent souvent des exemples. Dans un cas rencontré par Scarpa, ce praticien dit : « Ce n'est qu'en examinant attentivement avec une loupe les racines des poils qui forment les sourcils et les cils que je pus découvrir la véritable cause d'une ophthalmie chronique jusqu'alors très-rebelle, mais dont j'obtins promptement la guérison, lorsque je connus sa nature par des onctions sur le bord libre des paupières et sur les sourcils avec la pommade mercurielle. » On trouve dans Guillemeau, dans le journal de Corvisart, dans l'ouvrage de Lawrence et ailleurs, des exemples analogues. Quelques personnes ont dans ces derniers temps parlé d'animalcules microscopiques qui auraient été découverts dans les granulations conjonctivales ; mais ces faits méritent encore confirmation.

4° *Corps étrangers gazeux* (Conjonctivite méphitique). On a observé que, depuis que l'éclairage au gaz a été introduit dans les fabriques en Angleterre, les conjonctivites chroniques sont extrêmement fréquentes. Middlemore pense avec raison (t. I, p. 335), que c'est à l'action irritante du gaz sur l'organe visuel qu'il faut les attribuer. C'est surtout lorsque les becs ne sont pas couverts de tubes de verre que ce mode d'éclairage irrite à la longue la muqueuse palpébro-oculaire et occasionne aisément des conjonctivites, surtout chez des sujets qui ont déjà éprouvé ces sortes de maladies.

Personne n'ignore que les fossoyeurs , les ouvriers de Montfaucon et d'autres établissemens de manipulations de substances animales, sont souvent sujets à des conjonctivites habituelles. Dupuytren , ayant fait des recherches sur ce sujet , a trouvé que la cause principale en était l'action irritante de l'hydrosulphure d'ammoniac sur l'œil. La même remarque est applicable aux ouvriers de certaines manufactures de produits chimiques , de certaines usines, des mines de charbon , aux ramoneurs de cheminées , aux boulangers, à certains cuisiniers, etc.

L'air atmosphérique lui-même n'agit autrement que comme un corps irritant chez les sujets atteints de conjonctivite ectropiale.

Il est juste de dire néanmoins que dans ces cas la phlogose offre toujours un certain caractère catarrhal. Cependant, bien que le principe catarrhal complique souvent les quatre espèces de conjonctivites irritatives , il ne faut pas néanmoins s'en laisser imposer et en perdre de vue les causes essentielles que nous venons de signaler.

Ajoutons que l'exercice de certaines professions (horlogers, brodeurs , géographes, sculpteurs , télégraphistes , microscopistes , etc.) et tout ce qui porte en général aux congestions cérébrales , comme l'hypertrophie du cœur, l'usage habituel de cravates étroites, de boissons alcooliques, etc., peut concourir à l'entretien des conjonctivites en question.

Disons enfin que les conjonctivites périodiques et celles qui se rallient à la carie dentaire , ainsi qu'on en a plusieurs exemples , doivent être rangées dans cette catégorie.

§ II. *Caractères*. Les quatre variétés de conjonctivites que je viens d'établir ont ceci de commun qu'elles dépendent d'une même action morbide, l'irritation locale. L'effet matériel cependant de cette cause n'est pas toujours le même. Si dans la conjonctivite *angiomalacique*, par exemple , les vaisseaux sont ramollis et inaptes à se contracter, rien de pareil n'existe dans la conjonctivite *névrosthénique*. Les deux autres variétés cependant, la *mécanique* et la *méphitique*, peuvent offrir les mêmes conditions de la première si le mal a existé pendant long-temps.

A. *Physiques*. 1º Rougeur périphérique. Ce qui frappe d'abord, c'est la rougeur légère, plus prononcée à l'intérieur des paupières et à la périphérie de l'œil que dans le voisinage de la cornée. Elle est quelquefois plutôt angulaire ou caronculaire ; sa nuance est presque toujours d'écarlate clair: elle est à peine prononcée dans la conjonctivite névropathique.

2º Vascularité excentrique et variqueuse. Les vaisseaux conjonctivaux sont plus ou moins dilatés et suivent toujours une marche tortueuse : leurs embranchemens se multiplient et deviennent de plus en plus capillaires à mesure qu'ils s'approchent de la circonférence de la cornée.

3º Boursouflement muqueux. La *conjonctive* est plus ou moins engorgée, bouffie ; son tissu paraît jaunâtre. La caroncule lacrymale, la valvule sémi-lunaire, les glandes de Méibomius et les cryptes conjonctivaux sont souvent plus développés que dans l'état normal.

4° Epiphora. C'est le propre des conjonctivites chroniques de provoquer le larmoiement. C'est surtout le soir, après le travail du jour, ou de quelques occupations sur des objets fins, de la lecture à la lumière artificielle, etc., que l'épiphora devient abondante et incommode. Ce phénomène ne tient pas exclusivement à l'hypersécrétion de la glande lacrymale, ainsi qu'on le croit. D'un côté, la congestion oculaire augmente l'irritation et l'exalation séro-muqueuse de la conjonctive et de la matière sébacée; de l'autre, les muscles droits se contractent spasmodiquement et provoquent l'issue d'une grande quantité d'humeur aqueuse à travers les pores de la cornée. Cette quantité excessive de liquide déborde d'autant plus facilement la gouttière et le lac lacrymal, que les points lacrymaux, irrités eux-mêmes, ne l'absorbent point ou qu'à peine. Lorsqu'un principe catarrhal complique la maladie, les paupières sont collées le matin, et de la chassie épaisse couvre le lac caronculaire.

B. *Physiologiques.* 1° Irritation oculaire. Sans compter une certaine intolérance pour la lumière qui est tantôt névrosthénique, tantôt inflammatoire, l'organe éprouve souvent un certain malaise qui le rend peu apte à l'exercice de ses fonctions ; les paupières clignottent continuellement comme pour adoucir la souffrance du bulbe qu'elles recouvrent. Le malade accuse souvent une cuisson assez incommode, sorte de sensation analogue à celle que produirait un corps étranger qui serait tombé entre les paupières ; cela dépend probablement de la présence des vaisseaux variqueux de la conjonctive.

2° *Recrudescences.* Un des caractères les plus constants des conjonctivites chroniques, c'est la recrudescence répétée des symptômes. Les écarts de régime, la colère, les chagrins, les changemens de temps, etc., provoquent des exacerbations ; et bien que cela s'observe plus particulièrement dans les conjonctivites dyscrasiques, néanmoins celles dont nous parlons n'en sont pas tout-à-fait exemptes.

Je devrais enfin, pour compléter ce tableau, tracer les caractères distinctifs des conjonctivites irritatives et des dyscrasiques; mais, outre que cela résulte naturellement des descriptions particulières de ces maladies, je mettrai ces points en relief vers la fin de ce chapitre.

C. *Terminaisons.* Variables suivant les complications. 1° Résolution soit spontanée, soit par les moyens de l'art. 2° Stationnalité. Il y a des cas où le mal dure éternellement, sans empirer ; cela arrive quelquefois chez les sujets qui négligent tout traitement. 3° Cécité. Elle peut avoir lieu de différentes manières, ainsi que nous le verrons plus loin.

§ III. *Traitement.* Le premier pas à faire dans le traitement des conjonctivites chroniques, c'est de simplifier leur état. Cette seule disposition suffit assez souvent pour en procurer la guérison, si le mal est de nature irritative, j'appellerai *préparatoire* cette première classe de moyens.

1° *Remèdes préparatoires ou simplificateurs.* A. Anti-photophobiques. a. *Evacuans du système sanguin.* Que la surexcitation oculaire soit névrosthénique ou inflammatoire, il est bon de commencer toujours le traitement par une saignée du bras et une application de sangsues à la tempe.

B. *Narcotiques.* L'extrait de belladone préparé à la vapeur vient ensuite. On le ramollit avec un peu d'eau ou on le mélange à un peu d'axonge, et on en frotte un demi-gros matin et soir sur les paupières et autour de l'orbite. On donne également cette substance intérieurement chez les sujets faibles, à la dose d'un ou plusieurs grains par jour, en la mêlant à quelques grains de sulfate de quinine. On peut aussi administrer le même remède en lavement. J'en dis autant de l'extrait de stramonium dont j'ai l'habitude de me servir dans le même but et aux mêmes doses que la belladone.

L'opium, la morphine, le laudanum sont employés dans la même intention, sous forme de collyre ou intérieurement. Ces substances cependant ne réussissent point si la photophobie est de nature inflammatoire.

Les fomentations d'eau de laitue simple ou bien chargée d'une certaine quantité d'extrait de belladone ou de stramonium (quatre à dix grains par once d'eau), les cataplasmes de feuilles de laitue, combinées ou non aux extraits précédents, ont souvent réussi à combattre la complication dont il s'agit (Demours).

C. *Modération de la lumière.* Il importe que le malade soit abrité de l'action trop vive de la lumière, à l'aide d'une grande visière verte, d'un chapeau à larges bords, de rideaux à sa chambre, etc. Je ne suis pas partisan des lunettes, dans ces circonstances, et encore moins des bandeaux que quelques praticiens conseillent. J'ai observé que ces moyens augmentent plutôt la susceptibilité de l'organe.

Sont aussi rangés dans la catégorie des antiphotophobiques, le séton à la nuque, le vésicatoire dans la même région, les pommades éruptives, la salivation artificielle, les ventouses, les bains de pieds sinapisés, etc.

B. *Evacuans du système gastrique.* Les Anglais ont l'habitude de purger toujours dans ces maladies. Bien que les causes des conjonctivites irritatives soient toutes locales, la maladie peut offrir l'indication de purger ou de faire vomir. Le calomel combiné au colchique et à la coloquinte, ou bien le tartre stibié, sont préférés en pareille occurrence (*v.* p. 93).

2° *Moyens curatifs.* La seule médiation locale suffit, si la maladie est réduite à son état de simplicité. Il va sans dire que l'ablation des causes matérielles ci-devant indiquées devient indispensable pour la guérison. Les procédés que cette ablation réclame sont exposés en temps et lieux. Disons seulement ici que le ramollissement des

vaisseaux conjonctivaux et le relâchement de la muqueuse exigent
en général : 1º l'usage plus ou moins prolongé de collyres astringens
( solution d'extrait d'opium , laudanum pur, eau blanche très-char-
gée , eau citronnée , vin d'opium , pommade de Janin , collyre noir
de Guthric , solution de pierre infernale dans de l'eau de rose , etc.)
2º L'excision des vaisseaux variqueux. Puisque la seule présence de
ces vaisseaux suffit pour prolonger indéfiniment l'ophthalmie , il est
tout naturel de viser à leur ablation. Ce sont ordinairement ceux
placés sur le blanc de l'œil qui doivent attirer plus particulièrement
l'attention. S'ils sont assez saillans pour pouvoir être saisis avec une
petite pince , on en excise d'un coup de ciseaux la partie moyenne et
l'on laisse couler le sang. On avait proposé de les enfiler et de les diviser avec une aiguille à cataracte ou la pointe d'un bistouri de
Wenzel ; l'expérience a prouvé que cela ne suffit point, le vaisseau
se rétablit peu de temps après. Si l'excision n'est pas praticable , je
me suis souvent bien trouvé de scarifier de temps en temps la face
interne de la paupière inférieure à l'aide d'une lancette et d'en laisser
couler le sang ; par ce moyen , les vaisseaux se désemplissent et les
remèdes astringens agissent plus efficacement.

### DEUXIÈME GROUPE DE CONJONCTIVITES CHRONIQUES.

### *Conjonctivites dyscrasiques.*

On est assez embarrassé , en lisant les auteurs , de savoir au juste
combien d'espèces de conjonctivites dyscrasiques on peut admettre.
Les Allemands vous multiplient les êtres à l'infini sans avancer pour
cela la science. Je me suis appliqué à simplifier autant que possible
cette partie, sans rien omettre pourtant d'essentiel. Je réduis à trois
les espèces de conjonctivites dyscrasiques : 1º la catarrhale, 2º la
scrofuleuse , 3º la dermatosique. J'appelle de ce dernier nom toute
conjonctivite qui se trouve rattachée à une maladie soit aiguë , soit
chronique de la peau , telle que la variole , la scarlatine , la dartre,
l'érysipèle, l'éléphantiasis, etc.
  L'ophthalmie catarrhale , lorsqu'elle existe surtout à l'état chronique , offre quelque chose de spécifique , ainsi que je l'ai déjà dit ;
c'est ce qui me l'a fait placer à la suite des conjonctivites irritatives.
Elle peut d'ailleurs être regardée comme le type des conjonctivites
aphotophobiques.

### Première espèce. *Conjonctivite catarrhale.*

On a désigné du nom de catarrhale une sorte de conjonctivite
dont le caractère le plus frappant est l'écoulement plus ou moins

abondant de mucosité chassieuse, semblable, sous ce rapport, aux catarrhes bronchiques, vésicale, et de toutes les autres cavités muqueuses. Cette affection est sans contredit la plus fréquente des maladies de l'œil et complique assez souvent la plupart des ophthalmies. A l'exemple de quelques auteurs anglais, je comprends sous cette dénomination non-seulement les affections catarrhales récentes de la conjonctive, mais encore toutes les blépharites chroniques non-scrofuleuses, qu'on connaît sous le nom générique de *trachoma* ou autrement.

La conjonctivite catarrhale peut n'attaquer qu'un œil ou tous les deux ; elle règne épidémiquement quelquefois, et se montre de préférence aux saisons équinoxiales, surtout au printemps, comme les autres affections catarrhales. A Paris, cependant, on l'observe dans toutes les saisons. Elle s'offre assez souvent en combinaison avec les ophthalmies rhumatismale, scrofuleuse, syphilitique. Etudions-la d'abord à l'état simple.

§ Ier. *Caractères*. Son siége primitif est toujours dans la muqueuse palpébrale, le mal gagne ensuite la conjonctive près-caronculaire, et s'étend enfin sur toute la surface de l'œil, si elle acquiert de l'intensité.

A. *Physiques*. 1° Rougeur écarlate à fond sale ou jaunâtre. Lorsque le mal n'existe qu'à un léger degré, la rougeur est bornée à la paupière et dépasse à peine le grand pli conjonctival ; la rougeur aborde comme en mourant le globe oculaire, elle s'élève de la base de la paupière comme les rayons d'une flamme. La rougeur habituelle qu'on voit aux bords des paupières de plusieurs personnes n'est ordinairement qu'une blépharite catarrhale à un faible degré ; pour la bien voir, il faut renverser la paupière, mais on l'aperçoit aussi sans cela. Si le mal a de l'intensité, la rougeur s'étend sur le globe ; elle reste ordinairement périphérique, et n'arrive jusqu'à la cornée que lorsqu'elle acquiert un certain degré d'intensité ; je l'ai vue cependant quelquefois, dès son début même, envahir toute la conjonctive sclérotidale, bien que son intensité ne fût pas considérable. Ordinairement la rougeur oculaire est peu prononcée à l'état chronique ; plusieurs vaisseaux variqueux serpentent isolés ou par faisceaux sur le blanc de l'œil ; d'autres se voient à la face interne de la paupière.

On a prétendu que c'était le propre de la conjonctivite catarrhale d'offrir une injection aux vaisseaux d'abord parallèles, puis réticulés ; cette idée est erronée. L'injection est toujours parallèle, quelle que soit la nature de la conjonctivite, tant que le mal est léger, parce qu'alors il n'y a que les troncs principaux d'apparens. Les vaisseaux deviennent tortueux, puis ils développent des embranchemens latéraux pour former des réseaux, si le mal dure long-temps et qu'il acquière de l'intensité. Ces mêmes circonstances se rencontrent, je le répète, dans toutes les espèces de conjonctivites ; et ce n'est que par une sorte d'illusions que quelques oculistes, Wardrop entre autres, aient cru pouvoir déduire de là la nature de la maladie ( *voyez* Wardrop, *Morbid. anat. ophth. human. eye*, t. I, p. 10-17).

2º *Ramollissement œdémateux*. Comme dans les autres affections catarrhales, la muqueuse subit une sorte de gonflement mollasse analogue à celui qu'on observe après la macération. La conjonctive est non-seulement pulpeuse, infiltrée, et d'un jaune sale, au point qu'on peut la déplacer avec le bout du doigt, mais encore distendue quelquefois par une sorte d'épanchement sous-muqueux, analogue à celui qu'on observe dans l'œdème de la glotte et des fosses nasales. Cet épanchement tient au peu d'intensité de la phlogose, et l'œdème se manifeste aussi quelquefois dans les tissus mêmes des paupières qui se gonflent plus ou moins et conservent l'impression du doigt, sans être pourtant douloureuses. L'œdématie, du reste, n'existe d'une manière très-marquée que dans les cas où le mal acquiert de l'acuité. Il forme quelquefois un véritable *chémosis* séreux.

3º *Ecoulement muco-sébacé*. Le caractère le plus frappant, avons-nous dit, de la conjonctivite catarrhale est l'écoulement chassieux de l'œil et des paupières, surtout le soir. Il se fait de toute l'étendue de la muqueuse et dans les glandes de Méibomius une secrétion abondante de matière muco-sébacée, plus ou moins épaisse, qui roule le long de la gouttière palpébrale, et s'arrête à la racine des cils et surtout vers le lac caronculaire, s'y épaissit et colle ensemble les paupières pendant le sommeil. Aussi les yeux sont-ils toujours chassieux au réveil et couverts plus ou moins de matière collante analogue à du miel. La consistance de la matière est toujours en raison inverse de l'acuité ou de l'intensité de la maladie. Les malades sont souvent obligés d'y appliquer, pendant quelques minutes, une petite éponge trempée dans de l'eau tiède pour les décoller, et quelquefois il arrive qu'une couche de mucus desséché reste adhérent sur la cornée et produit une vison momentanée d'arc-en-ciel, par la nouvelle réfraction que subit la lumière en entrant dans l'œil, vision qui alarme mal à propos certains malades, et qui se dissipe aussitôt que l'œil est bien nétoyé. Le mucus forme également, en se desséchant, des petites croûtes écailleuses sur les bords ciliaires et sur les cils. L'écoulement constitue parfois un véritable épiphore, ce qui tient à plusieurs causes : à la contraction spasmodique des muscles droits, à la secrétion trop abondante de mucosité et de matière sébacée, au léger boursouflement de la gouttière palpébrale et de la muqueuse du syphon lacrymal, et enfin à l'éloignement plus ou moins grand des points lacrymaux du lac caronculaire.

4º *Collement nocturne des paupières*. Cette seule circonstance du collement nocturne des paupières et de l'écoulement chassieux suffit en général pour reconnaître l'existence de l'élément catarrhal.

B. *Physiologiques*. Si le mal existe à l'état simple, tous les caractères physiologiques se réduisent à deux :

1º *Irritation externe de l'appareil oculaire*. Le malade éprouve une sorte de prurit continu aux bords palpébraux, surtout à l'angle interne, qui l'oblige à y porter souvent la main et se frotter. La dé-

mangeaison se convertit en douleur si le mal acquiert de l'intensité.
La présence des vaisseaux dilatés sur les paupières irrite l'œil à chaque mouvement et produit la sensation de petits corps étrangers
qui seraient tombés entre les paupières. Une dame qui m'a été dernièrement présentée plusieurs fois par M. le docteur Yvan fils,
s'obstinait tellement dans la croyance d'un corps étranger sous sa
paupière supérieure, que pour la convaincre de son illusion j'ai dû
explorer attentivement la face interne de ce voile. C'est à cette espèce d'irritation qu'on doit aussi attribuer la tendance qu'ont ces
malades à fermer souvent les paupières comme s'ils étaient atteints
de clignotement nerveux. Le mouvement palpébral est un peu gêné,
ces voiles étant un peu raides et lourdes par suite de la sérosité qui les
infiltre et du boursouflement de leurs mailles. Toutes ces circonstances produisent assez souvent un certain trouble dans la vision.

2° *Recrudescences.* C'est le propre, comme on sait, des affections catarrhales de subir des recrudescences dans les temps humides, et
surtout le soir sous l'influence de l'air nocturne. Ce phénomène se
vérifie constamment dans la conjonctivite dont nous parlons. Une
légère céphalalgie frontale accompagne parfois ses recrudescences,
et lorsque le mal prend de l'acuité, les malades offrent en même
temps d'autres espèces de catarrhes (rhinite, mal de gorge, bron-
chite) et une certaine lassitude générale (courbature) qui est propre
au refroidissement, etc.

C. *Terminaisons.* 1° Résolution franche. On peut dire que cette
terminaison est la plus fréquente, mais elle ne met pas à l'abri des
récidives, qui finissent par devenir habituelles si le sujet continue à
être exposé à l'influence des mêmes causes.

2° *Dégénérescence trachomateuse ou granuleuse.* La conjonctivite
catarrhale, si elle dure long-temps, ne manque pas ordinairement
de faire subir à la muqueuse des dégénérescences plus ou moins
graves : des granulations, l'ectropion, le ptérygion en sont souvent
la conséquence. Le célèbre Boyer offrait sur lui-même un exemple
remarquable d'ectropion de cette nature. Ce qu'on appelle ectropion
sénile n'est ordinairement autre chose qu'un résultat de l'affection
catarrhale.

§ II. *Étiologie.* Que la conjonctivite catarrhale règne épidémiquement ou sporadiquement ; qu'elle existe à l'état aigu ou à l'état habituel, nous ne savons l'attribuer à d'autres causes qu'à l'influence
d'un état particulier de l'atmosphère sur notre corps et en particulier sur l'œil. Chez les vieillards, à la campagne comme à la ville,
chez les marins, les marchands ambulants, les vieux militaires, les
cochers, etc., elle se rencontre souvent en union du catarrhe bronchique ; chez les nourrices et les femmes en couche il y a une prédisposition particulière pour cette affection. On ne peut méconnaître
dans l'ophthalmie qu'on appelle sénile, et dans tous les cas de blépharite habituelle, l'influence de l'air frais des nuits sur la muqueuse ; mais, lorsque le mal règne épidémiquement, nous sommes

tout-à-fait dans l'ignorance sur le principe morbide agissant sur l'é-
conomie. Je dirai enfin que la blépharite chronique, que quelques
auteurs ont attribuée à une cause syphilitique (Scarpa, Boyer), ne
paraît dépendre assez souvent que d'une cause catarrhale.

§ III. *Traitement.* A l'état suraigu, la conjonctivite catarrhale
exige le traitement des ophthalmies essentielles dont nous avons
déjà parlé. Dans les autres conditions, quelques auteurs ( Beer, Travers ) proscrivent la saignée et s'en tiennent surtout aux collyres
abortifs. Je dois dire, néanmoins, qu'à l'exception des cas très-légers
j'ai pour habitude de commencer le traitement par une saignée du
bras et que je n'ai qu'à me louer de cette pratique.

A. *Constitutionnel.* Les vieillards supportent très-bien, en général,
la saignée du bras ; chez eux, en effet, le système capillaire sanguin
étant en partie atrophié, le sang reflue vers les gros troncs ; leur circulation, leur vie est plus concentrique, si je puis m'exprimer de la
sorte. Chez les sujets jeunes, je joins à la saignée de la tempe les
sangsues ou les ventouses. Les saignées petites et répétées valent
mieux que les grosses. Quelquefois je ne fais autre chose qu'une
saignée et quelques lotions d'eau blanche, et le mal se dissipe en
peu de jours malgré sa longue persistance antérieure, raison de plus
pour saigner si la maladie est de date récente.

La chaleur à la peau, les boissons chaudes et légèrement aromatiques, quelques purgatifs et quelquefois aussi des diaphorétiques ;
telles sont les indications de la médication constitutionnelle. Je me
contente en général de prescrire une, deux ou trois pilules d'huile
de croton-tiglium qu'on répète tous les deux jours. Chaque pilule
contient une goutte de ce médicament et de la poudre de gomme
*q. s.* ; ou bien j'ordonne les pilules de colchique dont j'ai donné la
formule page 93. Les Anglais préfèrent dans ces cas, si le mal est récent, l'administration de quelques grains de poudre de James ou de
Dower qu'ils combinent à un peu de calomel ou de rhubarbe, et
qu'ils répètent plusieurs fois par jour. D'autres prescrivent aussi des
bains de pieds sinapisés. Du reste, si la phlogose a déjà acquis la
forme trachomateuse dont nous avons parlé, toute la médication
constitutionnelle doit se borner aux purgatifs et à la soustraction
du malade de l'influence des causes catarrhales.

B. *Local.* Si le mal est léger, si la muqueuse n'est pas très-ramol-
lie ni très-variqueuse, quelques lotions astringentes tièdes suffisent
pour la guérison. L'eau de rose simple ou animée de nitrate d'argent
(deux grains par once), l'eau citronnée ou acidulée, et surtout l'eau
blanche, remplissent parfaitement le but. Waré se loue beaucoup
d'une forte décoction chaude de têtes de pavots et de fleurs de camomille ; d'autres vantent avec raison les lotions avec le vin d'o-
pium. La continuation ou la reprise des mêmes moyens est ce qu'il
faut aussi pour prévenir ou combattre les récidives.

Des moyens plus énergiques sont nécessaires lorsque le mal a de
l'intensité. Le collyre acidulé de Littel, dont j'ai donné la formule

( page 104 ), peut convenir dans la majorité des cas. Werlitz et Fool ont retiré de grands avantages de l'huile essentielle de citron ( *voyez* page 103 ). Les solutions d'acétate de plomb ( six à dix grains par once d'eau ), d'alun ( deux à quatre grains par once), de sulfate de zinc (deux grains par once), de sulfate de cuivre ( quatre grains par once), de nitrate d'argent ( deux à dix grains par once ) viennent ensuite. Ces collyres peuvent être employés à l'aide d'une œillère ou mieux d'un pinceau mou.

La pierre infernale en substance , appliquée rapidement, de manière à blanchir la conjonctive , est un souverain remède dans ces cas. Saint-Yves et une foule de praticiens après lui l'ont préconisée avec raison ; je n'ai qu'à me louer beaucoup de ce moyen , et je pense que c'est faute d'une application convenable que quelques personnes blâment un pareil remède. Boyer m'a dit plusieurs fois qu'il ne traitait autrement son ectropion catarrhal qu'en touchant de temps en temps la muqueuse avec un crayon de nitrate d'argent devant une glace ; mais le bienfait n'était point permanent , parce que ce praticien négligeait de le soutenir à l'aide d'autres collyres appropriés. Wardrop et Demours ont retiré de l'avantage des scarifications répétées de la conjonctive, à l'aide d'une lancette. J'ai quelquefois mis ce moyen en usage ; c'est fort douloureux et ses bienfaits peu durables.

Le sulfate de cuivre en bâton, promené de la même manière sur la muqueuse, produit généralement des effets aussi avantageux.

Plusieurs pommades ont été préconisées pour être appliquées le soir. Scarpa vante beaucoup celle de Janin ; je m'en suis servi quelquefois. Guthrie n'emploie que celle de nitrate d'argent. D'autres, M. Gouzée d'Anvers en particulier , se sont bien trouvés de celle d'oxyde rouge de mercure ( quatre grains par once de graisse ) qu'on applique sur les paupières. La pommade de Lyon est préférée par d'autres. Je me suis bien trouvé d'une pommade fortement opiacée (parties égales d'axonge et d'extrait d'opium). Toutes ces pommades, au reste, sont à peu près également bonnes.

Des moyens plus actifs pourraient devenir nécessaires lorsque la conjonctive a acquis la dégénérescence trachomateuse ; on appliquera, dans ces cas, ce que nous avons dit à l'article de la conjonctivite granuleuse ou des granulations conjonctivales.

Je terminerai ce sujet par une observation importante de Paré en faveur du séton à la nuque.

« Il est besoin , dit A. Paré , d'un autre remède plus extrême qui est le cautère actuel avec séton appliqué derrière le cou , lequel a une merveilleuse efficace aux fluxions invétérées. Qu'il soit vrai , l'expérience quotidiane monstre que tôt après l'ulcère fait par le dit cautère jette boue , la vue se clarifie, voire à ceux qui jà l'avaient quasi perdue , ce qui s'est vu de fresche mémoire à un honnête Italien, orfèvre , nommé messire Paul , demeurant en Nesle près des Augustins de Paris, etc. » (liv. IX , chap. 25, p. 378. Edit. de Paris, 1614).

Deuxième espèce. *Conjonctivite scrofuleuse.*

On s'est demandé s'il existe réellement une ophthalmie scrofuleuse. Si l'on entendait par affection scrofuleuse de l'œil une altération matérielle analogue à celle qu'on observe dans les ganglions lymphatiques, nul doute que la réponse ne serait embarrassante ; mais si l'on veut exprimer par là une lésion particulière des propriétés vitales des tissus oculaires qui se rencontre ordinairement en bas-âge, chez des sujets anémiques ou écrouelleux, et qui dure autant de temps que la maladie constitutionnelle, la réalité des ophthalmies scrofuleuses ne saurait être contestée. Il existe effectivement des ophthalmies écrouelleuses comme des rhinites, des bronchiques, des osteites, des cutites de même nature. Je ne veux point dire par là qu'un virus spécial se jette dans telle ou telle partie de l'organe, comme on le croyait autrefois. La vitalité de l'organisme est tellement modifiée par les causes anémiques qui les affectent que les organes ne jouissent plus de leur intégrité ; ils manifestent chacun à sa manière leur état de souffrance, et l'œil en particulier offre des phénomènes morbides spéciaux que nous allons étudier. C'est déjà dire en d'autres termes que les ophthalmies scrofuleuses ne doivent être regardées que comme une manifestation locale, un symptôme particulier de l'affection constitutionnelle.

Mais qu'est-ce que la maladie scrofuleuse constitutionnelle? Il est très-curieux de lire à ce sujet les assertions pleines de vanités des oculistes exclusifs ; ils tranchent, par des phrases pompeuses et insignifiantes, des questions fort graves, et croient avoir fait avancer la science alors même qu'ils n'ont pas compris le sujet dont ils voulaient s'occuper.

J'avoue qu'après avoir consacré plusieurs mois à la lecture des meilleurs ouvrages sur la scrofule, je me trouvais moi-même enveloppé d'hypothèses contradictoires, et j'aurais peut-être omis de traiter des généralités de cette maladie sans les lumières que j'ai puisées dans le travail consciencieux de M. Beaudelocque, médecin de l'hôpital des Enfans.

Il résulte des recherches de ce praticien qu'en origine la scrofule n'est qu'une maladie humorale, un vice de l'hématose, d'où il suit un sorte d'anémie générale qui se transmet aux solides par le renouvellement incessant de leurs molécules. L'organisme scrofuleux se trouve ainsi bâti par de mauvais matériaux ; il devient surtout très-vulnérable dans les parties exposées à l'action incessante des agens extérieurs, tels que la peau, les ganglions cervicaux, les poumons, les organes des sens, et en particulier l'appareil visuel.

La cause de ce vice de l'hématose et de l'anémie constitutionnelle qui en est la conséquence est tout entière, d'après M. Beaudelocque, dans la composition vicieuse de l'air que les enfans respirent, ce qui n'empêche pas la maladie d'être souvent héréditaire. M. Beaudelocque a démontré ce fait d'une manière si lumineuse qu'il est impossible de ne pas adopter son opinion. L'expérience clinique confirme effectivement cette manière de voir. Vous avez beau stimuler l'organisme, donner de bons alimens, la maladie persiste tant que vous ne perfectionnez pas l'hématose à l'aide d'un air pur, etc.

On conçoit par conséquent la futilité de l'opinion qui regarde la scrofule comme une maladie de la lymphe ou des ganglions lymphatiques. La constitution paraît blanche, non parce qu'il y a prédominance du système lymphatique et des humeurs blanches, mais uniquement parce que la composition du sang et des solides est viciée, parce que l'organe respirateur n'élabore qu'imparfaitement le sang vivificateur. En ce sens, la maladie scrofuleuse offre, comme on le voit, beaucoup d'analogie avec la chlorose.

Il y a des personnes qui confondent la scrofule avec l'affection tuberculeuse. Des dépôts de matière tuberculeuse se voient, il est vrai, parfois dans les ganglions lymphatiques affectés de scrofule ; mais ce serait une grave erreur de confondre ces deux maladies. L'état scrofuleux est une des meilleures conditions pour la naissance des tubercules ; mais la coexistence de ces deux affections n'est point indispensable.

Beer a divisé les scrofuleux en deux catégories : les uns ont de l'embonpoint, une large mâchoire, le corps rabougri et l'esprit lourd; les autres sont minces, très intelligens et d'une taille élevée. Les premiers sont sujets aux tumeurs glandulaires externes ; les seconds aux affections de poitrine et en particulier à la phthisie. Beer établit sur cette donnée un traitement différent pour chaque espèce de scrofuleux ; il veut qu'on tonifie les premiers et qu'on tienne aux laitages les seconds.

Cette manière de voir est erronée. Évidemment Beer et les oculistes qui l'ont adoptée confondent l'affection scrofuleuse avec la tuberculeuse. Sans doute que dans le nombre des sujets scrofuleux on en trouve qui offrent les conditions physiques signalées par Beer ; mais n'est-ce pas absurde de prescrire deux traitemens opposés contre une même affection ? Je ne veux point dire pour cela que lorsque l'ophthalmie scrofuleuse se rencontre chez des sujets affectés en même temps de tubercules, il ne faille dans le traitement tenir compte de cette dernière condition ; mais ce n'est plus de la scrofule, c'est plutôt d'une complication grave dont il faut s'occuper avant tout. Je ne parle pas d'une autre idée singulière de Beer, adoptée également par les oculistes allemands, et qui attribue à l'usage des pommes de terre et des alimens farineux en général le développement de la scrofule : c'est là une niaiserie qui ne peut être soutenue que par des oculistes proprement dits.

La scrofule est une maladie qui a des symptômes déterminés.

Pour dire qu'elle existe, il faut que ces symptômes soient patens : sans cette condition on confondrait facilement l'état délicat, albinique de la constitution avec l'affection scrofuleuse proprement dite.

On voit par ces considérations combien est erronée l'opinion des oculistes allemands, qui regardent l'ophthalmie scrofuleuse comme de nature lymphatique. Les vaisseaux lymphatiques de l'œil peuvent sans doute être compris dans la maladie comme dans toute autre ophthalmie ; mais ils ne constituent pas le siége exclusif de l'affection.

§ Ier. *Variétés.* L'ophthalmie scrofuleuse peut atteindre diverses parties de l'organe. La conjonctive, les paupières, les follicules méibomiens, la cornée, la membrane de l'humeur aqueuse, l'iris, la sclérotique et la rétine, tels sont les tissus sur lesquels se fixe ordinairement le travail morbide ; je dis ordinairement, car, dans quelques cas, toutes les parties constituantes de l'œil sont indistinctement comprises dans la maladie, quoi qu'en disent quelques hommes systématiques. Occupons-nous pour le moment de la conjonctivite.

Il est rare que cette maladie atteigne avec une égale intensité les deux organes. Ordinairement elle est plus prononcée sur un œil, mais elle alterne facilement.

Mackensie et plusieurs autres distinguent la conjonctivite scrofuleuse en deux variétés, la pustuleuse et la phlycténoïde. Cette division ne me paraît avoir aucune portée pratique. Mieux vaut, selon moi, la distinguer, d'après son siége, en bulbienne et palpébrale.

§ II. *Caractères.* Les caractères de cette maladie offrent ceci de particulier, qu'ils revêtent plutôt la forme irritative qu'inflammatoire. Dans quelques cas où le travail morbide avait envahi les tissus profonds de l'œil, comme la rétine, par exemple, la nécropsie n'a décélé aucune altération comparable à celle de la véritable inflammation ( Middlemore ). Il ne faut pas oublier cependant qu'un travail phlogistique peut se joindre à l'affection scrofuleuse et exiger un traitement en conséquence, ainsi que nous l'avons déjà fait remarquer.

A. *Physiques.* 1º *Rougeur.* On chercherait en vain dans la conjonctivite scrofuleuse cette rougeur tranchée et uniforme que nous avons observée dans les ophthalmies précédentes. On n'y voit ordinairement que des faisceaux vasculaires sur la conjonctive sclérotidale, marchant transversalement vers la circonférence de la cornée, sous forme de rougeur angulaire ou de *taraxis*, soit interne, soit externe. Il est rare que ces faisceaux envahissent toute la muqueuse ; quelquefois on n'y observe qu'une vascularité clair-semée, ou quelques vaisseaux isolés plus ou moins dilatés en place de pinceaux vasculaires. Ils aboutissent à la circonférence de la cornée sur quelque pustule, ou bien ils marchent sur la cornée elle-même si le mal est ancien. Cette membrane est assez souvent comprise dans le mal, alors elle présente un certain trouble que nous décrirons ailleurs.

Lorsqu'elle débute, la maladie en question ne présente souvent d'autre caractère que la rougeur légère que nous venons d'indiquer ; elle est de peu d'importance, comme on le voit ; mais dans d'autres occasions des lésions d'autre nature s'y joignent.

2° *Ramollissement conjonctival.* La muqueuse sclérotidale est légèrement boursouflée, mais ramollie, relâchée et d'un jaune sale comme celle d'un œil qu'on fait macérer pendant plusieurs jours dans de l'eau. Ce caractère est très-marqué, surtout lorsque le mal a déjà récidivé un certain nombre de fois.

3° *Pustules et phlyctènes.* Un des caractères les plus fidèles de la conjonctivite scrofuleuse est l'existence d'une ou plusieurs pustules sur la sphère visuelle. Ces pustules, du volume d'une tête d'épingle, se montrent le plus souvent sur la circonférence de la cornée ; d'autres fois elles naissent en dedans ou en dehors de cette limite. Elles sont toujours l'aboutissant d'un faisceau vasculaire très-visible.

Ce caractère a valu à cette ophthalmie le nom de pustuleuse ; mais il ne lui est pas exclusif : il y a des ophthalmies simples, essentielles, qui sont accompagnées d'une ou plusieurs pustules ; il serait cependant difficile de dire pourquoi elles se rencontrent plus souvent dans celle dont il s'agit.

Quelquefois, en place de pustules, on ne voit que des phlyctènes : les faisceaux vasculaires y aboutissent de la même manière. Quelques personnes ont présumé que l'existence des phlyctènes se rattache toujours à celle de l'ophthalmie rhumatismale : c'est une erreur. Il y a formation de pustule, lorsque le point où le faisceau vasculaire aboutit est assez vivement irrité pour former un abcès ( *hyperphlogose* ) ; il y a phlyctène, au contraire, lorsque l'irritation n'est que légère et capable seulement de sécréter de la lymphe.

Ces petites tumeurs paraissent naître plus souvent à la circonférence de la cornée, parce que c'est là que les faisceaux vasculaires trouvent un tissu très serré, résistant à l'impulsion sanguine, et capable par conséquent d'être vivement irrité. Les pustules, du reste, se rencontrent plus souvent chez les sujets gras ; les phlyctènes, au contraire, chez les grêles. Les unes et les autres présentent à leur base une auréole blanche qui dépend probablement d'une infiltration de la matière qui les constitue, et une injection vasculaire et rayonnante très fine qu'on ne discerne quelquefois qu'au microscope. La matière des pustules est épaisse comme du miel, celle des phlyctènes liquide comme le contenu des cloches de l'érysipèle. J'ai observé que le mal est plus difficile à déraciner, quand il est accompagné de phlyctènes que de pustules. On dirait que la présence des pustules exerce une certaine action révulsive à la surface de l'œil, qui opère salutairement contre l'irritation profonde. Le plus souvent, du reste, les pustules et les phlyctènes se joignent à une photophobie intense, ce qui ne veut point dire que le mal est de nature rhumatismale, ainsi qu'on le croit.

Indépendamment de ces deux espèces de tumeurs, la conjonctive bulbienne en offre souvent une troisième , surtout dans le début de la maladie , et qui consiste dans une sorte d'engorgement parcellaire analogue à un peloton de graisse. Cette espèce de *pinguecula* aigu se rencontre aussi quelquefois dans la conjonctivite catarrhale et devient souvent le siége d'une pustule ; elle dépend d'une sorte de renflement des vaisseaux sous-conjonctivaux.

Ajoutons enfin que les yeux des sujets scrofuleux sont souvent exposés à des espèces d'orgelets qui se reproduisent aisément dans les récidives de la conjonctivite et ne suppurent que fort rarement ; nous en parlerons ailleurs.

4° *Déversement lacrymal.* Pour peu que le mal ait de l'intensité et qu'il soit devenu habituel , l'œil est larmoyant. Les larmes sont âcres, tombent continuellement sur la joue et irritent la peau de cette partie. Ce caractère est immanquable dans toutes les ophthalmies irritatives, il est d'ailleurs le compagnon indivisible de la photophobie , et dépend , selon moi , de l'état de spasme dans lequel se trouve l'appareil musculaire de l'œil. Il en est de ce déversement lacrymal comme de celui qui succède aux lésions traumatiques de l'appareil visuel : les muscles droits entrent en éréthisme et expriment en quelque sorte l'humeur aqueuse de la chambre antérieure à travers les pores de la cornée.

Le liquide qui déborde les paupières n'est pas toujours purement aqueux ; de la matière muco-sébacée , un peu puriforme, est mêlée aux larmes , et les paupières , plus ou moins boursouflées , se collent pendant le sommeil. Cela a lieu lorsque quelque élément catarrhal complique la maladie ou que l'affection scrofuleuse se fixe en même temps sur l'appareil méibomien. Il n'est pas rare de voir aussi le syphon lacrymal être compris dans l'affection ; mais de cela nous parlerons ailleurs.

B. *Physiologiques.* 1° Photophobie irritative. Il est des conjonctivites scrofuleuses qui ne sont point accompagnées d'irritations de la rétine ; il en est d'autres dont le travail morbide se propage sur les tissus profonds et qui sont accompagnées de photophobie intense. L'aversion pour la lumière est telle que les petits malades n'osent pas sortir ; ils se tiennent cachés dans l'obscurité, s'enfoncent sous les couvertures et appliquent la face contre l'oreiller ; s'ils se trouvent dans une chambre éclairée, ils ne regardent qu'en inclinant latéralement la tête et entr'ouvrent à peine les paupières ; ils évitents oigneusement d'exposer leur organe aux rayons directs, c'est ce qui leur fait à la longue contracter des habitudes vicieuses et occasionne quelquefois une déviation de la colonne vertébrale (Travers).

La photophobie peut durer plusieurs mois, mais elle n'est pas également intense à toutes les heures de la journée ; elle offre une intermission marquée vers le soir, et il importe de profiter de ces momens pour observer l'état de l'organe. Lorsqu'il existe , ce caractère indique que toutes les parties de l'œil sont affectées du travail irritatif ; la conjonctivite n'est plus à l'état simple , elle est même si légère qu'on est étonné de trouver un symptôme aussi alarmant sur un organe à peine teint de quelques stries rouges.

Je viens déjà de dire que la photophobie, dans cette ophthalmie, constitue une véritable complication ; elle ne se présente pas toujours, en effet, et n'est aucunement en rapport avec le degré de la rougeur de la conjonctive comme la photophobie phlogistique dont nous avons déjà parlé. Cela a fait dire à un ophthalmologue italien que ce symptôme avait quelque chose d'analogue à ceux des fièvres intermittentes pernicieuses, et qu'il fallait l'attaquer comme ces derniers. On ne saurait effectivement s'expliquer autrement comment une photophobie aussi intense puisse souvent se dissiper instantanément, avec ou sans remèdes, sans laisser aucune trace de son existence, malgré sa longue ténacité précédente, ensuite revenir d'une manière inattendue pour se dissiper également, etc. Ce qui paraît confirmer cette manière de voir, c'est que ce symptôme cède souvent à l'emploi des remèdes anti-périodiques. Remarquons, en attendant, que la photophobie scrofuleuse peut durer plusieurs mois sans détruire la faculté visuelle.

2° *Spasme musculaire.* Comme le larmoiement, le spasme des muscles de l'œil et des parties adjacentes est un symptôme indivisible de la photophobie. Tant que la conjonctivite scrofuleuse est à l'état simple, elle n'offre aucun de ces caractères. Les muscles droits entrent dans une sorte d'éréthisme tétanique, tendant à enfoncer le globe dans la cavité orbitaire ; de là une douleur que les malades accusent dans le fond de l'orbite, endroit de l'insertion fixe de ces muscles ; de là aussi l'abondance des larmes.

Le muscle orbiculaire des paupières est tellement contracté à son tour (blepharo-spasme), qu'il faudrait une très-grande force pour vaincre sa résistance. Il est inutile, par conséquent, d'essayer d'ouvrir forcément les yeux de ces sujets, on les irriterait sans en venir à bout. Ce muscle ne peut se contracter fortement sans entraîner la contraction de plusieurs autres muscles. Essayez de fermer les paupières d'un côté devant une glace, non en abaissant avec les doigts la paupière supérieure pour imiter ce qui arrive dans le sommeil, mais en contractant l'orbiculaire ; vous verrez la joue, l'aile du nez, l'angle de la bouche s'élever, le sourcil s'abaisser. Cette contraction concentrique est d'autant plus prononcée que le spasme est violent ; les muscles eux-mêmes finissent par s'hypertrophier. J'ai vu des sujets dont le côté correspondant de la face était resté plus charnu que l'autre, la tête du sourcil et les paupières très épaisses, l'angle buccal et l'aile nasale habituellement relevés ; mais ces circonstances s'effacent plus ou moins à la longue. J'ai également observé que, par suite de cet orgasme prolongé, le sang veineux circulait avec peine et le côté correspondant de la face devenait violet. Il y a, comme on le voit dans les muscles périorbitaires, une sorte de *consensus* dont le but est la protection de l'organe visuel.

3° *Douleur*. Elle est en raison directe de la photophobie, et subit par conséquent les mêmes variations que cette dernière.

4° *Récidives*. Tant que l'affection constitutionnelle n'est point dissipée, la conjonctivite est prête à reparaître et à s'exaspérer au moindre changement de temps. C'est surtout lorsque l'atmosphère devient humide que les récidives ont lieu; elles s'observent également dans les grandes gelées et lorsque le malade est obligé de garder la chambre dans un endroit mal aéré, etc. Le retour du beau temps améliore toujours l'état des malades, la conjonctive se dissipe même quelquefois, presque subitement, pour reparaître plus tard. C'est ce qui a fait souvent attribuer à des collyres des vertus dont ils ne jouissaient point réellement.

C. *État des paupières*. Rien n'est plus fréquent que de voir des orgelets intercurrens chez les sujets scrofuleux; ces tumeurs précèdent ou accompagnent les récidives de la conjonctivite; elles suppurent rarement et ont une grande tendance à passer à l'état d'induration.

La conjonctivite scrofuleuse n'est pas toujours bornée au globe oculaire. Souvent, très souvent même, les tissus palpébraux sont affectés de la même maladie. Ce sont le système cryptacé des paupières (glandes de Méibomius) et le cartilage tarse qui forment le siége principal de la blépharite scrofuleuse. Ces glandes s'hypertrophient plus ou moins, de même que le fibro-cartilage, épaississent les bords palpébraux, irritent l'œil par leur action mécanique et sécrètent de la matière sébacée en abondance; cette matière se mêle à la mucosité de la conjonctive, se ramasse vers le lac lacrymal et coule sur la joue, s'arrête pendant le sommeil à la racine des cils, se dessèche, forme des croûtes, colle les paupières entre elles pendant le sommeil; elle passe dans le syphon lacrymal, l'irrite, et donne souvent naissance à une tumeur lacrymale (*flux palpébral de Scarpa*). L'hypertrophie de ces glandes est ordinairement plus prononcée à la paupière supérieure; là elles existent en plus grand nombre et forment quelquefois, chez les scrofuleux, des espèces de chapelets saillans sous la peau, et déforment singulièrement l'individu : la paupière distendue s'allonge, devient lourde, et le malade ne peut la relever qu'incomplètement. Des conditions analogues s'observent souvent aussi à la paupière inférieure. Ajoutons enfin que les ouvertures des conduits de ces cryptes sont souvent ulcérées; ces ulcérations ont ordinairement pour résultats de faire tomber les cils ou d'en dévier la direction par leur action sur les bulbes. Je présume cependant que les bulbes ciliaires sont eux-mêmes primitivement attaqués par l'affection scrofuleuse.

Quant au cartilage tarse, il est ramolli et plus ou moins hypertrophié, son bord libre paraît rouge comme dans l'ophthalmie catarrhale. Des granulations existent quelquefois à la face interne de la paupière, surtout si un principe catarrhal complique la maladie, ainsi que cela a lieu très souvent, et il n'est pas excessivement rare de rencontrer des insectes implantés à la racine des cils chez ces sortes de sujets (*phthiriasis palpebralis*).

**D.** *Terminaisons.* 1º *Guérison parfaite.* Comme la scrofule constitutionnelle, l'affection oculaire peut se guérir sans laisser aucune trace de son existence, soit par les seules forces de l'organisme, soit par l'intervention de l'art.

2º *Maladies consécutives.* L'affection scrofuleuse peut guérir et laisser après elle des lésions plus ou moins graves, telles que le trachoma, l'absence des cils (*madarosis*), le trichiasis, l'entropion, le pannus, etc.

§ III. *Étiologie.* La cause prochaine de la scrofule consiste dans un défaut de l'hématose ; ce défaut dépend lui-même d'une viciation de l'air qu'on respire ( *v.* ouv. de M. Baudelocque ). Les causes occasionnelles sont variables : les blessures de l'œil, les coups d'air froid, les affections éruptives aiguës, la dentition, etc.; toutes ces causes enflamment la muqueuse oculaire et le mal acquiert bientôt les caractères scrofuleux.

§ IV. *Pronostic.* Variable, selon l'état de la constitution, l'ancienneté de la maladie et la nature des tissus qui en sont attaqués. En général, le pronostic n'est point fâcheux si le mal est borné à la conjonctive; il pourrait néanmoins le devenir par les complications et par sa tendance vers certaines terminaisons dont nous venons de parler.

§ V. *Traitement.* Comme toutes les lésions symptomatiques, la conjonctivite scrofuleuse réclame une double médication, l'une locale et l'autre constitutionnelle.

La médication locale présente deux indications : combattre la photophobie lorsqu'elle existe, enlever le travail morbide de la conjonctive et des paupières.

1º *Remèdes anti-photophobiques.* La photophobie scrofuleuse cède rarement aux saignées seules ; ce qui me réussit généralement, c'est l'extrait de belladone combiné au calomel. Je commence le traitement par la prescription suivante :

*Pr.* Extrait de belladone préparé à la vapeur,     6 grains.
     Calomel,                                       18 grains. M.
**F.** douze pilules.

Le malade prend trois fois par jour une des pilules ci-dessus ( matin, midi et soir ). Si la photophobie persiste, on doublera la dose des pilules le lendemain, et l'on continuera ainsi pendant plusieurs jours. J'ai porté quelquefois, en peu de jours, la belladone jusqu'à la dose de six grains, sans le moindre inconvénient; le plus souvent la photophobie disparaît comme par enchantement, après le premier ou le second jour. Si le sujet est pléthorique, si les vaisseaux céphaliques paraissent injectés, et surtout si le pouls est fort et la peau chaude, je joins une ou deux évacuations sanguines locales, à l'aide de sangsues à la tempe ou de ventouses scarifiées à la nuque. Il est rare que je trouve l'indication d'ouvrir la veine du bras.

Des frictions périorbitaires de pommade mercurielle belladonisée ( deux gros d'extrait de belladone par demi-once d'onguent napolitain ), des vésicatoires volans à la nuque, des pommades éruptives à la tempe, des bains de pieds sinapisés et des lotions oculaires avec une forte décoction de laitue, tiède, tels sont les remèdes anti-photophobiques dont je me sers. Quelques personnes ont donné aussi avec succès le sulfate de quinine intérieurement. D'après le dire de Middlemore ( ouv. cité, t. I, p. 57 ), le peuple anglais a pour pratique de s'appliquer des vésicatoires sur les paupières, ainsi qu'Assalini l'a fait en Égypte et M. Velpeau dernièrement à Paris.

2º *Remèdes locaux.* Aussitôt la photophobie combattue, j'examine l'état de l'œil et je me règle différemment, suivant l'état des choses. Si l'injection est légère, de simples lotions adoucissantes suffisent : l'eau de laitue laudanisée ( un scrupule de laudanum dans une once de décoction récente ), l'eau de rose, de têtes de pavots, de fleur de camomille, de sureau, de mélilot, de chaux, etc., remplit parfaitement le but. Dans le cas contraire, mon meilleur collyre est une solution de deuto-chlorure de mercure ( un grain par once ou plus d'eau distillée, avec addition de laudanum ). Travers vante beaucoup le collyre quininé ( quelques grains de sulfate de quinine dans de l'eau distillée ).

Si les glandes méibomiennes et le fibro-cartilage tarse sont malades, j'ai recours aux pommades résolutives. Celle de Janin est une des plus efficaces ; les autres ci-devant mentionnées peuvent également convenir. La pierre infernale est toujours applicable, quand les paupières offrent des dégénérescences trachomateuses. Les duretés chroniques des paupières réclament quelquefois l'usage prolongé des frictions externes de pommade mercurielle ammoniacée ( dix parties de sel ammoniac dans 90 parties d'onguent napolitain ).

3º *Médication constitutionnelle.* Je n'ai nullement envie de mentionner ici ces longues listes de remèdes anti-scrofuleux qu'on trouve recommandés dans beaucoup de livres, et en particulier dans ceux des oculistes ; je me contenterai seulement de faire observer d'une manière générale qu'ils sont bien dans l'erreur, ceux qui croient pouvoir guérir l'affection scrofuleuse en prodiguant les pilules mercurielles : j'ai vu, pour mon compte, les plus fâcheux effets sur les sujets scrofuleux, à la suite de l'usage prolongé des pilules de Belloste et de Calomel. Ces remèdes affaissent en effet les forces de l'organisme en place de les relever.

Le traitement constitutionnel se compose de trois élémens principaux.

1. *Moyens hygiéniques.* La respiration d'un air pur, très-oxy-

géné, continuellement renouvelé , forme la base du traitement ; sans cette condition , les autres remèdes sont presque inutiles , la modification de l'hématose serait impossible ( Beaudelocque ). La première question que je fais à ces sortes de malades est de m'informer du lieu qu'ils habitent et s'ils ont les moyens de se loger à la campagne, ou à tout autre endroit bien conditionné. Exercice gymnastique ; insolation, habillemens de laine, alimentation substantielle, principalement de matières animales ; de l'ale pour boisson , du vin aussi quelquefois. Éviter soigneusement le froid et l'humidité.

B. *Remèdes tonifians.* L'iodure de fer et le sirop d'ammoniac réunissent aujourd'hui les meilleurs suffrages pour remplir cette indication. On les administre de la manière suivante :

| | | | |
|---|---|---|---|
| 1° *Pr.* | Iodure de fer, | 20 grains. | |
| | Eau distillée , | 10 onces. | Dissolvez ; |
| Ajoutez | Extrait de gentiane , | 6 grains. | |

Le malade en prend une cuillerée à soupe , trois fois par jour, quelques minutes avant chaque repas. Ce remède , comme plusieurs autres , est mieux supporté en union des alimens qu'à jeun. On bouche exactement la fiole chaque fois qu'on vient de s'en servir.

2° Du sirop d'ammoniac , une demi-once , matin et soir, dans de l'eau simple.

On joint , en été, l'usage des bains de mer et de rivière , si cela se peut. L'eau de mer , en boisson, peut être aussi donnée avec avantage à la dose d'un demi-verre ou plus par jour.

C. *Laxatifs toniques.* Les extraits d'aloës et de coloquinte, préparés à la vapeur et administrés par petites doses , produisent d'excellens effets , surtout si on les combine avec un peu de rhubarbe. On fait prendre tous les soirs la pilule suivante :

| | | |
|---|---|---|
| *Pr.* | Extrait d'aloës, | 1 grain. |
| | Extrait de coloquinte, | 1 grain. |
| | Poudre de rhubarbe, | 4 grains. M. |
| F. pilule. | | |

Ce traitement doit être continué pendant plusieurs mois : les collyres deviennent souvent tout-à-fait inutiles. On consultera les monographies sur la scrofule , si l'on veut en approfondir davantage l'histoire thérapeutique.

Troisième espèce. *Conjonctivite dermatosique.*

J'ai désigné de ce nom toute conjonctivite qui se rattache à une maladie, soit aiguë, soit chronique du système cutané. L'affection oculaire n'est, dans ce cas, qu'une sorte d'appendice de la maladie de la peau, la conjonctive n'étant attaquée que par la propagation de l'irritation du derme, de même que l'est très souvent la muqueuse de la bouche, du gosier et des fosses nasales dans la petite vérole, la scarlatine, la rougeole, les syphilides, etc. On pourrait, à la rigueur, se contenter de cet énoncé pour faire comprendre que l'attention du médecin ne doit porter principalement que sur la maladie exhanté-matique qui en fait la partie essentielle. Il y a des circonstances, cependant, qui méritent une attention particulière, relativement à l'organe visuel. Sa structure délicate, l'importance de ses fonctions réclament une grande surveillance, soit pour prévenir la propagation de l'irritation cutanée sur lui, soit pour en arrêter les ravages, lorsque cette propagation a déjà eu lieu.

Les conjonctivites dermatosiques ont des caractères communs, elles se comportent toutes de la même manière, et réclament le même traitement, proportionné, bien entendu, à leur dégré d'intensité. Aussi les comprendrai-je dans une même description, en indiquant, toutefois, ce qui est propre à chacune de leurs causes.

Parmi les dermatoses qui réagissent sur l'organe visuel, les unes sont aiguës, les autres chroniques. La variole, la scarlatine, la rougeole, l'érysipèle, l'*acne punctata*, etc., sont de la première catégorie. Les syphilides, les croûtes laiteuses, la lèpre vulgaire, et plusieurs autres variétés de dartres appartiennent à la seconde.

On a prétendu qu'il y avait une conjonctivite galeuse ou psorique (psorophthalmie). Si l'on prend le mot *psora* comme synonyme d'affection éruptive, il indiquerait toutes les conjonctivites dont nous voulons traiter ici. On serait cependant dans l'erreur, si on voulait l'appliquer à la gale proprement dite : la gale, effectivement, n'attaque point la figure, et il est douteux, d'ailleurs, que cette maladie reconnaisse pour cause un principe virulent. Quelques auteurs emploient le mot psorophthalmie comme synonyme de teigne palpébrale, et ils expriment par là une sorte de rougeur chronique des bords palpébraux, accompagnée d'ulcérations croûteuses, et de la perte partielle ou totale des cils : en ce sens l'expression est admissible, et elle n'indique qu'une terminaison commune à plusieurs conjonctivites.

A. On voit rarement l'ophthalmie varioleuse, depuis que les bienfaits de la vaccination sont favorablement appréciés par tout le monde. Lorsqu'elle a lieu, la réaction variolique sur l'œil se déclare, soit dans le courant de l'éruption cutanée, soit après la période de desquamation. Dans ce dernier cas, elle constitue quelquefois une sorte de métastase très-fâcheuse. Le plus souvent, la phlogose n'est bornée qu'aux paupières, et attaque principalement les cryptes sébécés. Dans d'autres cas, elle s'étend à la conjonctive globulaire et intéresse parfois aussi la cornée, l'iris, la rétine et toutes les membranes internes de l'organe (phlegmon oculaire).

La conjonctivite varioleuse, du reste, est tantôt pustuleuse, tantôt non pustuleuse. Ordinairement les boutons de l'éruption se bornent à la peau de la paupière; dans quelques cas, cependant, ils naissent également sur la muqueuse palpébrale, sur la cornée et peut-être aussi sur la conjonction sclérotidale. M. Guersent nie que l'ophthalmie en question soit jamais accompagnée de boutons sur l'œil. Plusieurs observateurs, cependant, affirment avoir vu des boutons de variole sur cet organe, et, en particulier, sur la moitié inférieure de la cornée, par inoculation de la matière déposée sur ce point par les boutons externes des bords des paupières. Du reste, il ne faut pas croire que toute éruption varioleuse, même confluente, soit accompagnée ou suivie d'ophthalmie.

B. La scarlatine et la rougeole occasionnent également quelquefois une réaction soit palpébrale, soit oculaire ; mais leur gravité n'égale pas ordinairement celle de l'ophthalmie précédente.

C. La conjonctivite érysipélateuse n'a lieu qu'à l'occasion de l'érysipèle de la face ; elle est, le plus souvent, bornée aux tissus des paupières ; quelquefois, cependant, la conjonctive lobulaire est affectée en même temps.

Les conjonctivites qui accompagnent la seconde catégorie des dermatoses restent ordinairement bornées aux paupières, et, en particulier, aux glandes deMéibomius.

Nous venons déjà de dire comment nous concevions le mécanisme pathogénésique des conjonctivites dermatosiques, c'est-à-dire, par propagation directe de l'irritation du derme externe au derme réfléchi qui forme les muqueuses. Il ne répugne pas cependant d'admettre en même temps une action particulière du principe morbide sur l'œil par l'intermédiation de l'atmosphère. Middlemore a observé un grand nombre de conjonctivites pustuleuses chez des personnes adultes, par le contact irritant du gaz hydrogène dans des fabriques éclairées avec cette substance.

Ajoutons enfin que toutes les conjonctivites dermatosiques présentent quelque chose de catarrhal, soit que ce cachet leur soit imprimé par l'état particulier de l'atmosphère, soit que cela dépende des conditions morbides du derme qui rendent sa réaction analogue à celle que le froid occasionne en agissant sur lui.

§ I<sup>er</sup>. *Caractères.* 1° *Gonflement.* Un des caractères les plus frappans des conjonctivites dermatosiques aiguës est le gonflement des paupières. Ce symptôme est tellement prononcé quelquefois, qu'il empêche l'examen de l'œil, comme dans les conjonctivites purulentes. La conjonctive ne prend part à ce développement que dans certains cas d'érysipèle ; elle est alors œdématiée, couverte de petites phlyctènes, forme un chémosis séreux et déborde de la fente palpébrale. Le gonflement est nul ou purement borné au bord des paupières, dans les cas de dermatoses chroniques ; il est au contraire tout-à-fait phlegmoneux dans quelques cas de variole.

2° *Blénorrhée palpébrale.* Attaquant de préférence le système sébacé, les conjonctivites en question sont constamment accompagnées

.e sécrétion muco-purulente abondante, et de collement de paupières, comme les ophthalmies catarrhales. Cet écoulement, cependant, est moins prononcé dans les cas de dermatoses chroniques.

3° *Rougeur*. Ordinairement elle est bornée à la paupière ; elle s'observe pourtant aussi sur la conjonctive oculaire, surtout lorsqu'il y a des pustules sur l'œil ; dans ce cas, les vaisseaux convergent par faisceaux vers chaque pustule ; ou bien ils s'offrent comme une nappe peu prononcée, s'il n'y a pas de pustules. Il est rare que cette rougeur prenne les caractères du chemosis sanguin. Dans beaucoup de cas, la conjonctive oculaire n'offre qu'une teinte d'un jaune sale.

4° *Photophobie* nulle dans les cas chroniques ; très-prononcée dans quelques cas aigus, surtout lorsque des pustules existent sur la cornée. La photophobie, dans cette occurrence, est une véritable complication, et la phlogose interne peut être portée au point, surtout dans les cas de variole, de constituer le véritable phlegmon oculaire dont nous avons déjà parlé.

5° *Terminaisons* très-variables , selon l'intensité de la phlogose. 1° Résolution complète dans les cas légers ; 2° fusion purulente de l'œil dans les cas graves ; 3° maladies secondaires dans le plus grand nombre des cas, telles que la psorophthalmie ou teigne palpébrale, taches de la cornée, perforation de cette membrane , prolapsus-irien, amaurose, staphylome par ramollissement de la cornée, etc.

§ II. *Pronostic*. Réservé, grave ou très grave, selon l'intensité de la maladie, et sa tendance pour telle ou telle terminaison. Il est cependant presque toujours favorable dans l'ophthalmie érysipélateuse.

§ III. *Traitement*. 1° *Prophylactique*. Tout ce qui peut empêcher la propagation de l'irritation dermique sur les paupières et sur l'œil doit être mis en usage de bonne heure et continué jusqu'à la guérison de la maladie cutanée. Les moyens propres à remplir cette importante indication sont : les fomentations continuelles de liquides répercussifs ( eau froide, simple, vinaigrée, saturninée, de roses, camphrée, tanninée , laudanisée, etc.), les frictions périorbitaires de pommades également répercussives (mercurielle, camphrée, etc.).

2° *Curatif*. Dans la période d'acuité, un traitement actif n'est indiqué qu'autant que le mal est grave ; dans le cas contraire, quelques lotions résolutives suffisent. Dans le premier cas, on aura recours au séton ou vésicatoire à la nuque, aux sangsues répétées à la tempe, aux applications abondantes de pommade mercurielle autour de l'orbite, aux lotions fréquentes de l'œil, à l'aide du lait tiède, de l'eau blanche, d'un collyre de sublimé corrosif, etc. Si des pustules existent sur l'œil, on les ouvrira, si la chose est possible, à l'aide d'une aiguille à cataracte, et l'on touchera l'endroit avec un petit pinceau trempé dans une forte solution de pierre infernale, ou avec cette substance disposée en forme de crayon.

Si le mal passe à l'état chronique, le traitement doit varier selon

les circonstances. Il prend quelquefois les apparences de l'ophthalmie scrofuleuse, on le traite alors ainsi que nous l'avons dit ailleurs.
Le plus souvent, l'affection se cantonne sur les paupières et prend la
forme de trachoma, de psorophthalmie ou de teigne palpébrale. Les
fomentations, le soir, à l'aide de cataplasmes de pain cuit dans du
lait, ou de cerfeuil amorti sur une pelle chaude, les frictions de
pommade mercurielle, l'usage de la pommade de Janin, les traînées
de pierre infernale sur les points ulcérés de la conjonctive et les lotions avec les collyres de zinc, de nitrate d'argent, de sulfate de
cuivre, etc., tels sont les moyens qui conviennent en pareille occurrence.

Ajoutons qu'il est souvent utile, pour obtenir la cicatrisation des
petits ulcères d'arracher avec une pince les cils l'un après l'autre.
Après cet arrachement, les cils repoussent, tandis qu'ils ne repoussent
point si on les laisse tomber spontanément, par la raison que, dans
cette dernière circonstance, les ulcérations ont déjà intéressé les
bulbes lorsqu'ils tombent. Mackensie attribue à Lawrence l'honneur de cette dernière pratique, tandis qu'il appartient à Buzzi
d'Italie (V. Scarpa, 4e édit.).

*Propositions aphoristiques sur les conjonctivites.*

1° La conjonctivite n'est une maladie grave par elle-même que
dans un seul cas; c'est lorsqu'elle existe à l'état de chemosis sanguin
et que le bourrelet muqueux péricornéal étrangle et mortifie la
cornée. Dans tous les autres cas, si l'œil est endommagé, cela tient
à la propagation de la phlogose à la cornée, à l'iris, à la rétine et à
d'autres tissus intérieurs.

2° Dans les conjonctivites aiguës de quelque intensité, les tissus
intérieurs de l'œil sont plus ou moins intéressés; la rétine est surtout le plus souvent congestionnée par le sang que lui porte directement l'artère centrale du nerf optique. C'est à cette congestion, à cette
espèce de dérangement vasculaire intérieur qu'on doit fréquemment
attribuer la photophobie qui accompagne les conjonctivites.

3° Le sentiment douloureux que les mouvemens des paupières
occasionnent, en cas de conjonctivite, tient au frottement des deux
surfaces muqueuses enflammées. La sensation désagréable de corps
étranger entre les paupières que les malades accusent à chaque mouvement de ces organes est commune à plusieurs espèces de conjonctivites.

4° Comment les maladies dyscrasiques agissent-elles sur l'œil?
Cette question est impénétrable dans l'état actuel de la science; on
pourrait cependant soutenir comme probable que c'est par l'intermédiaire de l'organe cutané qu'elles réagissent sur l'organe visuel.
Ce qui appuie cette opinion, c'est que presque toutes les maladies

en question ont une action sur la peau qui est en continuité de tissu avec la conjonctive.

5° De toutes les conjonctivites, la catarrhale est, sans contredit, la plus fréquente et la plus facile à guérir. Les remèdes sur lesquels on peut compter sont, indépendamment des purgatifs, les lotions journalières des collyres cuivrés (sulfate de cuivre, quatre grains dans une à deux onces d'eau de rose, avec addition d'un scrupule de laudanum), et l'emploi d'une pommade saturnine, le soir (acétate de plomb liquide, un gros, axonge lavée trois fois dans de l'eau de rose, une once; incorporez très exactement et ajoutez extrait muqueux d'opium, vingt grains).

6° Il importe de détruire de bonne heure les granulations conjonctivales, car leur présence entraîne l'opacité de la cornée et la perte de la vision.

7° Il y a des conjonctivites chroniques, globulaires, très-légères en apparence, qui se rattachent à des affections chroniques du cerveau ou des méninges. Elles en imposent singulièrement aux oculistes exclusifs qui bâtissent des systèmes sur des idées niaises et ridicules.

8° Le principal moyen curatif des conjonctivites aiguës est la saignée du bras, répétée plus ou moins. Viennent ensuite les ventouses scarifiées à la nuque. Ce dernier moyen seul suffit quelquefois.

Les purgatifs arrivent en troisième lieu. Parmi les collyres, les fomentations de lait tiède ou froid occupent la première place.

9° Dans les conjonctivites intenses et opiniâtres, les larges vésicatoires volans à la nuque, aux tempes et aux environs de l'orbite sont préférab les auséton et aux moxas; ils agissent principalement par la cantharide qu'ils introduisent dans le sang par résorption. Aussi, ne doit-on se servir que d'emplâtres ou de pommade bien cantharidée. La pommade de tartre stibiée, employée à haute dose, agit d'une manière analogue. Depuis un temps immémorial le peuple anglais a pour usage de s'appliquer des vésicatoires sur les paupières pour se guérir des ophthalmies (*Middlemore, Diseases of the eye,* t. 1, p. 57).

10° Suivant Lawrence, les frictions de pommade stibiée autour de l'orbite sont le meilleur moyen pour combattre la photophobie scrofuleuse. C'est un moyen de plus à ajouter aux pilules de belladone dont nous avons parlé.

11° Le même praticien a trouvé que l'usage intérieur du sulfate de quinine guérit sûrement la scrofule.

12° Il est nuisible de bander complètement les yeux enflammés; mais il ne l'est pas moins de les laisser, dans tous les cas, exposés à l'air, ainsi que Demours et plusieurs autres le conseillent. Ce qu'il y a de mieux dans certains cas, c'est d'ombrager le front et la figure à l'aide d'une grande feuille de papier vert disposée en guise de chapeau de dame. Dans d'autres cas, mieux vaut un morceau de linge propre qu'on coud à un ruban lié autour du front et qui descend librement sur l'œil comme une sorte de paupière artificielle mobile. De cette manière, on ne comprime pas l'organe, sa circulation reste libre, les larmes coulent aisément et l'œil n'est point frappé vivement par l'air et la lumière.

13° Dans le traitement des conjonctivites purulentes, il faut distinguer trois périodes : 1° rougeur non chémosique ; 2° rougeur avec chémosis ; 3° rougeur avec boursouflement grisâtre, cornée cendrée, molle et opaque, écoulement sanieux, fétide et sanguinolent. Dans ce dernier cas, la cornée est gangrénée. La médication doit varier dans les trois cas.

14° Desault s'est guéri d'une ophthalmie chronique en buvant tous les matins à jeun six verres d'eau fraîche ; dans les derniers temps, comme cette boisson lui excitait des maux de cœur, il la supportait en la rendant légèrement vineuse. J'ai prescrit plusieurs fois ce moyen avec un avantage très-réel, non-seulement pour des maux d'yeux, mais encore pour d'autres maladies. L'eau fraîche, bue à jeun en assez grande quantité, facilite les garderobes et purge même dans les premiers temps chez quelques individus. Il est clair qu'étant resorbée, l'eau passe dans le sang, le délaie et le rend peut-être moins plastique ; elle provoque d'ailleurs des espèces de crises urinaires fort salutaires chez beaucoup de sujets.

15° Morgagni s'est guéri lui-même d'une conjonctivite fort opiniâtre, et s'est préservé dés récidives à l'aide de lotions journalières d'eau de puits, sur la figure et les paupières. Voici comment il s'explique à ce sujet :

« Dans ma jeunesse, je fus, dit Morgagni (*Epist.* 13, n. 24), attaqué à Bologne, au commencement de ce siècle, d'une ophthalmie extrêmement opiniâtre, qui était accompagnée de temps en temps d'une douleur assez vive pour m'empêcher très-souvent de prendre du sommeil, à moins que je n'appliquasse sur mes paupières des cataplasmes tièdes de pulpes de pommes douces. Beaucoup de moyens me furent recommandés ; j'en mis plusieurs en usage, et tous furent inutiles. J'en refusai inconsidérément un seul, que j'ai vu dans la suite avoir été fort utile à beaucoup de personnes, et surtout à un homme de Bologne qui, ayant fait disparaître de cette manière une inflammation de l'œil droit, et se trouvant pris bientôt après de la même maladie à l'œil gauche, employa inutilement tous les autres remèdes, et ne put se guérir que par celui-là ; je veux parler de l'ulcération de la peau de derrière les oreilles, produite par l'application de médicamens qui jouissent de la propriété vésicante. M'étant donc entièrement livré à la nature et au temps, et me trouvant déjà un peu soulagé, mais non pas assez pour pouvoir encore lire et écrire sans douleur, je me retirai pour un peu de temps dans mon pays, où je me rétablis. J'ai rapporté tout cela pour que vous sachiez combien il faut qu'après une maladie aussi grave, la bonté du Dieu tout-puissant m'ait accordé des yeux sains, puisque, à l'âge d'environ soixante-dix-huit ans, je vois sans lunettes presque aussi bien

que je voyais avant cette inflammation. Si vous me demandez de
quelle manière je me garantis de cette maladie pendant très long-
temps, malgré une si grande et si constante application de mes yeux
le jour et la nuit, je vous dirai que ce ne fut que par des lotions de
la face et des paupières, que je faisais depuis lors chaque matin, et
je ne me servais pas inconsidérément d'une eau quelconque, mais
seulement de celle qui avait été fraîchement tirée d'un puits. En effet, cette eau est assez froide pour pouvoir rétablir et conserver la
force des fibres affaiblies par une ophthalmie antérieure, sans présenter les dangers que Fabrice de Hilden ( Cent. I, obs. 27 ) re-
doute de celle qui serait très froide. Je ne puis pas savoir d'une
manière certaine si Détharding veut parler de cette eau dans son
petit ouvrage qui a pour titre : *Du spécifique prophylactique des yeux*,
et qu'il publia à Copenhague l'an 1745 ; quoique le savant Haller,
le seul par qui j'ai connaissance de cet opuscule, dise que ce spécifique consiste dans des lotions que l'on fait avec de l'eau froide : mais
ce que je sais positivement, c'est qu'ayant enfin négligé l'usage de
l'eau que j'ai indiquée, l'inflammation, qui n'avait pas eu lieu depuis plus de quarante ans, revint promptement ; elle fut légère d'a-
bord, n'affectant que les paupières, mais elle dura long-temps ; et
ensuite, lorsqu'elle attaqua ici la plupart des habitans pendant l'été,
elle s'étendit jusqu'à la membrane conjonctive elle-même avec un
tel degré de gravité, qu'elle commençait déjà à dégénérer en chémosis. J'en triomphai cependant de la manière que j'indiquerai ailleurs ( *Epist.* 57, n. 9 ). Ainsi, depuis neuf ans, mes yeux sont en
aussi bon état qu'autrefois, et je n'ai pas encore besoin du secours
des lunettes. »

### DIXIÈME LEÇON. — PTÉRYGION.

C'est ainsi qu'on a appelé une sorte de végétation membraneuse
de figure triangulaire, qui se forme à la surface de l'œil, espèce de
membranule, analogue au rideau mobile de l'œil des volatiles
qu'on nomme *membrana nictitans.*

Le mot ptérygion est tiré du grec *pteros*, aile, parce que cette végétation ressemble, jusqu'à un certain point, à un aileron de chauve-
souris. On l'a aussi appelé *unguis, unguecula, pinna, pinnula, sagitta,
polypus oculi,* par sa ressemblance avec un ongle, une plume, une
lance, un petit polype, etc. D'autres lui ont donné le nom de *pannus,* ou de *sibel* ( mot arabe ), lorsque la végétation est épaisse et
d'apparence charnue comme un morceau d'écarlate, ou que plusieurs ptérygions s'unissent ensemble sur un même œil. On peut,
si l'on veut, adopter cette dernière acception ; mais nous avons réservé le mot *pannus* pour une maladie tout-à-fait différente que
nous décrirons ci-après.

Le ptérygion ne peut être confondu avec les fongosités cancéreuses.

de la conjonctive, car celles-ci ont une forme et des caractères de malignité qu'on ne rencontre pas dans les premiers, ni avec le *pinguecula*, petite tumeur graisseuse, globulaire, que nous décrirons ailleurs, ni enfin avec le relâchement variqueux de la conjonctive, car cette maladie n'est jamais circonscrite comme le ptérygion. Le relâchement variqueux de la conjonctive peut donner naissance au pannus, ainsi que nous le verrons tout-à-l'heure, mais ne produit jamais le ptérygion. Je n'ignore point que Scarpa regarde la conjonctive variqueuse chronique, le nuage et le ptérygion comme trois degrés d'une même maladie ; mais cette opinion, qui a déjà été combattue par plusieurs chirurgiens anglais ( Guthrie, Travers, Middlemore ), n'est plus adoptable aujourd'hui. Les nouvelles recherches ont démontré que le ptérygion n'est pas le résultat d'un relâchement, d'un épaississement, d'une dégénérescence variqueuse de la conjonctive, ainsi que Scarpa le croyait, mais bien d'une sécrétion morbide accidentelle dans le tissu sous-conjonctival. D'après mon observation, le ptérygion dépend aussi souvent de la carnification de l'expansion aponévrotique d'un ou plusieurs muscles droits ; je m'explique.

On sait que, dans leur attache antérieure, les quatre muscles droits forment une aponévrose qui couvre tout le blanc de l'œil et s'étend jusqu'à l'endroit d'union de la cornée avec la sclérotique ( Bartholin, Winslow, Sœmmering ). L'on sait aussi que les aponévroses et tous les tissus fibreux, en général, se carnifient quelquefois, c'est-à-dire se convertissent en tissu musculaire par une déposition accidentelle de fibrine entre leurs mailles (Velpeau, *Anat. chir.*, deuxième édition, tome II, page 121 et suiv. ). Or, c'est précisément ce qui a lieu dans plusieurs cas de ptérygion ; l'aponévrose musculaire s'hypertrophie, se convertit en une sorte de *pannicule charnue*, de muscle paucier ou sous-conjonctival, de même que nous voyons les ligamens larges de la matrice devenir presque charnus chez la femme enceinte, etc. ; cela explique pourquoi cette maladie affecte constamment la direction des muscles droits ; et si elle se montre plus souvent à l'angle interne, c'est que le muscle de ce côté est le plus fort, le plus court, le plus vascularisé de tous. Morgagni avait déjà dit que la cause de cette fréquence tenait au plus grand nombre de vaisseaux qui existent à l'angle interne de l'œil ( *Adversaria anatomica, VI ; animadversio*, 44).

§ I^er. *Variétés*. A. Considéré sous le rapport de sa forme, le ptérygion offre plusieurs variétés. En général, sa forme est triangulaire, la base tournée du côté de la circonférence de l'œil, le sommet vers le centre de la cornée. Ce triangle, cependant, n'est pas aussi régulier que plusieurs autres le disent ; ses côtés étant plus ou moins courbes, sa pointe plus ou moins obtuse. Cette forme triangulaire tient à l'adhérence croissante des tissus sous-conjonctivaux, de la sclérotique vers la cornée ( Scarpa ). Weller a rencontré la variété fort rare du ptérygion qu'on appelle bifurqué, c'est-à-dire le sommet étant divisé en deux. Dans quelques cas sa forme est ovalaire, dans d'autres, semi-elliptique ou tout-à-fait irrégulière (Wardrop, Riberi). Ces variétés s'expliquent parfaitement par l'idée que je viens d'émettre sur la carnification de l'aponévrose des muscles droits.

B. Sous le rapport du nombre, le ptérygion présente aussi quelques variations importantes. Généralement il n'y en a qu'un, et à l'angle interne. Dans d'autres cas, on en rencontre deux, l'un en dedans, l'autre en dehors. Il peut aussi, au dire des auteurs, en exister trois ou quatre sur un même œil, et toujours dans la direction des muscles droits. Je n'ai jamais vu le ptérygion supérieur ni l'inférieur, c'est-à-dire provenant de l'une ou l'autre base palpébrale, ce qui me fait présumer qu'ils doivent être fort rares. D'après les recherches de Middlemore, voici quel serait l'ordre de fréquence de leur présentation :

1° Un ptérygion à un œil (angle interne);

2° Un ptérygion à chaque œil (angle interne);

3° Deux ptérygions sur un seul œil, l'un en dedans, l'autre en dehors;

4° Un ptérygion à un œil, à l'angle externe, ou bien en haut ou en bas ( t. I, p. 366).

Sur cent cinq ptérygions opérés par M. Riberi, cent étaient en dedans, un à l'hémisphère supérieur, quatre à l'angle externe (*Blefarophthalmo-terapia operativa*, p. 110).

C. Sous le rapport de sa nature, les auteurs en admettent plusieurs variétés. Suivant eux, il y a un ptérygion purement membraneux, dur, parcheminé et presque cartilagineux; un autre charnu ou variqueux; un troisième semi-adipeux; un quatrième, enfin, malin. J'exclus d'abord cette dernière variété, car elle appartient plutôt aux fongosités cancéreuses. Je dirai ensuite que l'état variqueux du ptérygion, lorsqu'il se rencontre, n'est qu'une complication, la muqueuse n'étant pas ordinairement comprise comme partie essentielle dans la maladie. Il reste pour nous deux variétés bien légitimes de ptérygion, l'une résultant de l'épaississement simple du tissu cellulaire sous-conjonctival, l'autre de la carnification de l'aponévrose musculaire déjà indiquée. Tant l'une que l'autre variété peut être compliquée de l'état variqueux de la conjonctive; mais assez souvent cette membrane n'est que déplacée, poussée en avant et plus ou moins amincie.

D. Sous le point de vue de son origine, le ptérygion est congénital ou accidentel. Plusieurs faits prouvent que le ptérygion est quelquefois une maladie congénitale; on en a vu, en effet, sur les yeux d'enfans nouveau-nés. Cette circonstance vient à l'appui de l'opinion que j'ai émise sur la nature fibro-musculaire de certains ptérygions : elle prouve d'ailleurs, ainsi que d'autres l'ont déjà fait remarquer, que l'opinion de Scarpa, qui fait dépendre le ptérygion d'une conjonctivite chronique, n'est guère fondée.

§ II. *Anatomie pathologique.* Les anciens regardaient le ptérygion

comme un produit nouveau , une sécrétion nouvelle. Scarpa a combattu cette opinion. Ayant disséqué le ptérygion tant sur le vivant
que sur le cadavre , ce chirurgien n'a cru voir qu'une muqueuse
épaissie et variqueuse. On pourrait donc , d'après lui , admettre dans
le ptérygion la même structure que dans les rétrécissemens de l'u-
rètre.

On est aujourd'hui revenu à l'opinion des anciens à ce sujet. Soit
que le ptérygion dépende de la carnification de l'aponévrose des muscles droits , soit qu'il ne résulte que de l'épaississement du tissu cellulaire sous-muqueux , soit enfin que ces deux sortes d'organisations
se présentent à la fois , toujours est-il exact de le regarder comme
un produit de nouvelle formation.

Ses adhérences sur la sclérotique et la cornée ne sont pas fortes ;
il glisse en quelque sorte sous ces membranes comme la pannicule
charnue des animaux sous la peau. On peut effectivement saisir le
ptérygion avec une pince et le faire craquer en tirant un peu en
avant , si faibles sont les fils celluleux qui le joignent à la coque
oculaire. Ces adhérences sont d'autant plus débiles qu'on s'approche
de la base du triangle ; sur la cornée transparente , il présente quelque résistance. Lorsque l'œil se tourne du côté de la base du triangle , celui-ci se plisse sur lui-même comme la peau du cou d'une
personne maigre.

Du reste, son tissu présente des variabilités selon son épaisseur et
son ancienneté ; la surface muqueuse est plus ou moins mollasse et
parcourue quelquefois par des vaisseaux variqueux. Au-dessous est
un tissu induré , lardacé , grisâtre et plus ou moins analogue à celui
des rétrécissemens de l'urètre ; quelquefois ce tissu offre tout-à-fait
les caractères d'une couche charnue ou musculaire , ainsi que je l'ai
observé chez plusieurs sujets. Suivant M. Riberi , des vaisseaux de
nouvelle formation traversent cette substance. Son épaisseur est
croissante du sommet vers la base. On avait présumé que sa base
était une continuation du repli semi-lunaire de la conjonctive ; mais
un examen attentif fait reconnaître que cela n'est pas.

§ III. *Caractères.* Le ptérygion n'est pas une maladie douloureuse, et il pourrait même n'être regardé que comme une simple
difformité innocente, s'il n'envahissait pas à la longue la cornée
transparente , et n'obscurcissait pas la pupille par ses progrès toujours croissans.

Il débute ordinairement par une sorte de renflement atonique au-
devant de la caroncule , s'il s'agit du ptérygion interne. Ce renflement s'étend petit à petit et d'une manière insensible vers la circonférence de la cornée , empiète sur celle-ci et s'avance enfin jusqu'au
centre de cette membrane en diminuant toujours de largeur ; de
sorte que l'ensemble conserve le plus souvent une figure triangulaire. On comprend cependant que si le ptérygion n'augmentait
qu'en longueur seulement, il ne pourrait pas conserver la figure
triangulaire ; au-delà d'un certain point, son sommet se converti-

rait en une ligne droite. Aussi voyons-nous toute la masse croître en même temps ; à mesure que son sommet avance et gagne le centre de la cornée, sa base et ses côtés s'élargissent.

La marche du ptérygion est en général fort lente ; cette lenteur devient de plus en plus prononcée, à mesure que son sommet empiète sur la cornée. Deux, quatre, six, dix ans se passent avant que la végétation morbide ne gagne la portion diaphane de l'œil.

Tant que le sommet du ptérygion ne dépasse pas la circonférence de la cornée, la vision n'est en aucune manière troublée, à moins que d'autres lésions n'existent en même temps ; mais à compter de cette époque, le champ de la vision se rétrécit par une raison facile à comprendre ; ce rétrécissement augmente en proportion des progrès de la maladie, et il peut se terminer par une sorte de cécité si le sommet atteint le centre de la cornée. Cela dépend aussi d'ailleurs du degré d'opacité du tissu du ptérygion.

*Terminaisons.* Dans quelques cas rares, le ptérygion s'arrête sur la sclérotique et ne dépasse jamais la limite de cette membrane avec la cornée. Ordinairement pourtant il se termine à la longue par l'obstruction partielle ou totale de la pupille, et par conséquent par la cécité plus ou moins complète.

§ IV. *Étiologie.* L'observation a démontré que tous les âges sont prédisposés à cette maladie, sans en exclure le fœtus qui vient de naître, ni le vieillard décrépit. Banister regardait le ptérygion comme une maladie héréditaire et contagieuse. Il ne se rencontre cependant ordinairement que vers l'âge moyen de trente à soixante ans, et plus souvent chez l'homme que chez la femme. Mais quelles sont les causes productrices de cette affection ? Jusqu'à présent on avait parlé de phlogoses lentes, de conjonctivites chroniques ; mais cette étiologie n'est plus admissible. Nous savons, par exemple, que les conjonctivites chroniques donnent souvent naissance à la maladie appelée *pannus*, qui est tout-à-fait différente du ptérygion ; mais il n'est pas possible d'admettre en thèse générale que le ptérygion soit le produit de la même cause, puisqu'on le voit parfois survenir chez des sujets qui n'ont jamais souffert d'ophthalmie. Tout ce qu'on peut dire à ce sujet, c'est que la végétation ptérygienne est le plus souvent accompagnée d'une certaine altération de la muqueuse qui la couvre, surtout après que la maladie a acquis un certain degré d'étendue ; mais cette altération n'est-elle pas plutôt l'effet que la cause du ptérygion ? Nous sommes obligés d'avouer notre ignorance sur ce sujet comme sur la plupart des causes des autres productions morbides de nouvelle formation. Contentons-nous seulement de dire, d'après quelques observations, que le ptérygion s'est parfois manifesté à la suite d'une blessure de l'œil, ce qui, à la vérité, n'éclaire pas plus sur sa cause formatrice que les contusions à la mamelle qui précèdent la formation du cancer de cette région. Ajoutons enfin qu'il est incontestablement plus fréquent dans les climats chauds que dans les froids. Dans le midi du royaume de Naples, en

11.

Calabre, par exemple, on le rencontre à chaque pas, pour ainsi dire, tandis qu'on ne le voit que rarement à Paris.

§ V. *Pronostic.* Variable selon l'étendue et l'opacité du ptérygion. En général il ne faut pas compter sur le retour complet de la vision, si le sommet du ptérygion a déjà envahi le milieu de la cornée. Si plusieurs ptérygions existent à la fois sur un même œil et que leurs pointes soient réunies entre elles, ainsi que cela est d'ordinaire, le pronostic exige plus de réserve.

§ VI. *Traitement.* A. *Résolutif.* On a cru que le ptérygion pouvait être guéri sans opération, tant qu'il ne serait que commençant ou borné au blanc de l'œil seulement. On a dans ce but proposé une foule de remèdes résolutifs. Les uns préconisent l'usage des collyres astringens comme dans le traitement des conjonctivites chroniques ( Maître-Jean, Ware, Scarpa, Boyer, Velpeau ); les autres, les mercuriaux et les exutoires ( Weller ); d'autres proposent d'exciser la base du triangle d'un coup de ciseaux et d'en cautériser le reste (Demours); quelques-uns ont préconisé la ligature de la même base ; d'autres enfin s'en tiennent aux applications répétées de pierre infernale et à l'excision des vaisseaux succursaux de la tumeur, ainsi qu'on le fait dans le traitement de certaines taches de la cornée. Si l'on excepte le moyen indiqué par Demours, aucun de ces remèdes n'est, selon moi, capable de faire avorter la marche du ptérygion. Presque toutes ces médications, en effet, reposent sur une idée fort contestable, l'épaississement phlogistique de la muqueuse comme cause de la maladie. Je pense que tant que le ptérygion est borné sur la sclérotique, il est convenable de l'attaquer, mais par des moyens énergiques, c'est-à-dire l'excision.

B. *Chirurgical.* Le traitement véritablement curatif du ptérygion consiste dans l'excision de la masse morbide.

1º *Procédé des anciens.* Pour bien saisir le ptérygion, les anciens en enfilaient la base à l'aide d'une aiguille courbe et d'un fil de soie; un bistouri ou des ciseaux fins leur servaient pour la dissection qu'ils prolongeaient jusqu'à la caroncule. Scarpa a démontré les inconvéniens de ce procédé. D'abord l'aiguille et le fil sont au moins inutiles ; on produit de la douleur et l'on répand du sang qui empêche de bien disséquer la membrane. Ensuite, la dissection jusqu'à la caroncule laisse une trop forte cicatrice, qui gêne plus ou moins le mouvement d'abduction de l'organe. D'ailleurs l'expérience a prouvé qu'il est inutile de prolonger jusque-là la dissection ; ce qui importe surtout, c'est de bien enlever exactement la portion du triangle qui couvre la cornée.

2º *Procédé de Scarpa.* Le malade est placé comme pour l'opération de la cataracte et engagé à tourner l'œil du côté de la base du ptérygion. Le chirurgien pince le ptérygion à une ligne environ de son sommet, à l'aide d'une bonne pince à dissection, tire doucement à lui jusqu'à ce qu'il sent un léger craquement par le déchirement de quelques brins celluleux de son adhérence; il le dissèque ensuite, à l'aide de petits coups de ciseaux, en allant du sommet vers la base. Arrivé un peu au-delà de la circonférence de la cornée ; il excise circulairement la membrane, parallèlement à la périphérie cornéale. La base du ptérygion est abandonnée à elle-même ; elle se fond et s'atrophie par la suppuration consécutive.

3° *Procédé de Demours.* Il pince le ptérygion vers son milieu, en détache les adhérences en tirant doucement, glisse une lancette bien tranchante à plat et verticalement ; et excise le sommet en élevant le tranchant vers ce côté ; puis, à l'aide des mêmes instrumens, il accompagne la dissection jusqu'à deux lignes au-delà de la circonférence de la cornée ; alors d'un coup de ciseaux il enlève la portion disséquée et autant de ce qu'il peut qui reste vers la base. Plusieurs autres coups de ciseaux sont ensuite portés sur la base restante du ptérygion, de manière à hacher, pour ainsi dire, cette partie.

4° *Procédé de M. Riberi.* Ce praticien ayant observé d'un côté que le procédé de Scarpa laissait au ptérygion la faculté de se reproduire, ainsi qu'on l'avait déjà dit, et de l'autre, que la cicatrice qui résultait de l'enlèvement de la base n'entraînait pas les inconvéniens qu'appréhendait le praticien de Pavie, a adopté pour principe d'enlever complètement le ptérygion de la base vers le sommet. Il pince la base du triangle qu'il fait craquer comme dans les cas précédens, la divise d'un coup de ciseaux, puis dissèque soigneusement le tout à l'aide d'un bistouri fin et de la même pince, jusqu'au sommet. De cette manière, dit l'auteur, la dissection est plus facile et plus exacte.

5° *Procédé de Middlemore.* Lorsque le sommet n'est pas très opaque, cet auteur adopte le conseil de Boyer ; il ne veut pas qu'on l'excise, car la cicatrice qui en résulterait pourrait être moins diaphane ; il en donne encore une autre raison, c'est l'affaiblissement de la cornée qui pourrait donner naissance à un staphylome. Pour opérer, il pince le triangle vers son milieu, le fait craquer, y glisse à plat une lame de ciseaux fins, le tranchant retourné du côté de la base, coupe vers la base en rapprochant les deux lames ; puis, à l'aide d'un bistouri mousse, il dissèque jusqu'à une certaine distance du centre de la cornée, et même quelquefois jusqu'à la circonférence de cette membrane où il l'excise.

6° *Procédé mixte adopté par l'auteur.* Il est clair, par les faits et considérations qui précèdent, que le mode d'ablation du ptérygion doit varier selon que son sommet a ou non gagné la cornée et est ou non complètement opaque. S'il n'a pas franchi la cornée, il suffit pour la guérison de saisir avec les pinces le milieu ou la partie la mieux saisissable du triangle, de la tirer doucement pour la faire craquer, et de l'exciser d'un coup de ciseaux courbes. Le reste se fond et s'atrophie par la suppuration consécutive. Si le sommet s'étend sur la cornée et qu'il soit mi-diaphane, la même opération suffit ; on excise le centre ou les deux tiers moyens du triangle et l'on abandonne le reste. Dans le cas, enfin, où le ptérygion est charnu et son som-

met opaque, il est évident qu'il y a avantage à exciser complètement ce sommet ; car, bien que la cicatrice consécutive soit aussi
opaque, néanmoins elle est toujours plus étroite que le ptérygion.
On pince le triangle vers son milieu, on y glisse une lancette à plat,
comme dans le procédé de Demours, ou bien une lame mince de ciseaux, comme dans celui de Middlemore, et l'on en fait sortir le
tranchant à deux lignes en dehors de la circonférence de la cornée ;
puis on dissèque exactement depuis ce point jusqu'au sommet. J'ai
pour cela fait faire par M. Charrière un petit bistouri exprès : c'est
une sorte de bistouri à cataracte, dont le bout est arrondi comme un
couteau de table ; il est très léger et sert admirablement dans toutes
les dissections délicates de la surface de l'œil, sans crainte de blesser la sclérotique ou la cornée. Si la base restante du ptérygion est
très saillante, on en excisera une partie d'un coup de ciseaux courbes. Je ne crois pas que la dissection complète ou minutieuse, recommandée par M. Riberi, soit généralement nécessaire ; la récidive, qu'il craint tant et que Sabatier avait déjà signalée, est fort
rare. D'ailleurs, il n'y a pas d'inconvénient à opérer de nouveau,
tandis qu'il pourrait y en avoir à prolonger trop la dissection.

C. *Soins consécutifs.* Après l'opération, on favorise l'écoulement
du sang par de l'eau tiède, et l'on panse en abaissant doucement la
paupière et en la couvrant à l'aide d'une compresse double et d'un
monoculus. Il est bon d'ôter l'appareil le lendemain comme les jours
suivans, et de laver doucement, à l'aide d'une compresse matte
trempée dans du lait tiède et qu'on applique ensuite sur la paupière.
Si la réaction était trop forte, on se conduirait comme dans les ophthalmies traumatiques.


Onzième leçon. — **TÉLANGIECTASIE CONJONCTIVALE.** ( Varicosités de la conjonctive ; pannus des auteurs modernes.)


Nous avons avec quelques modernes conservé le mot *pannus* à un
certain état variqueux de la conjonctive, formant une sorte de voile,
de réseau plus ou moins opaque au-devant de la cornée. L'expression *télangiectasie conjonctivale* ( dilatation variqueuse des vaisseaux)
nous paraît cependant plus scientifique et exprime plus exactement
l'idée de l'objet que nous voulons représenter.

Il y a cette différence entre le ptérygion et le pannus : le premier
forme une végétation circonscrite, non essentiellement liée à une
phlogose, et ayant une figure presque toujours triangulaire ; tandis
que le second résulte d'une hypertrophie inflammatoire des vaisseaux de la conjonctive qui s'avancent sur la cornée, la couvrent
sous forme de grillage, en s'entrelaçant de mille manières avec une
infinité de vaisseaux nouveaux qui naissent à la surface du même

disque cornéal. Le ptérygion est susceptible d'une dissection exacte et facile ; le pannus pas.

Cet énoncé fait aisément comprendre que les modernes emploient le mot *pannus* différemment que Scarpa et plusieurs autres. Pour lui, en effet, le pannus résulte de l'union réciproque de deux ou plusieurs ptérygions sur la cornée ; pour les modernes comme pour nous-mêmes, c'est une maladie tout-à-fait différente.

Les Anglais ont décrit sous le nom de *vascularité cornéale* ( vascular cornea ) une maladie qui a beaucoup d'analogie avec le pannus ; c'est une sorte de trouble de la substance de la cornée, dépendant du développement variqueux des vaisseaux qui la pénètrent. Elle s'observe à la suite des kératites chroniques, et ne diffère autrement du pannus qu'en ce que ce dernier est superficiel et l'autre profonde. L'une appartient à la conjonctive, l'autre au parenchyme de la cornée. Les deux maladies, cependant, peuvent exister à la fois ; mais elles ont des caractères différentiels très marqués, ainsi qu'on le verra par leurs descriptions.

§ Ier. *Variétés.* La première différence importante à établir relativement au pannus concerne le degré de son épaisseur. On peut admettre un pannus au premier degré, ou semi-diaphane, c'est-à-dire qui permet de distinguer, à travers son tissu, l'iris et la pupille ; et un pannus au second degré ou tout-à-fait opaque.

Vient ensuite une différence relative à l'étendue du pannus. Il est partiel ou total ; c'est-à-dire il occupe la moitié, les deux tiers, plus ou moins de la cornée, ou bien la totalité du disque cornéal. Le plus ordinairement le pannus envahit toute la cornée. Wardrop, cependant, en a fait dessiner un qui n'occupe que l'émisphère inférieur de la cornée ; ce pannus ressemble à une véritable toile d'araignée ou à un aileron de papillon, collé transversalement sur la cornée. Weller en rapporte un exemple pareil.

On fait une troisième distinction basée sur la nature de la cause de l'ophthalmie qui a donné naissance au pannus, de là un pannus catarrhal, un autre scrofuleux, etc.

§ II. *Étiologie.* La cause la plus fréquente, et peut-être unique, du pannus est une irritation mécanique, long-temps prolongée, sur la cornée, et qui enflamme la conjonctive cornéale, l'épaissit, la vascularise et la rend graduellement opaque. Les granulations palpébrales entrent ici en première ligne. Rien n'est plus fréquent que de rencontrer le pannus chez d'anciens militaires, qui ont essuyé l'ophthalmie d'Égypte, et chez les individus de tout âge qui ont été sujets à des conjonctivites purulentes. Des granulations cachées sous les paupières, et en particulier sous la paupière supérieure, frappent continuellement la cornée à chaque mouvement de ces voiles, l'irritent, enflamment sa surface et lui font subir la dégénérescence que nous venons d'énoncer ( *v.* art. Granulations, p. 123 ). Toutes les affections des paupières que nous avons appelées trachomateuses, l'entropion, le trichiasis agissent de la même manière sur la cornée, et peuvent produire le pannus. Ainsi donc, la cause déterminante du pannus est ordinairement dans les paupières ; elle est mécanique. Sa cause prochaine est l'irritation cornéale, et sa cause occasionnelle variable comme toutes celles qui sont capables de donner naissance aux altérations trachomateuses. Aussi les auteurs admettent-ils avec raison un pannus catarrhal ou purulent, un pannus scrofuleux, un pannus syphilitique, etc. Il importe de tenir compte de ces dernières causes, car c'est sur elles que le traitement doit être dirigé, après qu'on a combattu la cause déterminante ou locale. Dans toutes ces circonstances, la face interne des paupières offre des inégalités, des rugosités, des engorgemens partiels plus ou moins prononcés, mais suffisans cependant pour produire l'irritation dont il s'agit. On voit assez souvent la cornée couverte de pannus dans les cas de staphylome, d'hydrophthalmie et d'exophthalmie bien prononcés pour n'être plus exactement contenue dans les paupières ; l'action irritante de l'air produit dans cette circonstance le même effet que la paupière granuleuse ou trachomateuse.

§ III. *Caractères.* Le pannus est toujours précédé de conjonctivites chroniques. Cette condition lui est essentielle et le différencie du ptérygion. Il débute ordinairement par une petite tache sur un point de la surface de la cornée. Plusieurs petits nuages superficiels lui servent quelquefois de point de départ. Sur cette tache ou sur ces petits nuages aboutissent des pinceaux de vaisseaux variqueux, qui viennent de la conjonctive sclérotidale. Minces d'abord et en petit nombre, ces vaisseaux s'élargissent et se multiplient après un temps ordinairement assez long. La couche conjonctivale de la cornée commence à se troubler légèrement ; elle se fane ; des vaisseaux d'une finesse extrême se dessinent dans son tissu : ces vaisseaux s'anastomosent avec ceux de la tache où il s'en forme de nouveaux. Petit à petit, un véritable réseau vasculaire, rougeâtre, s'organise sur la cornée ; la couche séreuse de cette membrane devient de plus en plus opaque, et finalement un véritable voile vasculaire couvre le disque cornéal. Ce voile augmente toujours en densité et en largeur ; les vaisseaux variqueux se prolongent sur le blanc de l'œil ; la conjonctile sclérotidale est elle-même plus ou moins relâchée, épaissie et jaunâtre. Si le pannus est compliqué de kératite chronique ou de vascularité cornéale profonde, il existe une auréole vasculaire autour de la circonférence de la cornée dont nous parlerons plus loin.

On prévoit déjà, d'après cet exposé, que la fonction de la vision doit être plus ou moins troublée par la présence du pannus ; ce trouble peut aller en effet jusqu'à la cécité complète. Il va sans dire, enfin, qu'au pannus se joignent toujours des symptômes plus ou moins prononcés de conjonctivite chronique.

§ IV. *Pronostic.* Variable selon la densité et la nature du pannus. S'il est peu prononcé et de nature à être facilement combattu, comme dans certains cas de granulations palpébrales, on peut espé-

rer d'en arrêter les progrès et même de le guérir ; s'il est fort épais,
au contraire, que l'iris et la pupille ne soient pas ou qu'à peine visible, le pronostic doit être réservé, fâcheux ou grave. On obtient,
il est vrai, quelquefois dans ce cas un certain degré d'éclaircissement
de la circonférence de la cornée ; mais le centre reste toujours opaque, quoi qu'on fasse. Il ne faut pas cependant, en général, se prononcer toujours d'une manière absolue, surtout s'il s'agit d'enfans ;
car la nature trouve parfois, à la longue, des ressources qui dé-
jouent nos prévisions Il va sans dire, enfin, que si le pannus se
rallie à une hydropisie de l'œil, à une exophthalmie, le pronostic
doit varier selon la gravité de la maladie principale et le degré auquel la télangiectasie est arrivée.

§ V. *Traitement.* 1° Combattre la cause locale ou déterminante par
les moyens indiqués à l'article granulations conjonctivales ;

2° Exciser les vaisseaux succursaux. Scarpa et plusieurs autres
ont donné le conseil de saisir avec des pinces les troncs principaux
des vaisseaux qui se rendent à la cornée, et d'en exciser une partie
avec des ciseaux courbes, vers la circonférence de la cornée. On espère par là prendre le mal à la disette et l'atrophier ; mais cette indication n'est pas aussi réelle qu'on pourrait le supposer au premier
abord. J'ai observé, d'un côté, que si le pannus n'existe qu'au premier degré, les vaisseaux qui s'y rendent ne sont pas ordinairement
assez développés pour pouvoir être saisis et excisés ; de l'autre,
que si le pannus est au second degré, l'excision dont il s'agit, quoique praticable, ne produit pas sur le mal des changemens bien notables, par la raison que le mal est alors alimenté par des vaisseaux nouveaux, développés à la surface même de la cornée, et
vivant indépendamment de ceux qui proviennent de la conjonctive
palpébrale. Il est bon, du reste, de tenter cette opération lorsqu'elle est praticable, et d'emporter avec les vaisseaux morbides un
lambeau de la conjonctive péricornéale.

3° Combattre la cause constitutionnelle connue ou présumée, d'a-
près les principes exposés à l'article des conjonctivites chroniques.

4° Enfin éclaircir la cornée par des collyres astringens et stimulans
de force progressive ( *v.* Conjonctivites chroniques). Disons, en terminant, que le pannus peut être regardé comme une véritable appendice des conjonctivites chroniques, et si j'en ai parlé après le ptérygion plutôt qu'avant, c'est pour en faire mieux saisir les différences.


## OEDÈME DE LA CONJONCTIVE. ( *Chémosis séreux.*)


La conjonctive est sujette à l'œdème comme tous les autres tissus
de l'économie. Cette maladie résulte d'une collection plus ou moins
abondante de sérosité dans le tissu cellulaire sous-conjonctival. C'est

une sorte d'anasarque de l'œil, en d'autres termes. Qui n'en a pas vu des exemples dans l'érysipèle de la face et chez les sujets atteints de conjonctivite catarrhale, etc.?

§ Ier. *Variétés.* L'œdème de la conjonctive offre des gradations assez notables depuis l'infiltration légère jusqu'à l'hydrocèle. Lorsque l'épanchement est assez prononcé pour soulever la conjonctive autour de la cornée, il prend le nom de chémosis séreux, à la différence du chémosis phlegmasique ou sanguin dont nous avons parlé au chapitre des conjonctivites aiguës.

L'œdème n'existe quelquefois que sur un ou plusieurs points distincts du blanc de l'œil : c'est l'œdème partiel. Le plus souvent, cependant, il comprend toute la conjonctive sclérotidale et s'arrête à la circonférence de la cornée. Dans quelques circonstances, enfin, il comprend en même temps les paupières qui se gonflent prodigieusement, et constituent ce qu'on appelle vulgairement, *œil poché.*

On ne confondra pas l'œdème de la conjonctive avec les phlyctènes de la même membrane ; nous en avons parlé à l'occasion des conjonctivites. La phlyctène n'intéresse que l'épithélium de la muqueuse, tandis que l'œdème existe dans le tissu cellulaire sous-jacent, ou entre la sclérotique et la conjonctive. On ne confondra pas non plus l'œdème avec l'emphysème conjonctival si l'on se rappelle ce que nous avons dit ailleurs de cette dernière maladie ( pag. 50 ).

Il est important, du reste, de distinguer dans la pratique l'œdème *idiopathique*, c'est-à-dire dépendant de causes purement locales, de l'œdème *symptomatique*, ou lié à une affection d'un organe éloigné, comme dans certaines maladies du cœur, par exemple.

§ II. *Étiologie.* Il en est de cet œdème comme de celui des autres régions du corps ; des causes de nature opposée peuvent lui donner naissance.

1° *Irritation vasculaire.* Lorsqu'un certain degré de phlogose existe dans un tissu quelconque, il s'épanche du serum entre ses mailles ( Lobstein ). Cela se vérifie surtout dans les irritations, soit aiguës, soit chroniques, des membranes séreuses et muqueuses ; de là l'œdème et les hydropisies. La conjonctivite catarrhale légère, l'érysipèle de la face, certaines irritations cérébrales, qui se propagent jusqu'aux yeux, déterminent de la sorte l'épanchement séreux sous-conjonctival. C'est ainsi aussi que nous voyons au larynx l'œdème se produire à l'occasion des phlogoses chroniques ou des ulcérations de la muqueuse de cette région.

2° *Faiblesse constitutionnelle.* On ne saurait souvent attribuer à d'autres causes l'œdème conjonctival qu'on observe chez certains vieillards et enfans faibles. On pourrait l'appeler *passif* pour le distinguer du précédent.

3° *Obstruction veineuse.* Toutes les fois qu'une tumeur, dans l'orbite ou dans ses environs, empêche le libre retour du sang de la conjonctive et des paupières, l'œdème a lieu par le même mécanisme que celui des jambes affectées de varices. L'hypertrophie du cœur n'agit pas autrement dans ces circonstances. Je ne dois pas enfin omettre de dire pourtant qu'assez souvent l'œdème de la conjonctive existe sans cause appréciable.

§ III. *Caractères.* L'œdème conjonctival se déclare quelquefois subitement. Un horloger, dont parle Demours, eut dans l'espace de deux heures un chémosis séreux tellement considérable, qu'il a fallu l'enlever à coups de ciseaux pour mettre l'homme en état de continuer à travailler. Mais le plus ordinairement il n'a lieu que lentement : la conjonctive sclérotidale n'est d'abord que simplement relâchée, mollasse et comme macérée ; elle fait des plis dans les mouvemens latéraux de l'œil, et le malade ne se plaint en aucune manière. Elle se boursoufle ensuite, se relève de la sclérotique et forme un bourrelet autour de la cornée : ce bourrelet est toujours plus prononcé inférieurement, le liquide s'y portant par sa gravité ; il peut devenir tellement prononcé qu'il cache complètement la cornée et sort même de l'enceinte des paupières, ainsi que je l'ai vu une fois chez un enfant à la mamelle dont j'ai rapporté l'histoire (p. 117). Gendron nous a conservé les détails d'un fait analogue : il s'agit d'un enfant dont la conjonctive oculaire était tellement hydropique, qu'elle sortait des paupières comme une tumeur de la forme et du volume d'un œuf. Le liquide qui le constitue est tantôt blanc, ou jaunâtre et transparent, tantôt semi-gélatineux.

S'il n'y a pas de phlogose, le malade ne se plaint de rien, tant que l'œdème est peu prononcé ; mais aussitôt qu'il acquiert du volume, le chémosis agit mécaniquement sur l'œil, il provoque le déversement des larmes sur la joue ; le frottement palpébral et l'action de l'air déterminent une ophthalmie, des ulcérations, et quelquefois aussi la mortification de la muqueuse, au dire des auteurs. Il est rare cependant que l'irritation soit portée à ce point. Il va sans dire, enfin, que, comme toutes les tumeurs œdémateuses, celle dont il s'agit est compressible et conserve pendant quelque temps l'impression du doigt.

§ IV. *Pronostic.* Rien de grave relativement à l'organe visuel.

§. V. *Traitement.* Tant qu'il est léger, l'œdème conjonctival est une chose peu importante ; il suffit de quelques lotions astringentes pour le dissiper ( v. Conjonct. chron. ) Il en est autrement lorsqu'il existe à l'état chémosique ; il faut, dans ce cas, vider la tumeur en excisant d'un coup de ciseaux courbes un lambeau de la partie la plus déclive. La compression, à l'aide de quelques compresses et d'un monoculus, pourrait produire le même effet ou en empêcher le progrès.

Un coup de lancette pourrait à la rigueur produire le même résultat, si le contenu de la poche était très liquide. Les lotions résolutives et même la compression peuvent être utiles, à la suite, pour achever la cure et prévenir le retour du mal.

« J'ai eu, il y a sept ans, dit M. Riberi, occasion de voir un cas d'hydropisie du tissu cellulaire , qui existe entre la conjonctive et la sclérotique , et un autre dernièrement chez un enfant âgé de douze ans que j'ai traité à la clinique. Dans l'un comme dans l'autre cas, on voyait une tumeur vésiculaire , transparente , élastique, fluctuante, couverte de vaisseaux variqueux et serpentins , accompagnée d'épiphora et d'un peu de blépharospasme. Cette tumeur était placée au côté externe de la cornée et sortait de la commissure externe des paupières ; sa base se prolongeait jusqu'à l'endroit où la conjonctive passe de l'œil sur les paupières ; les paupières ne pouvaient pas se fermer et elles étaient bombées vers l'angle externe. La cause , dans les deux cas, avait été traumatique , le mal s'était prononcé à la suite de la conjonctivite qu'a occasionnée la blessure ; les sujets étaient scrofuleux. Je les ai guéris par l'excision de la plus grande partie de la conjonctive qui formait la portion extérieure de la poche (p. 95). »

Il est à peine nécessaire d'ajouter que , si l'œdème est purement symptomatique , c'est à la maladie principale qu'il faut s'adresser ; le mal local pourtant pourrait aussi , dans ce cas , exiger un traitement particulier, malgré la médication dirigée contre sa cause.

DOUZIÈME LEÇON. — **TUMEURS DE LA CONJONCTIVE.**

Les tumeurs de la conjonctive peuvent être divisées en quatre catégories ; les unes sont inflammatoires , telles que la pustule et le phlegmon sous-muqueux ; les autres séreuses ou gazeuses , telles que la phlyctène , l'œdème , l'emphysème et les kystes ; d'autres sanguines , telles que l'ecchymose , les varices , les tumeurs érectiles , les mélaniques ; d'autres , enfin , cancéreuses ou graisseuses , telles que le fongus et le pinguecula. Plusieurs de ces tumeurs ayant déjà été décrites comme conséquences des conjonctivites ou des lésions traumatiques , je ne dois pas y revenir. Parmi les autres , les kystes de la conjonctive se présentent en première ligne.

### *Kystes de la conjonctive bulbienne.*

Le tissu cellulaire sous-conjonctival donne quelquefois naissance à des tumeurs enkystées , dont les unes sont simples et les autres animées ou hydatiques. On chercherait en vain dans les livres anciens la description de ces tumeurs ; elles n'ont été signalées que vers la fin du dernier siècle ( *V.* Heister, *inst. chir.*, tab. 15). Il importe de ne pas les confondre avec les kystes des paupières , ni de la caroncule lacrymale , bien que leur nature puisse être identique.

A. *Simples.* Les kystes simples qui naissent sous la conjonctive sclérotidale sont analogues à ceux des autres régions du corps , et en particulier des paupières, c'est-à-dire séreux, mélicériques, athéromateux ou stéatomateux ; ces derniers contiennent quelquefois des poils comme ceux qu'on rencontre aux sourcils et dans d'autres régions. Leur volume varie depuis celui d'un petit pois à celui d'une noisette ou un peu plus.

J'ai eu deux fois occasion d'observer des tumeurs de cette nature. L'une c'est chez une vieille femme couchée à la clinique de Dupuytren pour être traitée d'une fracture au col du fémur ; elle présentait à l'hémisphère inférieur de l'œil droit une petite tumeur blanchâtre, du volume et de la figure d'un petit haricot, un peu dure et mobile au toucher. Cette tumeur existait dès la naissance, l'œil était amaurotique. A l'examen, Dupuytren l'a caractérisée aisément pour un kyste sous-conjonctival ; il était facile d'ailleurs de s'en convaincre par la seule inspection. L'autre, je l'ai rencontrée, il y a quelques semaines, chez une jeune femme qui m'a été adressée par M. Ségalas ; elle existe dès la naissance et occupe l'hémisphère externe de l'œil droit ; elle résulte de deux tumeurs, l'une ayant le volume d'un gros pois, l'autre d'une grosse noisette ; ces deux tumeurs se touchent ensemble, ont évidemment pour siège le tissu cellulaire sous-conjonctival et empiètent sur la moitié externe de la cornée ; la pupille en est couverte pour un bon tiers. La commissure externe des paupières est bosselée par la présence de ces végétations ; l'œil est en bon état, si ce n'est qu'il est ambliopique. La malade n'en souffre autrement que par la difformité qu'elles produisent. Je lui ai proposé l'ablation de ces tumeurs ; mais la malade hésite jusqu'à présent à s'y soumettre.

Travers a publié un exemple analogue aux précédens (*Synop.*, *of diseases of the eye*, p. 102). Il s'agit d'une vieille femme dont l'hémisphère inférieur de l'œil était couvert d'une loupe assez volumineuse pour envahir la cornée ; il en a fait l'ablation. Cet auteur dit avoir vu des tumeurs adipeuses, cartilagineuses et même osseuses à l'hémisphère antérieur de l'œil ; mais il n'en rapporte aucun exemple. Middlemore dit aussi en avoir rencontré plusieurs fois qui contenaient des poils dans leur intérieur, mais il n'en donne pas de détails.

B. *Hydatiques*. Plusieurs auteurs ont parlé de tumeurs hydatiques de la conjonctive globulaire. Je n'en ai jamais vu pour mon compte ; elles sont extrêmement rares. « Deux fois, dit Middlemore, j'ai rencontré dans ma pratique des kystes de la conjonctive ; je les ai incisés avec la lancette et il s'en est échappé une hydatide, et les malades ont guéri. » M. Riberi dit aussi avoir vu deux fois des kystes hydatiques sous la conjonctive de l'angle interne de l'œil, et il cite un fait pareil de M. Quadri ( *ouv. cit.*, p. 62 ).

Les kystes hydatiques contiennent quelquefois des corps manifestement animés. Turner et plusieurs autres en citent des exemples. Je reviendrai sur ce sujet à l'occasion des corps animés qu'on rencontre dans les chambres de l'œil. Disons, en attendant, qu'il est le plus souvent fort difficile, pour ne pas dire impossible , de reconnaître leur contenu avant l'opération.

On comprend bien que je ne dois pas entrer ici dans des considérations de pathologie générale, relative à ces deux variétés de kystes ; elles ne diffèrent en aucune manière des loupes des autres régions du corps. Tout ce que je dois faire remarquer, c'est :

1° Que ces tumeurs ne produisent d'autres symptômes sur l'œil que ceux qui se rattachent à leur présence mécanique. Elles irritent l'organe oculaire, produisent de la difformité , obstruent quelquefois la pupille et déterminent ainsi la cécité. La rétine est en général plus ou moins affaiblie, si elle n'est pas tout-à-fait paralysée , ce qui tient soit à l'irritation causée par la tumeur, soit à l'inaction prolongée de l'organe rétinien.

2° Que leur guérison ne peut avoir lieu sans l'opération. On se comporte différemment, suivant que la muqueuse sous laquelle ils se sont développés est intacte ou bien résorbée. Dans le premier cas, on commence par diviser et disséquer délicatement cette membrane, si la chose est possible. Souvent il arrive alors que la tumeur se vide et que le mal guérisse sans autre moyen, ou bien qu'il se reproduise, et, dans ce cas, il faut recommencer. Après cette séparation de la conjonctive, on saisit la tumeur à l'aide d'une petite pince-érigne ou d'un petit crochet, et on la dissèque délicatement sans endommager la coque oculaire. On peut pour cela se servir, si l'on veut, du petit bistouri que j'ai indiqué à l'article Ptérygion, et qui met à l'abri d'intéresser la sclérotique ou la cornée.

Dans le second cas, c'est-à-dire lorsque la conjonctive qui couvre la tumeur est fort mince ou a été résorbée , on commence la dissection par la base de la manière que nous venons de dire.

Les pansemens seront réglés comme après l'ablation du ptérygion.

*Tumeurs érectiles de la conjonctive.*

Indépendamment du fongus de la conjonctive dont nous parlerons tout-à-l'heure , il se forme quelquefois sur cette membrane des *nœvi materni*, qu'on observe si souvent à la figure et dans d'autres régions du corps. A la conjonctive, cependant, ils sont excessivement rares, bien que l'analogie tirée des mêmes tumeurs qu'on rencontre fréquemment sous la muqueuse de la bouche et du rectum porterait à les faire croire plus fréquentes.

Wardrop cite deux exemples de ce cas chez l'homme, et un troisième qu'il a observé sur un œil de vache. Dans le premier, il s'agit d'une petite fille qui, en venant au monde, portait sur la conjonctive bulbienne un petit *nœvus maternus*, très coloré et couvert de poils au nombre de douze, ainsi qu'on en voit dans d'autres régions du corps. Ces poils étaient assez longs pour déborder de l'enceinte palpébrale. La tumeur a pris du développement avec l'âge de l'enfant. L'auteur l'a fait dessiner dans son ouvrage. Le second fait, il l'a observé en compagnie du docteur Monro sur une femme de cinquante ans ; le mal existait aussi dès la naissance et offrait le volume d'une fève. Le cas, enfin, qu'il a observé sur l'œil d'une vache n'est pas moins remarquable ; la tumeur présente également de longs poils à la surface et offre tous les caractères des *nœvi materni* ordinaires. Wardrop cite d'autres cas pareils appartenant à Andrews, Crampton et Gazelles. Middlemore en rapporte aussi un exemple qu'il a observé sur la cornée d'une jeune personne âgée de douze ans.

Les effets que ces sortes de tumeurs produisent sur l'œil peuvent être facilement prévus, d'après les considérations que nous venons d'émettre dans l'article précédent. Leur traitement curatif est basé sur l'ablation de la tumeur ; on l'exécute comme celle des kystes de la même région.

Je ne dois pas quitter ce sujet sans dire que, comme celui des autres régions du corps, le tissu érectile de la conjonctive peut subir une sorte de dégénérescence fongueuse et s'étendre plus ou moins. Le seul exemple de ce cas que je connaisse est celui que Pelletan a consigné dans sa clinique chirurgicale ( t. II, p. 73). L'auteur l'a caractérisé lui-même pour une tumeur érectile. Le mal avait non-seulement envahi toute la conjonctive, mais encore les membranes intérieures de l'œil. Il a fallu pratiquer l'extirpation de cet organe, et plus tard le fongus s'est reproduit dans l'orbite. Le malade s'est suicidé.

### *Mélanose de la conjonctive.*

On appelle mélanose, d'après Laënnec, une production pathologique, de couleur noire, et qui n'a point d'analogue parmi les tissus naturels. Comme la matière tuberculeuse et l'encéphaloïde, la sécrétion mélanique peut se rencontrer dans presque tous les tissus de l'économie, et en particulier dans les tissus de l'œil. Je sortirais de mon sujet, si je voulais disserter ici d'une manière générale sur cette production ; la chose serait d'ailleurs très facile, attendu qu'une foule de dissertations spéciales et de chapitres ont été publiés sur cette matière ( *v.* Andral, Lobstein ; *Anat. path.* Rœderer, thèse, 1835, etc. ). Ce qu'il m'importe seulement de rappeler, c'est que la sécrétion mélanique peut se présenter sous quatre formes différentes ; savoir : 1° à l'état enkysté ; 2° à l'état de tumeur non enkystée ; 3° à l'état d'infiltration dans les mailles des tissus ; 4° à l'état de simple superposition à la surface des organes. De ces quatre formes de la mélanose, les trois premières seulement ont été vérifiées dans la conjonctive.

Tantôt, en effet, cette membrane, ou plutôt son tissu cellulaire sous-jacent se trouve comme infiltré de matière mélanique, devient noir et boursouflé, soit en totalité, soit en partie. Un exemple remarquable de ce cas a été publié par Wardrop dans le tome XI, page 87 de la *Lancette anglaise.* Un homme, âgé de quarante ans, était atteint depuis six ans d'une affection staphylomateuse de la cornée, survenue à la suite d'une ophthalmie purulente. La conjonctive du côté nasal de la sclérotique était convertie en une masse de couleur noire, aussi noire que l'encre de Chine. Cette masse n'était pas plus large que l'ongle du petit doigt ; sa forme était irrégulière, anguleuse et plate. Elle était mobile sur la sclérotique et existait depuis un an. Elle s'est déclarée par une petite tache noire ; un chirurgien l'avait enlevée, mais le mal s'est reproduit et depuis lors n'a fait qu'augmenter. L'auteur a considéré ce fait comme un exemple de mélanose de la conjonctive, à l'état d'infiltration, et dit avoir déjà vu d'autres exemples pareils.

Dans d'autres cas, la mélanose forme une tumeur enkystée ou non enkystée à la surface de l'œil. La tumeur peut avoir un volume variable depuis la tête d'une épingle jusqu'à celui d'une noix ou plus. Cette tumeur peut naître primitivement dans la conjonctive, ou bien émaner de l'iris ou d'une autre partie intérieure, percer la cornée et se porter au dehors. Dans un des cas rapportés dans la thèse de M. Rœderer, la tumeur mélanique avait pris naissance au-dessous de la caroncule, s'est convertie en champignon volumineux, et a occasionné des hémorrhagies fréquentes. Dans un autre, du même auteur, la mélanose a débuté au grand angle de l'œil sous forme d'une tache noire, de volume croissant comme les tumeurs érectiles. Dans un troisième, enfin, le mal provenait de l'intérieur de la chambre antérieure, a percé la cornée et s'est arrêté sous la conjonctive, sans faire plus de progrès.

Une circonstance essentielle ne doit point être oubliée à propos de cette maladie, c'est que, quelle que soit sa forme, le tissu mélanique, qui par lui-même n'est pas susceptible de dégénérescences malignes, se trouve souvent combiné à de la matière encéphaloïde, qui finit tôt ou tard par donner une impulsion fâcheuse à la maladie. C'est le mélange de ce principe qui rend la substance mélanique de couleur variable. Lorsqu'elle est à l'état simple, la mélanose a une couleur constante d'encre de Chine. Cela ne veut point dire cependant que la mélanose ne puisse pas se reproduire après son extirpation. Si les vaisseaux sécréteurs de la matière noire restent en place après l'ablation du premier produit, il peut y en avoir un second.

La symptomatologie spéciale et le traitement de la mélanose de la conjonctive rentrent tout-à-fait dans les données fournies par l'étude du ptérygion et des kystes dont nous venons de parler.


*Fongus de la conjonctive.*


Le fongus n'est qu'une forme de maladie, le fond peut en être très différent. Aussi le distingue-t-on en bénin et malin. Dans ce dernier cas, il reçoit le nom de carcinome ou de cancer fongueux.

Tous les tissus de l'économie sont exposés à cette affection, et les membranes muqueuses, entre autres, nous en offrent très souvent des exemples. La conjonctive se trouve fréquemment dans ce cas. Quelques auteurs appellent *sarcomes* les tumeurs en question, à cause de leur apparence charnue.

Les granulations conjonctivales, dont nous avons parlé, ne sont que des espèces de fongus bénins. Toute autre phlogose ulcérative chronique de la même région peut en produire de pareils ; de même que cela s'observe sur la muqueuse du rectum et du vagin. Les granulations fongueuses ne sont bornées ordinairement qu'à la muqueuse palpébrale ; elles s'étendent cependant quelquefois sur le globe de l'œil.

Il est une espèce de fongus bénin qui émane de la conjonctive sclérotidale, près de la circonférence de la cornée, et qui peut atteindre un gros volume. La même végétation s'élève parfois aussi de l'endroit où la muqueuse se réfléchit des paupières sur l'œil, et il n'est pas rare d'en voir surgir de la surface d'un ulcère de la cornée ; dans ce dernier cas, la tumeur n'atteint jamais un grand volume.

Le fongus malin ou carcinomateux peut naître des mêmes points que l'espèce précédente, mais il se montre plus souvent à la surface de la cornée. Il ne faut pas oublier cependant qu'un fongus bénin en origine peut à la longue devenir carcinomateux, non par métamorphose maligne de son tissu, ainsi qu'on le croyait autrefois, mais par la sécrétion d'un tissu nouveau entre ses mailles, c'est-à-dire d'une matière squirrheuse ou encéphaloïde. Le ptérygion, dit malin ou cancéreux, des auteurs, n'est autre chose qu'une sorte de végétation de l'espèce de celles dont nous parlons.

Considérées sous le point de vue de l'anatomie pathologique, les deux espèces de fongus ne présentent rien qui ne soit commun aux tumeurs pareilles des autres régions du corps. Elles offrent partout la forme de choufleur, à base tantôt large, tantôt étroite et allongée, à surface fendillée, granuleuse et saignant très facilement. Ici, comme ailleurs, ces végétations ne sont pas couvertes de la membrane muqueuse, ce qui ne veut point dire qu'elles naissent toujours de la surface de cette membrane, ainsi que Middlemore le suppose ; elles peuvent provenir des tissus sous-jacens et la conjonctive en être détruite par résorption. Il y a des fongus qui en origine ne sont autre chose que des petites tumeurs squirrheuses du tissu cellulaire sous-conjonctival ; ces tumeurs s'ulcèrent et prennent la forme du cancer (Riberi), puis elles deviennent carcinomateuses.

Les fongus qui naissent à la surface de l'œil ont ordinairement la forme de champignons aplatis, s'ils atteignent un grand volume. Cela est dû probablement à l'action compressive des paupières. Ceux de la face interne des paupières ont au contraire une figure allongée comme certains poireaux. Tant que leur masse ne dépasse pas l'enceinte palpébrale, elle est modifiée par l'action fouettante des paupières ; au-delà de cette limite, la tumeur s'épanouit, s'allonge , renverse les paupières et descend quelquefois jusque sur la joue ou sur le nez (Boyer, Mackensie).

La symptomatologie oculaire dépendant de la présence d'un fongus est facile à saisir. D'abord, irritation mécanique et ophthalmie consécutive, ensuite altération de la vue, et même cécité par la même cause et par extension de la masse fongueuse sur la cornée ; enfin destruction de l'œil par l'action compressive de la tumeur sur la cornée; cette compression détermine la résorption et la perforation de cette membrane.

Le diagnostic différentiel des deux espèces de fongus n'est pas toujours aisé. Il y a des cas bien tranchés ; d'autres où l'on ne peut se prononcer qu'avec réserve.

*Traitement.* Que le fongus soit bénin ou carcinomateux, sa guérison ne peut s'obtenir qu'à l'aide de l'opération. On ne peut s'écarter de cette règle que dans les seuls cas où la végétation est fort petite , comme les granulations par exemple. Les cautérisations répétées ne peuvent suffire que dans quelques cas exceptionnels seulement.

L'ablation doit se borner à la simple tumeur, si l'œil s'offre encore dans son intégrité. Les seuls ciseaux courbes sur le plat peuvent suffire pour cela. Quelquefois on a besoin de pinces ou d'érignes pour faire bien agir l'instrument tranchant. Il est des cas où le bistouri est préférable aux ciseaux pour ébarber la tumeur. On pourrait aussi au besoin faire usage de la ligature ou de la cautérisation répétée , si le malade avait une aversion invincible pour l'instrument tranchant ; mais ces procédés ne sont jamais aussi avantageux que l'excision ; d'ailleurs , si le mal est évidemment cancéreux, l'excision est seule applicable.

Après l'ablation il est bon de cautériser la base de la tumeur avec la pierre infernale ou le sulfate de cuivre. Ce moyen doit être répété si les bourgeons qui surgiront de la plaie n'ont pas les apparences orthodoxes.

Lorsque le fongus est volumineux , de nature maligne, et la cornée désorganisée , il peut y avoir indication à amputer la moitié antérieure de l'œil ou à extirper cet organe en totalité. On ne peut jamais dans cette occurrence répondre que le mal ne repullulera pas par la suite.

« J'ai deux fois, dit M. Riberi, rencontré des végétations cellulovasculaires ou fongus charnus et durs de la conjonctive , d'un volume tellement considérable qu'elles s'avançaient entre les paupières et le bulbe sous forme orbiculaire , égalaient la circonférence de l'orbite et semblaient au prime abord des fongus du centre de l'œil. Dans l'un et l'autre cas, l'excroissance était de couleur livide, irrégulière , lobulée à la surface , à base plus étroite que le sommet et donnant de temps en temps du sang très noir. Ayant fait renverser les paupières, j'ai saisi la végétation avec une érigne , et je l'ai, dans les deux cas, exactement disséquée et ébarbée. La sclérotique, d'où le mal provenait, était saine. La réaction a été vive, mais la cicatrice s'est opérée. Pourtant l'ophthalmie a résisté à tous les moyens; elle est devenue chronique et était toujours accompagnée de photophobie et larmoiement. Finalement le fongus s'est reproduit sur d'autres points de la conjonctive de l'œil et des paupières; chez l'un après huit semaines, chez l'autre après six mois de l'opération (*ibid,*. p. 93). »

*Pinguecula.*

C'est ainsi qu'on a nommé une petite tumeur globulaire indolente, de couleur jaunâtre, et du volume d'un gros grain d'orge qui se forme dans le tissu cellulaire de la conjonctive sclérotidale. Le nom *pinguecula* lui vient de sa ressemblance avec un brin de graisse. On rencontre assez souvent cette tumeur chez les vieillards dont la conjonctive est relâchée; elle se présente le plus souvent au côté externe du blanc de l'œil, quelquefois à l'interne, à peu de distance de la cornée. Dans quelques cas, il y en a deux sur un même œil. Sa forme est tantôt oblongue, tantôt irrégulière comme une miette de graisse sous-dermique; elle est évidemment couverte de la membrane muqueuse. La nature du pinguecula est inconnue; l'analyse, dit-on, n'y a pas trouvé de graisse. Ce qu'il importe cependant de dire, c'est que cette tumeur est tout-à-fait innocente; elle ne dépasse jamais le volume d'un petit pois et peut rester toute la vie sans causer d'autre inconvénient qu'une légère difformité. On peut, si le sujet le désire, l'enlever en la disséquant délicatement comme un ptérygion.

*Encanthis.*

Je place ici cette maladie attendu sa ressemblance avec le ptérygion et les autres tumeurs dont nous venons de parler. J'ai pensé qu'il y avait de l'avantage à rapprocher son étude de celle des tumeurs de la conjonctive, plutôt que de la renvoyer dans la classe des affections des appendices oculaires.

Encanthis, mot grec qui exprime *angle*, coin, parce qu'il se rapporte à une tumeur qui naît à l'angle interne de l'œil, au-devant ou sur la caroncule lacrymale : dénomination impropre, comme on le voit; car des tumeurs de natures diverses qui peuvent naître sur ce point se trouvent ainsi désignées collectivement par un même nom. Il suffit cependant de s'entendre pour éviter les équivoques.

§ 1. *Variétés*. A. Sous le rapport de son siége, l'encanthis offre trois variétés distinctes, suivant qu'il appartient au repli semi-lunaire de la conjonctive, à la caroncule lacrymale, ou à ces deux parties à la fois. Il est vrai de dire que les deux premières variétés se convertissent en la troisième, lorsque le mal a acquis un certain développement, mais il est exact d'ajouter que, dès son début, l'encanthis n'attaque souvent que l'une ou l'autre des parties indiquées.

12.

B. Sous le point de vue de sa nature, cette maladie présente un plus grand nombre de différences. 1° *hypertrophique simple.* Un travail d'hypernutrition s'établit quelquefois dans le repli muqueux anti-caronculaire, sous l'influence d'une phlogose sourde. Cette partie se gonfle et couvre la portion correspondante de la sclérotique et de l'angle palpébral. Tel était le cas d'une jeune femme que j'ai vue à la clinique de Dupuytren, en 1829. Dans d'autres circonstances, le travail morbide porte sur la caroncule; ce corps glandulaire prend de l'accroissement et finit par former une tumeur semblable à une amygdale hypertrophiée (Monteggia).

2° *Cystique.* La tumeur qui constitue l'encanthis ne résulte quelque fois que d'un kyste simple ou hydatique formé sur la caroncule et le repli semi-lunaire, ou bien dans le tissu cellulaire sous-jacent. Le volume de ces kystes peut varier depuis celui d'un petit pois jusqu'à celui d'une pomme, ou même davantage.

3° *Mélanique.* Nous avons déjà cité, d'après Wardrop, un cas de tumeur mélanique plate à la conjonctive de l'angle interne. M. Riberi dit en avoir rencontré deux autres, mais il n'en donne pas de détails. La même maladie peut se manifester sous forme enkystée, comme dans d'autres régions. Elle peut aussi se trouver combinée à un élément cancéreux, ainsi que nous l'avons déjà dit. « J'ai trois fois, dit M. Riberi, extirpé l'encanthis mélanique, seule ou fungo-mélanique; je l'ai ébarbée avec toute l'exactitude que j'ai pu, et chez tous les trois malades la tumeur s'est reproduite, une fois sur le lieu même de l'opération, chez un autre, dans la fosse canine correspondante, et chez un troisième, dans les ganglions jugulaires profonds, etc. »

4° *Fongueux* ou *sarcomateux simple* (polypeux de Monteggia). Il faut bien encore ici distinguer le fongus simple du carcinome proprement dit. Le premier s'observe quelquefois à la suite des ophthalmies purulentes, ou bien il dépend d'autres causes; mais il peut se guérir parfaitement; tandis qu'il en est autrement de l'autre espèce. Son volume peut égaler celui du poing d'un homme adulte (Scarpa).

5° *Cancéreux.* Cette variété s'offre sous la forme squirrheuse, passe par tous les degrés de ramollissement, et se convertit enfin en masse encéphaloïde ou fongueuse ; ou bien elle affecte d'abord les apparences de tumeurs bénignes, et se transforme ensuite en tissu de nature maligne. Cette variété d'encanthis n'est malheureusement que trop fréquente. On peut en voir un exemple remarquable dans la planche 42 de l'ouvrage de Demours.

6° *Lithique.* Enfin Monteggia admet aussi un encanthis calculeux, c'est-à-dire formé de concrétions calcaires dans la caroncule. Cette variété est sans contredit la plus rare.

§ 2. *Caractères.* A. *Physiques.* Les caractères physiques de l'encanthis varient nécessairement selon sa nature. Il en est cependant un certain nombre qui leur sont communs, tels sont ceux qui dépendent de la présence mécanique de la tumeur.

L'encanthis hypertrophique ne s'offre à son origine que sous la forme d'ophthalmie angulaire chronique, qui devient variqueuse ensuite. Que le mal n'intéresse que le repli conjonctival, ou bien qu'il embrasse en même temps la caroncule, on n'y voit qu'une sorte de rougeur angulaire variqueuse, accompagnée d'hypertrophie, de boursouflement permanent de ces parties. A ce caractère se joint un larmoiement et une certaine gêne dans les mouvemens des paupières, dus l'un et l'autre à l'action mécanique du boursouflement qui éloigne les points lacrymaux, efface le lac lacrymal et empêche le rapprochement des voiles palpébraux.

A mesure que la tumeur fait des progrès, ces caractères deviennent de plus en plus prononcés : le repli conjonctival s'avance sous la forme d'un croissant, et jette des prolongemens dans la conjonctive de chaque paupière. Ces prolongemens sont moins colorés et moins saillans que le corps de la tumeur. Celui-ci ressemble à un morceau de vieux drap écarlate épais, et ses prolongemens lui donnent une figure analogue à celle d'une bague. Ces prolongemens pourtant peuvent manquer, ou bien n'en exister qu'un seul, soit à l'une, soit à l'autre paupière.

Tel est l'état des choses, si l'encanthis est borné à la caroncule ; mais la caroncule est elle-même affectée le plus souvent soit primitivement, soit secondairement.

On sait que ce corps n'est composé que d'un groupe de glandes sébacées semblables à celles de Méibomius. Ces glandes s'hypertrophient dans le cas en question, la caroncule devient saillante, rougeâtre et en même temps granulée à sa surface. Cette dernière circonstance dépend évidemment de l'état de développement anormal des cryptes dont cet organe se compose. La tumeur ressemble à une sorte de framboise ou de mûre, surtout dans son début; mais ensuite, à mesure qu'elle prend de l'accroissement, ce caractère devient de moins en moins saillant, sa masse s'épaissit et s'égalise plus ou moins par l'intervention de la matière plastique qui la pénètre.

Lorsque l'encanthis est enkisté, il a une forme à peu près ronde; mais s'il résulte d'un travail d'hypersarcose fongueuse, il offre des espèces de crètes de coqs, des prolongemens que Travers compare avec raison aux caroncules myrthiformes qui pendent à l'entrée du vagin de beaucoup de femmes. Ces végétations morbides de l'œil débordent quelquefois des paupières et forment une tumeur pédiculée sur la joue (Scarpa). Leur couleur est ordinairement rougeâtre ; de la matière puriforme et sanguine s'exhale de leur surface.

D'autres caractères physiques accompagnent l'encanthis lorsqu'il est de nature cancéreuse. Pendant la première période, je veux dire tant qu'il existe à l'état de squirrhe, il n'offre que les caractères à peu près des espèces précédentes; sa couleur pourtant violette ou plombée, sa dureté et sa forme particulière l'en distinguent assez le plus souvent. Mais aussitôt arrivée à la période de ramollissement, d'ulcération et d'hypersarcose, on voit surgir le train effrayant des symptômes qu'on observe dans les tumeurs pareilles des autres régions du corps. Je m'abstiens de les reproduire, pour ne pas franchir les limites de la spécialité dont je m'occupe en ce moment. Je ne dirai rien non plus des apparences physiques de l'encanthis mélanique (V. art. Ptérygion).

B. *Physiologiques.* Les caractères physiologiques communs aux six variétés d'encanthis se réduisent à ceux de l'ophthalmie chronique d'abord, puis s'y joint la douleur par effet de la compression que l'organe éprouve. Les caractères propres se rapportent seulement aux encanthis susceptibles de dégénérescence cancéreuse. Ils sont les mêmes que ceux que nous observons si souvent dans les tumeurs de même nature à la face ou ailleurs.

*Terminaisons.* Quelle que soit la nature de l'encanthis, si le mal est abandonné à lui-même, on ne peut s'attendre qu'à des effets fâcheux par sa présence; l'œil finit tôt ou tard par être détruit mécaniquement, soit par la phlogose qu'il provoque, soit par la compression incessante qu'il produit sur sa coque. La terminaison cependant peut en être heureuse, si le mal est attaqué à temps et convenablement. Non-seulement la difformité peut disparaître, mais encore l'organe oculaire reprendre son état normal. On conçoit néanmoins qu'il en est bien autrement, s'il s'agit d'un encanthis de mauvais caractère : la vue et la vie à la fois se trouvent alors tôt ou tard compromises.

§ 3. *Etiologie.* La même que pour les tumeurs pareilles des autres régions du corps. J'ajouterai seulement que l'encanthis hypertrophique, qui dépend incontestablement d'un travail phlogistique sourd, a été souvent la conséquence d'une blessure, d'un entropion angulaire, ou de la présence d'un corps étranger fiché pendant long-temps dans les tissus de la région caronculaire.

§ 4. *Pronostic.* Favorable, réservé, grave ou très-grave, selon le volume, la nature et les circonstances particulières de la maladie. En général cependant l'encanthis est regardé comme une affection grave.

§ 5. *Traitement.* 1° *Résolutif.* Dans son début, l'encanthis peut être combattu avantageusement, s'il est de nature bénigne, à l'aide des remèdes indiqués à l'occasion des conjonctivites chroniques et des granulations palpébrales. Les sangsues appliquées souvent sur la tumeur, les scarifications répétées, les lotions avec des collyres astringens, les traînées répétées de sulfate de cuivre et de pierre infernale, dissipent l'inflammation, arrêtent le travail morbide organisateur et atrophient la tumeur, si, je le répète, sa nature n'est pas suspecte. Dans le cas contraire, ces moyens n'auront qu'un effet passager ou nuisible, comme dans toutes les tumeurs du genre cancer. La jeune femme que je vis traiter de la sorte à l'Hôtel-Dieu par Dupuytren en a retiré un très-grand avantage, et elle aurait très-probablement fini par guérir, si elle eût eu la patience de persévérer pendant assez long-temps dans l'usage de ces moyens.

2° *Ablation partielle.* Lorsque le mal est de nature bénigne et que la caroncule n'a pas subi des changemens notables, Monteggia a donné le conseil d'exciser le surplus de ce corps, de manière à en laisser à peu près autant que dans l'état normal. Le reste de la guérison s'opère comme après l'excision partielle des amygdales. Le même procédé pourrait être appliqué à l'hypertrophie de la valvule semi-lunaire et à l'encanthis lithique.

On pratique cette opération de la manière suivante. Le malade est assis ou couché, deux aides écartent les paupières et font bomber la tumeur en avant, le chirurgien la saisit avec une érigne double, ou une pince, et excise ce qu'il croit convenable à l'aide de ciseaux courbes.

3° *Ablation totale.* Que ce soit un kyste, une mélanose, un fongus, un squirrhe, la tumeur réclame l'ablation complète pour la guéririson alors que les procédés précédens ont été jugés inutiles ou dangereux. On y procède de deux manières :

A. *Instrument tranchant.* Le malade est placé comme pour l'opération du ptérygion ou de la cataracte ; deux aides écartent convenablement les paupières ; l'opérateur saisit la tumeur à l'aide d'une érigne double, ou d'une pince, la fait soulever par la main d'un aide et la dissèque très exactement, en allant de la cornée vers la caroncule. Si la tumeur envoie des prolongemens dans les tissus palpébraux, c'est par ces prolongemens que la dissection doit commencer. Il est bon de disséquer d'abord l'inférieur afin de ne pas être embarrassé par le sang provenant du côté opposé. La dissection sera exécutée avec un bistouri boutonné et des ciseaux courbes, ou, si l'on aime mieux, avec mon bistouri à pointe arrondie que j'ai indiqué à l'article ptérygion. On enlèvera très exactement la base de la tumeur, sans ménager la caroncule, si le mal est de nature suspecte; dans le cas contraire, une dissection fort minutieuse et étendue serait au moins inutile. Autrefois on enfilait la tumeur d'une aiguille et d'un fil afin de la mieux tenir ; cette pratique est abandonnée de nos jours. Il importe de prendre garde pendant l'opération à blesser soit les conduits lacrymaux qui marchent dans les bords correspondans de la portion angulaire des paupières, soit la partie retro-caronculaire du sac lacrymal, soit enfin la commissure palpébrale elle-même. Dans les cas cependant où le mal intéresse ces mêmes parties, et que l'opération paraît praticable, il faut tout enlever et faire *chambre nette*, pour me servir d'une expression de Boyer.

B. *Ligature.* Il existe quelques faits d'encanthis traités et guéris à l'aide de la ligature passée autour de leur base. Pour que ce procédé soit applicable, il faut que la tumeur présente une base étroite ou un pédicule, ce qui n'est pas généralement. D'ailleurs, si la ligature est applicable, l'excision l'est encore davantage. Je pense avec Boyer que, dans la grande majorité des cas, le bistouri offre de grands avantages sur la ligature, et mérite la préférence. C'est déjà dire que la ligature ne doit être réservée que pour quelques cas exceptionnels. Dans un cas de végétation fongueuse de petit volume engendrée sur la caroncule, Middlemore a employé la ligature avec un fil de soie, et il n'a pas eu à se repentir de cette pratique, la tumeur ayant pu être complètement détruite dans l'espace de vingt-quatre heures.

Wenzel a donné un conseil dans l'opération de l'encanthis qui peut être de quelque utilité ; c'est de charger un aide d'injecter continuellement avec une seringue de l'eau sur la tumeur pendant que l'opérateur exécute la dissection. Cette précaution débarrasse du sang abondant que la nature fongueuse du mal laisse échapper quelquefois.

Quelques praticiens ont prescrit de ne jamais prolonger la dissection jusqu'à la caroncule lacrymale inclusivement, dans la crainte de déterminer un larmoiement incurable. Cette crainte n'est aucunement fondée, ainsi que Monteggia le fait observer avec beaucoup de raison. Il y a des personnes chez lesquelles la caroncule lacrymale est si petite, qu'elle n'est presque pas visible; et pourtant ces personnes ne sont pas pour cela sujettes à l'épiphora. D'ailleurs, si le mal est manifestement cancéreux ou soupçonné tel , on aurait à se repentir d'un pareil ménagement. Toutefois, lorsque l'encanthis résulte d'une tumeur de nouvelle formation, il ne faut se borner qu'à elle seulement, et ménager le reste, pourvu que les tissus soient en bon état.

Le traitement consécutif est réglé d'après les données exposées à l'article ptérygion. Une circonstance importante cependant doit être mentionnée à ce sujet ; c'est que le tissu inodulaire qui remplace la tumeur après l'opération contracte quelquefois de telles adhérences avec le bord correspondant de l'orbite, que le globe oculaire reste comme bridé de ce côté, et son mouvement d'abduction devient borné ou impossible. « J'ai vu dans deux cas, dit M. Riberi, la cicatrice consécutive à l'ablation de l'encanthis volumineux, rendre fixe le globe de l'œil vers l'angle interne, et occasionner la diplopie, toutes les fois que les opérés voulaient regarder des objets placés du côté de l'angle externe de l'orbite correspondante, et cela à cause de la perte d'équilibre des deux axes visuels. » (p. 68.)

3° *Amputation oculaire.* Si l'encanthis est manifestement cancéreux, qu'il adhère fortement à la coque oculaire, ainsi que cela est d'ordinaire, ou que les corps diaphanes de l'organe se trouvent endommagés par des opacités ou autres circonstances importantes , il peut y avoir indication d'amputer soit l'hémisphère antérieur, soit la totalité du globe oculaire (V. p. 35).

Disons enfin que, sans être de nature cancéreuse, l'encanthis peut se reproduire ; c'est ce qui a lieu surtout dans les cas où le mal est formé par des végétations sarcomateuses. On revient alors à l'opération, et l'on aura soin de cautériser souvent les bourgeons consécutifs de la plaie, jusqu'à ce qu'ils aient acquis les caractères de ceux des plaies simples.

Wenzel fut appelé à Saint-Pétersbourg, en 1771 , pour le comte Rasoumouski, dont les yeux étaient couverts d'énormes végétations sarcomateuses, provenant des angles palpébraux. Il a répété avec persévérance l'ablation à chaque repullulation, et enfin la guérison a été obtenue d'une manière durable, au dire de l'auteur.

4° *Palliatif.* Il y a des cas où la tumeur cancéreuse est tellement conditionnée que l'opération est contre-indiquée, soit par l'étendue trop considérable de l'ulcération, soit par l'état cachectique de la constitution. On a vu le mal, chez quelques sujets, étendre ses ravages jusque sur les os de l'orbite, etc. Il est évident qu'il ne peut être plus question, dans ces cas, que d'une médication palliative. Il en est de même lorsqu'après une première opération le mal a récidivé avec des caractères évidemment cancéreux. Des cataplasmes adoucissans de lait et de pain, de pulpe de racine de belladone, de laitue, de jusquiame, etc., et les opiacés intérieurement combinés à d'autres remèdes, selon les exigences de l'organisme ; tels sont les seuls moyens que l'art suggère en pareille occurrence.

## Treizième leçon. — NÉVROSES CONJONCTIVALES.

Indépendamment de l'espèce de nevrose conjonctivale signalée par Scarpa et dont nous avons déjà parlé (conjonctivite névrosthénique), la muqueuse oculaire est sujette à d'autres variétés de lésions nerveuses. De ce nombre sont la cutisation conjonctivale, la *phlegmasie alba dolens* et l'opacité parcellaire.

### *Cutisation conjonctivale.*

Les anciens n'avaient pas connu l'espèce de dégénérescence de la conjonctive que nous voulons étudier. Elle a été décrite depuis une trentaine d'années sous les noms de xerophthalmie (Schmidt), xérosis (Duprez), xéroma (Weller), conjonctive cuticulaire (Travers), cutisation, dermification, épidermification de la conjonctive (Cade, Velpeau), *conjonctiva arida* (Lawrence), altération de la sécrétion conjonctivale (Middlemore), *lusus* des organes lacrymaux et de la conjonctive (Wardrop), etc. Il est juste de dire cependant que le mot xérophthalmie existait déjà dans la science. Hippocrate et ses successeurs l'avaient employé pour indiquer un certain état de sécheresse de l'œil qui se rencontre souvent au début des ophthalmies aiguës et dans quelques variétés d'ophthalmies chroniques ; mais ce n'est pas de cela dont il s'agit aujourd'hui.

Sous cette dénomination nous désignons une altération telle de la muqueuse oculaire que cette membrane devient flasque, sèche, opaque, pulvérulente ou écailleuse, et insensible comme celle du vagin prolapsé depuis long-temps. Lawrence a comparé la conjonctive ainsi altérée à un morceau de papier de soie qu'on aurait collé sur la cornée, ou à un lambeau d'épiderme enlevé par l'action d'un vésicatoire.

§ 1er *Variétés*. Sous le rapport du siége, la maladie peut exister à la conjonctive palpebro-oculaire, ou bien à l'oculaire seulement. Dans quelques cas rares, elle est bornée à la portion de la muqueuse cornéale. « Dans un cas que j'ai observé, dit Lawrence, et qui n'avait pas été la conséquence d'inflammation, le mal était limité à la conjonctive cornéale et offrait les apparences d'un morceau de papier de soie collé à la surface de la cornée. » Ordinairement le mal n'existe que sur un œil ; dans un cas cependant rapporté par Wardrop, les deux yeux en étaient attaqués à la fois.

Sous le point de vue de l'origine, elle est congénitale ou accidentelle. Le plus souvent on ne l'observe, il est vrai, que chez les sujets adultes; Wardrop pourtant a vu une jeune femme chez laquelle la maladie existait dès l'enfance. Nous exposerons tout-à-l'heure ce fait remarquable.

§ 2. *Caractères*. A. *Début*. On a prétendu que le début de ce mal n'avait lieu qu'à la suite d'une conjonctivite chronique. Bien que cette coïncidence soit vraie très souvent, néanmoins elle n'est pas constante. Le fait observé par Lawrence et celui rencontré par Travers prouvent cette assertion. Du reste, la déclaration de cette maladie est presque imperceptible ; l'œil commence à perdre son poli, son lustre, sa diaphanéité, la facilité de son glissement ; sa surface est moins humide que dans l'état normal; le malade accuse toujours quelques douleurs névralgiques et un certain affaiblissement dans la faculté visuelle.

B. *Physiques*. 1o Sécheresse parcheminée, opaque et écailleuse, ou pulvérulente, de la conjonctive. Ce caractère suppose, comme on le voit, une absence complète des sécrétions qui ont lieu habituellement à la surface de l'œil (matière sébacée, mucus, larmes, sérosité). Des exceptions cependant peuvent exister à cette règle; Middlemore a vu l'écoulement des larmes continuer à se faire malgré la présence de la cutisation conjonctivale;

2o *Boursouflement rugueux de la muqueuse*. Dans les mouvemens de l'œil, la conjonctive fait des plis en différens sens, comme la peau du cou d'une vieille négresse maigre;

3o *Absence de rougeur*. La conjonctive offre au contraire une couleur d'un blanc jaunâtre et mat. Sur la cornée surtout elle prend la forme de la pellicule opaque qu'on rencontre sur l'œil des cadavres;

4o *Altération palpébrale*. Dans le plus grand nombre des cas connus jusqu'à ce jour, les paupières étaient flasques, peu propres aux mouvemens, et en état d'entropion ou d'ectropion ;

5o *Lésion remarquable de la physionomie*. On conçoit combien un pareil état change l'harmonie normale des traits de la figure.

C. *Physiologiques*. 1o *Sentiment d'irritation oculaire* plus ou moins incommode. Des douleurs névralgiques péri-orbitaires se joignent quelquefois à la sécheresse de l'œil ;

2° *Affaiblissement de la faculté visuelle* Le malade ne voit pas ou qu'à peine, non-seulement à cause de l'état de sécheressé et opacité de la conjonctive cornéale, mais encore, et surtout, par l'état asthénique de la rétine.

3° *Insensibilité de la conjonctive.* On peut passer impunément le bout du doigt sur l'œil, le malade ne le sent qu'à peine, et l'application de substances stimulantes, comme quelques gouttes de jus d'ognon, ou la vapeur d'ammoniaque, par exemple, ne produisent aucun effet désagréable, et surtout pas d'écoulement de larmes.

D. *Terminaisons.* D'après les faits observés jusqu'à ce jour, il n'existe aucun cas de guérison. Tout ce qu'on peut dire, c'est que le mal peut rester fort long-temps stationnaire, comme dans le cas de Wardrop, ou bien se terminer par la perte complète de l'organe.

§ 3. *Étiologie.* Deux opinions ont été émises à ce sujet. Les uns ont regardé le mal comme le résultat de l'oblitération des conduits de la glande lacrymale et des cryptes de Méibomius; les autres, comme dépendant de l'épaississement de l'épithelium de la conjonctive sous l'influence d'un phlogose chronique. Ces opinions me paraissent tout-à-fait erronées. D'abord la maladie peut exister sans que l'œil ait été enflammé ni les larmes aient cessé d'être sécrétécs, ainsi que nous venons de le voir. Ensuite, on n'a pas réfléchi, d'un côté, qu'en supposant réellement l'obstruction des conduits sébacés et lacrymaux, il devrait en résulter des tumeurs enkistées, ou des épanchemens par la matière sécrétée dans ces glandes ; et de l'autre, que les conjonctivites ne se terminent pas de cette manière, quelle que soit l'ancienneté et l'intensité qu'on leur suppose. J'ai démontré d'ailleurs, dans un mémoire sur lequel M. Velpeau a fait un rapport plein de basse passion, que la source principale des larmes n'est pas dans la glande lacrymale, et que ce corps peut être enlevé sans que l'œil se dessèche. Le docteur Velpeau a été obligé, dans des écrits postérieurs, d'adopter mes idées à ce sujet, sans me citer, bien entendu. Ajoutons que ce mal se reproduit constamment si l'on fait l'excision de la conjonctive, ce qui n'aurait pas lieu si sa nature était inflammatoire. On extirpe exactement les granulations, la maladie guérit; pourquoi n'en est-il pas de même de la dermification conjonctivale? C'est que leur nature est totalement différente.

Depuis que j'ai connaissance de la cutisation conjonctivale, je n'ai pas hésité de la regarder comme le résultat d'une innervation vicieuse, d'une lésion des filets de la cinquième paire qui animent la conjonctive, la glande lacrymale et les cryptes de Méibomius. Quand on se rappelle que les sécrétions, en général, s'exécutent sous l'empire absolu du système nerveux, on ne peut s'empêcher d'admettre cette opinion à l'égard de la maladie en question. Ne voyons-nous pas les reins, par exemple, cesser de sécréter l'urine pendant long-temps, même des années entières, chez quelques femmes hystériques? La destruction complète du nerf de la cinquième paire entraîne l'érosion de la cornée et l'évacuation des humeurs de l'œil. Qu'y a-t-il d'étonnant qu'une lésion moins violente, qui attaque les filets qui se rendent à la conjonctive et aux glandes lacrymales et sébacées occasionne l'espèce particulière d'altération dont il s'agit? Remarquez bien en effet que la cutisation est toujours accompagnée de phénomènes nerveux très manifestes : le malade accuse des douleurs péri-orbitaires, les paupières sont dans un état de demi-impuissance, la rétine est ambliopique, etc. Si l'on me demandait maintenant quelle est la véritable nature de cette affection nerveuse, je ne serais pas plus en état de répondre d'une manière satisfaisante que d'autres ne pourraient dire comment un chagrin profond fait verser des larmes, la vue de certains mets ou d'un citron venir l'eau à la bouche, etc. Je ne sais même si la phlogose qui a souvent précédé la cutisation conjonctivale n'était pas elle-même dépendante de l'action d'un principe névrosthénique. Je présume, du reste, que la nature de cette innervation est plutôt asthénique ou semi-paralytique.

§ 4. *Pronostic*. Réservé, grave ou très-grave, jusqu'à ce que le traitement de cette maladie soit mieux éclairci.

§ 5. *Traitement*. Une foule de médications ont été essayées, toutes sans profit jusqu'à ce ce jour. Les collyres cautérétiques, la pierre infernale, l'excision de la conjonctive, les vésicatoires sur les paupières, etc., ont été expérimentées. Les irrigations aqueuses, les illinitions huileuses ont produit quelque bien, mais de peu de durée.

Wardrop est allé jusqu'à plonger un bistouri à la partie externe et supérieure de l'orbite, dans la direction du siége de la glande lacrymale, dans le but d'ouvrir une voie libre au liquide de ce nom! Si l'étiologie que nous venons d'établir est exacte, c'est au remède antinerveux qu'il faudrait avoir recours, et principalement aux bains de corps avec effusion froide sur la tête, aux bains de rivière ou de mer, à l'usage des eaux minérales, salines, thermales ou ferrugineuses, surtout aux douches sur la région sourcilière et oculaire, aux révulsifs autour de la tempe et à la base du crâne, aux collyres strychninées, etc.

*Pr.* Strychnine,          2 grains.
Acide acétique,         1 once : dissolvez.
Ajoutez eau de rose,     1 once.

Je ne puis cependant citer aucun fait à l'appui de ce traitement que je ne donne que comme rationnel.

Je termine cette description par les observations suivantes qui éclairent parfaitement les idées que nous venons d'émettre.

1re *Obs.* (Wardrop, *The Lancet*, novembre 1834). « Une femme âgée de vingt ans, bien portante, était atteinte de dermification conjonctivale dès son enfance. Le mal s'était déclaré trois jours après sa naissance. On s'en était aperçu en voyant que ses yeux étaient moins brillans que ceux des autres enfans, et qu'ils paraissaient opaques et secs, privés complètement de larmes, même lorsque l'enfant était excité à crier. Cet état anormal est devenu de plus en plus prononcé par les progrès de l'âge; mais depuis plusieurs années, ses yeux sont restés stationnaires. En l'examinant, au lieu de trouver les yeux mouillés par des larmes, j'ai trouvé toute la conjonctive convertie en une cuticule sèche, semblable à une vessie desséchée, assez transparente pour laisser voir le brillant de la cornée et de la sclérotique sous-jacentes, mais suffisamment opaque pour détruire la vision ; la malade ne pouvant distinguer que les contours des gros objets. En suivant la conjonctive du globe sur les paupières, elle était partout également sèche et ridée, mais au lieu de s'étendre postérieurement, comme dans l'état naturel, elle manquait sur ces points, de manière que les paupières adhéraient au globe de l'œil, et, en conséquence, elles ne pouvaient qu'avec peine couvrir la totalité du globe. Quand la malade dormait, elle tenait les yeux un petit peu ouverts. La paupière supérieure avait de la tendance à l'entropion. La sensibilité naturelle de la conjonctive cornéale et sclérotique avait tellement diminué, qu'en la touchant avec le doigt, la malade n'accusait qu'un très-léger malaise. Les points lacrymaux étaient parfaitement béants, et j'ai pu, en pressant avec le doigt, faire sortir du sac une petite quantité de fluide sébacé. Comme il m'a semblé probable que le changement de structure de la conjonctive dépendait de l'absence du fluide lacrymal, et que cette absence tenait elle-même à l'oblitération des conduits lacrymaux de la glande, lesquels se terminent à là paupière supérieure adhérente au globe de l'œil, j'ai pensé qu'il serait utile de faire une ouverture artificielle aux larmes entre la paupière et le globe, s'étendant jusqu'à la glande lacrymale. J'ai donc plongé un petit bistouri pointu entre l'œil et le tarse à la partie externe et supérieure de l'orbite; je l'ai poussé dans la direction naturelle des conduits, et je suis arrivé jusqu'à la glande, où j'ai pratiqué une large incision. Du sang s'est écoulé en assez grande quantité; j'ai introduit un morceau de linge pour empêcher l'ouverture de se fermer. Le lendemain, les paupières étaient très-gonflées et la malade se plaignait de beaucoup de douleur dans la plaie ; j'ai retiré la bandelette. La conjonctive m'a paru un peu humide et flexible, mais je ne sais si cela tenait à l'écoulement des larmes ou du pus. Peu après j'ai perdu de vue la malade. »

Cette observation est remarquable, d'abord par l'origine congénitale de la maladie, par son ancienneté et par l'opération irréfléchie à laquelle le chirurgien a cru devoir soumettre la malade.

2<sup>e</sup> *Obs.* (Middlemore, ouvr. cité, t. 1<sup>er</sup>; p. 398.) « Un jeune homme appelé Joseph Plant, âgé de 24 ans, est presque aveugle par suite d'attaques répétées d'ophthalmie. Les points lacrymaux n'avaient jamais existé chez lui. mais la glande lacrymale sécrète encore, bien qu'en petite quantité, les larmes, lesquelles tombent à la surface de l'œil. Cela n'empêche pas cependant la conjonctive sclérotique et cornéale d'être saillante, sèche, ridée, opaque et privée de la faculté de sécréter la matière lubréfiante habituelle. La conjonctive palpébrale ressemble à une peau fine de couleur rougeâtre, comme la peau non couverte d'un épiderme d'épaisseur ordinaire, et se réfléchit sur l'œil presque immédiatement derrière le bord tarsien. »

3e *Obs.* (M. Cade, *Gaz. Méd.*, 1836, p. 316.) «Le nommé Jacques-Claude, âgé de 23 ans, vigneron, doué d'une constitution robuste sur laquelle se dessinent néanmoins quelques traits de diathèse scrofuleuse. S'il faut s'en rapporter à sa bonne foi, il ne se serait jamais exposé à recevoir les fâcheuses atteintes de la syphilis. Il y a un an que sans cause appréciable, il fut pris à l'œil droit d'une ophthalmie aiguë que nous croyons avoir été de nature catarrho-strumeuse, pour les raisons que nous exposerons plus bas. Quelques jours après, il vit survenir au niveau de l'échancrure sus-orbitaire une tumeur inflammatoire du volume d'une noisette, qui, soulevant la paupière supérieure, ne tarda pas à abcéder et à donner spontanément issue par sa surface oculaire à une suppuration abondante. A cet écoulement purulent succédèrent des douleurs sourdes occupant le voisinage de l'apophyse orbitaire externe, une diminution graduelle de la vue et de la sécrétion des larmes, et enfin une sécheresse complète de la face antérieure du globe oculaire. Pendant tout le temps de sa maladie, il a été soumis sans aucune apparence de succès à l'usage des antiphlogistiques, des révulsifs et de quelques collyres dont nous ignorons la composition. Entré à l'hôpital de la Charité, le 31 mars 1836, le malade, après un mûr examen, nous a présenté les phénomènes suivans :

OEil droit. Quoique les paupières jouissent d'une certaine mobilité, la supérieure n'est pas susceptible d'un mouvement d'élévation aussi étendu que celle du côté gauche, d'où résulte une légère blépharoptose. Tant que l'œil reste ouvert, les cils conservent leur direction normale ; mais aussitôt que les paupières tendent à se rapprocher, il s'opère sur le milieu du bord palpébral inférieur un entropion ou introversion qui détermine nécessairement un trichiasis partiel. Ce renversement interne de la paupière inférieure et des cils paraît dépendre ici d'une légère rétraction du cartilage tarse, augmentée pendant le rapprochement des bords palpébraux, par la contraction du muscle orbiculaire. Les orifices des glandes de Méibomius et le point lacrymal inférieur sont complètement oblitérés. La caroncule lacrymale, d'un rose mat, moins volumineuse et plus granulée que celle du côté gauche, est logée dans une espèce de sinus triangulaire formé par un vaste pli de la conjonctive. Celle-ci, légèrement injectée en haut d'un blanc terne et entièrement sèche, offre à chaque commissure des brides verticales qui semblent saillir et se multiplier en raison des efforts que fait le malade pour imprimer aux paupières le plus grand écartement possible ; et lorsque le globe oculaire est fortement porté en dedans, le segment interne de la paupière se trouve recouvert d'un de ces plis comme d'une membrane clignotante. Le phénomène inverse s'observe lorsque l'œil tend à se cacher sous l'angle externe des paupières. La cornée transparente, de forme ovalaire dans le sens de son diamètre transversal, est recouverte comme d'une pellicule pulvérulente, sèche, inégalement opaque, à travers de laquelle on distingue néanmoins, comme à travers un nuage, l'iris et la pupille, qui n'offrent d'anormal qu'un peu moins de contractilité sous l'influence des rayons lumineux. Cette cornée est plus sèche, plus nébuleuse dans ses trois quarts supérieurs que dans son quart inférieur, dont le plus d'humidité et de transparence dépend de ce que, constamment recouvert par la paupière supérieure, il est ainsi mis à l'abri de l'impression de l'air et autres agens extérieurs. En un mot, vous croiriez voir de prime-abord l'œil sec, terne et flétri d'un cadavre exposé depuis deux jours à l'action de l'air atmosphérique, avec cette différence que la cornée affaissée, déprimée chez l'homme qui a cessé de vivre, conserve chez notre malade tout le plein de sa sphéricité. La vision et la sensibilité ont considérablement perdu de leur énergie primitive; les objets ne sont aperçus qu'à travers l'épaisseur d'un brouillard, et ce n'est qu'en humectant l'œil avec un liquide quelconque que le malade voit leurs formes se dessiner d'une manière moins confuse. La cornée peut supporter sans douleur et presque sans incommodité le contact du doigt promené sur sa surface, et l'instillation d'une solution de cinq grains de nitrate d'argent dans une once d'eau distillée n'a pu déterminer que la sensation presque imperceptible d'un picotement, d'une démangeaison. Toute sécrétion liquide a cessé pour cet œil qui ne s'humecte pas même sous l'impression irritante des pellicules d'ognon introduites entre les paupières. Les sens correspondans de l'odorat, de l'ouïe et du goût remplissent régulièrement leurs fonctions,

OEil gauche. De prime-abord, il paraît parfaitement sain et étranger à toute influence sympathique de l'œil malade. Cependant, lorsqu'on l'examine de près et avec attention, on aperçoit à quelques taches noirâtres dont est parsemée la surface de l'iris, que cette membrane a dû être autrefois le siége d'une phlegmasie plus ou moins intense. Aussi le malade nous a-t-il avoué, que dans la période la plus aiguë de son ophthalmie catarrho-strumeuse, il avait ressenti par contre-coup du côté gauche de la photophobie, du larmoiement et quelques douleurs gravatives dans le globe de l'œil et la région frontale externe. Aujourd'hui, l'œil et les diverses parties qui en dépendent jouissent de la régularité de leurs fonctions. A l'exception de l'appareil sécréteur qui a perdu un peu de son activité première, au rapport du malade, la sensibilité est intacte, et le contact du doigt sur la cornée détermine une augmentation de larmes et une espèce de blépharospasme toujours douloureux. »

On trouve dans différens ouvrages une quinzaine d'observations pareilles, mais je crois inutile d'en reproduire un plus grand nombre.

*Phlegmasie alba dolens de la conjonctive.*

Cette dénomination n'avait été appliquée jusqu'à présent qu'à une maladie particulière des membres, spécialement des membres inférieurs chez la femme nouvellement accouchée. On convient aujourd'hui que la nature de cette maladie est purement nerveuse (V. Lobstein , *Anat. path.;* Graves , *The London medical and surg. journ.*, 1832-33).

Le professeur Graves, de Dublin, a rencontré la même affection à l'œil chez une femme atteinte en même temps de *phlegmasie alba dolens* aux membres inférieurs et à laquelle elle a succombé. Voici comment ce chirurgien distingué s'exprime à ce sujet.

« La femme qui fait le sujet de l'observation se réveilla un matin, peu de temps avant sa mort, avec une vive douleur dans l'œil et une cécité si complète, qu'elle ne pouvait distinguer la lumière de l'obscurité. Un chemosis séreux considérable cachait presque entièrement la cornée, qui paraissait comme ensevelie au fond d'une cavité. Ce chemosis était si sensible, que la malade ne pouvait pas supporter le plus léger contact sur les paupières. Il différait complètement de toute espèce connue de chemosis aigu ; car sa couleur était presque blanche. La petite portion de la cornée qui était visible paraissait opaque. Cette affection fit des progrès continuels jusqu'à la mort. Lorsqu'on examina l'œil malade après la mort, on trouva la cornée parfaitement transparente ; le chemosis avait disparu. L'iris avait perdu sa couleur grise naturelle et était devenu presque blanc. Sa face antérieure et sa face postérieure étaient recouvertes de longs lambeaux de lymphes plastiques. L'humeur aqueuse était trouble et tenait en suspension plusieurs flocons. Le cristallin était opaque et d'une couleur légèrement brunâtre, l'humeur vitrée était d'une teinte jaune foncée ; elle était visqueuse et plus consistante qu'à l'ordinaire. Voici les remarques du docteur Hamilton à ce sujet.

« La seule maladie dans laquelle la vue soit détruite subitement est l'amaurose ; mais il est impossible de regarder ce cas comme un exemple d'amaurose. Le chemosis différait ici beaucoup de celui qui accompagne quelque variété que ce soit d'ophthalmie ou de conjonctivite. Ici il était blanc ; dans ces deux maladies il est toujours plus ou moins rouge. Dans aucune forme d'ophthalmie la vue n'est détruite de la même manière que dans cette circonstance. Cette destruction s'opère ordinairement lentement pour ulcération et gangrène de la cornée, hypopion, adhérence et prolapsus de l'iris , etc. Cette maladie ne ressemble pas davantage à une iritis rhumatismale ou goutteuse ; car dans ces dernières, la vue n'est pas éteinte tout d'un coup et elles présentent toujours un certain degré de rougeur dû à l'injection des vaisseaux de la sclérotique. La couleur de l'iris est encore une circonstance propre à cette nouvelle maladie.

» Dans l'iritis, l'iris n'offre jamais une couleur si blanche ; il n'est jamais aussi recouvert de flocons de lymphe plastique. Aucun des auteurs qui ont écrit sur les maladies des yeux et que j'ai pu consulter, n'a rien décrit de semblable. Je n'ai jamais rencontré non plus aucune affection analogue parmi les cas nombreux d'iritis syphilitiques et idiopathiques qui sont traités dans cet hôpital.

» Ainsi vous avez vu, poursuit M. Graves, le tissu cellulaire de la conjonctive attaqué par une inflammation dont la marche est excessivement rapide et qui offre exactement les mêmes caractères que celle qui s'était développée dans le même tissu à la cuisse. C'est incontestablement un cas de *phlegmasia dolens* ayant son siége dans l'organe de la vision. Dans le membre inférieur, des tissus variés sont enveloppés par l'inflammation. La peau, le tissu cellulaire, le tissu adipeux, les fascias, les artères, les veines et les lymphatiques. Dans l'œil, même variété de tissus affectés ; la conjonctive, l'iris, les humeurs aqueuse et vitrée et le cristallin. On retrouve tous les autres symptômes de la *phlegmasia dolens*, tels que l'instanéité de l'apparition, l'extrême sensibilité, la nature de la douleur, etc.

» Tout enfin m'autorise à conclure que nous avons eu sous les yeux une maladie jusqu'à ce jour non observée et non décrite. La phlegmasia dolens de l'œil. »

Cette affection n'étant connue jusqu'à ce jour que par ce seul fait du professeur Graves, je ne puis en dire davantage.

### Opacité parcellaire de la conjonctive.

J'ai observé trois fois une altération particulière de la conjonctive qu'on confond communément dans la catégorie des ophthalmies ordinaires et que je crois dépendre tout-à-fait d'une lésion nerveuse. C'est une sorte de trouble de la muqueuse cornéale, accompagné d'une multitude de petites taches blanches comme de la poussière qui aurait été insufflée sur l'œil. Ces petits points blancs existent sur la conjonctive, non sur la substance de la cornée; leur nombre est variable de deux à trente au plus. Ils existent éparpillés ou bien rapprochés vers un point de la circonférence de la cornée. La conjonctive cornéale est trouble sans être injectée, la muqueuse sclérotidale est jaunâtre; l'œil est larmoyant et ambliopique. Des douleurs névralgiques existent en même temps dans l'orbite, autour du front et à l'occiput. Il y a insomnie habituelle et des symptômes généraux d'irritation nerveuse. Les personnes chez lesquelles j'ai rencontré cette affection insolite étaient des femmes hystériques. Je n'en ai traité qu'une, les deux autres n'étant venues qu'une fois à ma consultation ; c'est M<sup>me</sup> L..., âgée de 36 ans, qui était dans cet état depuis deux ans, elle était réduite au point qu'elle avait be-

13

soin d'un guide pour se conduire. M. Roux avait déclaré le mal incurable, sans s'expliquer sur la nature de celui-ci. Un oculiste allemand, M. S..., qui voit partout des ophthalmies *rhumatico-catarrho-goutto-abdomino-scrofuleuses* et *veineuses*, la traita pendant plusieurs mois pour une prétendue ophthalmie combinée. Je ne sais combien de *milliers* de paquets de poudre de sa composition il lui avait fait frictionner autour du front, de la tempe et du sourcil ; la malade allait de mal en pis, ses dents s'ébranlaient, ses gencives étaient gonflées ; elle accusait un goût métallique, des maux de tête affreux, une sorte de tremblement mercuriel, de la maigreur, de l'insomnie et une cécité croissante. Le docteur S... lui avait surtout défendu l'usage des bains, parce que, disait-il, le principe rhumatismal, étant chez vous combiné à cinq autres principes morbides, pourrait vous jouer un mauvais tour ! ! !

Je lui ai fait cesser tous ces remèdes et me suis occupé d'abord de l'état de sa constitution. Des bains tièdes tous les jours avec affusions légères d'eau dégourdie sur la tête ; puis des bains froids à la rivière (natation) ; des pilules de morphine et de sulfate de quinine le soir ; une alimentation substantielle, un grain d'extrait d'aloës par jour ; tels sont les moyens que j'ai employés. Le calme n'a pas tardé à se manifester ; le sommeil, l'appétit et l'embonpoint se sont bientôt déclarés, les douleurs se sont dissipées, et la vue a commencé à s'éclaircir. J'ai insisté sur l'usage de ces remèdes pendant tout l'été, et j'y ai joint ensuite l'emploi d'un collyre léger de strychnine. Aujourd'hui, la malade est guérie ; elle voit très-bien, écrit et vaque aux affaires de commerce de son mari. Bien que les taches parcellaires de la conjonctive persistent encore, néanmois elles ont beaucoup diminué d'étendue et d'intensité. Le larmoiement a cessé, la cornée s'est beaucoup éclaircie et la rétine surtout a acquis beaucoup de force. Il ne faut pas confondre cette maladie avec une forme de kératite dont nous devons parler.

## POST SCRIPTUM.

Ce chapitre était déjà imprimé lorsque j'ai reçu de Londres la note suivante :

*Nouveau moyen pour arrêter les progrès destructeurs des conjonctivites purulentes, communiqué à la société médico-chirurgicale de Londres dans la séance dn 22 mai 1838 ; par M. Tyrrell, chirurgien de l'hôpital Saint-Thomas.*

Ce moyen consiste dans l'excision rayonnante de la conjonctive péricornéale.

Partant de l'idée très-exacte que les conjonctivites purulentes ne sont si désastreuses que par la mortification de la cornée qu'elles occasionnent, mortification qui est elle-même le résultat de la compression étranglante du bourrelet chémosique, M. Tyrrell a pensé qu'en pratiquant une opération analogue à celle du paraphymosis ou de la hernie étranglée, il préviendrait ou dissiperait l'étranglement gangréneux de la cornée. Pour cela, il excise à coups de ciseaux quelques rayons de la conjonctive, en partant de la cornée et en se dirigeant vers la sclérotique, précisément dans les espaces intermédiaires à la direction des muscles droits. Il excise, en conséquence, la muqueuse d'une manière rayonnante et partiellement seulement, ce qui est bien différent quant aux résultats de l'excision circulaire qu'on avait prescrite avant lui.

M. Tyrrell excise sur les points et dans la direction indiqués, parce que, dit-il, c'est là qu'on évite les vaisseaux principaux qui nourrissent la cornée. Cette dernière membrane ne vit, d'après lui, que exclusivement aux dépens des vaisseaux très-fins que la conjonctive lui envoie ; du moment que la conjonctive est saisie de phlegmon, comme dans le cas de la maladie en question, le bourrelet chémosique péricornéal comprime les vaisseaux alimentaires de la cornée, les étrangle, en arrête la circulation, et la cornée se gangrène très-promptement. En excisant quatre rayons de ce bourrelet, on produit une détente dans le reste de son cercle, et la circulation de la cornée se rétablit. M. Tyrrell dit avoir guéri tous les malades atteints de cette terrible ophthalmie à l'aide de ce mode de traitement.

L'excision circulaire, dit-il, qu'on avait pratiquée jusqu'à ce jour, est plutôt préjudiciable qu'utile ; car elle enlève tous les vaisseaux d'où la cornée tire sa nourriture. L'excision rayonnante respecte les troncs principaux qui fournissent la cornée.

Peu importe, du reste, l'explication ; l'essentiel est de s'assurer si le procédé de M. Tyrrell réussit mieux que les autres. Il affirme que l'opération est facile et sûre à toutes les périodes de la maladie, et que ce seul moyen suffit pour la guérison ; il ajoute même qu'il n'emploie aucun autre remède, soit général, soit local, dans le traitement des ophthalmies purulentes.

Quatorzième leçon. — MALADIES DE LA CORNÉE.

*Considérations générales.*

Les maladies de la cornée forment un des chapitres les plus intéressans de l'ophthalmologie. Comme l'exercice normal de la vision exige indispensablement l'intégrité de cette membrane, c'est avec raison qu'on attache une grande importance à ses maladies. Un chirurgien anglais, Wardrop, a consacré un volume entier à la description des affections de la cornée.

A. *Forme*. La cornée ressemble à une sorte de disque acromatique enchassé sur le périmètre antérieur de la sclérotique, comme le verre d'une montre dans son cercle. Elle est en rapport en avant avec la conjonctive qui la couvre, en arrière, avec la membrane de l'humeur aqueuse qui la redouble, à la périphérie avec la sclérotique qui la retient. Sa convexité est variable, non-seulement chez les différentes espèces d'animaux, mais encore chez les individus d'une même famille. Chez la taupe, par exemple, la cornée est tellement saillante, qu'elle forme un véritable cône. « *In talpâ autem*, dit Zinn, *anterius in conicam corneam productus deprehendatur.* » Chez d'autres animaux, au contraire, elle est presque plate. Chez l'homme elle varie surtout suivant les âges. Jusqu'à l'âge de la puberté sa convexité est progressive, puis elle reste stationnaire, et enfin elle s'aplatit dans la vieillesse. Cela explique pourquoi la myopie ne se déclare ordinairement que dans la première période de la vie, et pourquoi les taches de la cornée, chez les enfans, s'amincissent et se déplacent avec les progrès de l'âge. Elles se déplacent à cause du bombement progressif de la cornée ; elles s'amincissent à cause de la diminution croissante de son épaisseur. L'expérience nous démontre en effet que les taches qui étaient centrales dans l'enfance deviennent sphériques après l'âge de la puberté.

B. *Diamètres*. Chez l'homme, la cornée représente le segment p'une sphère dont le diamètre est plus petit que celui de la sclérotique. Pour que la cornée bombe au-devant de la sclérotique, il faut effectivement que la sphère dont elle est un segment soit plus petite. On évalue à sept lignes et démie le diamètre de la sphère cornéale, à onze ou douze celui de la sclérotidale, et la corde de la cornée à cinq lignes environ. Prise d'une manière absolue, cette corde représente le diamètre du disque cornéal. Mesuré à sa face concave, le diamètre de la cornée est égal dans tous les sens ; là, effectivement, cette membrane représente un véritable cercle. Il n'en est pas de même à sa face convexe ; ici, le diamètre vertical est toujours plus petit que le transverse. Cela tient à ce que la conjonctive s'avance environ un quart de ligne sur la cornée à la partie supérieure de l'œil (Sœmmering). Cette différence est surtout très apparente chez les vieillards dont la figure de la cornée est presque ovale. On voit d'ailleurs d'une manière très-tranchée cette figure ovalaire horizontale sur la cornée de l'œil du bœuf et du mouton. Dans la vieillesse, les diamètres de la cornée se rapetissent souvent.

Le centre de la cornée correspond à une ligne qui passe par le milieu du cristallin et tombe sur la tache-jaune de la rétine. Cette ligne qui forme l'axe du globe oculaire ne passe pas précisément par le milieu de la pupille, car cette ouverture se trouve percée en dedans du milieu de l'iris, vers le nez.

C. *Problème*. Cette connaissance jointe à une autre que nous allons mentionner peut servir à résoudre un problème curieux de mé-

decine légale. « Un œil détaché du corps étant donné, déterminer
s'il appartient au côté droit ou au gauche. »

On pose l'œil sur une table, la cornée étant en face de l'observateur. On constate par la mesure exacte des diamètres le côté supérieur du disque cornéal : ce côté répond toujours au petit diamètre,
l'avancement de la conjonctive sur l'aire cornéale l'indique d'ailleurs
d'un simple coup d'œil. On pose ce côté en haut, comme dans l'état
naturel.

On regarde ensuite l'insertion du nerf optique sur la sclérotique.
Ce nerf ne s'insère pas au centre de la sclérotique, mais bien en bas
et en dedans vers le nez. Or, une légère réflexion fera comprendre
que si l'insertion du nerf de l'œil en question se trouve plus près du
côté droit de l'observateur que du gauche, l'organe appartient à l'orbite gauche, *et vice versâ*.

D. *Structure.* On ne s'accorde pas sur la véritable structure de la
cornée. Les anciens la croyaient fibreuse, ils la faisaient émaner de la
dure-mère conjonctivement à la sclérotique (*Bartholini anatomia*,
lib. 3, p. 515), dont ils la croyaient une continuation. Cette opinion abandonnée depuis quelques années vient d'être reproduite par
Arnold (*Anat. et physiol. de l'œil.* Leipsick, 1832). Il est pourtant
facile de se convaincre qu'il y a une différence immense entre la sclérotique et la cornée ; l'une est opaque, l'autre transparente ; celle-là
filamenteuse, celle-ci presque lamellaire, etc. Scarpa néanmoins semble regarder la cornée comme ligamenteuse (T. I, chap. IX).

On l'a crue ensuite de nature cornée comme les ongles, les tuyaux
de plume, etc. ; c'est même sa ressemblance avec une lame de corne
qui lui a valu le nom qu'elle porte. Il est en vérité à regretter que
cela ne soit pas, car les substances cornées se reproduisent aisément.
Ce serait un immense avantage pour le sens de la vue que la cornée
fût douée d'une matrice, d'un organe reproducteur comme les ongles, les plumes, les cheveux ; mais malheureusement il n'en est rien.
L'organisation, d'ailleurs, de la cornée n'a rien, en réalité, de cette
structure filamenteuse, fibrilaire des ongles ; en faisant brûler les
deux substances séparément, l'odeur en est différente ; et pourtant
je dois dire qu'ayant fait ramollir pendant vingt-quatre heures dans
de l'eau fraîche un tuyau de plume d'oie, et l'ayant fendu, aplati et
coupé en rond, il offrait une ressemblance tellement frappante avec
un disque cornéal, qu'on le confondait aisément avec une cornée
fraîche que j'ai posée à côté.

Une troisième opinion admet que la structure de la cornée est *sui
generis.* C'est l'opinion de Wardrop, de Middlemore et de la plupart
des anatomistes anglais. Ces auteurs veulent que la cornée soit composée de lamelles concentriques très-fines comme une tranche d'ognon. Ces lamelles sont séparées entre elles par une sorte de lymphe
diaphane, et maintenues d'ailleurs écartées par un tissu cellulaire
extrêmement fin. Cette opinion s'appuie sur la possibilité de diviser
la cornée par tranches à l'aide d'un bistouri bien effilé, et sur l'es-

pèce d'exfoliation lamellaire qu'elle offre en cas d'abcès (onyx) ou de gangrène superficielle. On conçoit sans peine la faiblesse de ces raisons ; mais la clause *sui generis* sauve tout.

Un anatomiste dont le nom fait autorité, Arnold, a dernièrement avancé une opinion particulière à ce sujet. Pour lui, la cornée n'est composée uniquement que de vaisseaux lymphatiques, c'est une sorte de réseau fin, de plexus vasculaire, blanc, comme la choroïde l'est de vaisseaux rouges. Il dit que Fohmann l'a convaincu de ce fait par l'injection de ces vaisseaux qu'il a parfaitement vus au microscope. Arnold regarde toute séparation de la cornée en lames ou couches comme artificielle. (Ouvr. cité.) Cette assertion sur la structure de la cornée n'admet pas de contradiction, à moins de nouvelles recherches contraires. Tout en admettant pourtant la structure lymphatique de la cornée, on ne peut soutenir absolument que la substance de cette membrane ne reçoit pas de vaisseaux sanguins : la conjonctive et la membrane de l'humeur aqueuse lui en fournissent, et d'ailleurs ils sont très-manifestes dans la maladie qu'on appelle *vascularité palpébrale*, et dans certains *albugo* interstitiels.

Cette opinion d'Arnold mérite d'être rapprochée de celle de Sœmmering sur le même sujet que je crois plus près de la réalité. Ses recherches l'avaient conduit à penser que la structure de la cornée résultait de l'assemblage d'un grand nombre de vaisseaux lymphatiques d'une finesse extrême, de fibres cornées transparentes et de tissu cellulaire poreux, laissant passer continuellement à travers sa substance des gouttelettes d'humeur aqueuse, sous forme de rosée fine à la surface de l'œil. C'est à ces conditions réunies que la cornée doit sa transparence. Sœmmering, cependant, admet que la partie rouge du sang peut, en cas de maladie, traverser les vaisseaux lymphatiques de cette membrane et en troubler la transparence ; ce qui ferait penser que, par vaisseaux lymphatiques, l'auteur n'entend indiquer ici que des extrémités artérielles et veineuses infiniment petites.

E. *Vascularité.* La cornée reçoit ses vaisseaux sanguins : 1° par sa face antérieure, ce sont ceux que lui transmet la conjonctive ; 2° par sa face postérieure ; ce sont ceux que lui envoie la membrane de l'humeur aqueuse ; 3° enfin, par sa circonférence ; ce sont ceux qu'elle reçoit par la couche profonde des vaisseaux conjonctivaux et par les artères et veines dites ciliaires.

Dans l'état normal, les vaisseaux de la cornée sont imperceptibles à nos sens, ils deviennent très-manifestes en cas de maladie. On avait prétendu que le sang ne laissait passer que la partie séreuse dans leur intérieur ; cette opinion n'est plus admissible ; il n'est pas probable que le sang se décompose pour enfiler ces vaisseaux ; c'est plutôt leur ténuité extrême qui les rend invisibles.

Que la cornée reçoit sa nourriture principale par les vaisseaux de la conjonctive qui la couvre, cela est manifeste dans les ophthalmies chémosiques ; le bourrelet péricornéal étrangle les vaisseaux de la circonférence de la cornée et cette membrane se gangrène. Cette considération a fait dire à Travers que la cornée était nourrie comme les os par deux périostes, l'un interne (membrane de Descemet), l'autre externe (conjonctive). Elle s'exfolie en effet comme les os.

Quant aux vaisseaux périphériques de la cornée, ils émanent d'une sorte d'anneau anastomotique qui existe autour de cette membrane par la rencontre des artères et veines ciliaires avec les vaisseaux superficiels et profonds de la conjonctive. Ce cercle vasculaire périphérique est très prononcé dans les inflammations de la cornée et de l'iris, ainsi que nous le verrons tout à l'heure.

F. *Nerfs.* Les nerfs de la cornée n'ont jamais été disséqués, leur finesse est telle qu'ils sont inaccessibles à nos recherches directes. On convient cependant que c'est la cinquième paire qui les fournit. L'observation apprend effectivement que les lésions de cette paire de nerfs entraînent la désorganisation de la cornée. Du reste, la substance cornéale n'est pas par elle-même bien sensible dans l'état normal, puisque l'opération de la cataracte par extraction n'occasionne qu'une sorte de sensation analogue à celle que produirait un fil de cheveu qu'on passerait au-devant de l'œil.

G. *Propriétés physiques.* La cornée est une membrane éminemment diaphane et acromatique, elle donne passage à la lumière et réfracte les rayons obliques en les rapprochant de l'axe antéro-postérieur. Ces propriétés, elle les doit à la disposition particulière des molécules soit solides soit liquides qui la composent. On sait que beaucoup de corps diaphanes ne réfractent la lumière qu'en la décomposant ; quelques gouttes d'eau ou de larmes devant la cornée suffisent pour faire voir diversement colorés les corps qu'on regarde en ces momens. D'un autre côté, l'expérience apprend qu'en pressant entre deux doigts un disque cornéal, il devient promptement opaque. Sa forme convexe agrandit le champ visuel, en recueillant un plus grand nombre de rayons objectifs, que si elle était tout-à-fait plate.

Elle est douée d'une grande élasticité, c'est-à-dire qu'elle se laisse considérablement aplatir et reprend ensuite sa forme primitive (V. l'art. des lésions traumatiques.)

Elle est fort résistante, ainsi qu'on peut s'en assurer sur le cadavre. Il faut effectivement qu'elle le soit, pour balancer l'action incessante des muscles droits qui, en comprimant la coque sclérotidale, poussent les humeurs intérieures en avant. Pour peu en effet que la cornée soit affaiblie sur un point, un bombement staphylomateux se forme immanquablement. On trouve dans l'ouvrage de Demours le cas curieux d'un leucome qu'un jeune chirurgien a, contre l'avis de Desault, voulu amincir avec le bistouri, dans le but de rendre ce point quelque peu diaphane ; un staphylome en a été la conséquence.

Nous verrons plus loin que c'est ainsi que les kératocèles se forment, alors que la cornée a été ramollie. Sous ce point de vue, on peut comparer la résistance de la cornée à celle de l'enceinte abdominale où des hernies se manifestent du moment que les parois ont perdu de leur force. C'est cette résistance de la cornée qui maintient l'iris dans sa position naturelle, comme un diaphragme vertical transverse, équilibré de toutes parts par l'humeur aqueuse. Aussitôt que la cornée a perdu de sa résistance, vous verrez constamment l'iris se déplacer, soit en avant, soit en arrière.

La cornée est une membrane poreuse, très-transpirable, laissant continuellement sortir une partie de l'humeur aqueuse qui se mêle aux larmes, et en forme, pour ainsi dire, l'essence. Déjà Winslow avait signalé ce fait en faisant remarquer, « qu'en pressant un œil un peu de temps après la mort, l'ayant bien essuyé auparavant, on verra très-sensiblement une rosée très-fine s'accumuler peu à peu jusqu'à former de petites gouttelettes; ce qu'on peut réitérer plusieurs fois. C'est cette rosée qui produit sur les yeux des moribonds une espèce de pellicule glaireuse qui, quelquefois peu de temps après, se fend. » Chez les agonisans, la cornée devient terne, parce que l'humeur qui transpire par ses pores est plus épaisse et les obstrue (Sœmmering). Cette transpiration incessante peut également être constatée sur les animaux vivans, ainsi que nous le verrons plus loin. Disons, pour le moment, que c'est à son aide principalement que disparaissent certaines taches récentes de la cornée, la matière de l'hypopion et même le cristallin déplacé qui se fond dans l'humeur aqueuse. Nous reviendrons sur tous ces sujets.

Macérée dans de l'eau froide, la substance de la cornée se gonfle. Exposée à l'action de l'eau bouillante, elle devient blanche et opaque par la coagulation de son albumine ; les diamètres de son disque diminuent en même temps de longueur, comme à la suite de son atrophie.

G. *Propriétés physiologiques.* A l'état normal, la cornée jouit d'une certaine sensibilité qui se manifeste surtout sous l'action de certaines substances, telles que le vinaigre, le jus d'ognon, l'ammoniac, etc. Cette sensibilité devient exquise, en cas de kératite. Elle sympathise d'une manière remarquable avec l'iris; il suffit de frotter la cornée, pour déterminer des mouvemens dans la pupille. En cautérisant la cornée avec la pierre infernale, la pupille se rétrécit constamment. Quelques gouttes de vinaigre produisent aussi le même effet. On peut, en conséquence, combattre au besoin, à l'aide de ce moyen, la dilatation trop forte de la pupille produite par la belladone. J'ai dernièrement été consulté par une dame qui était fort effrayée d'avoir la pupille excessivement dilatée et de voir trouble par suite d'une pommade de belladone dont elle faisait usage depuis quelques jours. J'ai prescrit un collyre vinaigré et des lotions d'eau vinaigrée à la figure, et les symptômes se sont promptement dissipés. La vitalité de la cornée est très-prononcée, ses blessures se cicatrisent très-facilement. Chez les animaux, on a pratiqué avec succès la transplantation de cette membrane ; nous en parlerons à l'article leucome.

H. *Classification*. Les maladies de la cornée peuvent être divisées en plusieurs catégories :

1° Lésions traumatiques ; nous en avons parlé ;

2° Phlogoses et leurs conséquences, telles que suppurations, ulcérations, gangrène, opacités, fistules, etc. ;

3° Tumeurs ou kératocèles, telles que staphylome, fongus, etc.;

4° Atrophie et hypertrophie ;

5° Enfin, elminthiasis, ou vermination de l'œil.

Entrons en matière.

## PHLOGOSES DE LA CORNÉE.

Les inflammations de la cornée ne sont bien décrites que depuis le commencement de ce siècle. Il serait cependant inexact de dire que les auteurs antérieurs n'en eussent pas fait mention : on trouve deux magnifiques observations de cornéite dans l'ouvrage de Morgagni (épitre 13, n° 21). En 1823, M. Mirault d'Angers a publié un mémoire sur la kératite aiguë, il croyait être le premier à décrire cette maladie. M. Mirault n'avait probablement pas eu connaissance de la belle description de Veitch, ni de celle de Wardrop (1818), ni de celle de Travers (1821), etc. Aujourd'hui on peut dire que la cornéite est une des maladies les mieux connues, ce qui ne veut pas dire qu'elle soit des plus faciles à guérir. Elle est des plus fréquentes, et souvent aussi des plus graves de l'œil.

§ I<sup>er</sup>. *Variétés*. 1° Sous le rapport de son siége, elle est superficielle ou profonde, partielle ou totale ; c'est-à-dire qu'elle peut être bornée à la lame antérieure de la cornée, ainsi que cela s'observe dans plusieurs cas de conjonctivite, ou bien envahir les couches centrales, parenchymateuses. De plus, le travail morbide peut n'exister que sur un ou plusieurs points circonscrits du disque cornéal (kératite parcellaire), ou bien dans toute l'étendue de ce disque. Il est à peine nécessaire d'ajouter qu'une cornéite parcellaire, soit superficielle, soit profonde, peut à la longue devenir totale, c'est ce qu'on observe le plus souvent dans les kératites chroniques.

Wardrop a décrit l'inflammation de la membrane de l'humeur aqueuse comme une variété de kératite profonde. Sans doute que cette membrane est impliquée dans les phlogoses intenses de la cornée, puisqu'elle en redouble la face postérieure; mais je crois devoir en parler plutôt à l'occasion de l'iritis. Elle peut en effet exister sans que le parenchyme de la cornée soit malade, et je l'ai, d'ailleurs, plus souvent observée en union de l'iritis qu'en compagnie de la cornéite.

2° Sous le rapport de son origine, elle est primitive ou secondaire, c'est-à-dire que le mal peut débuter dans la cornée même, se répandre ou non, ensuite aux tissus environnans ; ou bien n'être que la conséquence de l'extension d'une autre phlegmasie oculaire, c'est ce qui a lieu le plus souvent ;

3° Sous le point de vue de ses complications, elle existe souvent en union de la conjonctivite, de la sclérotide ou de l'iritis. Cette dernière complication est la plus fréquente. Lorsqu'elle a acquis la forme chronique, la cornéite se complique de ramollissement. Elle commence souvent par l'état de simplicité et ses complications ne sont que consécutives ; dans d'autres circonstances, la kératite coïncide avec d'autres phlegmasies oculaires ou bien elle leur succède ;

4° Sous le rapport de sa durée enfin, la cornéite s'offre comme toute autre ophthalmie à l'état aigu ou chronique. Cette distinction est toute pratique, nous la prendrons pour base de notre description.

Il y a des auteurs anglais qui décrivent deux sortes de kératites, l'une qu'ils appellent essentielle, l'autre scrofuleuse. D'autres exposent séparément chaque variété, d'après les causes qui les produisent. Ce système est mauvais, car il entraîne à des répétitions prolixes et fastidieuses, sans grande utilité pour la pratique. Je crois plus convenable de tout comprendre en un seul tableau, et d'indiquer sur un même plan les caractères différentiels, d'après leurs causes particulières.

§ II. *Caractères.* On peut reconnaître dans les phlegmasies de la cornée les quatre degrés de l'inflammation signalés par Lobstein, et dont nous avons déjà constaté la réalité dans le chapitre des conjonctivites. Dans toute phlogose cornéale, en effet, il y a épanchement de matière, et cette matière qui est tantôt lactescente ou albumineuse, tantôt fibrineuse ou plastique, tantôt purement sanguine, tantôt enfin tout-à-fait purulente, nous signale avec précision le degré d'intensité de la maladie, elle constitue une phlogose proprement dite, une épiphlogose, une métaphlogose ou une hyperphlogose, selon la nature de la matière sécrétée. Une remarque importante à faire, c'est que dans toute cornéite primitive on ne trouve pendant long-temps que la phlogose au premier degré, c'est-à-dire avec épanchement albumineux : les autres degrés se rencontrent presque constamment dans les cornéites secondaires.

*A. Physiques.* 1° *Opacité nébuleuse.* Le caractère le plus saillant de la kératite, surtout à son début, est la dépolissure du disque cornéal. Ce caractère offre une foule de variétés.

Tantôt c'est un simple nuage grisâtre, un léger brouillard d'un blanc sale, sorte de fumée qui se déclare sous la lame la plus superficielle de la cornée, ou bien il envahit soit la totalité de son épaisseur, soit une partie de ses hémisphères, et permet à peine de bien voir l'iris ; la cornée elle-même paraît dépourvue de son lustre, de son expression naturelle. L'épaisseur de ce brouillard peut varier plus ou moins non-seulement dans sa totalité, mais encore dans quelques points de son étendue; il est le résultat d'une sécrétion irritative entre les mailles de la cornée, et constitue la cornéite au premier degré.

Tantôt l'opacité est parcellaire, les portions intermédiaires de la cornée étant diaphanes, on voit des espèces de petits *albugo*, soit superficiels, soit profonds, de forme irrégulière, de couleur plus ou moins blanche, semblables aux petites îles que les auteurs ont signalées à la surface des plaies avec perte de substance. Dans quelques cas, ces opacités sont extrêmement petites, s'offrent par groupes superficiels comme à des petites constellations. J'ai vu chez quelques scrofuleux la cornée tellement couverte de ces petits points blancs, qu'elle avait un aspect tigré ou piqueté ; on aurait dit que du calomel venait d'être insufflé à sa surface. La nébulosité parcellaire peut s'offrir à différentes profondeurs et à des épaisseurs fort variables ; sa couleur est le plus souvent opaline ; elle constitue la cornéite au second degré (*épikératite*), si sa substance est composée de fibrine. Ce degré de kératite peut être comparé à toutes les phlogoses non suppuratives accompagnées de fausses membranes ou d'adhérences par épanchement de lymphe plastique. Il est clair que rien n'empêche ce degré de kératite d'exister conjointement au degré précédent, ce qui se reconnaît à la présence de l'espèce de fumée ou de brouillard interlamellaire et des taches plastiques à la fois ; on les rencontre cependant souvent isolément. Il est de ces cas où la tache inflammatoire occupe une moitié entière de la cornée, d'autres où tout le disque cornéal est devenu blanc à peu près comme une tranche de savon ; mais, le plus souvent, c'est aux extrémités des diamètres transverse et vertical que ces taches se rencontrent, précisément dans la direction des artères ciliaires.

Lorsque la violence de la cornéite est très-grande, ainsi que cela s'observe dans les cas aigus entés sur des cas chroniques, des bulles de sang peuvent s'épancher entre les lames de la cornée, ainsi que Wardrop l'a observé (apoplexie interlamellaire). C'est la cornéite au troisième degré (*métakératite*) ; elle existe toujours en union du degré précédent, ainsi que l'indique la présence des taches fibrineuses.

Rien n'est plus fréquent enfin que de voir de la matière purulente au lieu de fibrine entre les lames de la cornée ; c'est le quatrième degré (*hyperkératite*). Cette matière occupe ordinairement la partie inférieure du disque cornéal, et prend le nom d'onyx, ainsi que nous le dirons plus particulièrement dans un des articles suivans.

Ainsi donc, dans toute espèce de cornéite primitive ou secondaire, superficielle ou profonde, partielle ou totale, idiopathique ou symptomatique, il y a trouble plus ou moins marqué de la diaphanéité de la cornée ; avec cette différence que ce trouble est toujours moins prononcé dans la kératite primitive, c'est-à-dire qui débute dans la cornée même ; on en conçoit la raison en réfléchissant à la petitesse extrême des vaisseaux qui la nourrissent. Dans la kératite secondaire au contraire, comme le mal n'envahit que petit à petit la cornée, les vaisseaux qui passent par les autres tissus malades sont dilatés en abordant la cornée et leur hypertrophie se continue dans l'intérieur de cette membrane ; de là, des épanchemens fibrineux, sanguinoleus ou même purulens. Le même fait s'observe en général dans les tissus diaphanes, comme l'arachnoïde, la plèvre, le péricarde, le péritoine, la vaginale testiculaire, etc. : on sait en effet que le premier effet de l'inflammation dans ces tissus, c'est de compromettre leur transparence.

2° *Gonflement lamellaire.* Par cela même que la cornéite entraîne inévitablement un épanchement de matière dans le parenchyme de la membrane malade, celle-ci doit être nécessairement gonflée d'autant ; ses lames en effet sont plus ou moins écartées entre elles par la matière en question ; mais il y a une autre cause de gonflement, c'est la congestion des vaisseaux irrités qui la pénètrent, et l'hypérémie du tissu même de la cornée. Le boursouflement de la cornée est quelquefois porté au point que la chambre antérieure en est rétrécie, ce caractère cependant est presque nul dans les kératites primitives, par les raisons que nous venons d'exposer. Ajoutons que chez quelques individus, la chambre antérieure paraît plutôt élargie ; cela dépend d'une hypersécrétion d'humeur aqueuse due à une irritation de la séreuse correspondante, et qui complique l'affection cornéale ; le boursouflement de la substance de la cornée cependant n'existe pas moins ; tel était le cas d'une jeune femme pour laquelle M. Amussat a dernièrement désiré avoir mon avis : la kératite s'était chez elle terminée par hydropisie de la chambre antérieure. Si la cornéite est compliquée d'iritis, il n'est pas rare de voir les deux membranes boursouflées s'approcher, s'entretoucher, acquérir des adhérences réciproques et oblitérer la totalité ou une partie de la chambre antérieure.

3° *Coloration variable.* Nous venons déjà de faire remarquer que dans le cas de kératite primitive, la cornée perd son poli, se trouble, devient mate, soit en partie, soit en totalité. Sa substance étant infiltrée par de la matière morbide, on conçoit qu'elle doit subir des modifications de coloration en rapport avec les teintes de cette substance. Le plus souvent elle est blanche ou légèrement opaline. D'autres fois elle est jaunâtre et très-fréquemment rougeâtre par la présence des vaisseaux hypertrophiés qui la pénètrent et de ceux de nouvelle formation qui sont engendrés dans la lymphe plastique déposée entre ses mailles ; cette coloration, bien entendu, n'existe que sur les points seulement où la nouvelle matière a été sécrétée ; des faisceaux vasculaires plus ou moins hypertrophiés se rendent ordinairement de la sclérotique sur la cornée, à ces deux points où la nouvelle substance existe. En décrivant le pannus, nous avons déjà parlé d'une sorte de kératite superficielle qui succède aux conjonctivites chroniques, et principalement à l'action irritante des granulations de la paupière supérieure : dans cette circonstance, nous avons noté la coloration rouge qu'offre la cornée par les nombreux vaisseaux qui la traversent.

Au total, ce qui m'importe de faire observer au sujet qui nous occupe, c'est que, dans la kératite primitive, la coloration se réduit à un simple trouble nuageux ou à des petites taches fibrineuses, et que ce n'est que dans la kératite chronique et dans la kératite consécutive — que les autres colorations se manifestent;

4° *Ulcérations microscopiques.* Chez les sujets lymphatiques, la cornéite s'accompagne très-fréquemment d'une ou plusieurs ulcérations très-superficielles et très-petites; pour les voir il faut regarder l'œil obliquement, de côté, devant une fenêtre. Ces ulcérations ne sont pas plus grosses que la pointe d'une aiguille, elles sont creuses et reçoivent constamment quelques vaisseaux qui entretiennent leur état morbide. On a prétendu que ces ulcérations n'existent que chez les sujets rhumatisans; c'est une erreur, on les rencontre souvent aussi chez les enfans scrofuleux.

5° *Ramollissement.* Comme beaucoup d'autres tissus, la substance de la cornée finit par se ramollir lorsqu'elle a été long-temps enflammée. Ce ramollissement ne porte, bien entendu, que sur le point malade, aussi est-il plus ou moins étendu, suivant les cas. M. Mirault a parfaitement décrit ce caractère dans son mémoire sur la kératite chronique; la cornée commence à devenir mate, puis tomenteuse comme un morceau de carton mouillé; enfin tout-à-fait pultacée, elle cède sous l'action des muscles droits, bombe en avant et dégénère à la longue en staphylome, surtout lorsque le ramollissement est général;

6° *Epiphora.* Dans tous les cas de cornéite il y a larmoiement plus ou moins abondant. Ce caractère est des plus constants;

7° *Vascularité. Zone vasculaire périphérique.* La kératite primitive n'offre pas de vascularité bien appréciable, ainsi que nous venons de le dire, la cornée est trouble comme celle d'un œil de cadavre qu'on serre entre deux doigts; voilà tout. Cet état cependant ne reste pas long-temps sans s'accompagner d'un certain degré d'injection vasculaire à la périphérie de la cornée, comme dans l'iritis. Le cas de la cornéite primitive excepté, toute autre espèce de la même maladie est accompagnée d'un cercle vasculaire très-prononcé à la périphérie de la cornée; ce cercle a été minutieusement décrit par M. Mirault.

Si la kératite est générale, la zone vasculaire est complète, elle a deux à trois lignes de largeur, empiète un petit peu sur la cornée, est plus foncée et saillante au côté interne; sa couleur est carmin; elle résulte de l'entrelacement anastomotique des artères ciliaires et conjonctivales superficielles et profondes. Ces vaisseaux se dessinent autour de la cornée sous forme de bande, à cause de la résistance qu'éprouve le sang à se rendre sur le point enflammé de la membrane où l'irritation l'appelle.

Si la kératite n'existe que sur la moitié de la cornée, la bande vasculaire ne représente qu'un demi-cercle; dans le cas où la cornéite n'est que parcellaire, au lieu d'une zone, les vaisseaux représentent des petits groupes isolés. Très souvent ces groupes répondent aux

( 206 )

extrémités des deux diamètres verticale et transverse de la cornée, et sont évidemment formés par les artères ciliaires.

Lorsque la kératite est consécutive à l'inflammation de la conjonctive, la vascularité cornéale est superficielle et dépend évidemment de l'hypertrophie des vaisseaux de la conjonctive (*v.* art. pannus).

Dans tous les cas où la zone vasculaire existe on trouve l'iris plus ou moins enflammé, ou bien la sclérotique elle-même est injectée, et la conjonctive participe à son tour à ce travail de congestion.

En résumé, des sept caractères physiques que nous venons d'étudier, la nébulosité, le larmoiement et le ramollissement sont les plus constans dans toutes les variétés de kératite. La vascularité, l'apoplexie interlamellaire et l'onyx ne se rencontrent que dans les cornéites compliquées d'autres phlegmasies, et s'offrent le plus souvent à l'état chronique.

B. *Physiologiques.* 1° *Photophobie.* Ce symptôme n'est pas constant, je l'ai rencontré cependant dans le plus grand nombre des cas de kératite que l'ai eu à traiter. Il est quelquefois variable, c'est-à-dire qu'il existe pendant certains jours, pas dans certains autres. Tel était le cas d'une dame qui m'a été présentée par M. le docteur Yvan fils; la photophobie n'avait lieu que par intervalles, et son intensité n'était pas toujours la même ; cette dame était affectée d'une kératite parcellaire avec ulcérations microscopiques. Dans un autre cas de kératite parcellaire avec ulcération, qui m'a été présenté par le même confrère, la photophobie manquait complètement. Elle manquait également dans plusieurs autres. Elle était pourtant très-prononcée dans la plupart des cas de kératite scrofuleuse primitive que j'ai vus. Dans toutes les observations de cornéites chroniques présentées par M. Mirault, la photophobie a été un des caractères les plus fidèles.

On s'épuise en conjectures pour s'expliquer la pathogénésie du symptôme en question, tandis qu'il est si facile de le rapporter à l'irritation immédiate de la rétine, ainsi que je l'ai déjà dit à l'occasion des conjonctivites;

2° *Sentiment de plénitude oculaire.* Que la kératite soit simple ou compliquée, le malade éprouve un sentiment de plénitude dans l'œil qui est le résultat de la congestion irritative dont cet organe est le siége.

3° *Douleur péri-orbitaire.* Middlemore, Travers, Mirault et plusieurs autres s'accordent à dire que les malades atteints de kératite accusent une douleur à la tempe, au front et dans la direction des rameaux du nerf frontal. Ce caractère cependant n'existait pas, ou bien il n'était prononcé qu'à peine, dans le plus grand nombre des cas que j'ai observés;

4° *Trouble de la vision.* Les malades ne voient les objets que comme couverts d'un brouillard, ou bien ils ne les voient qu'à peine, et dans quelques cas, pas du tout. Cela dépend de l'opacité de la cornée et de l'irritation plus ou moins profonde de la rétine;

5° *Réaction constitutionnelle*. Variable comme dans toutes les autres ophthalmies.

C. *Terminaisons*. 1° *Résolution*. La cornée peut reprendre sa transparence et l'usage de ses fonctions d'une manière complète ;

2° *Maladies secondaires*. Le plus souvent cependant la kératite ne se termine que par une maladie secondaire plus ou moins grave. Nous avons déjà indiqué ces maladies, et nous y reviendrons dans les chapitres suivans.

§ 3. *Étiologie*. A. *Prédisposante*. Tous les âges et les sexes sont sujets à la maladie dont il s'agit, elle se rencontre cependant plus souvent dans l'enfance que dans l'âge adulte. Ce sont les enfants scrofuleux surtout qui en offrent des exemples. A cet âge en effet, la cornée est plus spongieuse, plus épaisse, et, par conséquent, plus susceptible de congestion qu'à un âge avancé. En général, la kératite prédispose à la kératite comme l'angine à l'angine, etc.

B. *Occasionnelle*. Indépendamment des lésions traumatiques au nombre desquelles il faut compter l'extraction de la cataracte, une foule de causes particulières peuvent produire la kératite. Plusieurs vices dyscrasiques entrent ici en première ligne, tels sont la scrofule, la syphilis, la petite vérole, le rhumatisme, etc. M. Mirault a particulièrement noté la suppression des règles. Nous ajouterons toutes les causes indiquées à l'occasion des conjonctivites |chroniques et du pannus ; enfin les corps étrangers arrêtés dans la substance de la cornée, ainsi que nous en avons rapporté ailleurs des exemples.

C. *Prochaine*. Le même que dans toutes les inflammations en général.

§ 4. *Pronostic*. Très-variable, selon le cas. Sa gravité est en raison du degré d'intensité de la maladie et des complications qui l'accompagnent. En général, la kératite est regardée avec raison comme une maladie fâcheuse, car elle laisse le plus souvent à sa suite des altérations plus ou moins profondes qui dénaturent et la forme et les fonctions du globe oculaire.

§ 5. *Traitement*. Il est strictement anti-phlogistique, surtout dans la période aiguë. Tout ce que nous avons dit, par conséquent, à l'occasion du traitement des différentes espèces de conjonctivites, est exactement applicable aux cornéites. Faisons cependant observer que dans la kératite profonde les médicamens topiques ont très peu de prise sur le mal. Je me suis généralement bien trouvé, dans les cornéites peu graves, des saignées générales et locales répétées plus ou moins, du calomel intérieurement, des pédiluves, de la diète et des boissons délayantes. Localement, des fomentations d'eau blanche dans le jour, et des frictions abondantes péri-orbitaires le soir avec de la pommade mercurielle belladonisée (un gros d'extrait de belladone par once de pommade).

Wardrop a beaucoup vanté l'incision de la cornée. M. Tucker d'Amérique a retiré d'excellents effets de ce moyen. M. Pamard exalte les bons effets de la salivation artificielle et du bain avec affusion sur la tête. M. Mirault a tiré d'excellents résultats du séton à la nuque. Middlemore attribue de grands bienfaits aux vésicatoires volans à la tempe et au sourcil. M. Velpeau ne trouve rien au-dessus du vésicatoire volant appliqué sur les paupières mêmes. D'autres vantent les insufflations de calomel. Un dernier remède qui a été beaucoup préconisé par M. Mirault c'est l'excision de la zone vasculaire. Tous ces moyens peuvent être bons, si l'on sait les appliquer à propos. Il est à peine nécessaire de dire enfin que lorsque la kératite se rattache à un mal constitutionnel, il faut un traitement en conséquence, d'après les principes connus ; cela n'empêche pas, bien entendu, de traiter l'irritation locale par les autres médications que nous venons d'indiquer.

Quant aux autres maladies qui accompagnent ou suivent la kératite, elles méritent des traitemens particuliers que nous exposerons plus loin. Un oculiste allemand qui exerce à Paris a dit que quand la kératite a de la tendance à passer à la suppuration, si l'on emploie les mercuriaux, on favorise la suppuration, parce que, dit-il, le mercure ôte au sang sa plasticité. Je ne connais rien de plus absurde que cette assertion.

### Quinzième leçon. — SUPPURATIONS DE LA CORNÉE.

Les suppurations de la cornée s'offrent sous différentes formes : tantôt c'est une simple pustule (nous en avons parlé pages 99, 146, 154), tantôt un véritable abcès central, plus ou moins diffus et à des profondeurs variables ; dans d'autres cas enfin, la maladie se présente sous les apparences d'un croissant à la partie inférieure de la cornée, les angles étant tournés en haut ; elle reçoit alors le nom d'*onyx* ou d'*ungula*, à cause de sa ressemblance avec le blanc de la racine d'un ongle. La cornée suppure aussi assez souvent à la suite de blessures, ainsi que nous l'avons déjà vu. Il ne doit être ici question que de l'abcès central et de l'onyx.

§ I<sup>er</sup>. *Caractère.* L'onyx se présente, ainsi que nous venons de le dire, comme une tache d'un blanc jaunâtre, à la partie inférieure de la cornée, de la figure d'un croissant. Ses deux cornes dirigées en haut suivent la direction périphérique de la cornée. Son corps est plus ou moins épais ; ordinairement il ne dépasse pas le niveau de la pupille ; quelquefois cependant il franchit cette limite, et finit par envahir toute l'aire cornéale ; dans ce cas, l'onyx perd la forme précédente, et prend celle d'un abcès diffus.

La profondeur à laquelle il se déclare est variable. En général, il y a avantage qu'il soit plutôt dans les couches profondes que dans les superficielles ; nous verrons pourquoi. La portion de la cornée adjacente au croissant est toujours nuageuse, soit par imbibition, soit par le travail phlogistique dont elle est le siége ; ce trouble diminue à mesure qu'on s'éloigne de la ligne puriforme.

Les symptômes qui accompagnent cette maladie sont ceux de la kératite plus ou moins intense, ou de la conjonctivite aiguë dont l'onyx a été la conséquence.

La maladie en question pourrait se confondre avec l'épanchement de la matière puriforme dans la chambre antérieure ( hypopion). On la distingue cependant assez facilement si on examine l'œil de côté ou obliquement près d'une fenêtre ; on voit alors l'humeur aqueuse et l'iris derrière la cornée, la tache restant manifestement bornée à cette membrane.

Quelquefois les deux maladies existent à la fois. On peut les distinguer également en examinant l'œil obliquement. La matière de l'hypopion n'a pas la forme d'un croissant comme l'onyx ; son bord supérieur est horizontal ou même un peu convexe, tandis que l'autre représente une courbe à concavité supérieure. En pressant avec le bout du doigt la cornée, on peut quelquefois faire onduler visiblement la matière épanchée dans l'humeur aqueuse. Si cependant l'onyx est progressif et qu'il ait déjà envahi tout le champ cornéen, on conçoit qu'il est impossible de s'assurer positivement si du pus existe pareillement dans la chambre irio-cornéenne.

Du reste, si la matière de l'onyx s'est formée dans les couches antérieures de la cornée, celle-ci bombe en avant, et l'on peut, en la comprimant avec le doigt ou un stylet boutonné, la faire quelquefois fluctuer légèrement. Ce bombement n'existe point en avant, si la matière est collectionnée dans les couches profondes ; mais il peut se manifester en arrière et rétrécir l'espace de la chambre antérieure.

Quant à l'abcès central proprement dit de la cornée, il se manifeste sous les apparences d'une tache jaunâtre, plus épaisse dans le milieu qu'à la circonférence, de forme irrégulière, à des profondeurs et des dimensions variables. Née sur un point central ou périphérique, la matière se déplace quelquefois, descend vers le bas et acquiert la forme d'un onyx. Dans d'autres circonstances, elle s'étend sur le disque cornéal, l'infiltre et le couvre plus ou moins. La cornée est bombée en avant le plus souvent sur le point où la matière est le plus abondante ; on peut la faire fluctuer en la comprimant délicatement avec un stylet.

Les deux maladies, comme on le voit, ne diffèrent autrement entre elles que sous le rapport de la forme, qui du reste est fort peu importante. L'une et l'autre, d'ailleurs, peuvent être compliquées d'hypopion, d'ophthalmie intense, et ne méritent une attention particulière qu'après le déclin de l'affection inflammatoire qui les produit.

Les terminaisons varient suivant la nature, la quantité, le siége plus ou moins profond de la matière et l'intensité de l'inflammation qui la produit. La résolution complète peut avoir lieu, si les choses tournent bien ; cette terminaison est assez ordinaire. Quelquefois l'épanchement a de la tendance à s'endurcir, à s'organiser ; le mal se termine alors par la formation d'un leucome (tache indélébile), dont

les conséquences sont toujours fâcheuses : c'est la partie fibrineuse
de l'épanchement qui s'organise, comme on sait; la partie séreuse est
résorbée. Dans d'autres circonstances, la cornée est amincie, résorbée sur le point le plus saillant, et l'abcès aboutit soit en avant, soit
en arrière. Cette terminaison, par ouverture spontanée du foyer, est
quelquefois précédée de la mortification de la lame correspondante de
la cornée. La matière s'évacue de la sorte, soit à la surface de l'œil,
soit dans l'humeur aqueuse. Dans ce dernier cas, il en résulte un
pseudo-hypopion (hypopion par congestion).

Nous venons de dire que la terminaison par rupture était moins fâcheuse lorsqu'elle avait lieu en arrière. Là effectivement, l'ulcération
qui en résulte est promptement détergée et cicatrisée, tandis qu'en
avant, au contraire, l'irritation du foyer, occasionnée par l'action
de l'air, des larmes et du frottement palpébral, détermine une réaction fâcheuse, et le mal se termine souvent par l'obscurcissement ir-
rémédiable de la cornée. Ajoutons enfin que le staphylome est souvent la conséquence de ces lésions profondes.

§ II. *Etiologie.* Les suppurations de la cornée n'étant qu'un
symptôme de quelques autres maladies, tout ce que nous avons dit
des causes des conjonctivites et des kératites en particulier leur est
parfaitement applicable.

§ III. *Pronostic.* Toujours réservé, souvent grave. Le tout dépend de la direction que prend le mal vers telle ou telle terminaison.
On appréciera la valeur de ces terminaisons dans les articles qui leur
sont propres.

§ IV *Traitement.* Comme le traitement de la plupart des maladies symptomatiques, celui des suppurations cornéales doit varier
selon les affections dont elles dépendent. En général, c'est la médication antiphlogistique générale et locale qu'on doit employer pour les
combattre. L'indication principale qu'on doit se proposer, c'est de
favoriser la résorption de la matière ; pour cela, rien de mieux que
le tartre stibié à haute dose intérieurement et les frictions abondantes de pommade mercurielle autour de l'orbite. Les Anglais mercu-
rialisent avec avantage dans ces cas l'économie à l'aide du calomel,
administré d'après les données que nous avons exposées p. 93, 94.
Nous avons déjà dit combien est ridicule l'opinion qui suppose dangereux l'usage des mercuriaux en pareille occurrence : il n'est pas
vrai que ces médicamens rendent le sang moins plastique, ainsi que
le disent quelques sophistes; les mercuriaux introduits dans l'économie abaissent la vitalité de l'organisme comme tous les autres remèdes contre-stimulans, ils agissent de la même manière que le tartre
stibié et les saignées.

Quant aux collyres, ce sont les émolliens seuls qui conviennent durant la période suraiguë ; les lotions, ou plutôt les fomentations de
lait tiède, d'eau de fleurs de mauve, de laitue, etc., à l'aide de compresses trempées de temps en temps dans un de ces liquides, voilà ce
qu'il y a de mieux pour favoriser la résolution. On remplace ensuite

ce moyen par les fomentations d'eau blanche. On a prétendu que les collyres émolliens favorisaient la rupture dela cornée; c'est une erreur. Si la cornée menace rupture , quelques chirurgiens proposent d'ouvrir le foyer à l'aide d'une lancette; cette pratique est mauvaise ; mieux vaut abandonner le tout à la nature, et traiter le mal comme une ophthalmie idiopathique ou dyscrasique, selon les cas.

### Mortification de la cornée.

La cornée peut être frappée de gangrène, soit spontanément, soit par cause traumatique. Dans le premier cas, toute sa substance est ordinairement comprise dans la mortification ; dans le second, le mal n'est ordinairement borné qu'à une seule couche. Dans quelques circonstances pourtant, tout le disque cornéal en est atteint, comme après l'extraction du cristallin, par exemple, si la plaie est très-étendue.

La gangrène totale de la cornée s'observe assez souvent à l'occasion des conjonctivites chémosiques, et en particulier des ophthalmies purulentes. Le bourrelet de la muqueuse péricornéale et l'extravasation de matière qui a lieu dans ce bourrelet compriment les trois ordres de vaisseaux nourriciers de cette membrane, les étranglent et suspendent toute sa nutrition ; de là, la mortification. C'est ainsi aussi que le gland du pénis se gangrène, dans certains cas de paraphymosis.

Saunders, qui a le premier décrit soigneusement la gangrène de la cornée et signalé cette maladie comme symptôme des ophthalmies purulentes, a prétendu que chez les vieillards cette membrane se mortifie spontanément quelquefois, comme les orteils le sont par la gangrène sénile. Je sais bien que la tache circulaire de la cornée qu'on rencontre chez beaucoup de personnes avancées en âge et que nous décrirons tout-à-l'heure sous le nom de gérontoxon, peut être considérée comme une sorte de dessèchement anémique de la circonférence de la même membrane; mais il y a loin de là à la gangrène sénile dont parle Saunders. Pour mon compte, je n'ai jamais vu cette variété de nécrose cornéale.

Les suppurations interlamellaires de la cornée peuvent aussi produire sa mortification totale, bien que cela soit rare. L'action compressive de certaines tumeurs, soit extérieures, soit internes, de l'œil, et de certaines suppurations profondes (empyème oculaire) entraîne tôt ou tard la mort de tout le disque; mais la cause la plus fréquente, après les conjonctivites chémosiques, est l'opération mal faite de l'extraction du cristallin. Chez les vieillards surtout atteints de gérontoxon et dont les vaisseaux capillaires sont peu béants, ou en partie oblitérés, l'accident en question n'est pas très-rare. Ajoutons enfin que sur les animaux la division des troncs des nerfs de la cin-

14.

quième paire produit non-seulement l'ulcération, mais même la nécrose de toute la substance cornéale.

La gangrène partielle est le plus souvent produite par l'action de quelques substances caustiques. Chez les maçons, on en
observe souvent des exemples par le contact de la chaux ; Wardrop
rapporte un exemple remarquable de ce cas (figure 3 de la deuxième
planche de son *Anat. morb. de l'œil*). Après six mois de cécité, l'œil
de ce malade s'est dépouillé des eschares, la couche profonde de la
cornée qui était restée intacte a repris toute sa transparence, et l'organe a repris ses fonctions normales. Chez les personnes adonnées
aux manipulations chimiques et chez certains ouvriers des usines le
même phénomène n'est pas rare. Les chirurgiens produisent d'ailleurs eux-mêmes de ces gangrènes partielles à l'aide de caustiques,
alors qu'ils veulent détruire certaines maladies de la cornée.

Dans toutes ces circonstances, la portion mortifiée s'exfolie sous
forme de lamelles, précisément comme la substance des os nécrosés.
On s'est même appuyé sur cette circonstance, pour soutenir la
structure lamellaire de la cornée ; mais on n'a pas songé que le
même argument avait été avancé à l'égard de la structure des os, et
que cela n'a pas empêché d'établir que cette dernière n'est pas plus
lamellaire que celle de la cornée (Scarpa).

§ I^er. *Caractères.* La gangrène spontanée de la cornée se déclare par
des symptômes analogues à ceux de la kératite. Cette membrane paraît
terne, mate, nuageuse ; puis elle devient opaque, grisâtre, flocon-
neuse, mollasse. Enfin, elle se ramollit plus particulièrement dans
son milieu, et crève sur ce point, si la mortification est totale. Dans
le cas contraire, la couche nécrosée se sépare comme une escharre de
la circonférence au-centre (Wardrop), et il y reste un ulcère qui ne
tarde pas à se cicatriser.

Lorsque la maladie est la conséquence de l'opération de l'extraction du cristallin, le lambeau ne se recolle point, il blanchit, grisonne,
s'affaisse, et l'œil ne tarde pas à se vider.

Dans le cas où la chose dépend de l'action d'un caustique, la cornée paraît un peu trouble d'abord, puis elle blanchit surtout à sa
moitié inférieure où l'agent se porte naturellement. Les autres phénomènes sont comme ci-dessus.

Quelle que soit, du reste, la variété de la mortification de la cornée,
elle est toujours accompagnée de conjonctivite intense et opiniâtre.

§ II. *Pronostic* grave ou très-grave.

§ III. *Traitement.* Toujours antiphlogistique, surtout dans la première période de la maladie, je veux dire avant l'époque du ramollissement. Le traitement des conjonctivites aiguës lui est alors parfaitement applicable. Nous avons déjà dit qu'en cas d'ophthalmie
purulente le meilleur moyen pour prévenir la gangrène de la cornée
était l'excision rayonnante de la conjonctive : cela n'empêchera pas,
bien entendu, de mettre en usage la médication des conjonctives. En

cas de gangrène, par cautérisation, Wardrop a remarqué que le moyen le plus propre à apaiser la conjonctivite était une solution de nitrate d'argent instillée entre les paupières. On conçoit, du reste, l'opiniâtreté de l'ophthalmie, si l'on réfléchit à l'action irritante que la présence de l'eschare exerce incessamment à la surface de l'œil.

Les Anglais, entr'autres Travers, Wardrop et Middlemore, recommandent l'usage des remèdes toniques, généraux et locaux, le vin par exemple. Je pense que ces moyens ne remplissent ici aucune indication réelle ; c'est là une idée surannée que nos prédécesseurs appliquaient à toutes les espèces de gangrène. Je ne m'étendrai pas davantage sur ce sujet ; je terminerai en disant que, lorsque les circonstances de la gangrène de la cornée sont telles qu'il pourrait être utile de retarder la chute de l'eschare, rien de mieux que les fomentations d'eau chlorurée. Dupuytren a prouvé expérimentalement que ce moyen jouit de la faculté remarquable de durcir les eschares en général, et de retarder leur chute.

### Opacités ou taches de la cornée.

Le mot opacité exprime l'état général d'un corps non diaphane ; le mot tache ou taie, au contraire, s'applique à un point d'une surface dont le brillant est altéré par une circonstance accidentelle quelconque. Une tache pourtant peut être par elle-même diaphane. En conséquence, l'expression opacité serait plus propre pour désigner l'état de la cornée dont nous voulons nous occuper. L'usage néanmoins fait qu'on se sert indifféremment de ces expressions; nous nous y conformerons.

§ I<sup>er</sup>. *Variétés*. La classification des taies de la cornée admise par les auteurs ne porte que sur le degré de leur densité. On en admet généralement trois espèces, le nuage, l'albugo, le leucome. Ware en ajoute une quatrième, c'est l'opacité périphérique des vieillards qu'on appelle *gérontoxon*. Scarpa, de son côté, a décrit une sorte d'obscurcissement particulier qu'il a nommé spongiosité sanguine ; c'est la *vascularité cornéale des Anglais (vascular cornea)*. Quelques autres praticiens enfin ont rangé les ossifications de la cornée au nombre des taies (Riberi). En voilà donc six espèces ou variétés, mais avant d'arriver à leur étude, d'autres distinctions deviennent nécessaires.

Une tache, quelle que soit son espèce, peut être plus ou moins profonde, circonscrite ou diffuse ; centrale, latérale ou hémisphérique ; linéaire, parcellaire, annulaire ou amorphe ; récente ou ancienne; de couleur blanche, jaunâtre, rougeâtre ou perlée; enfin simple ou compliquée de phlogose, de synéchie, etc. On verra tout-à-l'heure combien il importe de tenir compte de ces circonstances, pour apprécier convenablement tout ce qui a rapport à cette infirmité.

§ II. *Caractères*. A. *Nuage*. C'est la taie la plus légère, la plus superficielle et la plus facile à guérir. Elle consiste dans une déposition de sérum ou de lymphe entre les mailles du tissu sous-conjonctival de la cornée, et se rallie toujours à une conjonctivite chronique, variqueuse (cirsophthalmie externe). Le nuage a ceci de propre qu'il laisse voir l'iris à travers sa substance, et n'anéantit pas complètement l'exercice de la vision. Ordinairement, cette opacité est générale, diffuse, quelquefois hémisphérique ou parcellaire. On peut résumer ainsi ses caractères :

1° *Physiques*. Conjonctive globulaire engorgée, infiltrée, œdémateuse, épaissie. Tissu sous-muqueux de la cornée, et couches superficielles de cette membrane, infiltrés d'une manière lactescente, analogue à de la fumée, à de la vapeur insinuée entre ses mailles. Vaisseaux plus ou moins variqueux, comme dans le pannus commençant. Pupille dilatée le plus souvent.

2° *Physiologiques*. Vision faible, trouble, indistincte, comme si les objets étaient couverts d'un gaz, d'un brouillard. Symptômes des conjonctivites chroniques ou de kératites légères.

B. *Albugo*. Cette expression est d'origine latine, elle signifie blancheur, chose blanche. On a voulu exprimer par là les taches de la cornée qui résultent d'une déposition de lymphe plastique, ainsi que cela s'observe dans les kératites au second degré (épicornéite). L'Albugo diffère du nuage, d'abord par sa nature fibrineuse, ensuite par son épaisseur plus considérable ; il ne laisse pas en effet voir l'iris à travers son tissu comme le nuage, il est ordinairement opaque, mais presque jamais diffus ; enfin, par sa situation profonde ; il peut exister d'ailleurs sans maladie de la conjonctive. Il a ceci de commun avec le nuage, qu'il peut se résorber et disparaître. L'albugo, comme on le voit, se rattache constamment à une inflammation de la cornée et peut être comparé aux fausses membranes, ou plutôt aux flocons de lymphe plastique qu'on observe à la place des séreuses enflammées; il donne l'idée d'une maladie qui est susceptible de résolution. Ses complications sont ordinairement de nature inflammatoire. On conçoit du reste sans peine que l'albugo peut se trouver combiné au nuage. C'est ce qu'on voit surtout dans le pannus dépendant de l'action irritante des granulations de la paupière supérieure.

1° *Physiques*. Cornée tachée par des dépôts fibrineux, circonscrits, à des profondeurs variables. Vaisseaux succursaux, comme ceux de la kératite. Conjonctive saine ou malade.

2° *Physiologiques*. Champ visuel rétréci ou anéanti; selon l'étendue et le siége de la tache. On conçoit que si le dépôt existe sur les bords de la cornée et qu'il n'encombre pas la pupille, la vision n'est que rétrécie, c'est-à-dire qu'elle n'est pas aussi étendue qu'à l'état normal. Ce rétrécissement visuel est d'autant plus prononcé et incommode que la tache se rapproche du centre de la cornée. A l'hémisphère inférieur et à l'externe, les taches nuisent plus à la vision que lorsqu'elles existent en dedans ou en haut de la cornée. C'est parce qu'on regarde plus souvent de haut en bas et de dedans en dehors que dans les sens contraires. Lorsque la taie existe dans le milieu, la vision peut être abolie complètement ou en grande partie. Si cependant l'opacité n'a pas une grande étendue, les rayons latéraux permettent de voir jusqu'à un certain point ; l'œil se tourne latéralement et devient louche, lorsque, bien entendu, l'autre organe ne peut pas le remplacer, ou même quand l'autre organe est en assez bon état : tel était le cas d'un monsieur de province pour lequel M. Londe a dernièrement désiré avoir mon avis. Dans ces efforts fonctionnels, la pupille finit par subir un certain déplacement se portant du côté de la transparence. Ce tiraillement de la pupille, joint à la croissance de la cornée, chez les enfans, explique comment les taches de cette membrane se trouvent déplacées à la longue par rapport à l'axe pupillaire.

C. *Leucome*, mot grec synonyme d'albugo (*leucos*, blanc). Les anciens s'en servaient pour désigner indistinctement toute espèce de tache blanche de la cornée. Les Latins l'ont traduit par albugo, et cette traduction est exacte. Quelques auteurs du dix - huitième siècle cependant ont donné des significations différentes à ces deux mots : ils ont appliqué le mot grec aux taches anciennes, indélébiles ; le latin aux récentes, guérissables. C'est aussi dans ce sens que Scarpa les a employés. Je conserve cette acception conventionnelle. Le leucome est donc une tache indélébile ; il résulte soit d'une cicatrice, soit d'un albugo ancien terminé par induration.

1° *Physiques et physiologiques.* Comme dans l'albugo ; avec cette seule différence que dans le leucome la tache est duré, organisée, perlée , analogue quelquefois à la face interne des coquilles d'huîtres.

D. *Opacité hématosique.* (Tache sanguine de Scarpa; vascularité cornéale des Anglais). « Il existe, dit le vénérable Scarpa, une autre espèce d'*albugo*, suite d'ophthalmie chronique variqueuse, dans laquelle non-seulement les vaisseaux sanguins de la conjonctive qui tapisse la cornée, sont dilatés outre mesure, mais aussi ceux qui entrent dans la composition de cette membrane elle-même. Dans cette espèce d'albugo, l'épanchement qui se fait entre les lames de la conjonctive est plutôt sanguin que lymphatique ; de sorte que si l'on retranche avec l'instrument les vaisseaux variqueux qui parcourent cette membrane, on obtient bien l'évacuation instantanée des vaisseaux qui se rendent à la cornée, mais ils se remplissent bientôt de nouveau, parce qu'ils communiquent avec d'autres vaisseaux plus petits, situés profondément dans la texture même de la cornée. La preuve de cela, c'est que si l'on pratique de petites ponctions sur l'œil, le sang sort comme si l'on exprimait une éponge. Cette espèce d'albugo, produite par l'excès de distension des vaisseaux superficiels et profonds de la conjonctive et de la cornée , résiste à tous les moyens préconisés jusqu'ici pour rétablir la transparence de la cornée, même à l'excision des vaisseaux et à l'emploi des topiques astringens et corroborans. » Tel est le tableau plein de vérité qui nous a été laissé par le chirurgien de Pavie sur l'opacité hématosique de la cornée. On ne confondra pas cette maladie avec le pannus dont nous avons parlé. Le pannus en effet est une affection de la conjonctive cornéale et des couches superficielles de la cornée, tandis que l'opacité hématosique appartient exclusivement à la substance propre, au parenchyme de cette membrane. Ces deux maladies peuvent exister séparément, mais on les rencontre souvent ensemble. Une chose importante à faire noter à ce sujet, c'est que les vaisseaux à sang rouge qu'on voit dans la substance de la cornée sont le résultat d'une hypertrophie chronique des vaisseaux normaux et invisibles de l'état normal, ou bien de nouvelle formation. On pourrait, je crois, comparer l'altération dont il s'agit à l'hépatisation pulmonaire commençante.

1° *Physiques.* Cornée opaque et rougeâtre, soit partiellement, soit dans toute son étendue. Plexus vasculaire dans le tissu cornéal, de dimensions variables, se continuant avec une zone vasculaire péricornéale, comme dans les kératites chroniques ; obscurcissement cornéal. Albugos circonscrits et nuages quelquefois. Symptômes de cornéite chronique. Complications diverses.

2° *Physiologiques.* Abolition complète ou presque complète de la vision.

E. *Opacité ostéique* (ossification de la cornée). Plusieurs faits prouvent que certaines opacités de la cornée ne sont autre chose que des ossifications partielles de cette membrane. Ces ossifications peuvent être comparées à celles qu'on rencontre soit dans les articulations de certains sujets goutteux et rhumatisans, soit dans la substance de la vaginale testiculaire, du péricarde, de la plèvre, etc. Elles sont tantôt parcellaires, tantôt lamellaires ; leur siége est dans le tissu sous-conjonctival de la cornée, entre les lames de cette membrane, ou bien à sa face postérieure sur la membrane de Descemet. Dans un cas rapporté par Wardrop (Ouv. cité, t. I, p. 72), la cornée était généralement opaque. Après la mort, la dissection a fait connaître et extraire d'entre les lames de cette membrane un feuillet osseux, dur, lisse, de figure ovale, pesant deux grains. Dans un autre cas du même auteur, la dissection a fait constater des parcelles calcaires inégales sur la face postérieure de la cornée. Sanderson a traité une femme âgée de trente et un ans, pour un leucome fort incommode, s'étendant de la partie supérieure de la cornée à la face interne et postérieure de la sclérotique ; la tache avait quelque chose d'anomal et paraissait faire saillie dans la chambre antérieure comme un corps étranger ; il a pratiqué un lambeau à la cornée, comme pour extraire le cristallin, a saisi avec des pinces le prétendu leucome et l'a extrait en employant une certaine force ; c'était une lame osseuse, de l'épaisseur du papier à écrire, et ayant plusieurs lignes de superficie : la malade a guéri. Un fait absolument pareil, opéré de la même manière, a été dernièrement rencontré dans un des hôpitaux de Londres, j'en ai reproduit les détails dans la *Gazette Médicale*. Des observations analogues se trouvent consignées dans les ouvrages de Clemens et de Travers. Quant au mode de formation de ces sortes de lames osseuses, je me suis longuement expliqué dans un autre travail (*V*. mes quatre mémoires sur les ossifications accidentelles, insérés dans la *Gazette Médicale* de Paris, 1834—5).

F. *Gérontoxon, arc sénile*, ou *tache périphérique des vieillards*. Après l'âge de 50 ans, la périphérie de la cornée présente chez beaucoup de personnes une opacité blanchâtre semblable à une zone ayant une ligne à une et demie de largeur ; je ne l'ai jamais vue dépasser cette limite. Ware, cependant, affirme que chez quelques vieillards cette bande occupe presque toute la cornée, et ne laisse qu'à peine un point diaphane dans le centre pour le passage d'un pinceau de rayons sur la pupille. Aucun fait cependant n'existe qui prouve que la vue ait été sérieusement endommagée par cette espèce de tache. On s'accorde généralement à la croire innocente, et à la considérer comme une sorte d'atrophie sénile, d'éburnation de la cornée; pourtant les blessures faites dans ce cercle, pour l'extraction de la cataracte, se réunissent assez bien. Je dois ajouter que, dans quelques cas très-rares, l'opacité en question a été rencontrée en bas âge ; Wardrop l'a vue chez un enfant qui venait de naître, et je l'ai observée chez un séminariste âgé de vingt et quelques années, adonné à la masturbation et menacé de phthisie.

G. *Terminaisons*. 1°. Résolution complète ou incomplète, si l'opacité est de nature absorbable, comme le nuage et l'albugo récens; 2° État stationnaire; 3° Cécité et atrophie oculaire dans quelques cas.

§ II. *Etiologie.* 1° *Prédisposante*. Il est d'observation que les enfans, surtout les faibles et scrofuleux, sont plus prédisposés que les adultes aux taches proprement dites de la cornée. La fréquence de la kératite dans l'enfance, et la spongiosité vasculaire de la cornée à cet âge rendent raison de ce fait. Aucune prédisposition particulière pourtant n'est nécessaire pour les taies provenant de causes traumatiques. On conçoit néanmoins qu'une plaie de la cornée qui se réunirait par première intention, et sans laisser d'opacité incommode chez un individu de bonne constitution, puisse déterminer un leucome plus ou moins grave chez un autre de constitution discrasique ou faible. Sous ce point de vue, la mauvaise constitution serait donc une prédisposition aux opacités de la cornée. Les personnes surtout sujettes aux ophthalmies habituelles, ou dont un œil a été couvert de leucomes spontanés, sont souvent très-prédisposés à subir la même affection à l'autre œil. Cette circonstance est importante à noter, surtout pour le choix de la méthode dans l'opération de la cataracte. J'ai opéré dernièrement M<sup>e</sup>..... d'une cataracte à l'œil gauche, en présence de MM. Yvan et Adorne. J'ai mis en usage l'extraction qui a parfaitement réussi sous tous les rapports comme opération ; mais elle a échoué comme remède, la cornée s'étant couverte de leucomes comme l'autre ; il reste chez cette malade la ressource d'une pupille artificielle.

2° *Occasionnelle.* A part les deux dernières variétés d'opacités (ostéique, gérontoxon), on peut regarder la kératite comme la cause occasionnelle et unique de toutes les taches de la cornée. C'est sous son influence en effet que de la fibrine, de la lymphe plastique s'épanche à la surface d'un ulcère, d'une plaie de cette membrane, entre ses lames ou à sa surface, et que des vaisseaux succursaux de la matière morbide se développent. Ajoutons néanmoins qu'un simple dérangement moléculaire de la cornée, par plénitude excessive de l'œil, peut troubler sa transparence. En comprimant fortement les humeurs de l'œil sur un cadavre contre la cornée, celle-ci devient opaque comme dans le nuage. Les injections aqueuses produisent le même effet. On sait, d'ailleurs, que la cornée se trouble chez les brebis et les bœufs après les longues marches forcées (Wardrop), et nous voyons fréquemment la même membrane devenir opaque par la seule distension qu'elle éprouve dans certaines hydropisies des chambres oculaires.

3° *Prochaine.* C'est cette même matière sécrétée par le travail phlogistique, et le développement anormal des vaisseaux sous l'influence du même travail, qui en constituent la cause prochaine. C'est ainsi aussi que les membranes séreuses en général, et en particulier la cristalloïde, perdent le plus souvent leur transparence, et que des maladies secondaires s'établissent.

§ III. *Pronostic.* Les élémens du pronostic reposent sur une foule de circonstances que nous venons d'exposer dans les paragraphes précédens. Il est favorable, réservé ou grave, selon la nature, le siége, l'étendue, l'ancienneté, les complications de l'opacité, l'âge et la constitution du sujet. On saisit facilement, d'après ce qui précède, le développement dont ces propositions sont susceptibles.

§ IV. *Traitement.* La première indication curative importante que toute opacité présente, c'est sa simplification, s'il y a lieu. Or, la simplification la plus urgente et sur laquelle l'art a le plus d'accès est relative à la phlogose. Cela suppose, comme on le voit, que la taie soit récente. Vient ensuite l'excision des vaisseaux variqueux.

1° *Antiphlogistiques.* Tant que l'opacité est récente, je veux dire datant de quelques semaines, en supposant qu'aucune trace de phlogose n'est visible, le traitement antiphlogistique général et local est ce qu'il y a de plus convenable, du moins pour commencer. A plus forte raison si la taie est accompagnée de conjonctivite ou de kératite. Dans ce cas, sont exactement applicables les principes que nous avons exposés en parlant de ces maladies. On conçoit que l'opacité, n'étant alors qu'un symptôme simple d'une maladie actuellement en vigueur, ne mérite pas une médication particulière. Il en est autrement lorsque la phlogose a disparu et que la tache reste comme une affection ayant une existence propre. Sans répéter ce que nous avons exposé à l'occasion de ces phlogoses, je dirai que je me trouve bien en général de commencer le traitement des opacités récentes à l'aide de frictions abondantes de pommade mercurielle autour de l'orbite dans le jour, et de cataplasmes de feuilles de laitue cuites dans du lait, le soir. Je fais prendre en même temps quelques purgatifs, des bains avec affusion froide ou dégourdie sur le front, et je me règle ensuite différemment, selon les conditions et la tendance de la marche de la maladie. Le plus souvent, quelques collyres astringens sont nécessaires plus tard pour achever la résorption et éclaircir complètement la cornée. Scarpa se contente de dire qu'on doit appliquer généralement au nuage et à l'albugo récent le traitement des ophthalmies chroniques.

2° *Incision et excision des vaisseaux.* Il est d'observation que le leucome, le nuage et l'albugo sont le plus souvent alimentés par des vaisseaux hypertrophiés qui passent sur la cornée ou qui pénètrent dans sa substance et aboutissent à la tache. Quelquefois même ces vaisseaux sont la partie la plus essentielle de l'opacité, comme dans la taie hématosique, par exemple. Il y a évidemment indication d'enlever ces vaisseaux , ou du moins de rompre leur communication avec la cornée ; mais on conçoit bien que ce n'est qu'après que tout symptôme inflammatoire a été enrayé qu'on peut viser à ce but. On s'est plusieurs fois contenté de saisir les plus superficiels d'entre eux et de les diviser avec une lancette ; mais l'expérience a fait voir que ce procédé était insuffisant, leur circulation se rétablissant bientôt après. Scarpa et Monteggia en ont proposé l'excision sur la périphérie de la cornée, conjointement à une portion de la muqueuse dans laquelle ils marchent. Cette opération a été pratiquée quelquefois avec avantage par plusieurs chirurgiens, mais très souvent aussi elle est insuffisante, car plusieurs vaisseaux qui alimentent l'opacité sont profondément placés et passent de la substance de la sclérotique à celle de la cornée, sans pouvoir être saisis par les pinces ni par l'érigne. C'est ce qui a lieu surtout dans l'opacité hématosique. M. Riberi a pensé que l'incision de la cornée , comme pour l'extraction du cristallin, pourrait dans ces cas procurer l'atrophie de ces vaisseaux, et, par conséquent, l'éclaircissement de l'aire cornéale; il assure l'avoir plusieurs fois mise en pratique, et avec succès (Ouvr. cité p. 105). Le même procédé avait été déjà proposé par Wardrop dans les cas de nuage accompagnés de plénitude oculaire. Cette médication mérite d'être d'autant mieux prise en considération, que la maladie à laquelle on l'applique est fort grave et au-dessus des autres ressources de l'art ; elle est applicable également dans les cas de pannus. Il est bien entendu que la cornée ne devra être incisée que du côté de la vascularité seulement, et après que l'élément inflammatoire aura été dissipé. Si la vascularité était générale, on pourrait opérer d'abord d'un côté, et quelque temps après de l'autre. Nous venons de voir d'ailleurs que la même opération est indiquée aussi en cas d'opacité ostéique.

3° *Collyres excitans et résolutifs.* Lorsque l'opacité est devenue chronique, qu'elle a acquis les conditions d'une maladie simple, atonique, et existant d'elle-même, il est de règle de l'attaquer par des topiques excitans qui provoquent sa résorption. Cela suppose, par conséquent, que le mal n'est pas organisé et fixe comme le leucome. Une infinité de remèdes ont été vantés dans ce but depuis la plus haute antiquité.

A. *Vapeurs aromatiques.* Wenzel préconise la vapeur d'infusion de café qu'on doit diriger sur l'œil à l'aide d'un tuyau d'entonnoir adapté à une cafetière. D'autres ont préféré des vapeurs d'autre nature avec addition de camphre, de laudanum, d'eau de Cologne, etc.

B. *Douches d'eau minérale.* Les eaux minérales ferrugineuses, les salino-thermales, celles de la mer, etc., ont été employées en forme de douches sur les paupières fermées et avec un grand succès. J'ai beaucoup de confiance dans l'efficacité résolutive de ce moyen. Un malade à qui j'ai conseillé l'usage des douches oculaires pour un albugo ancien, s'en est fort bien trouvé, malgré qu'il ne se soit servi que de l'eau de pompe à laquelle il ajoutait du sel gris. On comprend aisément que l'activité du remède en question peut être augmentée ou affaiblie, selon les exigences de la maladie.

C. *Collyres secs.* Les anciens avaient pour pratique d'insuffler sur la cornée, et principalement sur la plaie, des poudres plus ou moins excitantes, telles que du verre porphyrisé, du sucre-candi en poudre, du tabac, etc. Dupuytren y a substitué du calomel à la vapeur. Van-Swieten vante beaucoup les insufflations de sublimé corrosif, surtout si la tache se rallie à une affection vénérienne; il assure qu'on peut, sans le moindre danger, injecter de cette poudre sur l'œil, et que les albugos se résolvent en peu de temps sous son influence. Plusieurs praticiens se sont servis de ce dernier collyre avec le plus grand avantage (Middlemore). Le sulfate de quininine et des poudres d'autre nature ont été également employés dans le même but.

D. *Collyres liquides.* La liste des collyres liquides vantés contre les opacités cornéales est interminable. Les plus usités sont 1º le collyre dit azuré dont voici la formule :

> P. Sel ammoniac,        2 scrupules.
> Acétate de cuivre,    4 grains.
> Eau de chaux,        8 onces : Laissez digérer

pendant vingt-quatre heures, et filtrez.

2º Le collyre ammoniacal de Grœffe :

> P. Huile de noix,        1 once.
> Ammoniac liquide, 20 gouttes.

3º Le vin stibié, la teinture vineuse d'opium, le laudanum pur appliqué avec un pinceau ; le fiel de bœuf ou de brebis, l'huile de foie de morue, la solution de nitrate d'argent, etc., etc.

E. *Pommades.* Toutes celles dont nous avons parlé à l'article conjonctivite.

4º *Scarifications. Galvano-poncture.* Lorsque l'albugo est devenu tout-à-fait atonique, Demours avait pour pratique de le piquer une ou plusieurs fois avec la pointe d'une lancette portée obliquement, pour ne pas percer la cornée de part en part ; il prescrivait ensuite l'usage de bains locaux d'eau de Balaruc. Travers se vante aussi beaucoup de cette conduite ; il pratique la ponction à l'aide d'une aiguille à cataracte. On pourrait se servir également d'une aiguille à acuponcture et y diriger un courant galvanique ; ce moyen pourrait déterminer la résolution des taies qui auraient résisté aux autres remèdes : j'attends la première occasion pour le mettre en usage. Je me sers déjà depuis quelque temps des courans galvaniques dans plusieurs maladies graves de l'œil avec un succès inespéré ; j'en ferai connaître les détails à mesure que l'occasion s'en présentera. Je dirai enfin que quelques personnes avaient proposé de passer un petit séton très-fin dans la substance de la taie et de l'y laisser quelques temps : ce projet me paraît peu rationnel.

5º *Ablation. Kératoplastie.* On avait cru autrefois que certaines taches de la cornée pourraient être excisées avec le scalpel ; on n'avait pas réfléchi que ce moyen donnait nécessairement lieu à une cicatrice consécutive aussi fâcheuse, ou plus fâcheuse même que la couche opaque qu'on voulait enlever, et qu'en affaiblissant la cornée on déterminerait la formation d'un staphylome grave. Un chirurgien qui a voulu pratiquer cette opération, malgré les avis contraires de Desault et Demours qui avaient été consultés à cet objet, a vu naître quelque temps après un staphylome énorme sur le lieu de l'excision.

D'autres ont proposé d'enlever le leucome lorsqu'il est général en excisant circulairement la cornée, comme dans l'amputation de l'œil (V. page 69), et d'y coller une nouvelle cornée qui pût remplir les fonctions de celle de l'état normal. Cette idée est née en 1789 à Montpellier, et a reçu l'approbation de cette faculté. Elle consiste à faire fabriquer une cornée en verre, en corne ou en écaille fine, ayant des petits trous à la circonférence, pour être cousue sur le cercle antérieur de la sclérotique aussitôt que la cornée leucomateuse aura été enlevée. Pellier décrit sérieusement plusieurs procédés pour cet objet dans le tome I<sup>er</sup> de son *Précis du cours d'opérations sur la chirurgie des yeux*, page 94.

Dans ces dernières années, cette idée a été prise en sous-œuvre en Allemagne. Reisinger a proposé de remplacer la cornée excisée par une cornée d'animal vivant, celle du porc, par exemple, qu'on fixerait à l'aide d'une suture fine comme dans les procédés connus d'autoplastie. Des procédés divers ont été imaginés. Comme cependant tout cela n'est encore qu'un simple projet, je m'abstiens de reproduire plus longuement les détails qui s'y rattachent ; ils se trouvent consignés dans plusieurs journaux de médecine.

Le seul moyen proposable à mon avis, pour corriger la difformité dans les leucomes généraux, c'est la prothèse à l'aide d'un œil artificiel ; l'application de ce moyen pourrait exiger d'abord l'amputation de la cornée. Je ne parle pas de la pupille artificielle que la présence d'un leucome pourrait réclamer, ce sujet devant être traité plus loin.

Je termine en disant que, pour tirer tout le parti possible des moyens résolutifs dont nous venons de parler, il faut qu'ils soient employés avec persévérance pendant plusieurs mois, des années entières même quelquefois, et diversement combinés.

### Seizième leçon — ULCÉRATIONS DE LA CORNÉE.

Une des maladies les plus fréquentes de l'œil est celle dont nous allons nous occuper. On peut dire, sans crainte d'être démenti, que le tiers des sujets atteints d'affections oculaires offrent des ulcérations à la cornée. Sur 6744 individus traités par Saunders à l'infirmerie ophthalmique de Londres, 1983 offraient l'espèce de lésion dont nous voulons parler. A la cornée, comme ailleurs, tout ulcère doit être regardé comme un organe morbide de création nouvelle, irritant sans cesse les tissus adjacens, et déterminant des maladies secondaires plus ou moins graves. La perte de la vue et des difformités assez choquantes en sont parfois la conséquence. C'est déjà exprimer, par les considérations qui précèdent, l'importance de cette affection. Un premier fait essentiel à noter, c'est que les ulcères de la cornée se rencontrent plus souvent chez les sujets à constitution faible que chez les forts, bien que tous les âges, toutes les constitutions y soient d'ailleurs sujets. Cette circonstance, jointe à certains caractères physiques qu'ils présentent, les ont fait comparer aux ulcérations des cartilages articulaires. On peut jusqu'à un certain point soutenir une pareille comparaison.

§ I<sup>er</sup>. *Variétés*. A. Sous le rapport de leur étendue, les ulcères sont superficiels ou profonds, petits ou larges. Il y a des ulcères tellement superficiels, qu'ils ressemblent à de véritables excoriations, comme s'ils eussent été formés par un vésicatoire ou par de l'eau chaude; d'autres, au contraire, sont creux, profonds, à bords plus ou moins réguliers; leur érosion ressemble quelquefois à celles de certains chancres vénériens primitifs, comme si elle eût été faite par un emporte-pièce. Les ulcères profonds n'ont pas ordinairement une grande étendue en largeur; les superficiels, au contraire, occupent quelquefois une entière moitié de la surface cornéale. Dans certains cas cependant, et ceci est assez fréquent, les ulcérations superficielles sont extrêmement petites, comme la pointe d'une épingle; elles ressemblent à des aphtes mercurielles, et il faut, pour les apercevoir, se placer devant une fenêtre et regarder l'œil obliquement contre le jour.

B. Sous le point de vue de leur siége, elles sont anti-cornéales, rétro-cornéales, interlamellaires, centrales ou périphériques. On ne les voit ordinairement qu'à la face antérieure de la cornée. Dans quelques cas pourtant elles existent à sa face postérieure. C'est ce qui a lieu lorsque des suppurations interlamellaires s'ouvrent du côté de l'humeur aqueuse. Mauchart a été le premier à signaler cette variété d'ulcère, et l'on ne voit pas pourquoi Boyer ne l'a indiquée que sous forme de doute. Aujourd'hui aucun auteur ne conteste son existence. Travers a aussi parlé des ulcères interlamellaires : il a donné ce nom au travail suppuratif de l'onyx. Lorsqu'il devient chronique, effectivement ce travail peut être regardé comme tout-à-fait ulcératif. Les ulcères supeficiels se rencontrent plus souvent vers la périphérie que vers le centre de la cornée ; le contraire a lieu pour les profonds. Travers croit que les ulcères profonds se forment plus facilement au centre, parce que c'est là que la cornée est le moins animalisée, et, par conséquent le plus susceptible d'érosion. Demours a signalé une variété d'ulcération périphérique superficielle, dont personne n'avait parlé avant lui; c'est une sorte d'érosion de la forme d'un croissant qui occupe le demi-cercle supérieur de la circonférence de la cornée, et est couverte par la paupière supérieure : cette ulcération se rencontre chez les personnes d'âge avancé, et est assez difficile à guérir.

C. Quant à leur nature enfin, ils sont simples ou compliqués (dyscrasiques, cancéreux, fongueux, etc.). L'existence d'un ulcère chronique se rattache ordinairement à un principe morbide intérieur. Des causes irritatives locales pourtant peuvent les entretenir; nous en voyons souvent des exemples aux jambes couvertes de varices et ailleurs. Les ulcères couverts de fongosités ne sont pas toujours de nature maligne : à la cornée cependant cette complication leur donne une gravité sérieuse. Enfin, Demours a distingué les ulcères de la cornée, en ceux dont le fond est opaque et ceux dont le fond est diaphane ; les premiers indiquent toujours une affection grave. Cette distinction correspond à celle des ulcères profonds et superficiels que nous prenons pour base de notre description.

§ II. *Caractères.* Le plus souvent, le début des ulcères de la cornée est précédé d'une ophthalmie plus ou moins intense ; des pustules, des phlyctènes se forment qui dégénèrent en ulcères. Quelquefois cependant l'érosion a lieu sans cette circonstance ; il se passe un travail de résorption presque anémique, et sans maladie préalable la cornée se trouve excoriée, ulcérée. Les ulcères à fond diaphane commencent ordinairement de cette dernière manière ; leur existence peut être comparée à celle des érosions des cartilages et des os par l'action compressive des tumeurs pulsatiles.

A. *Physiques.* Les ulcères superficiels offrent une ressemblance parfaite avec les aphtes qui naissent aux contours des canaux muqueux ou dans des endroits dont la peau est tendue et fine (oreilles, lèvres, langue, narines, gland, bords palpébraux, tétons, etc.). On peut résumer ainsi les caractères physiques des ulcères superficiels : érosion légère ; circonférence ordinairement irrégulière ; fond trans-

( 224 )

parent et couvert de houppes nerveuses (Scarpa), écoulement séreux, tendance à l'empiètement, compliqués ou non d'ophthalmie
(conjonctivite, kératite, sclérotite de nature variable). Un auteur anglais dit avec raison qu'en les regardant de côté, les ulcères à fond
diaphane ressemblent aux ablations partielles qu'on pratique avec
un bistouri bien tranchant sur la cornée d'un animal récemment
tué.

Les ulcères profonds présentent une forme évasée ou en entonnoir ;
empiètement en profondeur plutôt qu'en superficie ; bords élevés,
déchiquetés, humides et comme baveux ; fond grisâtre, quelquefois
blanc ; écoulement sanieux, âcre; cornée plus ou moins opaque, surtout autour de l'ulcère ; conjonctive plus ou moins injectée; symptômes de kératite ; complications ; ophthalmie dyscrasique ; fongosités, hypopion, albugo, etc.

B. *Physiologiques*. Irritation oculaire. La kératite et la conjonctivite qui accompagnent les ulcères de la cornée sont le plus souvent
primitives, elle s'exaspèrent, et par l'action irradiative de l'ulcère et
par le frottement des paupières qui agissent sur l'érosion elle-même.
Douleur âcre, brûlante, s'irradiant du point ulcéré au front et à la
tempe; photophobie assez souvent. Ce caractère pourtant peut manquer ; il dépend d'une irritation de la rétine, irritation qu'on peut
regarder comme une complication de la kératite ulcérative. Lorsqu'elle existe, la photophobie est accompagnée de blépharospasme
et de larmoiement, ainsi qu'on le voit surtout chez les enfans scrofuleux. Sentiment de tension oculaire. Immobilité de l'œil et des
paupières. Comme le frottement produit de la douleur, les malades
craignent de mouvoir les paupières, dans certaines espèces d'ulcères.
Trouble plus ou moins grand de la vision. Irritabilité générale.

Nous venons déjà de dire que, pour bien apprécier les ulcères de
le cornée, il faut les examiner à un jour assez clair et en les regardant obliquement et de côté. On distingue de suite aux caractères
précédens si l'érosion est superficielle ou profonde; mais ce qu'il importe surtout d'examiner, c'est la nature de la phlogose avec laquelle ils co-existent ; car c'est sur cette connaissance que le traitement
est souvent établi : or, la détermination de la nature de la phlogose et,
par conséquent, de l'ulcère, est basée sur les principes déjà exposés dans
les chapitres des conjonctivites et des kératites, et sur celui des sclérotites dont nous devons nous occuper. Disons seulement ici que,
d'après Wardrop, les ulcères à fond blanchâtre ne se rencontrent
que chez les sujets goutteux.

C. *Terminaisons*. Les ulcères superficiels se terminent ordinairement en bien, et sans laisser d'opacité bien apparente. Ils restent
cependant stationnaires pendant long-temps quelquefois, et peuvent
occasionner un obscurcissement plus ou moins considérable. Middlemore prétend que l'ulcère périphérique de Demours peut se terminer par la gangrène de la cornée, s'il envahit tout le cercle de
cette membrane ; je ne connais aucun exemple de ce cas.

( 225 )

Les ulcères profonds se terminent toujours par une maladie secondaire. Lorsque les choses vont pour le mieux, la terminaison ordinaire est un leucome plus ou moins incommode et difforme. Si
l'ulcère fait des progrès en profondeur , il peut donner lieu à un
prolapsus de la membrane de l'humeur aqueuse (hernie de la cornée) , à une fistule cornéale ou à un staphylome. En perforant cette
membrane , l'ulcère occasionne l'écoulement de l'humeur aqueuse,
une procidence de l'iris, ou bien l'évacuation du cristallin et du corps
vitré, et, par conséquent, la perte des fonctions et de la forme de l'organe ; mais les terminaisons les plus ordinaires sont le leucome et le
prolapsus irien.

§ III. *Etiologie.* Nous venons de dire que les ulcérations de la
cornée étaient une maladie des constitutions faibles. C'était déjà faire
pressentir que leur existence doit se rattacher à certains états de
l'organisme général. Des causes locales cependant peuvent également
y donner lieu.

A. *Prédisposante.* L'enfance prédispose plus que tout autre âge aux
ulcérations de la cornée, par les mêmes raisons qu'elle prédispose
aux kératites. Toutes les maladies éruptives aiguës du jeune âge et l'affection scrofuleuse peuvent donner lieu aux ulcérations de la cornée.
La vieillesse y prédispose également, mais par d'autres raisons : selon
Travers, le manque de vitalité détermine des résorptions ulcératives.
On sait, d'ailleurs, que chez quelques animaux qu'on fait mourir
d'inédie, les cornées s'ulcèrent plus ou moins, et que des taches anciennes sur ces membranes disparaissent quelquefois chez les agonisans (Wardrop). Toutes les maladies cutanées qui réagissent sur
l'œil et les ophthalmies chroniques peuvent d'ailleurs être rangées
au nombre des causes prédisposantes des ulcères de la cornée.

B. *Occasionnelle.* On peut en général regarder les ulcérations
actives de la cornée comme le résultat d'une kératite, cependant des
causes variables peuvent occasionner ce travail. Les blessures sup-
purentes de la cornée , les brûlures, les phlyctènes, toutes les conjonctivites en général, enfin certaines lésions des nerfs de la cinquième paire sont au nombre de ces causes ; je dis certaines lésions,
car toutes les altérations de ces nerfs ne produisent pas l'ulcération
de la cornée. On sait qu'en coupant ces nerfs sur les animaux , les
cornées s'ulcèrent, se perforent et l'œil se vide. J'ai vu deux fois
cette espèce d'ulcère de la cornée, elle n'existe jamais seule ; la narine, la bouche, les dents et la face du même côté sont affectées en
même temps ; on en peut lire un exemple remarquable, accompagné d'autopsie, dans le *London médical gazette* , 12 décembre, 1835 ,
et dans l'*Américain journal of the medical sciences*, août 1836, p. 474.

C. *Prochaine.* Travail d'érosion phlogistique dans les ulcères actifs
ou profonds. Résorption passive, adynamique dans les artères superficiels et dans ceux dépendant d'une altération de la cinquième
paire.

§ IV. *Pronostic.* Réservé , mais plutôt favorable dans les ulcères

15

superficiels ; variable dans les ulcères profonds. La gravité, dans ce dernier cas , est toujours en raison du siége plus ou moins central de la lésion, de son étendue, de ses complications et de sa tendance pour telle ou telle terminaison. Quand l'ulcère devient perforant, c'est toujours une maladie grave qui entraîne très-souvent la perte de la vision, sinon de la forme même de l'organe. Il importe de prévenir d'avance le malade ou ses parens des issues possibles de la maladie, afin qu'on n'attribue pas au traitement ce qui est la conséquence inévitable de l'affection.

§ IV. *Traitement.* Ici, comme dans le traitement de plusieurs autres maladies, la première chose à faire, c'est de simplifier la lésion, s'il y a lieu. Bien que l'irritation excessive de l'œil ulcéré tienne souvent à la présence même de l'ulcère et qu'elle se dissipe presque toujours après la cautérisation de ce dernier, il y a convenance à débuter par combattre la photophobie et la douleur à l'aide d'une ou plusieurs saignées , soit générales , soit locales , et de frictions abondantes de pommade mercurielle belladonisée autour de l'orbite. Des cataplasmes adoucissans de laitue cuite dans du lait, qu'on couvre d'une couche de la même pommade et qu'on applique sur les paupières, remplissent également bien l'indication.

Si l'ulcère est superficiel, il suffit de traiter la maladie à laquelle il se rattache pour le guérir. Quelques collyres résolutifs, entre autres une légère solution de pierre infernale (deux à trois grains par once d'eau de rose), des pommades de vertu analogue dont nous avons donné les formules, procurent généralement la guérison. Si l'ulcère résiste, ce qui est rare, on fera usage d'une solution de pierre infernale (20 grains par once) qu'on portera avec un pinceau mou sur l'ulcération. Ce dernier moyen est surtout nécessaire dans l'ulcère périphérique de Demours. Quant au traitement constitutionnel, il doit être tonique, si le mal se rencontre chez des individus âgés et presque anémiques.

Dans les cas d'ulcères profonds, actifs, le traitement doit être bien autrement énergique. Indépendamment des remèdes anti-ophthalmiques généraux et locaux , il faut attaquer l'ulcère par la cautérisation à l'aide du nitrate d'argent solide, disposé en crayon. Le malade est assis ou couché, un aide fixe sa tête et relève la paupière ; le chirurgien s'oppose aux mouvemens de l'œil avec son doigt, appuie plus ou moins fortement la pierre infernale sur le creux de l'ulcère et lave ensuite avec de l'eau fraîche. Les auteurs qui craignent l'emploi de ce moyen ordonnent de passer aussitôt au pinceau trempé dans de l'huile et de laver ensuite avec du lait tiède. Je me suis toujours mieux trouvé de l'eau fraîche, qui apaise plus promptement la douleur. Le peu de pierre qui se répand sur la conjonctive n'entraîne aucun inconvénient. La douleur causée par l'opération est excessivement vive; il faut saisir l'œil au vol, pour ainsi dire : si l'on tâtonne avec la pierre , il n'est plus possible d'atteindre l'ulcère dans la même séance , surtout s'il s'agit d'un enfant. Une heure ou deux après, le calme survient et le malade ne souffre plus ni de l'ulcère ni de la cautérisation; mais deux, trois ou quatre jours plus tard, les souffrances reparaissent souvent comme auparavant, par suite de la chute de l'escarre. On revient à la même opération jusqu'à la cicatrisation complète. Il est rare qu'on soit obligé de répéter plus de deux fois la cautérisation pour obtenir l'oblitération de l'ulcère. Du moment, dit Scarpa, que le fond ulcéreux devient rosé, il faut s'abstenir de l'emploi du caustique ; cela indique que la nature travaille à la réparation de la brèche, et que la guérison ne tarde pas à s'effectuer. Cette remarque pratique qui s'applique d'ailleurs à toutes les surfaces suppurantes, est de la plus grande vérité, et l'on conçoit combien il serait grave de répéter la cautérisation dès ce moment. Aussitôt que le travail réparateur commence, on voit des vaisseaux sanguins pénétrer dans l'ulcération et fournir la matière plastique de la cicatrice. Des collyres résolutifs serviront à l'achèvement de la cure.

Lorsque l'ulcère est compliqué de fongosités, la maladie offre plus de gravité, et bien que le traitement soit basé sur la cautérisation répétée, il faut s'attendre souvent à la perforation de la cornée après la destruction des végétations morbides. On traitera le prolapsus irien qui en est la conséquence, et les autres terminaisons possibles, d'après les données qu'on trouvera exposées dans les chapitres respectifs.

Je n'ignore point que plusieurs auteurs modernes se sont élevés contre la pratique de la cautérisation, si hautement recommandée et éclaircie par les expériences cliniques de Scarpa ; mais la pratique qu'on voudrait lui substituer est non-seulement inférieure sous plusieurs rapports, mais même fort souvent insuffisante pour la guérison. Je pourrais citer un assez grand nombre de faits de ma pratique, pour prouver cette assertion.

Je termine ce chapitre par le passage suivant que je transcris de l'ouvrage de Celse.

« Les pustules des yeux, dit Celse, lib. sext., se changent quelquefois en ulcères; on les traite, lorsqu'elles sont récentes, avec des médicamens adoucissans et qui sont à peu près les mêmes que ceux que j'ai indiqués pour les pustules. Il y a aussi un collyre qui est spécifique pour les ulcères, on l'appelle *dialiban*. Il se prépare avec du cuivre brûlé et lavé, d'opium frit (*papaveris lacrymæ frictæ*), de chacun p. 1; de tutie lavée, d'encens, d'antimoine brûlé et lavé, de myrrhe, de gomme, de chaque, p. 2. » Pour les ulcères sordides, l'auteur prescrit des remèdes cautérétiques.

Dix-huitième leçon. — **KÉRATOCÈLES.**

(*Tumeurs de la cornée.*)

Les tumeurs de la cornée peuvent être divisées en deux catégories,

les unes comprennent les dégénérescences propres de cette membrane;
on les désigne sous le nom de staphylome, les autres se rapportent
aux végétations accidentelles, ou tumeurs parasites, qui s'engendrent
sur la cornée et qu'on connaît sous les noms de kystes, de fongus,
de carcinome, etc.

### Staphylome opaque de la cornée.

Le staphylome peut être défini, une tumeur formée par le bombement idiopathique de la substance de la cornée, de la sclérotique,
ou de l'une et l'autre de ces membranes à la fois, avec ou sans perte
totale de la vision. Le mot idiopathique indique ici que la tumeur
dépend d'une végétation morbide, d'une sorte d'hypertrophie de
la membrane où elle naît, et non d'une simple distension par excès
de liquides intérieurs, comme dans l'hydrophthalmie par exemple.
Il est bon de dire néanmoins qu'à une certaine époque de son développement, le staphylome s'accroît plutôt par distension passive que
par végétation idiopathique.

L'existence d'un staphylome suppose, par conséquent, une maladie préalable de la membrane qui le supporte. Cette maladie est
ordinairement de nature inflammatoire ; aussi ne voit-on le staphylome se déclarer qu'à la suite d'ophthalmies graves, de kératites
chroniques, etc.

La définition qui précède ne permettra pas de confondre le staphylome avec l'exophthalmie, ni avec l'hydropisie oculaire, le leucome,
la procidence irienne. Une légère réflexion suffit en effet pour faire
comprendre que dans ces maladies la tumeur, ou elle ne dépend pas
essentiellement de la cornée, ou elle n'en est pas une ; un leucome,
par exemple, ne peut être caractérisé pour une tumeur, à moins que
la cornée ne se ramollisse et qu'elle ne commence à bomber.

Le mot staphylome est tiré du grec *stafile*, qui signifie raisin, parce
qu'en effet la tumeur ressemble quelquefois à un grain de raisin
noir. Lorsque plusieurs de ces tumeurs existent sur un même
œil, de manière à imiter jusqu'à un certain point une petite grappe
de raisin, le mal a pris le nom de *staphyloma racemosum*. Tous les
auteurs, du reste, n'emploient pas dans le même sens le mot staphylome; il en est (Boyer, Weller, Middlemore, etc.) qui décrivent aussi
la procidence irienne sous la même dénomination. C'est entièrement
arbitraire, pourvu qu'on s'entende. Je crois pourtant plus convenable de ne pas y comprendre les déplacemens de l'iris. Quelques
auteurs distinguent le staphylome proprement dit de la dilatation
staphylomateuse. Cette dernière est toujours une affection symptomatique, comme dans l'hydrophthalmie, par exemple.

Il ne sera ici question que des staphylomes opaques de la cornée.

§ I^er *Variétés.* 1° Considéré sous le rapport de son étendue, le sta-

phylome opaque de la cornée est *total*, ou *partiel*, selon que tout le
disque cornéal, ou une portion seulement de son étendue, est compris dans le travail morbide. Le staphylome partiel peut être *unique*
ou *multiple*. Il y a des cas où le staphylome partiel n'est pas plus gros
que la tête d'une forte épingle ; alors il peut y en avoir plusieurs sur
une même cornée ; ils constituent le *staphyloma racemosum*. Les staphylomes multiples existent le plus souvent d'une manière isolée ;
dans quelques circonstances néanmoins, on en rencontre un ou plusieurs plus ou moins petits, entés sur un gros staphylome ; cela a lieu
dans les cas où la substance de la tumeur est amincie ou ramollie sur
quelques points isolés ; ces points forment autant de petites proémi-
nences distinctes, et donnent à la maladie une forme tubéreuse, analogue à celle de certaines pommes de terre. Cette variété a été appelée staphylome *composé*, pour le distinguer du compliqué dont nous
parlerons tout-à-l'heure.

L'étendue du staphylome total peut être énorme, on en cite des
exemples du volume du poing (Mauchart). Burgmann (*De sin-
gulari tunicarum utriusque oculi expansione*. Rostochii , 1729) a donné
la figure d'un malfaiteur dont les cornées staphylomateuses descen-
daient sur les joues et arrivaient jusqu'au niveau de la bouche. Ordinairement cependant le volume du staphylome total se tient entre les
limites d'une cerise à une prune. Le sphérique peut toujours atteindre une grosseur beaucoup plus considérable que le conique.

Le staphylome partiel, s'il est unique, occupe plus volontiers l'hémisphère inférieur ; il peut cependant se montrer sur tous les points
du disque cornéal.

Il va sans dire enfin que la maladie dont il s'agit peut être unioculaire ou bi-oculaire.

2° Sous le point de vue de sa figure, il est sphérique ou conique.
Le staphylome sphérique, s'il comprend toute la cornée, a la forme
d'un dé à coudre. S'il est partiel, il ressemble à un grain de chéne-
vis ou de raisin noir. Le conique, s'il intéresse tout le disque , offre
une forme très-prononcée ; il n'en est pas de même s'il est partiel.
En général, le sommet en est émoussé comme celui d'un pain de
sucre. On comprend aisément que de petits staphylomes sphériques
peuvent s'établir sur divers points de la surface d'un staphylome
conique ; de sorte que tout le staphylome *racemosum*, ou multiple, et
le staphylome composé ne résultent que de l'union des deux formes
principales dont nous venons de parler.

3° Sous le rapport de sa couleur, le staphylome opaque de la cornée présente aussi quelques différences dignes d'intérêt. Le plus souvent il est noirâtre comme du raisin, ou bien grisâtre ; quelquefois
verdâtre ou bien rougeâtre ; dans quelques cas, d'un blanc presque
éburné. Ces différentes nuances dépendent de l'état de l'iris qui est
collé derrière la cornée ; elles dépendent de la matière plastique sécrétée entre les mailles de cette membrane, et, à sa surface, dans le

( 230 )

tissu cellulaire sous-conjonctival, et enfin des vaisseaux plus ou moins dilatés qui règnent dans ces parties.

4° Sous le rapport enfin de ses complications, la tumeur en question offre une foule de variations importantes que nous passerons bientôt en revue.

§ II. *Anatomie pathologique.* Les lésions matérielles du staphylome opaque varient nécessairement selon son volume, sa forme et ses complications.

A. *Conjonctive.* Si la tumeur est volumineuse et que son sommet dépasse l'enceinte palpébrale, la conjonctive qui la couvre est le plus souvent ulcérée, quelquefois aussi fongueuse. Hors ce cas, cette membrane n'est ordinairement qu'engorgée, épaissie, indurée, vascularisée. Elle s'offre souvent sous la forme de pannus ou avec des arborisations vasculaires abondantes à sa surface. Son tissu cellulaire est épaissi, infiltré de lymphe plastique organisée; de là résulte que la conjonctive paraît parfois couverte de plaques et comme parcheminée; cela dépend de l'état du tissu sous-muqueux dont l'épaississement imite, dans quelques cas, le cartilage. Si l'on suit les différentes altérations que subit la conjonctive cornéale depuis le début du staphylome jusqu'à sa terminaison, l'on verra qu'elle est d'abord engorgée, ramollie et opaque (*kérato-malacie*); ensuite épaissie, calleuse, parcheminée, couverte de plaques et d'arborisations vasculaires et reste dans cet état tant que le sommet de la tumeur ne dépasse pas l'enceinte palpébrale. La ténacité que la conjonctive acquiert par suite de ces changemens est tellement grande, qu'elle résiste seule pendant long-temps à la rupture du staphylome, alors que la cornée sousjacente est déjà érosée, perforée ou crevassée. C'est ainsi que les petits staphylomes entés sur les gros se forment assez souvent. Quant à la conjonctive sclérotidale, je me contenterai de dire qu'elle est plus ou moins altérée, comme dans la plupart des affections chroniques de l'œil.

B. *Cornée.* La maladie ayant son point de départ, son siège principal dans la cornée, on conçoit aisément que cette membrane doit offrir des altérations plus ou moins marquées; ces altérations varient selon la période de la tumeur. Dans le début, la cornée est toujours à l'état *malacique*, boursouflée et plus ou moins opaque sur le point où elle commence à faire saillie. Chez les enfans surtout, cet état est très prononcé à cause de la spongiosité naturelle de la membrane. Nous avons vu, en parlant de la kératite chronique, que la cornée devenait quelquefois semi-pultacée ou analogue à du carton mouillé. Plus tard, elle paraît opaque, se durcit et s'amincit d'autant plus que le staphylome prend du volume; de sorte qu'elle finit à la longue par s'érailler et s'ouvrir sous la conjonctive. Elle est presque toujours mince et dure dans les gros staphylomes. Cette règle néanmoins offre des exceptions; on voit souvent en effet des staphylomes coniques anciens fort volumineux dans lesquels la cornée est convertie en une masse épaisse, opaque et solide, par un véritable travail hypertrophique (Middlemore). Si la tumeur, bien que volumineuse, est récente, la cornée est mollasse et épaisse ; tel était son état chez un jeune homme que j'ai vu opérer par Dupuytren, chez un autre dont j'ai fait connaître les détails dans *la Lancette*, et chez un troisième que j'ai opéré en présence de M. le docteur Vigreux. On conçoit, en outre, que si le staphylome n'est que partiel, le reste de la cornée peut être sain, et qu'en cas que le staphylome soit total, le disque cornéal peut présenter des variations d'épaisseur dans différents points de son étendue. Richter avait prétendu que la cornée était constamment hypertrophiée à toutes les époques de la tumeur, et que le staphylome, par conséquent, était toujours solide. Scarpa a démontré l'exagération de cette opinion.

Disons cependant, en terminant sur ce point, qu'il résulte d'observations plus étendues que la cornée peut être épaissie ou amincie plusieurs fois durant la marche du staphylome, selon qu'elle est plus ou moins enflammée par les différentes circonstances de la masse morbide.

Je ne parle point ici de l'état de la sclérotique ; je me contenterai seulement de dire qu'il est rare qu'elle ne soit pas comprise dans le mal, si la tumeur a déjà acquis un grand volume.

C. *Iris*. Cette membrane adhère généralement à la face postérieure de la cornée (synéchie antérieure), surtout si le staphylome existe chez un enfant. À cet âge, la cornée est si épaisse, et la chambre antérieure si petite, qu'au moindre gonflement l'iris se trouve en contact avec la cornée ; mais cette condition n'est pas indispensable pour la formation de la tumeur. Il est vrai de dire que, du moment que la cornée est énervée par le ramollissement et qu'elle cède à l'impulsion des humeurs que les muscles de l'œil compriment, l'iris doit lui-même suivre la même impulsion et s'appliquer sur la face postérieure de la cornée ; mais, je le répète, le staphylome peut exister sans cette condition, surtout dans le début.

L'adhérence de l'iris à la cornée est partielle ou totale, selon que le staphylome occupe lui-même la totalité ou une partie de la cornée. Cette adhérence arrive d'autant plus facilement que la séreuse antérieure de l'iris se met en contact avec la séreuse postérieure de la cornée, et que ces parties se trouvent constamment saisies d'inflammation. C'est même à cette circonstance, c'est-à-dire à l'iritis, qu'est due, ainsi que nous l'avons déjà dit, la couleur noirâtre, verdâtre, jaunâtre ou grisâtre du staphylome. L'iris fait, le plus souvent, tellement corps avec la cornée, que la séparation sans déchirure en est impossible ; sa substance est d'ailleurs épaissie par le travail inflammatoire, et la pupille complètement détruite par suite de ces conditions. Le diaphragme irien étant obligé de suivre l'expansion toujours progressive de la cornée finit par se déchirer dans une direction rayonnante, et ne se présente à la dissection que par lambeaux plus ou moins irréguliers.

La chambre antérieure se trouve, par conséquent, détruite en totalité ou en partie par suite des dispositions précédentes. La chambre postérieure l'est également, si le staphylome est conique; elle est élargie au contraire si la tumeur a une forme sphérique. Je m'explique :

Si, dans son commencement, le staphylome n'a pas été précédé de phlogoses intro-oculaires très-étendues, la face postérieure de l'iris et la capsule cristalline ont pu être ménagées et conserver leurs rapports naturels; la face antérieure de l'iris, en s'adaptant à la face postérieure de la cornée, élargit l'espace irio-cristallinien ou la capacité de la chambre postérieure. De là résulte que la chambre antérieure oblitérée est remplacée par la postérieure exagérée. La sécrétion de l'humeur aqueuse qui a lieu continuellement dans cette dernière éloigne de plus en plus l'iris du cristallin, et le staphylome doit nécessairement prendre la forme sphérique. On conçoit en effet que l'iris étant également poussé dans toute son étendue, la cornée qui est devant lui doit suivre cette impulsion qui vient *à tergo*.

Si, au contraire, la phlegmasie préparatoire du staphylome atteint les tissus profonds, l'iris peut adhérer à la cristalloïde (synéchie postérieure); ces deux corps s'approchent ensemble de la cornée, font amalgame avec elle, et les deux chambres se trouvent oblitérées. Dans ce cas, le staphylome affecte toujours la forme conique et n'atteint jamais un volume aussi considérable que le sphérique. On en conçoit la raison, si l'on réfléchit que la force impulsive vient ici de la troisième chambre (corps vitré), et porte sur le cristallin qui s'avance comme une sorte de coin contre le centre de l'iris et de la cornée, et force cette dernière à proéminer sous forme de cône. Des exceptions néanmoins existent à ce sujet. Tout staphylome conique n'étant pas accompagné de la double synéchie dont nous venons de parler :

D. *Corps vitré.* Il est rare que ce corps ne soit plus ou moins altéré, surtout si le staphylome est volumineux. Il est tantôt atrophié, tantôt à l'état hydropique. Dans le staphylome sphérique, la quantité excessive d'humeur aqueuse sécrétée dans la chambre moyenne (irio-cristalline) comprime l'éponge hyaloïdienne et l'atrophie. Dans l'autre espèce, le contraire a lieu, c'est-à-dire que le corps vitré s'hypertrophie et devient comme hydropique. On peut avancer d'une manière générale que le volume du staphylome est en raison directe de l'hypertrophie de la cornée et de la quantité de l'humeur retro-irienne. Tout cela, d'ailleurs, est subordonné au degré et à la durée de l'inflammation préalable. J'en dirai autant de l'état de la rétine et de la choroïde qui sont plus ou moins altérés. En général, il est rare que la rétine ne soit pas paralysée, pour peu que le staphylome ait acquis un certain volume.

§ III. *Caractères.* Une distinction pratique fort importante que nous avons établie à propos de l'hydrophthalmie (p. 34) mérite d'être appliquée également au staphylome; c'est la distinction des périodes dans la marche de la tumeur. On conçoit que tant que le mal n'est qu'à la première période , savoir : enfermé dans l'enceinte palpébrale, il peut n'offrir que des symptômes légers ou tolérables; mais du moment qu'il passe à la seconde, c'est-à-dire que les paupières ne peuvent plus le couvrir complètement, une autre série de phénomènes se déclare, dont la gravité devient menaçante.

1ᵉ *Période.* Le début du staphylome opaque est toujours précédé d'ophthalmies plus ou moins graves : la cornée s'obscurcit , s'épaissit, se ramollit , contracte des adhérences avec l'iris , puis elle commence à bomber. A cette époque la vision est plus ou moins troublée et le malade se plaint d'un sentiment de plénitude et de distension à l'œil. Quelquefois il y a photophobie.

Ces symptômes sont progressifs : le trouble visuel augmente, la tumeur se prononce de plus en plus et le sentiment de distension se convertit en une douleur incommode et irradiative au front, à la tempe et à toute la demi-tête du côté correspondant. On conçoit cependant que la cécité peut n'être qu'incomplète si le staphylome ne comprend qu'une partie de la cornée. A ces premiers caractères s'en joignent quelques autres dépendans de quelques phlogoses concomitantes soit des autres tissus de l'œil, soit des paupières.

Tant que la tumeur n'a que le volume d'une noisette environ, les choses restent dans l'état précédent et le mal est supportable, s'il ne s'est formé que lentement. Il peut même persister des années entières sans gêner autrement que comme difformité ; mais il en est autrement lorsqu'il se forme rapidement , comme on l'observe à la suite des ophthalmies purulentes ; des douleurs atroces accompagnent alors la première période de la maladie.

2ᵉ *Période.* Du moment que le staphylome franchit l'enceinte palpébrale, un autre train de symptômes a lieu; sa partie saillante, irritée par le contact continu de l'air, se dessèche, s'enflamme, s'ulcère, donne un écoulement sanieux, détermine des douleurs lancinantes, de l'insomnie et de la fièvre. La paupière inférieure se renverse, les larmes coulent sur la joue et la difformité devient énorme. Il commence alors une nouvelle série de phénomènes locaux et constitutionnels, dont la gravité peut devenir extrême. Tous ces phénomènes ont pour point de départ la douleur irridiative qui occasionne l'insomnie et une fièvre consomptive : ils se compliquent quelquefois de dégénérescence cancéreuse.

La marche de la maladie est fort variable. Dans l'espace d'une à deux semaines, le staphylome est déjà déclaré et mûri quelquefois à la suite de certaines conjonctivites purulentes. Le plus souvent cependant, des mois et même des années se passent avant que la tumeur ne se prononce d'une manière complète, et surtout qu'elle ne passe à la seconde période ; il arrive même très-fréquemment qu'après avoir acquis un certain développement , elle reste stationnaire et se durcit sans franchir la capacité des paupières. Une circonstance importante à mentionner dans l'histoire pathologique du staphylome, c'est que le mal passe quelquefois d'un œil à l'autre par simple irritation sympathique : Wardrop rapporte un exemple remarquable de ce cas.

*Terminaisons.* 1° *Induration.* Le travail inflammatoire qui existe dans l'œil staphylomateux acquiert le caractère d'épiphlogose, la lymphe plastique qu'il sécrète s'organise, la tumeur se durcit, cesse de faire des progrès, et elle ne nuit plus que comme difformité. On rencontre presque tous les jours des staphylomes terminés de la sorte chez des sujets adultes qui portent impunément la tumeur dès l'enfance. On a cependant toujours à craindre que le travail phlogistique ne se renouvelle à la moindre occasion et que la tumeur ne fasse des progrès.

2° *Rupture et atrophie.* Une terminaison plus heureuse encore, mais malheureusement assez rare, est celle-ci : la tumeur se rompt sur le point le plus saillant et donne issue à tout le contenu de l'œil ; la coque étant vidée s'affaisse, s'enflamme, suppure, se ratatine et se convertit en un bouton blanc, mobile dans l'orbite, et sur lequel on peut souvent appliquer un œil artificiel. C'est là, comme on le voit, une sorte de guérison que la nature opère.

3° *Ulcération. Fistule.* Si le mal passe à la seconde période, il s'ulcère, avons-nous dit. Il devient aussi fistuleux quelquefois ; c'est lorsque la tumeur crève sur un point, et que l'ouverture n'offre pas les conditions convenables pour l'évacuation des humeurs. Cette ouverture se couvre d'une croûte, se ferme et se rouvre à différentes époques comme les fistules des autres régions du corps. Wardrop cite, d'après Thomson, plusieurs exemples de ce cas.

4° *Sarcosités.* Dans d'autres circonstances, le mal dégénère, change de nature, comme on dit ; il se convertit en une masse charnue ; des végétations fongueuses se forment à sa surface, et si on ne se hâte pas à enlever toute la partie, il est probable que le mal prend la marche du cancer, et qu'il se termine plus ou moins promptement par la mort.

Ajoutons à ces considérations que, dans sa marche, le staphylome est souvent sujet à des congestions intercurrentes, plus ou moins graves, congestions qui réagissent parfois sur l'œil sain et finissent souvent par compromettre son existence.

§. IV. *Etiologie.* A. *Prédisposante.* Tout ce qui affaiblit le ressort naturel de la cornée prédispose au staphylome. Les enfans y sont plus sujets que les adultes, à cause de leur prédisposition plus grande aux kératites. Aussi pourrait-on dire jusqu'à un certain point que le staphylome est une maladie de l'enfance.

B. *Occasionnelle.* Les phlogoses oculaires, en particulier les kératites aiguës et chroniques, entrent en première ligne. Viennent ensuite l'onyx, les blessures, les ulcères, les fistules de la cornée qu'on peut aussi en dernière analyse ranger au nombre des kératites. Cette dernière classe de causes donne plus volontiers lieu au staphylome chronique qu'au sphérique. Il résulte des faits que j'ai pu recueillir, que la cause occasionnelle la plus fréquente du staphylome, c'est une contusion par un coup de fouet, d'ongle ou de pierre sur la cornée. Nous avons cité un cas (page 221) où la tumeur avait succédé à l'ablation d'une couche de la cornée. Les maladies éruptives aiguës chez les enfans, de même que la scrofule, y donnent souvent naissance; mais c'est toujours par suite d'une kératite. Il en est de même du staphylome qui a lieu chez quelques sujets atteints de syphilis constitutionnelle. C'est donc à la kératite avec ramollissement qu'on doit rapporter toutes les causes occasionnelles du staphylome; mais il y en a une autre qui n'a point été mentionnée par les ophthalmologues, c'est une sorte de *kérato-malacie* sans inflammation, qui se rattache à certaines maladies organiques du cerveau. On en voit un exemple dans la *Gazette Médicale*, 1837, page 424, sous le titre d'*otorrhée cérébrale*.

C. *Prochaine.* La véritable cause prochaine ou déterminante du staphylome, c'est l'action compressive des muscles droits de l'œil jointe ou non à un excès d'humeur aqueuse dans la chambre postérieure.

On voit bien par les considérations précédentes que je regarde l'affaiblissement de la ténacité de la cornée, ou la kérato-malacie comme une condition essentielle pour la formation du staphylome et nullement l'adhérence de l'iris à la cornée, ainsi que Beer le suppose. Cette dernière circonstance effectivement peut exister sans que l'œil soit staphylomateux; *et vice versâ.* On observe des staphylomes par simple hypertrophie morbide de la cornée, sans synéchie antérieure, surtout dans le début.

§ V. *Pronostic.* Toujours grave; quelquefois très-grave.

§ VI. *Traitement.* Quelle que soit l'espèce du staphylome, il y a urgence de l'attaquer, non-seulement pour prévenir ses dégénérescences, mais encore, et surtout, pour préserver l'autre œil du même sort. Nous venons de voir en effet que les congestions répétées de l'organe staphylomateux retentissaient souvent sur l'œil sain et compromettaient l'existence de ce dernier.

A. *Résolutif.* Pour peu que l'œil soit enflammé, que le malade y éprouve des douleurs, on conçoit qu'une médication antiphlogistique devient indispensable comme moyen préparatoire. C'est donc par les saignées générales et locales, les cataplasmes émolliens (laitue cuite dans du lait), les frictions péri-orbitaires de pommade mercurielle que le traitement du staphylome doit souvent commencer. On simplifie de la sorte la maladie, et l'on se règle différemment pour le reste, selon les conditions de la tumeur.

1° *Compression.* Si le mal est récent, peu prononcé, que la structure de la cornée n'est pas encore complètement ruinée, on peut essayer l'usage de la compression (Ware, Woolhouse, Miraud). On se sert pour cela d'une lame métallique qu'on applique sur la tumeur; ou, mieux encore, d'une pyramide de compresses qu'on pose sur les paupières fermées et qu'on assujétit à l'aide d'une bande *monoculus*, de manière à agir sur le sommet de la tumeur. On se propose par ce moyen de s'opposer mécaniquement au développement de la cornée, de provoquer l'absorption d'une partie des humeurs de l'œil et d'obtenir une sorte de terminaison par induration. Ce traitement convient surtout dans le staphylome partiel récent, il n'empêche pas, bien entendu, de mettre en même temps en usage la médication propre à la kératite chronique. La compression convient d'autant mieux dans cette circonstance qu'elle peut être regardée comme un remède antiphlogistique. A ce titre, elle peut être également appliquée dans le staphylome total de date récente. Lorsqu'elle réussit, cette méthode laisse presque toujours une difformité plus ou moins choquante, l'opacité de la portion staphylomateuse de la cornée avec ou sans synéchie antérieure, mais la vision n'est pas toujours détruite, le malade pouvant continuer à voir tant bien que mal du côté sain de la cornée. L'état de l'organe laisse d'ailleurs la ressource d'une pupille artificielle, si la rétine est bien portante.

— 2° *Ulcération artificielle.* Partant de l'idée que le staphylome n'était qu'une sorte d'hypertrophie spongieuse de la cornée, Richter a pensé qu'une fonticule appliquée à la partie inférieure de la tumeur pourrait en opérer le dégorgement. Il a, dans ce but, pratiqué une petite escarre dans cette partie à l'aide de la pierre infernale ou du beurre d'antimoine, et il assure en avoir obtenu la guérison en peu de jours. L'ulcération qui restait à la chute de l'escarre était renouvelée par d'autres applications du caustique. Scarpa s'étonne de ces assertions de Richter : « Il m'est arrivé plusieurs fois, dit-il, d'appliquer la méthode de Richter au traitement du staphylome récent des enfans ; je comptais avec une sorte de confiance sur la réussite de cette opération dont les principes me paraissaient déduits d'une connaissance approfondie de la nature du staphylome; d'ailleurs, je craignais peu de m'égarer sur les traces d'un chirurgien des plus illustres ; néanmoins je ne suis jamais parvenu , et la vérité m'impose le triste devoir d'en faire l'aveu; je ne suis, dis-je, jamais parvenu à obtenir aucun résultat comparable au succès que rapporte Richter. » Scarpa n'avait pas réfléchi qu'en appliquant plusieurs fois le caustique sur la cornée, Richter finissait très-vraisemblablement par percer cette membrane et par vider le contenu de la tumeur. En ce sens Richter opérait par le caustique, ce que la nature fait quelquefois elle-même, pour procurer la guérison du staphylome. Notez effectivement les paroles de Richter reproduites par Scarpa : « *Ter repetita operatione , quarto scilicet , septima et decimo die , ne vestigium quidem morbi die decimo quarto supererat* (*Obs. chir. fascic.* 11.). Ainsi, trois cautérisations dans l'espace de dix jours, et le quatorzième jour la tumeur avait complètement disparu. A moins de nier la véracité des paroles de Richter, je ne pense pas qu'on puisse comprendre autrement cette guérison, qu'en admettant que la cautérisation a été perforante.

La cautérisation perforante est effectivement un bon moyen de guérir, soit temporairement, soit radicalement, le staphylome volumineux. Ce moyen a été mis dernièrement en usage en Angleterre avec un succès remarquable. Voici le fait :

« J'ai, dit l'auteur, pris un morceau de pierre infernale (*lunar caustic*) que j'ai disposé en pointe fine. J'ai fait soulever la paupière par un aide et j'ai porté le caustique à la partie la plus saillante et mince du staphylome qui était conique ; je l'ai laissé appliqué pendant plus d'une minute et j'ai lavé ensuite avec un jet d'eau, avant de fermer les paupières. Le lendemain, j'ai répété la même cautérisation, et en peu d'heures une petite escarre s'est formée ; à sa chute l'humeur aqueuse a coulé. L'ouverture est restée béante pendant plusieurs jours, ensuite une sorte de bouchon de lymphe l'a fermée, et a empêché l'écoulement de l'humeur aqueuse ; je l'ai débouchée à l'aide d'une sonde mousse, et l'écoulement a continué pendant plusieurs semaines. L'œil et la tumeur sont devenus de plus en plus flasques, enfin la coque oculaire s'est affaissée, et le staphylome a guéri comme s'il eût été traité par l'excision de la cornée. Dans deux autres cas que j'ai traités de la même manière, je n'ai pas été aussi heureux : la guérison n'a point été durable, et j'ai été obligé d'en venir à l'excision. »

On conçoit que, quelle que soit la bonté de cette médication, elle ne doit être appliquée que dans les seuls cas de staphylome total. Si le staphylome est partiel et la rétine en bon état, il ne faut pas renoncer à l'idée de rétablir en partie les fonctions de l'organe à l'aide d'une pupille artificielle, avantage que la cautérisation perforante ôterait tout-à-fait.

3° *Sélon*. On a proposé de percer la base de la tumeur avec une aiguille fine et d'y passer quelques brins de fil de soie qu'on doit laisser en permanence. Ce moyen aurait pour but d'agir comme l'ulcération perforante, c'est-à-dire de déterminer l'évacuation lente de la coque et son oblitération consécutive. Il est probablement capable de remplir cette indication ; mais je ne sache pas qu'il ait jamais été employé. La présence des fils entre les paupières doit produire une réaction intense, ce qui en contr'indique l'usage jusqu'à un certain point. D'ailleurs, l'art possède de meilleurs moyens que celui-ci pour le traitement du staphylome.

4° *Ankyloblepharon artificiel*. Dans un cas de staphylome total peu volumineux chez un jeune homme reçu en 1836 à l'hôpital de la Pitié, M. Lisfranc a caché la difformité et s'est opposé aux progrès de la maladie en réunissant les deux paupières ensemble à l'aide d'une suture, après en avoir, bien entendu, rafraîchi les bords comme dans un bec-de-lièvre. Le staphylome s'est trouvé par là masqué à la vue, et enseveli sous les paupières ; mais il en est nécessairement résulté une autre difformité désagréable, l'ankyloblepharon. Cette singulière opération ne saurait être adoptée que comme fort exceptionnelle. Outre qu'elle laisse le loup enfermé dans la bergerie et qu'on ne sait pas ce que la tumeur deviendra plus tard, il est évident qu'une pareille conduite ôte l'avantage immense de l'application d'un œil artificiel. D'ailleurs l'opération de l'agglutination des paupières n'est-elle pas plus douloureuse et plus longue à pratiquer que l'excision de la cornée ?

5° *Ophthalmocentèse.* Lorsque la tumeur est accompagnée de douleur, quelques praticiens ont proposé de la ponctionner inférieurement avec une lancette, dans le but de vider l'humeur aqueuse, et de détendre les tissus. On répète de temps en temps l'opération, et les malades en sont constamment soulagés. Ce moyen, qui n'est au fond que palliatif, a quelquefois procuré une guérison radicale, après un certain nombre de répétitions. Il convient surtout dans le staphylome sphérique, parce qu'en évacuant l'humeur aqueuse de la chambre postérieure on s'oppose aux progrès de la tumeur. Comme d'ailleurs il est innocent, on peut en conseiller l'emploi toutes les fois qu'on est obligé de se borner à un traitement palliatif.

6° *Fistule artificielle.* « Si la cornée, dit Demours, est peu déformée et peu protubérante, quoique tachée ; si des douleurs se font sentir par accès, et si les malades tiennent beaucoup à ne point porter un œil d'émail, j'ai encore recours de temps à autre à une incision demi-circulaire du bas de la cornée, et je me contente d'enlever avec les ciseaux un peu du bord de ce lambeau. Ordinairement, les humeurs s'écoulent lentement par cette fistule artificielle : pendant qu'elle se rétrécit, la vie abandonne peu à peu les parties de l'intérieur de l'œil, et le globe diminue tellement de volume, que le malade a rarement besoin de porter un œil d'émail. Après l'opération, je couvre l'œil avec un cataplasme de mie de pain et de lait. »

Ce procédé de la fistule artificielle est fort important, comme on le voit ; il peut être rapproché de celui de la cautérisation perforante dont nous venons de parler ; c'est absolument la même idée différemment exécutée. M. Bonnafous de Bandan l'a aussi appliqué avec le plus grand succès dans un cas de staphylome partiel. Voici les détails de son opération :

« Une petite fille âgée de huit ans portait sur la cornée du côté gauche une tumeur saillante de quatre lignes environ, hémisphérique, à centre blanchâtre et opaque, perdant de son opacité à mesure qu'on s'éloigne du centre. Elle est basée vers le centre de la cornée, un peu en dedans. Le cercle représentant les bornes communes à la sclérotique et à la cornée transparente n'est plus régulier ; il est allongé transversalement et notablement agrandi comme dans l'hydrophthalmie. La pupille est visible latéralement, elle est un peu mobile ; la vision est confuse ; les deux paupières ne peuvent se toucher dans leurs mouvemens.

» *Opération.* La petite fille est placée sur les genoux d'une grande personne, comme pour l'opération de la cataracte. Un releveur tient ouverte la paupière supérieure, et le doigt indicateur de ma main gauche abaisse l'inférieure. Sur le milieu de la tumeur, avec une lancette, je pratique deux petites incisions ou ponctions parallèles, distantes l'une de l'autre d'une ligne et demie environ. A la faveur de petits ciseaux très-déliés, je prolonge ces incisions par leurs deux extrémités, en les faisant converger l'une vers l'autre, et je détache ainsi un petit lambeau dont la surface représente assez bien la section, par son milieu, d'une lentille. Il s'écoule à l'instant une quantité assez considérable d'humeur aqueuse, et la tumeur s'affaisse. Ce point de l'excision est resté fistuleux pendant quelque temps. Seconde opération par simple ponction avec la lancette. On répète plusieurs fois la même ponction, et la tumeur s'affaisse chaque fois : l'œil a repris ses dimensions naturelles ; une cicatrice blanche a remplacé le staphylome, et les paupières peuvent se rapprocher comme dans l'état normal. La tumeur ne s'est pas reproduite depuis deux ans. » (*Gaz. Méd.* 1837).

7° *Pupille nouvelle*. Le docteur Ammon, de Dresde, a essayé de corriger les effets fâcheux du staphylome de la manière suivante. Il a incisé la cornée et a arraché ensuite une portion de l'iris à l'aide d'une érigne sur le point le moins opaque de la cornée. Ceci a été pratiqué deux fois, mais toujours sans succès. Une pareille pratique suppose, comme on le voit, que le staphylome est déjà passé à l'état d'induration et que son volume n'est que peu considérable.

Authenrieth a eu l'idée de percer une pupille nouvelle sur la sclérotique, en enlevant un lambeau de cette membrane et de la choroïde, après avoir disséqué la conjonctive. La conjonctive doit être replacée pour couvrir le trou de la sclérotique.

Cette idée a été mise en pratique chez l'homme par Müller de Rensberg, par Beer, par Himly et par Guthrie, mais sans succès.

Nous avons déjà parlé des essais également infructueux de la cornéoplastie à propos du leucome ; je ne reviendrai pas sur ces œuvres de menuiserie allemande.

B. *Chirurgical*. J'ai réservé cette expression au traitement qui a pour but d'enlever le staphylome à l'aide de l'excision.

1er *Procédé* (excision partielle). Lorsque le staphylome ne comprend pas toute la cornée, et que la rétine est en bon état, il ne faut pas renoncer, avons-nous dit, à l'idée de pratiquer une pupille artificielle. Dans ce cas, on excise la portion malade de la cornée, on attend qu'une cicatrice solide la remplace, ensuite on remplira l'autre indication de la manière que nous l'exposerons ailleurs. On opère le staphylome de la manière suivante :

Le malade est couché et maintenu comme pour l'opération de la cataracte ; un aide soulève la paupière ; le chirurgien pratique un lambeau comme pour l'extraction du cristallin, de manière à comprendre toute la portion staphylomateuse ; ensuite il excise à l'aide de petits ciseaux courbes et une pince cette même portion. Il en résulte une brèche qui doit se remplir de tissu inodulaire. Le pansement consiste à baisser avec précaution la paupière et à couvrir l'œil d'un peu de charpie mollette et d'une bande. Avant de pratiquer l'excision, l'opérateur doit détacher l'iris de la cornée à l'aide de la petite aiguille spatule de Forlenze, si toutefois il y a adhérence et que ce décollement soit possible. Dans le cas contraire, la portion adhérente de l'iris sera comprise dans l'excision. On guérit assez sûrement de la sorte le staphylome partiel, mais on n'est jamais sûr que la pupille artificielle soit plus tard praticable. Il est évident en effet que l'œil peut se vider, quoi qu'on fasse, pendant ou après l'excision du staphylome. D'ailleurs, on n'est jamais certain que le travail plastique qui doit s'établir sur la brèche ne s'étende sur la portion saine de la cornée et n'entraîne son opacité. Aussi est-il de la plus haute importance de surveiller ce travail et de le réprimer vigoureusement par les moyens connus, s'il dépasse certaines limites. Cette opération, du reste, n'est, comme on le voit, qu'une modification de celle de Demours dont nous avons précédemment parlé.

M. Riberi, qui, au sujet du staphylome, a adopté la phraséologie un peu exagérée des Allemands, m'accuse (page 142 de son livre) de m'être fait illusion à l'égard de quelques-unes des idées ci-dessus que j'avais déjà exposées dans la *Gazette Médicale*. Je suis fâché de ne pas pouvoir, même à présent, partager les opinions de mon confrère de Turin; je ne pense pas qu'on puisse d'après les connaissances actuelles se promettre davantage de l'opération précédente.

2e *Procédé* (excision totale). Lorsque le staphylome comprend tout le disque cornéal, ou même une partie de la sclérotique en même temps, la seule ressource que l'art présente, c'est l'amputation partielle de l'œil, c'est-à-dire l'ablation de la cornée.

Le malade est couché et maintenu comme dans le cas précédent, ou bien assis, si l'on aime mieux. L'opérateur plonge un bistouri à cataracte à une ligne environ en dedans de la circonférence de la cornée, pousse l'instrument vers le point opposé, toujours en dedans de la périphérie cornéale, et forme un lambeau inférieur, comme pour l'extraction du cristallin. Il saisit ensuite ce lambeau avec des pinces et l'excise circulairement à l'aide de ciseaux courbes. L'œil se vide, soit à l'instant même de l'opération, soit dans les pansemens consécutifs. Les pansemens se font simplement, comme dans le cas précédent. Si la réaction est trop forte, on la modère par les moyens connus; si elle est trop légère pour opérer l'affaissement convenable du moignon, on l'excise en laissant la plaie à découvert pendant quelques heures. Il importe de bien diriger ce travail, afin de rendre ce moignon apte à recevoir plus tard un œil artificiel.

Scarpa a insisté avec raison sur la convenance de ne pas faire empiéter l'excision sur la sclérotique, attendu la réaction trop violente qu'entraînerait la conduite contraire tant recommandée par Woolhouse. Il est d'ailleurs inutile d'enlever une plus grande portion du sommet de la tumeur; l'indication étant d'affaisser la coque oculaire et de la réduire à un petit moignon solide et mobile.

Cette règle pourrait cependant souffrir une exception, c'est lorsque le mal a déjà subi quelque dégénérescence de nature maligne.

Tous les praticiens ne croient pas indispensable dans l'opération du staphylome total de faire vider complètement le cristallin et le corps vitré. Il en est qui s'efforcent même de prévenir cette évacuation, afin que le globe ne s'affaisse pas complètement dans l'orbite. La cornée est alors remplacée par un énorme leucome, et le moignon restant diffère peu en volume de l'autre. Cette conduite, lorsqu'elle réussit, offre, selon moi, l'inconvénient assez grave de ne pas permettre plus tard l'application d'une coque d'émail, à moins de soumettre le malade à une seconde opération ; heureusement cependant elle échoue le plus souvent, et l'œil se vide complètement après l'ablation de la cornée , surtout si le staphylome est conique. Lorsque l'œil ne se vide point, la cicatrice consécutive est quelquefois assez diaphane pour permettre au malade de distinguer le jour de la nuit, et même les ombres des corps ; c'est ce que je viens d'observer chez un jeune homme que j'ai opéré, il y a quelques mois, d'un staphylome aigu, survenu à la suite d'une conjonctivite blennorrhagique et dont j'ai parlé à la page 110. M. Buck a publié un fait analogue (*Gaz. Méd.* 1836, p. 119). Cet avantage est de quelque importance , si l'autre œil est perdu ; il est nul dans le cas contraire.

*Conicité diaphane de la cornée* (Staphylome transparent. Staphyloma cornæ pellucidum. Conical cornea , etc.)

Il y a vingt et quelques années que Scarpa écrivait à l'article Staphylome : « Il m'est arrivé naguère d'observer une singulière affection de la cornée ; je ne sais trop si c'était un staphylome ou bien une maladie d'un autre genre. Chez une dame de trente-cinq ans, dont les yeux étaient naturellement saillans, le centre de la cornée s'allongea tellement, que cette membrane, au lieu de former un segment sphérique, enchâssé dans la sclérotique , se montrait sous la forme d'un cône terminé par une pointe saillante. Cette affection, commune aux deux yeux, n'avait aucune cause connue; la cornée, vue de côté, ressemblait à un entonnoir diaphane, uni par sa base à la sclérotique. Dans certaines positions de l'œil, la pointe du cône paraissait moins transparente que sa base ; dans d'autres, la différence n'était nullement sensible. Au reste, cette legère opacité, qu'elle fût illusoire ou réelle, n'apportait aucun obstacle à la vision. Lorsque la malade tournait les yeux vers une fenêtre, le sommet du cône réfléchissait la lumière avec une telle force, qu'il se montrait sous l'aspect d'un point étincelant. Ce phénomène , toujours accompagné du resserrement de la pupille, ne permettait plus l'admission de la quantité de lumière nécessaire à la vision. Aussi, la malade ne voyait-elle clairement que les objets modérément éclairés. »

C'est précisément cette infirmité que les Anglais ont décrite de nos jours sous le nom de *conical cornea*, d'autres sous celui de staphylome transparent, ou de dilatation staphylomateuse, et que nous nommons *conicité diaphane de la cornée*. Elle pourrait tout aussi

16

exactement être appelée *cristallisation conique de la cornée*, à cause de sa ressemblance avec un cristal de même forme.

On ne confondra pas cette altération avec l'hydropisie de la chambre antérieure. Ces deux maladies co-existent quelquefois à la fois. Dans l'hydrophthalmie antérieure il y a excès d'humeur aqueuse, et la cornée, si elle n'est pas ramollie, bombe sous forme sphérique; tandis que, dans l'affection en question, cette membrane prend la forme d'un entonnoir sans perdre sa transparence et sans que l'humeur aqueuse soit nécessairement augmentée.

Avant Scarpa, Ware avait parfaitement décrit la conicité diaphane de la cornée, dans le t. 1er de ses *chirurgical observations*, p. 78, et il l'avait nommée *cornée à forme de pain de sucre* (*sugarloaf sphape*). Aujourd'hui les faits de cette nature s'étant considérablement multipliés, la maladie est mieux connue, du moins sous le rapport pathologique.

§ Ier. *Variétés*. La conicité diaphane de la cornée est une affection de la jeunesse. C'est vers l'âge de la puberté effectivement qu'elle se déclare le plus souvent, bien qu'elle puisse se prolonger jusqu'à la vieillesse. Quelques faits néanmoins démontrent qu'elle peut exister aussi en bas âge et être même congénitale, Wardrop l'ayant rencontrée chez un enfant de huit ans, Middlemore au moment de la naissance.

Un autre fait important à noter, c'est qu'elle affecte quelquefois plusieurs membres d'une même famille. Lawrence a rapporté dans la *Lancette anglaise*, t. xi. p. 462, le cas d'une jeune personne âgée de 18 ans, dont les yeux étaient depuis deux ans atteints de conicité cornéale, et dont les frères et sœurs au nombre de trois avaient la même affection.

La conicité diaphane de la cornée affecte ordinairement les deux yeux, soit en même temps, soit successivement. Dans quelques cas cependant, elle est bornée à un seul organe.

Le centre de l'entonnoir répond au centre de la cornée ; mais son axe peut être plus ou moins incliné dans un sens ou dans un autre (V. les planches de Demours). Dans un cas observé par Middlemore, la conicité était bornée à l'hémisphère inférieur, comme dans certains staphylomes partiels.

§II. *Caractères*. A. *Début*. L'infirmité commence sans inflammation et sans douleur, la cornée bombe lentement dans son milieu, sans perdre de sa transparence, et la vue devient petit à petit myope; tels sont les caractères du commencement de la conicité. L'on pourrait même dire que la suite de l'affection n'est que l'exagération de ces deux caractères. Ces circonstances sont d'autant plus remarquables, que, dans l'état ordinaire, la simple distension forcée de la cornée suffit pour troubler sa transparence.

B. *Physiques*. La cornée est convertie en une sorte de cône creux, brillant et diaphane, analogue à un cristal de même figure. Regardée à l'œil nu, sa surface extérieure est parfaitement lisse; au microscope cependant elle offre, d'après Brewster, des petits enfoncemens et des inégalités multiples. Le sommet du cône est plus ou moins arrondi, plus épais que le reste de la cornée et excessivement brillant. Dans le reste, la structure de la cornée est normale, ou presque normale.

Tant que le volume de la tumeur ne dépasse pas l'enceinte palpébrale, la cornée conserve sa diaphanéité; mais du moment que cette limite est franchie, le sommet du cône se dessèche, devient opaque et finit par s'ulcérer : telles étaient les conditions des cas publiés par Lawrence. Ordinairement cependant, la tumeur s'arrête dans la capacité des paupières.

La chambre antérieure offre une figure analogue à celle de la cornée; ses dimensions sont exagérées, de même que la quantité de l'humeur aqueuse qu'elle renferme. L'iris n'offre rien de particulier, la pupille est mobile et le fond de l'œil parfaitement noir.

C. *Physiologiques.* Myopie plus ou moins prononcée; la vision ne peut s'exercer que par le regard latéral. On en conçoit la raison en réfléchissant à la forme de la cornée et à la refractilité excessive de la lumière. Il est remarquable que la lumière n'est pas décomposée en traversant le *cône cornéal.*

D. *Terminaisons.* Ordinairement le mal s'arrête sans franchir l'enceinte palpébrale, l'œil peut rester dans les mêmes conditions pour tout le reste de la vie. Dans quelques cas cependant il se convertit en staphylome opaque, c'est lorsque le sommet du cône franchit les bords tarsiens. Dans tous les cas, d'ailleurs, l'infirmité ne marche que fort lentement.

§ III. *Etiologie.* Les causes sont entièrement inconnues. Tout ce qu'on sait, c'est qu'elle est plus fréquente chez la femme, et qu'elle se déclare rarement après le jeune âge. Une foule d'hypothèses ont été avancées pour rendre compte de sa formation; mais je crois inutile de les reproduire, et plus inutile encore d'en avancer de nouvelles.

§ IV. *Pronostic.* Tant la difformité que la lésion de la faculté visuelle que cette infirmité occasionne rendent le pronostic fâcheux, surtout si la chose existe des deux côtés.

§ V. *Traitement.* Tout est encore à faire sur ce point. On a essayé une infinité de moyens, toujours sans succès. Ware a été le premier à conseiller et à employer l'évacuation répétée de l'humeur aqueuse en divisant la cornée, comme pour l'extraction du cristallin; il comprimait ensuite le cône et faisait usage localement d'une infusion de tabac, dans le but de déterminer une sorte de contraction de la cornée. Ces moyens ont été employés aussi par d'autres avec une grande persévérance, mais toujours avec un succès très-passager.

Travers a beaucoup vanté l'usage des vésicatoires volans aux environs de l'orbite et d'un collyre arsénical; mais il n'a jamais guéri un seul cas de cette maladie. D'autres ont recommandé des lotions d'une eau albumineuse et de collyres plus ou moins astringens.

Pour remédier à la myopie extrême qui accompagne la conicité

16.

cornéale , quelques oculistes ont proposé d'abattre le cristallin;
Adam, dit-on, a fait deux fois cette opération avec avantage ; mais
on conçoit que cela n'ôte pas à la cornée sa forme défectueuse.

La compression que quelques personnes ont employée n'a pas
mieux réussi.

Dans l'état actuel de nos connaissances , nous sommes obligés de
déclarer cette infirmité tout-à-fait incurable. Tout ce qu'on peut
proposer, c'est l'ablation du cristallin, pour remédier en partie à la
myopie. Les lunettes à double verre concave peuvent utilement servir à cacher la difformité et à aider la fonction visuelle. Si cependant le sommet du cône était pour devenir opaque, on pourrait en
proposer l'excision, et viser ensuite à une pupille artificielle ; cela du
reste est fort chanceux , et n'empêche pas la formation d'un leucome consécutif.

### *Végétations sarcomateuses et kystes de la cornée.*

Des petites tumeurs fongueuses de nature bénigne ou maligne, des
végétations cancéreuses de formes diverses, des kystes de nature variable, se forment quelquefois sur la cornée ; nous en avons cité des
exemples en parlant des tumeurs de la conjonctive : il y en a d'autres qu'on pourrait reproduire au besoin. (V. *Gazette Médicale*, 1833,
p. 215). Tout ce que nous avons dit à cette occasion (page 172 et
suiv.) s'applique parfaitement aux tumeurs pareilles de la cornée ;
j'y renvoie par conséquent le lecteur.

### HELMENTHIASIS DE LA CORNÉE ET DES CHAMBRES OCULAIRES.

Nous avons déjà parlé du *pediculus ferox pubis* qui se rencontre
quelquefois à la racine des cils ou des sourcils, et dont l'irritation occasionne une ophthalmie chronique très-opiniâtre. Nous avons également mentionné une observation relative à l'existence d'animalcules
dans les granulations de la conjonctive.

Allons maintenant plus loin sur ce sujet. Une foule de faits au-
thentiques prouvent de la manière la plus incontestable que des entozoaires vivans peuvent exister dans le tisssu sous-conjonctival, entre les lames de la cornée , dans la chambre antérieure, dans la
capsule du cristallin et entre les autres membranes de l'organe oculaire. Le docteur Gescheidt, qui a publié un mémoire sur cette matière ( *Hecker's wissenchaftlichen annalen der gesammten hilkunde* ,
février 1834), en distingue trois espèces, savoir : 1° le *distoma oculi
humani*, qu'il a rencontré dans l'œil d'un enfant âgé de cinq mois ,

mort de *tabaes mesenterica*; il était logé dans l'humeur de Morgagni; 2° le *silaria oculi humani*, qu'il a trouvé dans lecristallin cataracteux d'un homme âgé de 61 ans; 3° l'*echinococcus oculi humani*, qu'il a vu entre la rétine et la choroïde d'un jeune homme aveugle de naissance, et qui est mort phthisique à l'âge de 24 ans.

Mais ces espèces ne sont pas les seules. Portal a trouvé des hydatides entre la choroïde et la rétine d'une femme amaurotique; or, personne ne conteste plus aujourd'hui que les hydatides soient des êtres animés. On sait, d'ailleurs, que les chevaux aux Indes sont souvent attaqués d'une terrible ophthalmie par la présence d'une sorte de ver ascaride qui se développe ou s'introduit dans la chambre antérieure, et qu'on voit nager dans l'humeur aqueuse. Si on ne se hâte pas d'ouvrir la cornée et de lui donner issue, il perce cette membrane et détermine souvent la perte de l'organe.

Parmi les faits observés d'helmenthiasis, chez l'homme, je me contenterai de citer avec détail les deux suivans : le premier appartient à M. Mackenzie ( *Lond. med. gaz.*, vol. 12, p. 110).

Une petite fille, âgée de 7 ans, bien portante, s'est présentée à l'infirmerie, dans le service de M. Lugan. Depuis six mois elle avait essuyé plusieurs attaques d'ophthalmie à l'œil gauche : la cornée était nébuleuse, la phlogose intense, de sorte qu'on craignait la perte de l'organe. On l'a traitée d'abord pour une ophthalmie scrofuleuse : l'acuité de la maladie s'est apaisée. L'examen attentif a fait constater une légère opacité à la partie inférieure de la cornée. Un nouvel examen, une semaine plus tard, a fait reconnaître avec surprise que la prétendue tache n'était autre chose qu'un petit corps semi-transparent, de deux lignes de diamètre, nageant au fond de l'humeur aqueuse; il était sphérique et présentait une légère appendice à sa partie inférieure; cette appendice était blanche et offrait une extrémité bulbeuse, comme la trombe d'une mouche ordinaire.

En faisant mouvoir tout le corps, la partie filiforme se tournait inférieurement : une observation attentive a fait reconnaître que cette partie s'allongeait, se raccourcissait et disparaissait quelquefois complètement. Ces circonstances ont fait présumer que le corps en question n'était autre chose qu'une hydatide vivante. M. Lugan a désiré faire voir la petite malade à M. Mackenzie. « L'ayant examinée attentivement, j'ai trouvé, dit-il, la cornée légèrement nébuleuse, mais sans inflammation et sans douleur. La chambre antérieure contenait une hydatide vivante dont les mouvemens ne laissaient aucun doute sur sa nature. Lorsque la malade tenait la tête tranquille, l'animal couvrait les deux tiers inférieurs de la pupille : le corps de l'hydatide devenait tantôt plus tantôt moins sphérique, quelquefois aplati; tantôt il allongeait sa trompe, tantôt il la retirait complètement. A peine l'enfant a-t-il tourné la tête, que l'hydatide s'est renversée dans l'humeur aqueuse, la trompe en l'air; puis elle s'est retournée encore et a troublé ainsi la vision. Pendant trois semaines que l'enfant a été observé, les mêmes phénomènes se sont reproduits, mais le corps de l'animal n'a pas augmenté de volume ; cela a fait présumer qu'il avait atteint son entier développement, et qu'il ne tarderait pas à périr et a être résorbé.

Il est étonnant que M. Mackenzie n'ait pas songé à débarrasser l'œil de ce corps étranger, à l'aide de l'incision de la cornée , ainsi que cela a été fait plusieurs fois dans des cas analogues.

L'autre observation se trouve consignée dans l'ouvrage de Lawrence, et ailleurs, elle est due à M. Nordmann.

Une petite fille, âgée de 18 mois, bien portante, a essuyé depuis deux mois plusieurs ophthalmies intenses à l'œil gauche. A l'examen, M. Nordmann trouve la cornée nuageuse et un cercle rouge autour de cette membrane. En observant attentivement le nuage, il l'a vu se mouvoir en différens sens; c'était un *cysticercus* vivant qui se plaçait le plus ordinairement au fond de la chambre antérieure et ressemblait à un cristallin en partie dissous : il laissait voir une proéminence d'un blanc opaque ; cette proéminence se rétractait et disparaissait lorsqu'on frottait la cornée avec le doigt passé sur la paupière : l'animal changeait de figure d'un moment à l'autre. Dans l'espace de sept mois qu'il a habité la chambre de l'œil, il a acquis le volume d'un pois. On en a fait alors l'extraction à l'aide d'une petite incision à la cornée. On l'a reçu dans de l'eau tiède où il a continué à se mouvoir pendant une demi-heure ; puis son corps est devenu opaque et blanc. A l'examen sous le microscope, il a présenté quatre suçoirs saillans et un double cercle de crochet dans leur milieu.

Si je voulais discuter ici les hypothèses qu'on a avancées pour expliquer l'origine de ces sortes d'hôtes dans l'organe oculaire , je prolongerais considérablement cet article, sans ajouter aucun fait positif ; je me contenterai donc de terminer par les réflexions suivantes :

1° Quelle que soit l'origine des entozoaires oculaires, leur présence agit d'abord comme corps étranger, et détermine des ophthalmies intenses et opiniâtres ;

2° Ces ophthalmies cependant finissent par céder au traitement ordinaire des conjonctivites aiguës, et si l'œil ne tombe pas en suppuration, la maladie laisse la cornée à l'état nuageux , alors, bien entendu que l'animal réside dans la chambre antérieure ;

3° Le diagnostic est basé d'abord sur la mobilité du nuage, ensuite sur l'inspection attentive des mouvemens du corps hydatique qui le constitue ;

4° Le traitement repose sur l'application de pommades mercurielles, si l'helmenthiasis est externe ; sur l'ouverture de la cornée, si elle est interne.

Dix-neuvième leçon. — **MADADIES DE LA SCLÉROTIQUE.**

*Remarques générales.* La sclérotique peut être regardée comme une sorte de coque protectrice de l'organe visuel. Elle est fibreuse comme le péricarde ou la dure-mère, chez beaucoup d'animaux; osseuse comme la boîte cranienne, chez d'autres. Sous ce rapport, la nature paraît avoir fabriqué l'instrument de la vision sur le même plan que les organes les plus nobles de l'économie. Sa figure est celle d'une sphère presque parfaite coupée dans son cinquième antérieur où elle est complétée par le disque de la cornée.

A. *Origine.* Les anciens regardaient la sclérotique comme une production, une continuation de la dure-mère cérébrale. La gaîne du nerf optique, effectivement, qui émane évidemment de cette membrane, est tellement confondue avec le tissu de la sclérotique, qu'il n'est pas possible de l'en séparer ni même d'en voir les limites. Les modernes cependant ont rejeté cette manière de voir. On y revient aujourd'hui, depuis qu'on sait que tous les tissus fibreux et musculaires sont réellement en continuation avec la dure-mère, et ne forment qu'un seul et même système, ainsi que les anciens le disaient (Velpeau, Anat. chir., *Gaz. Méd.*, 1838, p. 95). Sans entrer ici dans la discussion de savoir si la sclérotique est ou non une émanation de la dure-mère, je me contenterai de faire observer qu'elle est réellement en continuité de tissu avec cette membrane, moyennant la gaine du nerf optique. Cette remarque est importante pour la pathologie de la sclérotique, car elle explique comme les irritations de cette membrane se transmettent aisément à la rétine par l'intermédiaire du nerf optique et quelquefois même aux méninges.

B. *Rapports.* En avant les rapports les plus importants de la sclérotique sont avec la cornée et la conjonctive. Elle s'emboîte avec la première membrane et se laisse couvrir par la seconde. Chez l'homme, la sclérotique reçoit la cornée, comme un verre de montre dans son cercle ; chez certains animaux le contraire a lieu, c'est-à-dire le bord antérieur de la sclérotique est reçu dans une sorte de rainure périphérique de la cornée (Poggi, *Annali univ. di med.* november 1833). Dans l'un et l'autre cas cependant, cet emboîtement est tellement solide que quelques auteurs croient que les deux membranes n'en forment qu'une : Arnold est de ce nombre. Une chose importante à remarquer, c'est que sur le point où la sclérotique s'unit à la cornée et au cercle ciliaire est un sillon circulaire contenant un sinus veineux, que l'on peut injecter par l'artère ophthalmique (Arnold, ouvr. cité).

En arrière la sclérotique est en rapport de continuité avec le nerf optique, de contiguité avec la graisse orbitaire ; latéralement avec la glande lacrymale, et plus en avant avec la caroncule du même nom.

Aussi, les mouvemens du globe oculaire ont-ils de l'influence sur la sécrétion des larmes.

Par sa face interne enfin, elle est en rapport avec une membrane séreuse qui la redouble et qui la sépare de la choroïde ; nous en parlerons ailleurs.

C. *Diamètre.* Le bord antérieur de la sclérotique est presque circulaire et offre les mêmes dimensions que la cornée ; je dis presque, car son diamètre transverse est un peu plus long que le vertical. Les axes de la coque elle-même n'ont pas absolument la même longueur; l'antéro-postérieur a de dix à douze lignes; le transverse et ceux dans les autres sens ont une ligne de moins. Cette différence tient évidemment au bombement antérieur de la cornée qui complète la sphère. La connaissance de ces dimensions est de quelque importance dans certaines opérations.

*Résistance.* Comme toutes les capsules fibreuses, la sclérotique est très résistante, elle l'est moins cependant que la cornée. « Je m'en suis assuré, dit Bichat, par une expérience bien simple et que voici : lorsqu'on comprime fortement le globe de l'œil en deux sens opposés, c'est toujours la sclérotique et jamais la cornée, ou le cercle de réunion de ces deux membranes, qui est le siége de la rupture. J'ai même remarqué que la sclérotique ne résiste pas également dans tous ces points ; car dans la même expérience, ce n'est jamais en arrière ni dans la portion de son étendue qui avoisine la cornée qu'elle se rompt ; c'est toujours dans l'espace moyen, entre l'attache qu'elle fournit aux muscles et son tiers postérieur. Cette membrane, très épaisse en arrière, s'amincit successivement davantage antérieurement, et ce n'est que la portion tendineuse des muscles qui lui donne tout-à-fait en devant la solidité que son tissu ne présente plus. » La partie postérieure de la sclérotique est plus épaisse que le reste de son étendue à cause de l'addition d'une couche de fibres qu'elle reçoit de la gaîne du nerf optique, ainsi que nous le verrons plus loin.

Par suite de ces observations, l'on comprend pourquoi le staphylome rétro-sclérotidal est beaucoup plus rare que celui de l'hémisphère antérieur ; l'on conçoit également pourquoi c'est à la partie latérale et moyenne du blanc de l'œil que les vaisseaux variqueux de la choroïde sont visibles dans la cirsophthalmie de cette membrane, etc.

D. *Structure.* Le microscope démontre, dit Arnold, que la sclérotique n'est composée que de tissu cellulaire condensé ; qu'elle est riche en vaisseaux lymphatiques, mais fort peu en vaisseaux sanguins. Il y a des auteurs qui la divisent en deux lames, mais cela est purement arbitraire : on peut, si l'on veut, en faire autant à la dure-mère et dans tous les tissus fibreux qui lui ressemblent.  (1)

_______________

(1) Membrana est, dit Zinn, satis tenax, ex multis stratis lamellarum sibi incumbentibus et inter se concrescentibus composita, quorum fibræ ita sibi

A sa partie postérieure s'implante le nerf optique, non dans l'extrémité de son axe antéro-postérieur, mais un peu en dedans vers
le nez et en bas. Là, la sclérotique présente une ouverture multiple
par laquelle se filtre la pulpe du nerf optique qui doit former la rétine. Cette ouverture a reçu le nom de *cribliforme*. Les uns veulent
que cette ouverture soit formée par la sclérotique, les autres par le
nerf optique lui-même (Langenbeck).

« Comme les autres membranes fibreuses, la sclérotique ne renferme
qu'un petit nombre de vaisseaux, peut-être en contient-elle cependant
plus qu'aucune des autres tuniques du même ordre, surtout dans son
tiers antérieur. Elle les emprunte presque tous aux artères musculaires, qui, après avoir fourni des rameaux aux muscles et au tissu cellulaire de l'orbite, se rapprochent de l'œil, rampent dans l'épaisseur
ou à la surface des tendons, et arrivent ainsi dans la propre substance de la sclérotique, en s'approchant de la cornée ; ils forment
d'ailleurs un plan fort irrégulier, à ramifications rares, indépendant
de celui de la conjonctive, et en grande partie aussi de celui de la
choroïde. Leurs rameaux les plus évidens sont assez superficiels, et
semblent particulièrement destinés au tissu lamelleux, dense et serré,
qui constitue ou recouvre le plus immédiatement les couches externes de la coque oculaire, et qui finit par se confondre avec le tissu
cellulaire sous-muqueux de la conjonctive. Quelques-uns de leurs
capillaires ne s'en prolongent pas moins jusque auprès de la cornée,
de manière à pouvoir s'anastomoser là avec ceux de la conjonctive
en dehors et ceux de l'iris en dedans ; de manière aussi, par conséquent, que les artères de la conjonctive et de la sclérotique naissent
en réalité des mêmes troncs, pour se confondre de nouveau à leurs
extrémités, quoiqu'elles soient restées long-temps séparées dans des
couches tout-à-fait distinctes. » (Velpeau, *Anat. chir.*)

Ces remarques font déjà pressentir qu'il ne faut pas s'attendre à
voir la sclérotique rougir comme la conjonctive dans les irritations
inflammatoires de sa substance.

E. *Propriétés physiques.* Elle est opaque, brillante dans la portion
antérieure qui forme le blanc de l'œil : mais ce brillant satiné, si remarquable dans les traits de la physionomie, n'est pas propre à la
substance de la sclérotique, il est dû à l'expansion aponévrotique
des muscles droits qui la couvrent, et surtout à la conjonctive. Sa
face postérieure ou choroïdienne est aussi brillante chez l'homme

---

sont intertextæ et intricatæ, cutis fere instar, ut sine dilaceratione nunquam
in laminas integras possit separari, et si duæ diversæ plane originis túnicæ,
ad illam officiendam conveniant ; quorum altera exterior, crassior sclerotica
proprie sic dicta dici potest ; altera autem interior, tenuior, propago est piæ
matris cum nervo optico adnata, quæ a nervo circa originem retinæ reflexa
veram scleroticam, tanquam adscititia quædam membrana, intus oblinit.

vivant, mais cela tient à une membrane séreuse qui la redouble , ainsi que nous le verrons ailleurs.

La sclérotique jouit d'un certain degré d'extensibilité et de contractilité de tissu , ainsi que nous le voyons dans l'hydrophthalmie et l'atrophie oculaire. L'extensibilité, du reste, est moins prononcée que la propriété opposée , et c'est à cela que sont dues les douleurs irradiatives que les malades éprouvent dans les distensions aiguës de cette membrane. Dans l'atrophie du corps vitré, non seulement elle revient sur elle-même , mais encore elle se ride et se ratatine en quelque sorte.

F. *Propriétés physiologiques.* Sympathie avec la rétine et le cerveau par l'intermédiaire du nerf optique, avec la cornée et l'iris par les vaisseaux communs ; avec la choroïde par le plexus choroïdien qui adhère au bord antérieur de la sclérotique. Travers trouve aussi que la sclérotique sympathise avec l'urètre.

La sclérotique, du reste, est très-vitalisée, puisque ses blessures se cicatrisent très-promptement.

G. *Classification.* Les maladies qui affectent la sclérotique sont :

1° Lésions traumatiques (nous en avons parlé) ;

2° Phlogoses ;

3° Tumeurs ou sclératocèles ;

4° Atrophie ;

5° Ossifications.

## PHLOGOSES DE LA SCLÉROTIQUE.

Nous avons déjà dit que la sclérotique est souvent enflammée dans les conjonctivites et dans les kératites ; nous pouvons ajouter qu'il est rare qu'elle s'enflamme sans que l'iris ou quelque autre membrane intérieure ne soit phlogosée en même temps. Considérons cependant ici la sclérotite comme une maladie distincte.

On a fait dans ces derniers temps tant d'embarras, on a écrit des pages si emphatiques à l'égard de cette maladie si simple et si connue depuis plus de trente ans, qu'on aurait de la peine à s'en rendre compte, si on ne savait que ces embarras et ces emphases viennent d'espèces de pseudo-médecins qu'on appelle oculistes exclusifs. (V. les pompeux articles de ces prétendus professeurs de clinique ophthalmologique, dans le journal intitulé *l'Entr'acte* et ailleurs.)

§ Iᵉʳ. *Variétés.* Je suivrai à l'égard de la sclérotite la même marche que j'ai adoptée pour la kératite , c'est-à-dire que je comprendrai toutes les espèces en un seul tableau, en y ajoutant, bien entendu, les caractères propres à chaque variété.

1° Sous le rapport de son origine, elle est primitive ou secondaire , le mal pouvant se déclarer primitivement dans la sclérotique, ou bien n'attaquer cette membrane que consécutivement et par extension de la conjonctivite, de la cornéite, etc.

2º Sous le rapport de ses complications, elle existe en union de l'iritis, de la kératite, de la conjonctivite, de la choroïdite, etc. , ou bien d'autres affections, telles que périostite, névralgies, rhumatisme, etc. Ces complications peuvent débuter en même temps que la sclérotique, la précéder ou n'être que consécutives. Pour peu que la phlogose sclérotidale ait quelque intensité, il est rare qu'elle ne se combine à l'une ou l'autre, ou à plusieurs de ces maladies à la fois.

3º Sous le point de vue enfin de ses causes, on en fait quatre variétés : la sclérotite idiopathique ou essentielle, la rhumatismale , la scrofuleuse et la syphilitique. Nous avons déjà dit que cette manière de classer les maladies d'après leurs causes était défectueuse ; car elle mène nécessairement à des répétitions fastidieuses ; aussi ne la prendrons-nous pas pour base de nos descriptions.

La sclérotite ne s'offre ordinairement qu'à l'état aigu ; elle peut pourtant aussi exister à l'état chronique, mais d'une manière intermittente le plus souvent.

§ II. *Caractères*. A. *Physiques*. 1º *Injection générale*. Il ne faut pas s'attendre à trouver dans la sclérotite une rougeur aussi prononcée que dans la conjonctivite. Les vaisseaux de la sclérotique n'étant qu'en petit nombre, surtout en arrière, l'injection n'est ordinairement que rare, à peine, ou pas visible quelquefois , et ne se manifeste clairement lorsqu'elle existe qu'en avant , dans son cercle péricornéal. L'injection a ceci de particulier, d'abord qu'elle est profonde , évidemment au-dessous de la conjonctive, formée de vaisseaux fort petits , marchant parallèlement d'arrière en avant, avec très-peu d'anastomoses visibles, et étant fixes, c'est-à-dire ne se plissant pas dans les mouvemens du globe comme ceux de la conjonctive. Ces conditions de la situation, du volume, du nombre, de la direction et de la fixité suffisent déjà pour distinguer d'une manière générale l'injection sclérotidale de celle de la conjonctive. Nous avons vu en effet que dans la conjonctivite l'injection est superficielle, formée de vaisseaux assez gros et susceptibles de déplacement sous les mouvemens de l'œil ou de l'impulsion du bout du doigt ou d'une sonde. Ajoutons que si la conjonctive est injectée en même temps que la sclérotique, les vaisseaux de l'une de ces membranes s'entrecroisent avec ceux de l'autre dans les mouvemens du globe.

2º *Cercle vasculaire péricornéal*. C'est en avant que l'injection sclérotidale est le plus manifeste, c'est là en effet que les vaisseaux existent en plus grand nombre , ou sont plus superficiels à cause du peu d'épaisseur de la sclérotique ; ils s'offrent sous la forme d'une zone ou d'un cercle à rayons fins et presque parallèles autour de la circonférence de la cornée. Ce cercle radié est placé au-dessous de la conjonctive et ressemble à la couronne de certaines fleurs; sa largeur est variable d'un quart de ligne à deux lignes, selon l'intensité de la maladie ; il est éloigné d'un quart de ligne à une demi-ligne ou plus du bord périphérique de la cornée. Ce cercle est toujours plus large, lorsque la sclérotique se trouve compliquée d'iritis.

Nous avons aussi parlé d'une zone vasculaire à l'occasion de la kératite ; mais dans cette dernière, outre que le cercle est plus saillant, il couvre le bord même de la cornée, tandis qu'il en est éloigné dans la sclérotite.

A l'injection fine dont nous venons de parler se joignent quelques troncs vasculaires assez gros, de forme légèrement flexueuse, qui marchent sur le blanc de l'œil et se dirigent vers la cornée.

3° *Couleur.* Ce caractère se rapporte et à l'injection et à la sclérotite elle-même. La couleur des vaisseaux est d'un rouge tantôt pâle, tantôt foncé tendant au violet. Cela tient à la manière dont les vaisseaux réfléchissent la lumière. La couleur de la sclérotique est ordinairement un peu mate, tendant vers le jaune ou l'opalin, quelquefois elle est bleuâtre. Eu général, la sclérotique commence par perdre son satiné, ce qui produit un changement remarquable dans l'expression des traits de la physionomie.

4° *OEdème. Phlyctènes.* Si la phlogose se communique au tissu sous-conjonctival, un épanchement de sérosité a lieu et la muqueuse paraît plus ou moins œdémateuse. Cet état peut aller jusqu'au chémosis séreux. Des petites phlyctènes se forment quelquefois sur la cornée, mais cela n'a lieu que lorsque la maladie est compliquée de kératite. On a prétendu que les phlyctènes se rattachent toujours à une ophthalmie rhumatismale ; c'est une erreur ; je me suis déjà expliqué à ce sujet.

5° *Epiphora.* Pour peu que la sclérotite offre quelque intensité, elle s'accompagne de larmoiement. C'est là le compagnon indivisible de la photophobie et du blépharospasme.

6° *Symptômes divers.* La sclérotite n'existant pas seule le plus souvent, il faut s'attendre à la trouver accompagnée de différens symptômes, selon l'espèce de complication. Aussi y trouvons-nous souvent en même temps les caractères de conjonctivite, de kératite, d'iritis, de choroïdite, etc. Ces complications seront faciles à saisir d'après les idées exposées dans les chapitres qui les concernent.

B. *Physiologiques.* 1° *Photophobie.* On s'épuise en conjectures pour expliquer la photophobie qui accompagne la sclérotite. On n'a pas songé que, dans les ophthalmies de quelque intensité, la rétine participe à l'inflammation ; mais il y a dans la sclérotite une autre source d'irritation pour la rétine, c'est le nerf optique dont la gaîne se continue avec la sclérotique. Aussi la photophobie est-elle très-grande en général dans cette maladie. A cette circonstance se rattache l'épiphora et le blépharo-spasme. L'ophthalmoscopie n'est, en conséquence, pas toujours facile dans cette affection.

2° *Douleur.* Les douleurs sont légères dans le début, mais elles peuvent, par la suite, devenir poignantes ; elles s'irradient dans l'orbite, au front, à la tempe, et quelquefois aussi dans toute la moitié correspondante de la tête. Le malade éprouve une sorte de sentiment de plénitude dans l'organe, comme si l'orbite était trop petit pour le contenir. Ces douleurs tiennent-elles à la difficulté qu'éprouve le tissu de la sclérotique à s'épanouir, ainsi que le prétend Middlemore, ou bien à la co-existence d'une irritation sur le périoste de la région correspondante. L'une et l'autre cause peuvent y contribuer, mais c'est probablement de l'irritation du nerf optique et des filets du ganglion ophthalmique que ces douleurs dépendent en grande partie.

3° *Trouble visuel. Névralgies.* La vision est plus ou moins altérée, non seulement à cause de la photophobie, mais encore d'une sorte de faiblesse amblyopique que la rétine éprouve, faiblesse due probablement à l'irritation des filets du ganglion ophthalmique. Des névralgies faciales existent aussi quelquefois du côté correspondant à la sclérotite.

4° *Réaction constitutionnelle.* Si la sclérotite est intense, elle ne manque pas de produire de la fièvre, de l'insomnie, de l'inappétence et les autres symptômes indiqués à l'occasion des conjonctivites aiguës.

5° *Récidives.* Il est le propre de certaines sclérotites de récidiver ou de s'exaspérer sous certaines conditions. Il est d'observation que, chez quelques sujets, les souffrances augmentent le soir et pendant la nuit, et que le mal récidive aisément dans les temps humides.

On se demande maintenant à quels signes on peut distinguer la sclérotite rhumatismale de la sclérotite essentielle. A entendre les oculistes, la chose est claire comme le jour; mais, à coup sûr, ou ils mentent, ou ils s'abusent. Il y a certes des cas où la nature de la maladie peut être devinée facilement, d'après les symptômes généraux du rhumatisme que le malade présente; hors cette circonstance, le diagnostic ne présente rien de sûr. Middlemore dit qu'on peut présumer que la sclérotite est rhumatismale :

1° Quand la zone vasculaire péri-cornéale est peu prononcée ;

2° Quand le mal passe alternativement d'un œil à l'autre ;

3° Quand les douleurs augmentent le soir, et qu'elles sont accompagnées de névralgie faciale ;

4° Quand l'œdème est considérable, et que le mal existe en hiver. Mais on conçoit sans peine le peu de fondement de ces caractères distinctifs, puisqu'on les rencontre aussi dans la sclérotite la plus simple. Ce n'est donc qu'en ayant égard à l'état général de l'organisme qu'on peut être autorisé à dire que le mal est plutôt de telle nature que de telle autre.

C. *Terminaisons.* 1° *Résolution.* Comme beaucoup d'autres ophthalmies, celle dont il s'agit peut se terminer par la résolution. Cette résolution cependant n'est pas toujours franche; quelquefois elle laisse une certaine irritation qui prédispose aux récidives.

2° *Maladies secondaires.* Assez souvent c'est une sorte de faiblesse amblyopique qui se convertit ensuite en amaurose. Lorsque la sclérotite se prolonge chroniquement dans la gaîne du nerf optique, il se fait quelquefois un épanchement dans son intérieur qui comprime et atrophie la pulpe de ce nerf; de là une amaurose incurable. Cette cause d'amaurose est beaucoup plus fréquente qu'on ne le croit. D'autres fois, c'est une espèce de ramollissement chronique, et qui donne lieu à une sclératocèle consécutive (staphylome). Dans d'autres occasions, c'est un épanchement hydropique formé à la face postérieure de la sclérotique. Il y a une sorte de pannus fort grave qu'on appelle rhumatique, et dont la formation se rattache à une *kérato-sclérotide.* Nous ne comprenons pas dans cette catégorie, bien entendu, les terminaisons des maladies qui peuvent compliquer la sclérotite. Faisons, en attendant, remarquer que la phlogose de la sclérotique se communique volontiers à la cornée, et même quelquefois à toutes les membranes de l'œil, de manière à se convertir en phlegmon oculaire.

§ III. *Etiologie.* D'après ce que nous venons de dire, toutes les causes des conjonctivites et des kératites peuvent engendrer l'inflammation de la sclérotique; mais on compte principalement les lésions traumatiques, la scrofule, le rhumatisme, la goutte et la syphilis. Travers a vu la sclérotite se développer durant le cours de la chaude-pisse. Il y a des oculistes qui s'imaginent que toute inflammation de la sclérotique est de nature rhumatismale; ils se croient par là autorisés à prescrire le colchique dans tous les cas, comme si les tissus fibreux ne pouvaient s'enflammer que sous l'influence du rhumatisme seulement. Leur ignorance est d'autant plus inexcusable, que les médications auxquelles leurs fausses notions les conduisent peuvent occasionner beaucoup de mal.

§ IV. *Pronostic.* Variable, selon l'intensité et les complications de la maladie. Il y a des cas où le pronostic doit avoir été fort grave, attendu la tendance fâcheuse de l'affection. Nous venons de voir en effet que la perte irréparable de la vue est quelquefois la conséquence des inflammations répétées de la sclérotique.

§ V. *Traitement.* Purement antiphlogistique, tant que le mal offre de l'acuité. On le modifie ensuite selon la nature de la cause.

Le but auquel on doit viser d'abord, c'est d'apaiser la photophobie et les douleurs. Pour cela, rien de mieux que les saignées plus ou moins répétées, les frictions abondantes de pommade mercurielle belladonisée autour de l'orbite, et le calomel intérieurement. On peut joindre le calomel à un peu d'extrait de belladone.

Quelques oculistes affectent de l'aversion pour les collyres dans cette maladie ; savez-vous pourquoi? c'est que le mal étant au-dessous de la conjonctive n'est point accessible aux collyres; ils oublient que la résorption est fort active à la surface de l'œil. Je prescris dans ces cas, comme dans plusieurs autres, un bain local d'eau distillée de laurier-cerise à l'aide d'une œillère, et les malades s'en trouvent parfaitement.

Aussitôt ce premier point gagné, on se règle selon l'état des choses. Assez souvent la continuation des remèdes antiphlogistiques suffit pour procurer la guérison. Si le mal paraît se rattacher à un état scrofuleux, on comprend de suite ce qu'il faut faire.

Le rhumatisme a formé de tout temps le désespoir de l'art, surtout s'il s'est déjà enraciné d'une manière chronique. A l'œil ce principe morbide doit être traité comme dans toute autre région du corps. Quelques oculistes portent aux nues l'usage de teinture de colchique, ils se croient même inventeurs de cette médication , ce qui est assez plaisant. L'expérience cependant a démenti ces éloges. Je ne reproduirai pas la longue liste des médicamens dits antirhumatismaux : lisez à ce sujet le livre de M. Reveillé-Parise ; je me contenterai seulement de dire que les bains, soit simples, soit de vapeur, l'usage habituel de la flanelle sur la peau, et l'exercice gymnastique, tels sont les moyens que les praticiens les plus expérimentés prescrivent pour combattre le rhumatisme chronique, et même pour en prévenir le retour. Le reste du traitement de cette ophthalmie rentre dans les principes exposés au chapitre des conjonctivites.

# SCLÉRATOCÈLES.

*Tumeurs de la sclérotique.*

Indépendamment des tumeurs staphylomateuses, la sclérotique présente aussi des végétations sarcomateuses et des kystes pareils à ceux dont nous avons parlé à l'occasion des maladies de la conjonctive. Ici s'appliquent exactement les idées déjà émises; nous ne devons, par conséquent, nous occuper que du staphylome sclérotidal.

*Staphylome de la sclérotique.*

Pour expliquer la formation des staphylomes, Demours se servait d'une comparaison très-judicieuse et très-exacte. Raclez , disait-il, une vessie de bœuf sur un point, de manière à enlever un morceau de la tunique externe; remplissez-la ensuite d'air , et vous verrez une petite saillie se former sur ce point, comme une véritable tumeur superposée à la sphère. Faites qu'un point de la coque sclérotidale soit ramolli ou autrement affaibli, soit par une inflammation , soit par une blessure, ou autrement, et vous verrez le staphylome se former sur cette membrane. C'est ainsi effectivement que les choses se passent. Cette explication empêchera , je présume, de confondre le staphylome proprement dit avec la procidence de la choroïde, ainsi que l'ont fait quelques écrivains, et tout récemment encore M. Riberi.

Le staphylome de la sclérotique est beaucoup plus rare que celui de la cornée, au dire des auteurs ; je ne sais cependant pourquoi je l'ai rencontré presque aussi souvent que l'autre ; j'en ai six observations détaillées dans mes cahiers, dont quatre, je les ai recueillies à la clinique de Dupuytren , deux dans ma pratique : aucun de ces cas n'a été opéré ; aussi ces faits manquent-ils des détails d'anatomie pathologique.

§ I. *Variétés.* 1° Sous le rapport de son siége, le staphylome de la sclérotique est antérieur ou postérieur, c'est-à-dire placé sur le blanc de l'œil, ou bien tout-à-fait en arrière et caché dans l'orbite. Le staphylome retro-sclérotidal n'a été signalé que par Scarpa et Monteggia , ils en ont rapporté deux exemples fort intéressans. M. Jacobson en a publié deux autres.

2° Sous le point de vue de son volume, il offre les mêmes variétés que celui de la cornée ; seulement il n'arrive presque jamais à un degré aussi considérable. On voit des petits staphylomes sur le bord cornéal de la sclérotique ayant à peine le volume de la tête d'une épingle ; on en voit sur le côté ayant le volume d'un pois ou d'une petite noisette ; dans l'un des cas que j'ai observés, la tumeur était trilobulaire et avait le volume d'un très-gros grain de raisin. Il y a cette différence entre le staphylome en question et celui de la cornée, c'est qu'il ne dépasse presque jamais l'enceinte palpébrale , la tumeur restant presque toujours couverte par la paupière supérieure. Dans les cas de Scarpa et de Monteggia, le staphylome avait le volume d'une petite noix. Il y a des staphylomes sclérotidiens antérieurs cependant dont le volume est exorbitant , c'est lorsque la tumeur est formée et par la cornée et par la sclérotique à la fois ; dans ce cas, tout l'hémisphère antérieur de cette membrane peut se trouver compris dans cette maladie : on prétend même que la sclérotique toute entière est staphilomateuse quelquefois (Middlemore).

Il y a des auteurs qui divisent le staphylome de la sclérotique en graniforme , annulaire et globuleux ; cette division ne peut se rapporter qu'à la forme de la tumeur, comme on le voit. Ajoutons enfin que, comme celui de la cornée, le staphylome de la sclérotique peut être compliqué d'hydropthalmie ou d'autres lésions graves.

§ II. *Anatomie pathologique.* Citons d'abord quelques faits. Ayant fait extirper un œil du cadavre d'une femme âgée de 40 ans , dans le but de le soumettre à des recherches anatomiques, Scarpa a trouvé par hasard que cet œil était staphylomateux dans son hémisphère postérieur. Cet œil présentait une figure ovale et plus de volume que l'œil sain : ou voyait sur l'hémisphère postérieur, en dehors de l'entrée du nerf optique, une tumeur oblongue, grosse comme une petite noix. La cornée et les humeurs de l'œil conservaient toute leur transparence, et permettaient de voir au fond de l'organe une clarté brillante due au passage de la lumière à travers la sclérotique amincie, dans le point occupé par la tumeur. Après avoir plongé l'hémisphère postérieur de l'œil dans de l'esprit de vin mêlé de quelques gouttes d'acide nitrique, pour donner à la rétine plus de consistance et d'opacité, je vis distinctement, dit Scarpa, que cette membrane ne se prolongeait pas dans la cavité du staphylome ; que, dans le même point la choroïde décolorée n'offrait pas, comme dans l'état sain, un élégant réseau de capillaires sanguins ; enfin, que la sclérotique était amincie au sommet de la tumeur , au point d'égaler à peine l'épaisseur d'une feuille de papier à écrire. La femme à qui cet œil avait appartenu était , depuis quelques années , amaurotique de ce côté : la cécité avait été la conséquence d'une ophthalmie rebelle et de violentes douleurs de tête.

Plusieurs circonstances importantes méritent de fixer l'attention dans cette observation :

1º L'amincissement extrême de la sclérotique sur le point staphylomateux. Cela confirme la doctrine pathogénique de Demours que nous venons de rappeler. Rien n'empêche cependant que ce point soit épaissi par de la lymphe plastique qui s'épanche à la face interne ou entre les lames de la sclérotique sous l'influence d'un travail phlogistique.

2º L'absence de déplacement de la rétine ; cette membrane n'ayant pas suivi la courbe morbide de la coque oculaire. La cécité, par conséquent, ne doit pas être, du moins dans ce cas, rapportée à la distension de la rétine , mais à un autre genre de travail. Cette circonstance, du reste, est exceptionnelle dans ce cas ; car, dans la généralité des cas, la rétine est confondue dans la tumeur elle-même.

3º L'absence de signes qui aient pu faire soupçonner pendant la vie la présence d'une pareille tumeur.

4º Enfin, la cause probable de la maladie, c'est-à-dire l'ophthalmie intense et opiniâtre, ce qui vient à l'appui de ce que nous disions au commencement de cet article.

L'observation de Monteggia, relative au staphylome postérieur, n'est pas moins remarquable. Il s'agit d'un œil extrait également par hasard du cadavre d'une femme âgée de 35 ans ; il était, comme le précédent, oblong et plus volumineux que son congénère. Le staphylome correspondait à la partie externe de l'entrée du nerf optique : le corps vitré était en déliquescence ; capsule cristalline gorgée d'un fluide blanchâtre , cristallin atrophié ; la rétine ne se prolongeait pas dans la cavité de la tumeur qui était exclusivement formée par la sclérotique et la choroïde; ces deux membranes étaient, dans ce point, amincies et perméables à la lumière. Il est remarquable, dit Scarpa, que, dans l'un comme dans l'autre cas, le staphylome de la sclérotique correspondait au côté externe de l'entrée du nerf optique. Notons, en attendant, encore ici le même état de la rétine, qui ne se prolongeait pas dans la tumeur, tandis que la choroïde, au contraire , s'était laissée épanouir et amincir en même temps que la sclérotique. Il résulte de cette dernière condition, que la tumeur sclérotidale doit présenter une couleur plus ou moins noirâtre par suite de la présence de la choroïde sous-jacente, c'est ce qui a lieu effectivement le plus souvent ; je dis le plus souvent, et pas toujours ; car si la sclérotique, en place d'être amincie, comme dans les cas ci-dessus , était épaissie sous l'influence de la cause mentionnée , la choroïde ne laisserait pas réfléchir les rayons de sa teinte.

Si nous consultons maintenant les circonstances des autres dissections de staphylomes, soit antérieurs, soit postérieurs, dont on a publié les détails, nous trouverons les mêmes conditions des deux faits qui précèdent , plus les modifications suivantes :

1° La rétine est le plus souvent prolongée dans la substance du staphylome. Cette circonstance suffit à elle seule pour expliquer la cécité qui accompagne constamment cette maladie. La rétine est entièrement résorbée quelquefois.

2° La choroïde qui fait partie de la tumeur n'est pas toujours amincie , quelquefois elle est épaissie au contraire , et ses vaisseaux sont plus ou moins variqueux ; il en est de même du plexus choroïdien ou ciliaire (ligament ciliaire) qui se prolonge dans le staphylome si celui-ci répond au cercle antérieur de la sclérotique. Dans quelques cas, la choroïde est elle-même résorbée comme la rétine.

3° Le corps vitré est constamment altéré dans le staphylome en question, surtout si la tumeur date de quelque temps. Cette altération consiste dans une sorte de déliquescence avec excès ou diminution dans sa quantité.

4° Une humeur sanieuse ou séro-sanguinolente trouble existe quelquefois dans le corridor périphérique du globe (espace sclérotico-choroïdien); dans ce cas, par conséquent, la choroïde n'est pas adaptée contre la sclérotique, du moins dans toute son étendue. Un épanchement pareil se rencontre parfois dans l'espace qui existe entre la choroïde et la rétine.

5° La cornée et l'iris offrent les mêmes conditions que dans les amauroses organiques , c'est-à-dire qu'ils se présentent dans un état complet d'asthénie, etc.

Je termine ces remarques par les deux faits suivants que j'ai traduits de l'anglais et dont les détails confirment pleinement les propositions qui précèdent.

J'ai eu, dit l'auteur, l'opportunité d'examiner deux yeux atteints de staphylome sclérotidal antérieur. Dans le premier, le staphylome était gros, noir à sa base et un peu coloré à son sommet. La sclérotique était amincie, mais pas comme une feuille de papier, ainsi que Scarpa l'a rencontrée. La choroïde s'étendait dans l'intérieur de la tumeur de même que la rétine, mais pas jusqu'au sommet. Ces deux membranes avaient été évidemment résorbées depuis le sommet jusqu'à la moitié du staphylome. Dans le second cas, il existait plusieurs petits staphylomes semblables à des nodosités noires, le plus petit avait le volume d'un pois, le plus gros d'une petite noix. Ici , la choroïde et la rétine étaient exactement appliquées dans tout l'intérieur du staphylome, jusqu'au sommet. La sclérotique était un peu amincie, mais pas autrement altérée. On peut donc, d'après l'absence ou la présence de la couleur noire au sommet du staphylome, prédire avec certitude, chez le vivant, si la choroïde et la rétine ont été ou non résorbées (Middlemore).

§ III. *Caractères.* Les considérations qui précèdent font déjà pressentir quels doivent être les caractères du staphylome antérieur de la sclérotique. Il s'offre, en effet, sous la forme d'une tumeur de volume variable depuis la tête d'une épingle jusqu'à celui d'un gros grain de raisin, de couleur ordinairement bleuâtre, couverte par la conjonctive globulaire, et étant toujours accompagnée de cécité. Je ne sache pas que le staphylome de la sclérotique ait jamais été observé sans amaurose, et c'est peut-être par inadvertance que M. Riberi a écrit le contraire.

Si la tumeur est petite, elle peut être multiple et occupe le plus souvent le cercle précornéal sous-forme de chapelet. Si elle est latérale, son volume est ordinairement assez gros pour faire saillie sous la peau de la paupière supérieure, surtout lorsque le malade baisse ce voile : la tumeur semble quelquefois formée d'une cornée surnuméraire à cause de sa couleur ; dans quelques cas, elle présente des cicatrices qui imitent des leucomes.

La difformité est assez frappante, comme on le voit. Les caractères physiologiques se réduisent à la cécité : des douleurs irradiatives cependant s'y joignent quelquefois.

La terminaison la plus ordinaire de cette maladie est l'induration; le mal n'acquiert presque jamais un très-grand volume pour subir le travail ulcératif que nous avons remarqué dans le staphylome cornéal. Cela pourrait pourtant arriver, si la maladie était compliquée d'hydrophthalmie, et il ne serait pas impossible d'ailleurs que la tumeur subît à la longue une dégénérescence cancéreuse.

§ IV. *Etiologie.* Les causes de ce staphylome peuvent être résumées dans cette phrase : tout ce qui affaiblit le ressort naturel de la coque fibreuse de l'organe. En première ligne se présentent les sclérotites dont la persistance ramollit la membrane. Viennent ensuite les blessures. Dans l'un des cas que j'ai observés, le staphylome était attribué à un coup d'ongle que la malade avait reçu sur le blanc de l'œil; dans un autre, il avait été la conséquence d'un coup de canne, et dans un troisième, je n'ai pu l'attribuer qu'à un vice syphilitique cantonné sur la sclérotique, c'était chez une vieille fille qui était entrée à l'Hôtel-Dieu pour des ulcères au nez et sur le voile du palais. Le rhumatisme et les ophthalmies varioliques produisent aussi quelquefois la même maladie; dans tous les cas cependant, la lésion se réduit à la proposition générale que nous venons d'émettre. M. le docteur Riberi, dont je me plais à honorer le talent, a si légèrement adopté les doctrines des oculistes exclusifs, qu'on conçoit à peine comment un praticien de son expérience ait pu croire à la formation du staphylome sclérotidal par simple hydrophthalmie ou cirsophthalmie interne (varices de la choroïde). Ce chirurgien parle en même temps d'ulcérations de la substance de la sclérotique, comme cause

17.

de staphylome; il aurait mieux fait, à mon avis , d'en démontrer l'existence d'abord !

§ V. *Pronostic.* Toujours grave, tant sous le rapport fonctionnel, que sous celui de la difformité. Un œil staphylomateux est un organe non-seulement perdu, mais encore fort incommode par l'altération désagréable qu'il imprime aux traits de la figure.

§ VI. *Traitement.* Il y a des sujets qui, se souciant peu de la difformité que leur cause la tumeur, gardent la maladie sans songer à s'en débarrasser, à moins que des douleurs ne s'y joignent. Il est cependant toujours convenable de ne pas l'abandonner à elle-même.

Il y a deux manières de traiter le staphylome antérieur de la sclérotique.

A. *Palliatif.* Ponctionner de temps à autre la tumeur à l'aide d'une lancette ou d'un bistouri à cataracte. Cette ponction peut être aussi pratiquée à côté de la base du staphylome , pourvu qu'elle pénètre dans la troisième chambre (corps vitré). On évacue de la sorte une partie ou la totalité de la vitrine, et l'humeur épanchée entre les membranes pariétales s'il y en a. Le globe et la tumeur s'affaissent, et l'atrophie radicale en est quelquefois la conséquence.

B. *Curatif.* Exciser la tumeur et vider la coque oculaire, ainsi que cela a été dit pour le staphylome cornéal. Il reste toujours la ressource d'un œil artificiel, aussi faut-il panser la brèche de manière que des adhérences anormales ne s'établissent point entre l'œil et les paupières. Quant au staphylome postérieur, nous ne pouvons encore rien dire sous le rapport du traitement, puisque nous manquons jusqu'à ce jour des signes qui peuvent le faire connaître chez le vivant. On peut cependant prévoir que son traitement n'offre d'autres ressources que l'évacution des humeurs de l'œil ou l'extirpation de tout l'organe.

*Atrophie et ossification de la sclérotique.*

Chez certains sujets de constitution lymphatique, surtout des jeunes personnes à peau blanche et fine, la sclérotique est naturellement si mince, qu'elle laisse voir la choroïde à travers ses mailles : le blanc de l'œil de ces personnes offre en effet une teinte bleue uniforme, qui ne dépend que de cette circonstance. Cela n'empêche pas cependant la vision d'être parfaite.

A la suite de certaines maladies aiguës de longue durée, de fièvres graves, par exemple , on voit souvent la sclérotique s'amincir par un simple travail de désassimilation. Dans l'atrophie sénile le même fait est facile à constater.

L'atrophie de la sclérotique s'observe aussi après les inflammations répétées de cette membrane.

Rien n'est plus fréquent d'ailleurs de rencontrer cet état de la coque dans les amauroses un peu anciennes, dans les hydrophthalmies, dans la dilatation variqueuse des vaisseaux de la choroïde et du corps ciliaire. Dans ces derniers cas, l'atrophie a lieu par l'effet de la compression.

On comprend aisément, d'après l'énoncé qui précède, que l'atrophie en question n'exige un autre traitement que celui de la maladie à laquelle elle se rattache : je ne m'y arrêterai par conséquent pas davantage.

La sclérotique est aussi sujette à des ossifications. Ce sont des dépositions calcaires sous forme de lames, qui s'organisent, soit dans le tissu séreux de sa face postérieure, soit dans le tissu cellulaire serré qui l'unit à la conjonctive. Ce que nous avons dit des ossifications de la cornée s'applique exactement à celles de la sclérotique, j'y renvoie par conséquent le lecteur.

Vingtième leçon. — MALADIE DE LA CHOROIDE.

### Remarques générales.

Après la sclérotique vient la choroïde dans l'ordre des membranes pariétales. C'est l'organe nutritif de l'œil (Blainville) qu'on pourrait, à mon avis, comparer à la membrane médullaire des os (périoste interne). La choroïde adhère fortement en avant au plexus choroïdien (ligament ciliaire), en arrière avec le nerf optique, etc. ; elle donne par là naissance aux deux espaces circulaires que nous avons appelés *corridors périphériques de l'œil*. On sait que si l'on injecte de l'air dans l'espace choroïdo-sclérotidien, le fluide passe entre ces deux membranes, sans se précipiter dans la chambre antérieure, le plexus choroïdien s'y opposant. Le même fait a lieu entre la choroïde et la rétine ; de sorte que ces deux corridors ne communiquent ni entre eux, ni avec les chambres de l'œil.

Plusieurs auteurs (Zinn, etc.) avaient, depuis long-temps, signalé l'existence d'un tissu intermédiaire à la sclérotique, et la choroïde qu'ils regardaient, les uns comme une membrane séreuse, les autres comme cellulo-vasculaire. Bichat et plusieurs autres en ont absolument nié l'existence ; Wardrop, cependant, a rétabli l'idée des anciens, et il a en outre adopté l'opinion qui fait provenir la séreuse en question d'un prolongement de la pie-mère cérébrale qui accompagne la gaine du nerf optique. En 1832, Arnold (ouvr. cité), a décrit cette membrane comme une découverte propre, sous le nom d'*arachnoïdea oculi*. Pour lui, l'arachnoïde oculaire adhère intimement à la sclérotique et à la choroïde, et peut se voir parfaitement sur des yeux de fœtus ; elle serait formée de deux lames dont l'interne est séparée de la choroïde par les nerfs ciliaires, et reçoit beaucoup de vaisseaux lymphatiques.

Une année plus tard (1833), M. Poggi de Pavie s'est aussi donné pour l'inventeur de la même membrane qu'il a appelée *idiachoroïdienne*, et l'a décrite comme étant un sac sans ouverture et servant de véhicule aux vaisseaux et nerfs ciliaires. Ce qui m'étonne, c'est de voir les savants rédacteurs des Archives de médecine de Paris et ceux des *Annali universali* de Milan recevoir comme telle la prétendue découverte de M. Poggi (V. *Archives*, 1834, t. 4. p. 664 ; *Annali*, nov. 1833).

Des recherches récentes ont démontré que la cloison sclé500ticochoroïdienne est formée d'un tissu lamellaire très-flasque en arrière, assez serré en avant, où il constitue le ligament ciliaire.

Il suit de cette première considération, que le tissu en question, lorsqu'il s'enflamme (et c'est lui qui s'enflamme assez souvent dans la choroïdite), doit occasionner des accidents graves, soit à cause des nerfs et vaisseaux ciliaires qui passent dans sa substance, soit par les adhérences ou les épanchements qu'il détermine entre la sclérotique et la choroïde. C'est aussi à ce tissu qu'on doit rapporter les ossifications de la choroïde. Quelques auteurs y ont trouvé des dépositions graisseuses. « *In eamdem cellulosam*, dit Zinn, *in bove Stahelinus pinguedinem effusam vidit, quod etiam Morgagnius nonnullis in piscibus observavit.* »

Les auteurs ne s'accordent pas sur la question de savoir si la choroïde se prolonge en-deçà du corps ciliaire. Les uns veulent qu'elle s'arrête sur ce point, les autres qu'elle se réfléchit et forme l'iris, ainsi que les anciens et Winslow lui-même l'avaient avancé ; de sorte que le corps ciliaire, l'iris et la choroïde ne seraient qu'une seule et même membrane. Quoi qu'il en soit de cette divergence, un fait important à noter, c'est la coexistence fréquente des mêmes maladies dans ces membranes et les communications faciles des affections de l'une de ces parties à l'autre.

L'anatomie apprend en outre que la choroïde a des liaisons intimes avec la conjonctive par les prolongements que cette membrane ui envoie à travers la ligne d'union entre la cornée et la sclérotique (Dugès). On prévoit déjà combien cette observation doit être importante pour l'étude de la choroïdite.

La sécrétion mélanique de la choroïde (*pigmentum*) est digne de méditation sous le double rapport physiologique et pathologique. Elle est, par rapport à la rétine, ce qu'est une couche de mercure par rapport à une glace. Ses altérations entraînent les altérations sérieuses dans la fonction de la vision. Cette couleur subit des variations avec l'âge. Dans la vieillesse, elle devient blanchâtre et peu abondante, ce qu'on peut regarder comme une sorte d'atrophie. C'est ainsi que l'atrophie sénile se déclare chez le nègre; la peau perd cette teinte noire d'ébène, devient blanchâtre, terreuse et ridée. Chez le fœtus, au contraire, la couleur en question est plutôt rosacée. Dans tous les yeux amaurotiques que j'ai eu l'occasion de disséquer, la teinte mélanique était plutôt pâle. Chez les albinos, elle est rougeâtre.

La couleur noire qu'offre la troisième chambre de l'œil à l'état normal paraît due uniquement à la choroïde qui circonscrit le corps vitré. La rétine qui s'adapte exactement sur la face interne de la choroïde est parfaitement diaphane chez le vivant (Scarpa); aussi voyons-nous de couleur blanchâtre le fond de l'œil lorsque la choroïde a perdu sa couleur noire, ou que la rétine est devenue opaque. Ces conditions sont assez fréquentes dans l'amaurose.

Cette réflexion fait déjà pressentir l'importance très-grande qu'il y a de noter dans l'ophthalmoscopie l'état plus ou moins noir du fond de l'œil. Il est évident que plus la troisième chambre est noire, plus les ressources thérapeutiques sont grandes; car cela indique que les membranes pariétales et les corps refringents intérieurs sont sains. Considérée sous le rapport de sa vascularité, la choroïde est un véritable plexus vasculaire, un organe de nutrition, un *diverticulum* sanguin. Ses vaisseaux sont fournis par des branches de l'artère ophthalmique, les artères ciliaires, courtes et longues, et des rameaux des artères musculaires. Les artères ciliaires établissent des communications anastomotiques avec la conjonctive. Cet énoncé fait déjà pressentir que la choroïde doit être très-sujette aux maladies congestives, inflammatoires, et aux végétations sarcomateuses. Ses rapports surtout de voisinage avec l'organe rétinien, doivent rendre ces maladies fort graves.

Les maladies connues de la choroïde sont :
1° Les blessures (nous en avons parlé) ;
2° Les phlogoses ;
3° Les tumeurs ;
4° L'hydropisie ;
5° Les ossifications et atrophie.

## PHLOGOSES DE LA CHOROIDE.

Sous le nom vague d'ophthalmie interne, les anciens décrivaient toutes les phlogoses rétro-conjonctivales ; la choroïdite, par conséquent, était dans ce nombre. Ils se bornaient à dire que les ophthalmies internes étaient beaucoup plus graves que les autres. De nos jours nous avons individualisé les inflammations oculaires, ainsi qu'on l'avait déjà fait pour les éléments anatomiques d'autres organes; nous avons par conséquent un ensemble de signes qui ne se rapportent qu'à l'inflammation de la choroïdite; mais cette maladie existe-t-elle à l'état isolé pour la considérer à part, comme la conjonctivite, la kératite, par exemple? Il ne faut pas se faire illusion ni prêter trop l'oreille aux descriptions fautives des oculistes exclusifs qui, manquant des connaissances nécessaires que fournit le reste de la science, prennent aisément des *quiproquo*, s'extasient sur des niaiseries et commettent des erreurs graves au préjudice des malades et de la science. La choroïdite est une maladie fort grave, assez fréquente, mais qui n'existe pas à l'état d'isolement, ainsi que les oculistes le disent, du moins pour l'état aigu ; je dis plus, cette maladie est beaucoup plus fréquente qu'ils ne le croient, attendu qu'elle complique toutes les ophthalmies aiguës accompagnées de photophobie. On saisira aisément cette considération, lorsqu'on se rappelle :

1° Que la choroïde est l'organe vasculaire par excellence, le dépôt central du matériel alimentaire de l'œil ;

2° Qu'elle a des rapports immédiats avec la conjonctive, la sclérotique, le corps ciliaire, l'iris, la pie-mère cérébrale et tout l'arbre artériel et veineux de l'orbite ;

3° Que dans les conjonctivites intenses la cécité qui survient assez souvent dans la période ascendante de la maladie tient uniquement, ainsi que Scarpa s'en est assuré, à des épanchements introculaires, épanchements dont la source principale est dans la choroïde. Comment peut-il en être autrement en effet, si, comme nous l'avons dit, la moindre irritation sur l'œil détermine constamment un afflux de sang sur tout l'organe ? Or, cet afflux, cette congestion doit nécessairement répondre de préférence dans la partie la plus vascularisée, la choroïde. Heureusement que la seule congestion sanguine ne suffit pas pour constituer l'inflammation, autrement l'œil serait à chaque instant, pour ainsi dire, menacé de cécité. Nous ne devons, par conséquent, tenir aucun compte de ces ridicules divagations allemandes qui rapportent les congestions de la choroïde à l'état d'engorgement des veines de l'anus, du foie et de la matrice !

Je pose donc en fait :

1° Que l'inflammation de la choroïde n'existe jamais seule à l'état aigu ;

2° Que cette inflammation accompagne à des degrés variables toutes les ophthalmies photophobiques.

Il importe cependant pour l'étude de la choroïdite, de la considérer à l'état d'isolement, ainsi que l'ont fait Mackenzie et Middlemore. Malheureusement la science manque jusqu'à ce jour de dissections qui puissent faire connaître le véritable état des parties dans les différentes périodes de la choroïdite.

§ Iᵉʳ. *Variétés.* 1° Sous le rapport de son étendue, l'inflammation de la choroïde est partielle ou totale. On conçoit en effet que la congestion morbide puisse se borner à une ou plusieurs parties de la poche vasculaire, comme cela arrive dans les phlogoses des membranes séreuses et muqueuses. *A priori*, la maladie paraîtrait se développer plus volontiers dans l'hémisphère antérieur par suite de la quantité beaucoup plus considérable de vaisseaux du côté du corps ciliaire. L'observation paraît d'ailleurs assez conforme à cette présomption.

2° Sous le rapport de son intensité, il y a les mêmes distinctions à faire que dans les autres ophthalmies. Nulle part les quatre degrés déjà mentionnés de l'inflammation (phlogose, épiphlogose, métaphlogose et hyperphlogose) trouvent une application plus importante; c'est en effet de l'existence de l'un ou l'autre de ces degrés que dépendent les issues si variables de la choroïdite, les épanchements séro-sanguinolents ou puriformes, et les adhérences morbides qui en sont souvent la conséquence.

3º Sous le point de vue enfin de sa durée, la choroïdite est aiguë ou chronique. Cette dernière est celle que les auteurs ont plus particulièrement décrite, et sur laquelle nous nous arrêterons davantage.

§ II. *Caractères.* A. *Physiques.* 1º *Injection.* A l'état très - aigu, l'ophthalmie choroïdienne n'offre pas d'injection particulière bien circonscrite. On trouve, il est vrai, une zone vasculaire précornéale que plusieurs auteurs attribuent à cette maladie ; mais l'iris, la conjonctive et même la sclérotique étant en même temps affectés, on n'est pas raisonnablement autorisé à considérer ce cercle comme exclusivement propre à la choroïdite. Soit que la choroïdite débute primitivement, soit qu'elle se déclare contemporairement ou consécutivement à l'une ou l'autre de ces phlogoses, je ne pense pas que les véritables praticiens puissent autrement penser à cet égard. Il en est autrement lorsque la maladie s'offre à l'état chronique ou subaigu, l'inflammation des autres membranes étant déjà apaisée ou n'existant pas. Ici l'injection se dirige évidemment dans le corps ciliaire ; l'absence d'autres phlogoses permet d'attribuer, par voie d'exclusion, l'injection à la membrane sous-sclérotidale. Le cercle vasculaire dont il s'agit, offre d'ailleurs des variétés selon l'étendue et l'ancienneté de la maladie. Quelquefois il n'existe pas d'une manière complète, et sa largeur est d'autant plus grande, que l'intensité de la choroïdite est considérable. Si la sclérotique est très-amincie, ainsi que nous le verrons tout-à-l'heure, l'injection choroïdienne peut se laisser voir à travers la coque extérieure, surtout si les vaisseaux ont acquis un certain degré de largeur (cirsophthalmie interne). Toujours, du reste, la conjonctive offre, dans ces cas, un certain degré d'injection de même que la sclérotique.

2º *Coloration.* Pour peu que la maladie dure depuis quelque temps, la choroïde ne manque pas de se gonfler, de s'hypertrophier et de comprimer, par conséquent, la sclérotique d'un côté, la rétine de l'autre; cette compression arrive d'autant plus facilement, que de la matière inflammatoire s'épanche aux deux faces de la choroïde. Par suite de cette circonstance, la sclérotique est non-seulement distendue, mais encore amincie, atrophiée plus ou moins ; son opacité diminue avec son épaisseur, et la couleur de la choroïde devient de plus en plus manifeste à travers ses mailles. Aussi, l'œil affecté de choroïde devient-il bleuâtre, noirâtre ou plombé. Il va sans dire que cette coloration peut offrir des degrés variables, être plus prononcée sur un point que sur d'autres, selon l'état de la choroïde. En général, elle est davantage en avant, aux environs de la cornée, par les raisons que nous venons d'exposer. Lorsque la maladie est très-avancée, la choroïde forme de petites tumeurs bleuâtres sous la sclérotique, tumeurs qui ont reçu le nom de staphylomes, ou de cirsophthalmie interne, lorsqu'elles sont multiples.

La même teinte se laisse quelquefois apercevoir aussi du côté de la pupille ou de la chambre vitrée ; mais cela ne s'observe qu'à une période fort avancée de la maladie, et alors que la rétine est déjà altérée et la pupille dilatée. C'est même à cela qu'est due la couleur verdâtre ou d'eau de mer que le fond de l'œil présente dans certaines amauroses.

En résumé, on peut regarder la coloration bleuâtre du blanc de l'œil comme un des caractères les plus saillants de la choroïdite chronique, lorsqu'il est joint surtout aux autres dont nous allons parler.

3º *Plénitude oculaire.* Il y a réellement excès d'humeur dans un œil atteint de choroïdite ; la distension de la sclérotique le prouve assez. Si l'on touche le globe avec le bout du doigt, on voit qu'il est trop dur, trop plein ; le volume en est effectivement augmenté, cela dépend non-seulement de la congestion et de l'hypertrophie de la choroïde, mais encore de l'épanchement plus ou moins grand qui a lieu dans les deux corridors.

4º *Altération pupillaire.* Comme dans toutes les ophthalmies aiguës, la pupille est rétrécie dans le début de la maladie, elle se dilate à mesure que la choroïdite fait des progrès; elle devient, à la longue, tout-à-fait mydriasique et immobile. Cet état dépend de l'état de compression qu'éprouvent les nerfs ciliaires dans la membrane d'Arnold et Poggi, et de l'altération de la rétine sous l'influence de la même cause. Middlemore a observé la pupille tout-à-fait déplacée en haut ou en bas dans quelque cas de choroïdite partielle, c'est-à-dire éloignées du côté de la portion malade de la choroïde par une sorte de translation de totalité. Le plus souvent cependant, le cercle pupillaire est déformé par suite d'une iritis concomittante.

Je ne parle pas des signes des autres phlogoses qui accompagnent ordinairement la choroïdite, telles que la kératite, l'iritis, la capsulite, la conjonctivite, etc.; cela m'éloignerait de mon sujet.

B. *Physiologiques.* 1º *Douleur.* Comme dans toutes les ophthalmies graves, le malade accuse dans celle-ci de la douleur d'abord sourde et gravative dans l'œil, puis irradiative dans l'orbite, à la tempe et au front, avec un sentiment de plénitude, comme si l'orbite n'était pas assez large pour le contenir ; le malade n'ose pas mouvoir le globe oculaire. Cette douleur cependant ne dure que jusqu'à l'époque où la rétine est frappée de paralysie ; elle se dissipe quelquefois tout-à-coup après avoir été fort intense et la vision s'abolit presque instantanément (Scarpa).

2º *Photopsie.* Dans les commencements, le malade est non-seulement photophobique, mais encore photopsique, c'est-à-dire il voit des points rouges, des étincelles , des flammes, des fusées lumineuses, puis des points noirs. La photophobie disparaît plus ou moins promptement, mais les phosphènes restent plus long-temps; ils persistent quelquefois même après que l'œil aura perdu la faculté visuelle. Ces phénomènes s'expliquent par la compression et l'irritation qu'éprouve la rétine.

3° *Ambliopie* ou *amaurose*. Par la raison qui précède, on comprend comment les fonctions de la rétine doivent être tellement altérées qu'elles produisent quelquefois la cécité. D'après Mackensie, l'hémiopsie et la diplopie essentielle ne dépendraient que de cette même cause.

4° *Réaction constitutionnelle*. Variable selon l'intensité de la choroïdite et de ses complications. Il n'y a fièvre que dans la période aiguë seulement. L'état chronique se passe ordinairement sans réaction bien notable, à moins que la terminaison du mal ne soit de nature à en provoquer.

C. *Marche.* Très-rapide si la choroïdite est intense; c'est ce que nous voyons dans celle qui accompagne certaines conjonctivites chémosiques ; l'œil est frappé de cécité en peu de jours par le seul fait de la phlogose interne. La marche en est très-lente au contraire, dans les cas de sub-choroïdite, et cela est très-fréquent.

D. *Terminaisons*. 1° *Résolution franche*. Si la choroïdite n'est pas intense elle peut se terminer heureusement, et l'œil reprendre parfaitement ses fonctions ; cette terminaison n'est pas très-rare.

2° *Cécité*. Terminaison fort fréquente, surtout si le mal n'est pas attaqué énergiquement et de bonne heure. On conçoit que cette cécité peut n'être que fonctionnelle pendant quelque temps, et devenir à la longue organique par la désorganisation de la rétine.

*Hydrophthalmie*. 3° L'épanchement peut n'exister que dans l'un ou l'autre corridor périphérique, ou bien dans tous les deux à la fois; il peut aussi se répandre dans la chambre vitrée , ainsi que nous l'avons dit dans le chapitre de l'hydropisie.

4° *Staphylome.* L'une des causes les plus fréquentes du staphylome de la sclérotique est la choroïdite : l'adhérence de la choroïde à la sclérotique et l'amincissement de cette dernière rendent compte de ce résultat.

§ III. *Etiologie*. J'ai déjà dit ce qu'il fallait penser des élucubrations allemandes concernant les causes de la choroïdite. Je n'irai pas chercher avec eux ce qu'ils appellent la spécialité pathologique dans les vaisseaux hémorrhoïdaux, dans ceux de l'utérus ou dans la veine porte. Je tiens pour certain que la choroïdite n'a pas non plus besoin d'une constitution goutteuse pour se produire, comme ils le prétendent. Elle se développe, selon moi, sous l'influence de toute espèce de cause , soit locale, soit constitutionnelle, capable de déterminer une congestion dans l'organe visuel; les blessures, les insolations, les coups d'air, etc., etc. En un mot, tout ce que nous avons dit dans l'étiologie des conjonctivites s'applique exactement à ce paragraphe.

§ **IV.** *Pronostic.* Réservé, grave ou très-grave, selon l'intensité de la maladie et sa tendance pour telle ou telle terminaison.

§ **V.** *Traitement.* Il est très-curieux de voir la pédanterie qui règne dans les écrits de certains oculistes exclusifs à l'égard du traitement de la choroïdite. Donnez de l'aloès, vous disent-ils, parce que vous combattrez ainsi la diathèse veineuse qui se cache sous l'aileron gauche du foie ou dans la trompe droite de la matrice ! Administrez en même temps du calomel à la dose d'un quart de grain, et vous ôterez au sang, comme par enchantement, sa terrible plasticité goutteuse !! *Risum teneatis.'!!...* Ce n'est pas ainsi que raisonnent les véritables thérapeutistes au courant de la science. La choroïdite est une affection aussi redoutable pour la vision, que la méningite pour la vie de l'organisme ; ces deux maladies se ressemblent d'ailleurs parfaitement quant à leur nature. C'est déjà dire par là que le traitement de la choroïdite doit être prompt, énergique et essentiellement antiphlogistique. La saignée occupe par conséquent ici la première place. Elle sera plus ou moins répétée selon les circonstances de la maladie ; je ne répéterai pas à ce sujet ce que j'ai déjà exposé avec détail dans le chapitre des conjonctivites. Viennent ensuite le tartre stibié intérieurement, l'extrait de belladone et de tout ce qu'on connaît sous le nom de contre-stimulants énergiques. Localement, indépendamment des évacuations sanguines, les frictions abondantes de pommade mercurielle belladonisée. Les vésicatoires volants, bien cantharidés, autour des paupières ou sur ces voiles mêmes, sont utiles par la résorption de la cantharide qui agit en hyposténisant la vitalité générale (V. *Expér. de Giacomini*).

Plusieurs auteurs parlent de ponction oculaire dans ces cas : ce moyen peut être utile en produisant une détente de l'organe. On ouvre pour cela la cornée, ainsi que Wardrop l'avait proposé, ou bien on enfonce une aiguille dans la sclérotique, si l'on soupçonne l'existence d'un épanchement dans l'un des corridors, ainsi que nous le dirons plus loin.

Il est bien entendu que ce traitement dont je n'ai dû rappeler ici que les traits principaux, n'est applicable à la choroïdite, que tant qu'elle s'offre comme phlogose non encore jugée. Les maladies secondaires qu'elle produit méritent d'autres considérations.

## TUMEURS DE LA CHOROIDE.

Les tumeurs de la choroïde sont assez variées.

1° Les unes consistent dans des prolapsus de cette membrane; nous en avons parlé à la page 55. On pourra d'ailleurs appliquer à cette maladie ce qu'on lira au chapitre de la procidence irienne.

2° D'autres ont reçu le nom de *cirsophthalmie interne.* Cette maladie consiste dans une dilatation variqueuse des vaisseaux de la choroïde , avec ou sans épanchement de matière plastique dans le corridor périphérique sclérotico-choroïdien. Ce n'est, comme on le voit, qu'une des périodes de la choroïdite dont nous avons parlé. Les petites tumeurs qui constituent la cirsophthalmie ne sont assez souvent formées que de flocons de fibrine , quelquefois aussi de sérum épanché dans quelques cellules de la membrane d'Arnold.

Lorsque ces tumeurs acquièrent un certain volume, elles rentrent dans la classe des staphylomes de la sclérotique. La cirsophthalmie n'étant qu'une période avancée, ou plutôt une des terminaisons de la choroïdite , nous devons renvoyer à la description de cette dernière pour en faire bien comprendre l'histoire. La cirsophthalmie est du reste toujours accompagnée d'amaurose.

3° Une troisième variété est formée par les tumeurs sanguines , soit érectiles , soit mélaniques. La choroïde étant elle - même une membrane essentiellement vasculaire, on conçoit qu'elle doit être, plus que les autres parties de l'œil, sujette à ces sortes de végétations, surtout aux tumeurs mélaniques. L'expérience a prouvé que la mélanose pouvait se développer à l'une comme à l'autre face de la choroïde et qu'elle pouvait affecter les quatre formes connues de cette sécrétion morbide (*V*. mélanose de la conjonctive). Les tumeurs en question ne sont pas reconnaissables dans leur début, elles sont précédées d'une amaurose incurable long-temps avant leur apparition, et lorsqu'elles deviennent apparentes, le mal s'offre sous les apparences des tumeurs malignes qui réclament l'extirpation de l'œil. Nous reviendrons sur ce sujet.

4°· Des hydatides peuvent aussi se développer entre la choroïde et la sclérotique.

*Hydropisie de la choroïde.*

Les auteurs modernes ont donné cette dénomination à une collection humorale qui a lieu dans les corridors périhériques de l'œil. Tantôt l'épanchement a lieu entre la sclérotique et la choroïde, tantôt entre cette membrane et la rétine, tantôt enfin, dans l'un et l'autre espace à la fois. Dans quelques cas, le liquide est libre dans tout le corridor ; dans d'autres, il est comme enkysté dans un espace circonscrit.

Les causes de cette maladie sont les ophthalmies internes , et en particulier la choroïdite. Les symptomes sont :

1° L'amaurose par compression de la rétine ;

2° La distension de la coque sclérotidienne ;

3° Des douleurs lancinantes plus ou moins intenses.

Zinn a été le premier à signaler cette maladie, d'après une dissection de Verlé. Un demi - siècle plus tard , Ware a publié deux faits extrêmement remarquables que j'ai déjà reproduits en 1832 dans mon mémoire sur l'amaurose. En voici les détails :

Une dame âgée de 43 ans s'aperçut que la vue de son œil gauche s'éclipsait graduellement, sans qu'elle pût attribuer cet effet à d'autres causes qu'à la cessation d'un ancien écoulement d'humeur qu'elle avait à une jambe, et à un refroidissement subit de son corps. Cet obscurcissement allait en augmentant, lorsque la femme fut tout-à-coup saisie de violentes douleurs à la tête, perte de la parole et convulsions générales. Ces symptômes furent suivis d'une mort prompte. L'ouverture du corps n'a pu être faite ; mais le docteur Ware, qui avait soigné cette malade, obtint la permission d'extirper l'œil malade du cadavre ; cet œil fut disséqué publiquement. Ware trouva une quantité considérable de liquide jaune et coulant comme de l'eau entre la choroïde et la rétine. Cette dernière membrane ayant été poussée par le liquide, fut trouvée hors de sa place naturelle, elle avait acquis la figure d'un cône dont le sommet était à l'entrée du nerf optique et la base sur le cristallin. L'humeur vitrée avait disparu en grande partie par la pression qu'elle avait dû éprouver.

Frappé de la ressemblance des symptômes que cette malade avait présentés, savoir : l'obscurcissement graduel de la vue, le sentiment de pesanteur et de tension à l'œil, et la sensation douloureuse à la tête, avec ceux qu'éprouvait actuellement une autre dame, Ware présuma avoir affaire à une maladie pareille. Ici, le mal n'était que dans son début, puisque cette malade n'avait commencé à souffrir que depuis quinze jours. Aussi ce chirurgien proposa-t-il à la malade de lui pratiquer une simple ponction à l'œil. Il l'a opéré de la manière suivante. Il a enfoncé dans la sclérotique une aiguille à fer de lance, un peu en arrière de l'endroit où on la plonge ordinairement, pour déprimer la cataracte. A peine cette aiguille eût-elle percé la sclérotique, que l'opérateur s'aperçut, à l'espèce de sensation de vide que sa main éprouva, que l'instrument avait pénétré dans une cavité. Aussitôt, et sans que l'aiguille fût retirée de l'œil, il s'écoula entre cet instrument et le trou qu'il avait fait un liquide jaunâtre, en assez grande quantité pour mouiller un mouchoir ordinaire de poche (ce sont les expressions de l'auteur). La tension de l'œil et les douleurs de tête se dissipèrent sur-le-champ, comme par enchantement. Dix minutes après, la malade goûta, pour la première fois, les douceurs du sommeil dont elle était privée depuis quinze jours, et à son réveil elle se trouva parfaitement guérie et de ses souffrances et de sa cécité (Ware, *Surg. obs.* v. 1. p. 511, 2ᵉ édit. London, 1805).

Ces deux observations donnent une idée nette de la nature des symptômes de la maladie et du traitement qui lui convient.

Wardrop a fait un travail assez étendu sur l'hydropisie dont il s'agit ; mais, ni lui ni d'autres n'ont rien ajouté aux idées exprimées par les deux observations qui précèdent.

*Atrophie et ossifications de la choroïde.*

En parlant de l'anatomie pathologique du staphylome sclérotidal, nous avons vu que la choroïde ne se prolongeait pas toujours jusqu'au sommet de la tumeur, attendu le travail de résorption atrophique qu'elle subissait. Cela donne déjà une idée assez nette de l'atrophie de la choroïde, mais c'est dans les dissections des yeux amaurotiques qu'on acquiert une connaissance plus complète de cette altération. On voit dans ces cas que la membrane est devenue blafarde et mince ; que quelquefois même elle disparaît en totalité ou en partie. Il est à peine nécessaire d'ajouter que la lésion en question n'existe point sans d'autres maladies graves des membranes internes de l'œil, aussi est-elle toujours accompagnée de cécité.

Les ossifications de la choroïde sont assez fréquentes; on en trouve un grand nombre d'exemples dans les auteurs. Haller, Bichat, Wardrop et plusieurs autres nous en ont transmis plusieurs. Ce sont des ossifications lamellaires formées, le plus souvent, dans la membrane d'Arnold, et qui sont attribuées à la choroïde elle-même; les recherches récentes ont prouvé que la choroïde avait été résorbée le plus souvent.

Quelles que soient, du reste, les conditions de ces ossifications, elles n'existent point, en général, sans que la rétine soit paralysée. Leur histoire, par conséquent, se rattache à celle de l'anatomie pathologique de l'amaurose.

Vingt-unième leçon. — **MALADIES DE L'IRIS.**

*Remarques générales.*

Pour peu qu'on réfléchisse aux conditions organiques et fonctionnelles de la cloison irienne, on se rendra aisément raison du nombre considérable, de la gravité et, par conséquent, de l'importance de ses maladies. Placé entre la cornée et le cristallin, l'iris exprime le trait le plus remarquable de la physionomie, et sert, pour ainsi dire, de gouvernail aux fonctions de la rétine. Il est aussi important à la fonction de la vision, que le diaphragme à la respiration.

1° *Pupille.* Ce qui frappe tout d'abord dans l'examen de l'iris, c'est l'ouverture pupillaire. Elle n'est pas percée au centre de l'iris, mais bien un peu en dedans, vers le nez. Sa figure est ronde chez l'homme, oblongue chez plusieurs animaux. Ses dimensions sont fort variables selon le degré de lumière où elle se trouve. En général, elle est plus large chez les enfants que chez les adultes. J'ai observé qu'elle est ordinairement plus étroite sur les yeux gris, et chez les sujets de constitution faible ; j'ai remarqué en outre qu'elle est d'autant plus étroite, que la quantité de l'humeur aqueuse est moindre, ou, en d'autres termes, que la cornée se rapproche de l'iris. Il n'est pas rare de rencontrer la pupille d'un côté naturellement plus large que celle de l'autre, sans qu'aucun des deux yeux soit malade ; cela tient au degré variable de bombement de la cornée  Les presbites et les albinos ont toujours la pupille plus étroite que les myopes et les yeux bien conformés.

Bien que cette ouverture se resserre sous l'influence de la lumière, néanmoins ce resserrement ne va pas au-delà de certaines limites. Jamais elle ne s'oblitère complètement sans l'intermédiaire d'un corps étranger quelconque. Il en est autrement quant à sa dilation; elle peut arriver au point d'effacer presque complètement l'iris ; c'est ce qu'on observe, par exemple, chez les personnes empoisonnées par la belladone. Lorsqu'on passe de l'obscurité ou d'une lumière faible à une lumière vive, la pupille se resserre précipitamment, ensuite elle s'élargit un peu, comme par l'action d'un ressort. Chez les animaux elle s'élargit par la colère. Il y a des oiseaux qui contractent et élargissent la pupille à volonté. Quelques hommes jouissent aussi de la même propriété ; Travers en cite un exemple. Chez certains poissons cependant, la pupille n'est point contractile, pas même sous l'influence d'une vive lumière : la perche vivante, par exemple, dont on soumet les yeux, au sortir de l'eau, à l'action d'une lumière concentrée à l'aide d'une loupe, n'offre aucun mouvement pupillaire (Travers).

Le mouvement involontaire de la pupille chez l'homme, sous l'influence des changements de lumière, est une circonstance qui indique en général que la vue est en bon état, et l'on s'en sert dans l'examen des conscrits et des autres personnes qui ont intérêt à simuler une cécité. Cette règle n'offre que quelques exceptions que nous indiquerons ailleurs. Nous verrons d'ailleurs de quelle importance il est de tenir compte dans le diagnostic de certaines maladies du degré de la dilatation, aussi bien que la forme de la pupille.

Plusieurs pupilles peuvent exister sur un même œil, soit congénitalement, soit accidentellement. On avait cru que cette circonstance devait nécessairement entraîner une sorte de confusion dans la vue. Il n'en est rien cependant : si la rétine est saine, l'œil finit par s'habituer à voir, comme s'il n'y avait qu'une seule pupille. Adams en rapporte deux exemples, et j'en ai rencontré moi-même un cas chez un vieux militaire dont l'œil offrait deux pupilles, par suite d'un coup de fleuret, ce qui ne l'empêchait pas de voir assez bien.

L'ouverture pupillaire est bouchée par une sorte de membrane cellulo-vasculaire chez le fœtus (membrane de Waschendorff); elle n'est visible que du troisième au septième mois de la vie intra-utérine ; à cette époque, elle se déchire du centre à la circonférence par les progrès de l'organisme, et les deux chambres communiquent ensemble. Les lambeaux de la membrane pupillaire disparaissent par résorption. Quelquefois cependant ils persistent pour le reste de la vie, ainsi que Wenzel l'a vu une fois chez un ecclésiastique. Dans quelques cas rares, la membrane pupillaire reste entière. On a appliqué à la médecine légale les idées précédentes sur cette membrane; mais des dissidences nombreuses existent à ce sujet; je ne crois pas devoir m'y arrêter davantage.

2° *Couleur*. Une autre circonstance non moins remarquable dans l'iris, c'est sa couleur. La couleur qu'on attribue communément à l'œil n'appartient qu'à l'iris. On dit : *yeux noirs*, *yeux bleus*, etc., tandis qu'on devrait dire, pour être exact, iris noirs, iris bleus, etc.

Il y a une relation constante entre la couleur de la peau et celle de l'iris. On voit presque toujours des yeux bruns chez les sujets bruns, gris ou d'une autre couleur chez les blancs, jaunâtres chez certains peuples dont la peau participe à cette nuance, etc. Cette corrélation est si constante, que la couleur de l'iris change avec celle de la peau. L'on sait, par exemple, que l'atrophie du derme, chez les nègres, se manifeste par la décoloration de la peau qui perd son éclat, devient grisâtre, terreuse, et même jaunâtre ; la couleur de l'iris subit aussi chez eux la même altération. Des changements analogues s'observent chez les peuples blancs ou de toute autre couleur. La couleur noire de l'iris cependant n'est jamais très prononcée; c'est une sorte de brun plus ou moins foncé, mais jamais ce noir éclatant d'ébène qu'on rencontre à la peau des jeunes gens de certains peuples.

On peut admettre six couleurs types dans l'iris , savoir : le brun, le bleu, le vert, le jaune, le gris, le rose ou couleur des albinos. Bien que ces couleurs puissent se rencontrer à l'état pur chez beaucoup de sujets, la plupart n'existent qu'à l'état mélangé. Je parle, bien entendu, des couleurs normales, car nous verrons que la couleur naturelle de l'iris peut changer par maladie. Les couleurs types que je viens d'indiquer s'offrent quelquefois sous forme de plaques diversement combinées sur le tapis irien ; c'est ainsi qu'elles se présentaient chez une petite fille qu'on faisait voir, il y a quelques années, à Paris, et sur l'iris de laquelle on croyait lire sérieusement ces mots : *Napoléon empereur !* Cette forme tiquetée de l'iris n'est pas excessivement rare. Ce qu'il y a de bizarre, c'est que la teinte puisse varier congénitalement aux deux yeux; j'ai rencontré assez souvent des personnes dont les yeux offraient une couleur différente à chaque côté. Cette disposition paraîtrait héréditaire dans certaines familles.

On dit que les yeux bleus et verts se rencontrent souvent en Russie chez des sujets à peau très-blanche, ce qui fait un effet magnifique. On peut dire d'avance qu'une personne blonde n'aura pas les yeux noirs, mais on ne peut prévoir avec précision qu'ils soient bleus, verts ou gris. Généralement ils sont d'un bleu tiqueté de blanc chez les personnes à peau blanche et fine.

On ne sait précisément à quoi tient la teinte du tapis de l'iris ; une foule d'opinions ont été émises à ce sujet. Zinn l'attribue au mode de réflexion qu'éprouve la lumière par la présence de petites houppes qui existent à la surface de la membrane, comme sur les plumes des oiseaux diversement nuancées. Pourtant, pourquoi chez les albinos l'iris n'offre-t-elle que la couleur rose-claire que les vaisseaux lui impriment ? Il y a là absence de pigment.

Du reste, la surface postérieure de l'iris est aussi noire que la choroïde. Cette face a reçu le nom d'uvée à cause de sa ressemblance avec celle d'un grain de raisin noir.

Il importe beaucoup de tenir compte des conditions précédentes dans le diagnostic des maladies de l'iris ; car c'est par le changement de couleur et de l'état de la pupille que la plupart d'entre elles se manifestent. Indépendamment des congestions humorales qui changent la couleur de l'iris, la lymphe plastique déposée morbidement à sa surface contribue singulièrement à ce changement. En général, les iris bleus ou gris prennent une teinte verdâtre, les bruns deviennent plutôt rougeâtres.

On distingue sur l'iris le bord pupillaire, le petit cercle, le grand cercle et la circonférence.

3° *Rapports anatomiques.* On croyait autrefois que l'iris était en continuation avec la choroïde. Plus tard, on a fait terminer sa circonférence au ligament ciliaire. Aujourd'hui on revient à l'opinion des anciens (Arnold). Chez certains animaux, l'iris résulte évidemment d'une portion réfléchie de la choroïde.

La position singulière de ce diaphragme tient moins à son adhérence périphérique au ligament ciliaire qu'à la pression égale de l'humeur aqueuse des deux chambres qu'il forme. Aussitôt en effet que cette humeur s'est écoulée, l'iris ne forme plus une cloison, il se précipite au dehors ou s'applique contre la face postérieure de la cornée.

En avant, l'iris est en rapport avec la membrane de l'humeur aqueuse qui le redouble ; en arrière, avec la couche pigmentale, et aussi, suivant quelques personnes, avec un prolongement de la rétine.

4° *Chambres.* Par suite de ces dispositions, l'iris partage l'œil en deux chambres ; l'antérieure ou cornéo-irienne offre une ligne et demie environ de diamètre antéro-postérieur central. Ce diamètre diminue à mesure qu'on s'approche de la circonférence de la cornée ; car sur ce point les deux périphéries se touchent. L'autre chambre, l'irio-cristalline, est extrêmement petite et n'offre qu'un quart de ligne de diamètre.

Quelques personnes prétendent que l'iris est convexe en avant, ainsi que cela avait été soutenu par Zinn ; mais Sœmmering a fait voir que cela n'est pas, l'iris étant parfaitement plat. Cette connaissance est de quelque importance pour certaines opérations.

La présence de la cornée et de l'humeur aqueuse en avant de l'iris, de l'humeur aqueuse, du cristallin et du corps vitré en arrière, produisent une telle réfraction dans les rayons lumineux réfléchis par le fond, que les taches les plus profondes de l'œil, ou même les tumeurs de la rétine semblent comme placées presque en contact de la pupille.

5° *Structure.* Le parenchyme de l'iris est cellulo-vasculaire; cela explique sa grande prédisposition aux maladies. Sa surface antérieure est séreuse, la postérieure presque pareille. Quelques personnes regardent le pigment comme une membrane cellulo-séreuse : cette surface serait nerveuse, s'il était démontré que la rétine se prolonge jusqu'au bord pupillaire. Toujours est-il que les deux surfaces ont une grande tendance aux adhérences morbides, et cela s'explique par les conditions organiques dont nous venons de parler.

Des fibres véritablement musculaires existent dans l'iris; cela n'est plus contestable aujourd'hui. Cette circonstance n'exclut pas l'idée de la coexistence d'un tissu érectile dans le parenchyme irien, ni sa continuité avec la choroïde, car on sait aujourd'hui que la muscularité d'un tissu n'est qu'une condition accessoire d'organisation due à l'exigence particulière des fonctions ; je veux dire qu'un tissu peut devenir musculaire ou cesser de l'être, selon les circonstances fonctionnelles de la partie (Velpeau, *Anat. chir.*, 2ᵉ édit., t. 1.)

La vascularité de l'iris est extrêmement abondante ; les injections heureuses démontrent que son tissu n'est qu'une sorte de plexus artériel et veineux. Cela explique les hémorrhagies abondantes de l'iris. Les artères dites ciliaires fournissent la plus grande partie de ses vaisseaux ; les veines iriennes se jettent à sa circonférence dans le sinus de Fontana. Sur ce point, les vaisseaux iriens communiquent avec ceux de la conjonctive, de la sclérotique et de la cornée.

La quantité des nerfs de l'iris est vraiment surprenante. Au nombre de huit à douze, ces nerfs sont fournis par le ganglion ophthalmique, ils traversent la sclérotique d'arrière en avant, et forment d'abord le plexus choroïdien (corps ciliaire, ligament ciliaire); là ils subissent une sorte de transformation ganglionnaire, et abordent enfin la circonférence irienne sous la forme capillaire. Il est probable que ce plexus vasculo-nerveux joue un rôle important dans la fonction nutritive de l'œil.

6° *Propriétés.* Sous le point de vue physiologique, l'iris peut être regardé comme un régulateur de la lumière. Ses propriétés les plus remarquables sont la contraction et le relâchement sous l'influence de la lumière ou de quelques médicaments. Tout ce qui irrite l'iris détermine sa contraction : le vinaigre, la pierre infernale, par exemple, qu'on applique sur la cornée produisent cet effet. Tout ce qui provoque l'hyposthénie, comme la belladone, la jusquiame, etc., occasionnent son relâchement.

Malgré la quantité énorme de nerfs qui entrent dans sa substance, l'iris n'est point très-sensible aux lésions traumatiques; il est cependant très vitalisé, car ses blessures guérissent avec une promptitude remarquable.

L'iris jouit d'une sympathie très-manifeste avec la rétine et avec la pupille de l'autre côté. On ne savait jusqu'à présent se rendre compte du premier mode de sympathie; mais la découverte récente de l'existence de filets nerveux dans la rétine, filets provenant du plexus carotidien, explique aisément le phénomène. Nous reviendrons sur ce sujet.

7° *Classification.* Les maladies de l'iris peuvent être rangées en cinq catégories :

1° Lésions traumatiques (Piqûres, perforations, divisions, contusions, arrachements) : nous en avons parlé;

2° Déplacements (prolapsus, vacillations, décollements, ablations);

3° Phlogoses et leurs conséquences (abcès, ulcères, synéchies, rétrécissements pupillaires);

4° Névroses (mydriase, hippos ou spasmes de la pupille);

5° Tumeurs.

## DÉPLACEMENTS DE L'IRIS.

### *Prolapsus irien.*

On nomme ainsi l'issue d'une partie ou de la totalité du diaphragme oculaire à travers une ouverture de la cornée. Quelques personnes l'appellent aussi staphylome de l'iris ; d'autres, hernie de l'iris. Scarpa fait observer avec raison que le mot hernie est ici mal appliqué ; car une hernie suppose l'existence d'un sac, ou du moins l'intégrité des téguments qui couvrent la tumeur. Sauvage l'avait nommé cératocèle, ce qui n'est pas plus exact. Nous nous servons plus volontiers des mots prolapsus, procidence ou chute de l'iris.

§ Ier. *Variétés.* 1° Sous le rapport du volume, le prolapsus irien offre de grandes variétés, depuis une tête d'épingle jusqu'à une grosse cerise ou plus. Les anciens avaient imaginé des noms particuliers pour désigner ces différents états ; ils l'appelaient *myocephalon*, c'est-à-dire tête de mouche, lorsque la tumeur était fort petite ; *malum* ou pomme lorsqu'elle était fort grosse ; *clavus* ou clou, quand elle était pédiculée, et offrait les apparences de la tête d'un clou, etc. Ces dénominations sont abandonnées aujourd'hui. Disons seulement que lorsqu'elle est fort grosse, comme après les pertes considérables de substance de la cornée, quelques personnes lui appliquent plus spécialement le nom de staphylome de l'iris, ou de faux staphylome ;

2º Sous le rapport de son siége, la procidence est centrale ou ex-centrique. Cette distinction est importante. Il y a des personnes qui s'imaginent que l'iris ne peut faire procidence par le centre de la cornée. Ceci a été répété cent fois d'après l'autorité des oculistes exclusifs ; je m'étonne de voir dernièrement encore M. Riberi repro-duire de pareilles erreurs.

Ce chirurgien n'avait qu'à consulter sa propre pratique pour s'as-surer que la tumeur peut se former tout aussi bien au centre qu'à la périphérie, ainsi que je l'ai vu plusieurs fois. Dans le premier cas, la pupille s'allonge, et un point de son bord s'engage à travers la cornée. Dans le second, au contraire, c'est une portion du champ irien qui est pincée. Si la brèche a lieu entre le centre et la circon-férence de la cornée, c'est un point du bord pupillaire qui s'y intro-duit le premier.

Il y a une sorte de prolapsus excentrique qu'on pourrait appeler rétro-cornéal ; c'est lorsque la coque est blessée entre la sclérotique et la cornée. Dans ce cas, une portion du corps ciliaire s'y engage et entraîne avec elle une portion de l'iris par sa face uvéale ou cris-talline. J'ai vu deux ou trois fois cette variété de prolapsus.

3º Sous le point de vue du nombre, la procidence est unique, double, triple ou multiple. Je l'ai vue souvent double ; Scarpa cite un exemple de triple chute sur une même cornée. Deshaies-Gendron a observé une procidence double avec une particularité remarquable ; les deux tumeurs, en augmentant de volume, s'étaient réunies par leurs bords voisins, et semblaient n'en former qu'une, quoiqu'elles fussent séparées par une portion de la cornée.

4º Une dernière distinction enfin est relative à la période récente ou ancienne de la maladie. Nous verrons de quelle importance il est de tenir compte de cette circonstance.

§ II. *Caractères.* A. *Physiques.* 1º Tumeurs à la surface de la cor-née, de volume variable ; mollasse ou dure, selon son ancienneté ; de couleur brune ; couverte quelquefois de lymphe plastique, géné-ralement irréductible ;

2º Pupille déplacée, allongée en forme de cœur ou autrement, quelquefois oblitérée ;

3º Trouble cornéal à la base de la tumeur ;

4º Injection de la conjonctive ;

5º Larmoiement ;

6º Rétrécissement ou oblitération de la chambre antérieure.

B. *Physiologiques.* 1º Douleur étranglante, si le mal est récent. Le malade y accuse une sensation comme si une épine existait dans son œil. Cette douleur est accrue par la congestion inflammatoire qui a lieu dans l'organe, une sorte de chemosis intense survenant quelque-fois ; alors les douleurs sont lancinantes et irridiatives ; mais elles finissent par se dissiper à la longue ;

2º Trouble visuel. Ce symptôme dépend en partie de la diffor-mité de la pupille, en partie du travail inflammatoire ;

3· Photophobie plus ou moins intense. Ce caractère se dissipe à la longue ; il est la conséquence de la phlogose presque générale que la procidence détermine.

A ces caractères locaux se joignent assez souvent des symptômes constitutionnels, c'est ce qui a lieu lorsque le prolapsus est la conséquence d'ulcérations dyscrasiques de la cornée, etc.

C. *Terminaisons.* 1° *Résolution sans perte de la vision.* Soit que l'iris acquière des adhérences sur le point de la procidence, ainsi que cela a lieu le plus ordinairement, soit qu'il revienne complètement sur lui-même, la vision peut être conservée. Malgré l'allongement et le rétrécissement de la pupille, la vue revient petit à petit à son type presque normal. Richter a observé le premier, dans ce cas, que la pupille a une tendance incessante à s'éloigner de l'endroit de la synéchie cornéale, et à chercher en quelque sorte la lumière du côté libre de la cornée. Il est évident que lorsque l'iris reste adhérent à la cornée, il y a non-seulement diminution de la chambre antérieure, mais encore un leucome indélébile. La résolution de la tumeur peut avoir lieu spontanément par simple résorption, ou bien par gangrène. Scarpa l'a vue tomber par une sorte d'étranglement à la base; j'ai observé un cas pareil à la Charité, dans le service de Boyer.

2° *Oblitération pupillaire.* La résolution de la tumeur peut se faire heureusement comme dans le cas précédent, mais la vision est éteinte. Cela a lieu soit par l'allongement considérable, et, par conséquent, l'oblitération de l'ouverture pupillaire ; soit par un flocon de lymphe plastique qui bouche cette ouverture ; soit enfin par la position centrale, ou l'étendue trop considérable du leucome consécutif. Ce dernier mode d'oblitération est toujours plus grave que les deux précédents. J'ai vu quelquefois dans ces circonstances l'œil rester aveugle et s'atrophier plus ou moins à la longue.

3° *Fonte de l'organe.* Tantôt la tumeur est fort volumineuse ou de grosseur progressive, et finit par entraîner l'évacuation des humeurs de l'œil. Cela a lieu lorsque l'iris n'acquiert pas d'adhérence sur la brèche cornéale, ou bien que cette brèche est très-considérable. Travers fait observer que lorsque le mal dépend d'un ulcère perforant, les adhérences s'établissent difficilement. Tantôt elle est suivie d'une sorte de travail suppuratif intérieur, et, par conséquent, de la fonte purulente de l'œil.

Je termine ce paragraphe par les détails du fait suivant : Un homme, âgé de trente ans, entre à l'Hôtel-Dieu, dans le service de Dupuytren, pour être traité d'un chemosis intense. On prescrit une saignée et des insufflations de calomel. Le lendemain ou le surlendemain, la cornée se perce dans son milieu, l'iris s'y engage et forme une tumeur de volume progressif. Un examen attentif m'a fait reconnaître que la pupille ayant été allongée et aplatie se trouvait à la face externe de la tumeur, ses bords s'étaient collés ensemble. L'infundibulum irien qui restait derrière la cornée, étant rempli d'humeur aqueuse, poussait continuellement la tumeur en avant; de sorte qu'en peu de jours elle acquit le volume d'une noix : l'iris a entraîné la choroïde après lui ; je ne crois pas m'être trompé sur cette dernière circonstance. La surface de la tumeur était inégale comme celle d'un gros grain de raisin qu'on écrase entre deux doigts, en faisant sortir son contenu par la brèche de l'écorce. Dupuytren pratiqua l'amputation de l'hémisphère antérieur de l'œil.

§ III. *Etiologie.* A. *Occasionnelle.* Perforation de la cornée par cause traumatique, par ulcération, par gangrène ou par toute autre circonstance.

B. *Déterminante.* Evacuation de l'humeur aqueuse et action contractile des muscles droits.

§ IV. *Pronostic.* Toujours grave. Cette gravité est plus ou moins grande, selon le volume, le siége, les complications de la tumeur, et la tendance de la maladie pour telle ou telle terminaison. Le prolapsus qui à lieu à la suite de l'extraction de la cataracte est toujours fort grave. Quand le mal se termine heureusement, il faut toujours s'attendre à une certaine difformité de la pupille et à un leucome plus ou moins large. Le prolapsus en dehors de la circonférence de la cornée est toujours fort grave, car il est presque toujours suivi de cécité comme celui de la choroïde.

§ V. *Traitement.* 1° *Combattre les complications.* Si le mal est récent et qu'il soit accompagné de photophobie intense et de douleur vive, ainsi que cela s'observe dans les cas de prolapsus traumatique, il faut simplifier son état à l'aide de remèdes appropriés. Saignée du bras répétée plus ou moins ; frictions abondantes de pommade mercurielle belladonisée autour de l'orbite ; quelques prises de calomel intérieurement avec ou sans extrait de belladonne, tels sont les moyens propres à remplir cette première indication. On doit en continuer l'usage pendant deux ou plusieurs jours.

2° *Faire disparaître la tumeur.* Quelques personnes prétendent qu'on peut et qu'on doit toujours essayer de réduire l'iris prolapsé, surtout avant qu'il n'ait acquis des adhérences dans l'ouverture accidentelle. On a même décrit différents procédés pour effectuer le taxis, savoir : frotter doucement la tumeur avec le pouce appliqué sur la paupière supérieure abaissée; faire passer brusquement le malade de l'obscurité à une lumière vive ; repousser délicatement la tumeur à l'aide d'une petite curette ou d'un stylet boutonné. J'ai essayé ces différents procédés, toujours sans succès, et je ne crois pas que d'autres auront plus de bonheur, car la petite tumeur se gonfle, s'hypertrophie à la surface de la cornée, et elle ne peut plus rentrer. On avait depuis long-temps conseillé de débrider la brèche cornéale pour réduire; mais ce remède est pis que le mal, car en supposant qu'on puisse réussir, un instant après l'iris se précipite de nouveau et avec plus d'extension Je n'ai aucune confiance dans les merveilleuses cures qu'annoncent certains oculistes qui prétendent avoir réduit l'iris à l'aide du débridement opéré avec des ciseaux très-fins.

Il y a ici une question importante à examiner. En supposant que la réduction de l'iris prolapsé fût possible, y a-t-il toujours convenance à le faire? Scarpa a répondu négativement à cette question, et je ne saurais m'écarter de l'opinion de ce grand maître. Lorsque le mal a pour cause un ulcère perforant, l'iris qui s'y engage est un moyen de guérison que la nature emploie. Vouloir dans ce cas réduire l'iris, ce serait combattre une heureuse guérison et exposer le malade à des accidents fâcheux : d'ailleurs on n'y réussirait pas. Il en est autrement dans les cas de prolapsus traumatique récent; on peut et l'on doit tenter la réduction, si ce n'est pas d'une manière complète, du moins diminuer la quantité sortie; mais ce n'est pas par les moyens précédents qu'on obtiendra ce résultat. Le seul qui, à mon avis, promet quelque avantage, c'est l'usage intérieur et externe de la belladone. Ce remède combat la phlogose et fait contracter l'iris. On donne l'extrait en pilules, à la dose d'un à quatre grains par jour, seul ou joint à un peu de calomel : on en suspend l'usage aussitôt que le malade accuse des vertiges. Localement, on le frottera plusieurs fois par jour en le joignant à deux parties au plus de pommade mercurielle.

Ces mêmes moyens sont ceux, comme on le voit, que nous venons de prescrire pour simplifier la maladie.

Actuellement comment faut-il détruire la portion restante de la tumeur? Plusieurs praticiens abandonnent le tout à la nature, ils continuent les remèdes antiphlogistiques et résolutifs, jusqu'à ce que la procidence soit résorbée spontanément (Gendron, Demours, Riberi, etc.). Cette conduite peut être bonne, mais elle fait trop longtemps attendre la guérison. Cette attente est quelquefois fort préjudiciable à l'organe. Je me suis toujours bien trouvé de la pratique de Scarpa à ce sujet, savoir : cautériser la petite tumeur à l'aide de la pierre infernale une, deux ou trois fois jusqu'à la surface de la cornée et pas au-delà; ensuite faire usage de collyres et de pommades résolutifs. La guérison a lieu dans une quinzaine de jours et même en moins. Si cependant le mal est déjà ancien, induré et aphotophobique, on peut en pratiquer l'excision à l'aide de ciseaux courbes. Il va sans dire enfin que si la tumeur a un volume considérable, la conservation de l'organe est souvent impossible; l'excision de la procidence ou même l'amputation partielle de l'œil peut devenir indispensable.

Quand le prolapsus menace de faire des progrès, il faut se hâter de le fixer par des adhérences artificielles, en le cautérisant une ou plusieurs fois à l'aide de la pierre infernale. Le traitement le mieux dirigé n'empêche pas souvent l'oblitération de la pupille; il reste alors la ressource d'une pupille artificielle.

### *Décollements, perforations, absence de l'iris.*

L'iris se décolle assez facilement de son attache au ligament ciliaire. Ce décollement a lieu nettement et sans déchirure apparente.
C'est ce qui a fait dire que cette membrane n'était pas continue avec
la choroïde ; mais cette induction n'est pas rigoureuse. S'il est vrai
qu'avant de se réfléchir et de former le diaphragme oculaire, la choroïde acquiert de fortes adhérences avec l'espèce de plexus qui constitue le corps ciliaire, l'iris se déchire nettement comme la peau
d'un tambour autour de son cercle. J'ai déjà dit pourquoi la muscularité n'était pas une raison suffisante pour regarder l'iris comme
une membrane isolée. Le décollement en question est donc un
véritable déchirement ; il peut avoir lieu sur un ou plusieurs
points de sa circonférence ; il peut aussi être complètement décollé
ainsi qu'on en a plusieurs exemples. Le plus souvent cependant, il
n'a lieu que sur un seul point, soit en dedans, soit en dehors ; son
étendue est de une à deux lignes ou plus.

Lorsqu'un détachement partiel de la périphérie de l'iris a lieu,
cette membrane s'affaisse, et la pupille naturelle s'oblitère plus ou
moins par le rapprochement de ses bords. Il en résulte une nouvelle
pupille de figure irrégulièrement elliptique sur le lieu du décollement,
laquelle peut rester permanente et remplacer les fonctions de la pupille naturelle ou bien s'oblitérer à son tour, et le malade rester aveugle. Le même phénomène s'observe s'il y a deux décollemens, l'un
d'un côté et l'autre de l'autre : les deux pupilles accidentelles peuvent
persister, et le malade s'habituer à voir par les nouvelles brèches, ou
bien s'oblitérer, etc. Nous avons déjà fait remarquer que l'existence
de plusieurs pupilles sur un même iris n'était pas un obstacle absolu
à la vision. Quelles que soient, du reste, les conditions du décollement partiel, le malade ne verra pas aussi nettement qu'avec la pupille naturelle, surtout pendant les premiers temps.

On conçoit sans peine que la nouvelle ouverture doit être immobile à l'action de la lumière, n'ayant pas de sphincter *ad hoc* comme
la pupille naturelle. On trouve cependant dans le manuel de Wentzel l'observation d'un détachement irien qui remplaçait depuis vingt
ans la pupille normale ; le malade y voyait parfaitement et s'en servait même à la chasse ; mais ce qu'il y avait de plus remarquable,
c'est que cette ouverture exerçait des mouvements de resserrement
et de dilatation comme la pupille normale. L'auteur en donne la figure. On trouve dans les livres, entr'autres dans ceux de Demours
(planche 51) et de Wentzel (*Traité sur la catar.*), une foule de cas de
décollements iriens qui ont très-bien remplacé les fonctions de la pupille ; mais dans aucun le phénomène de la motilité n'a été observé.

Si le décollement est complet, comme dans un cas rapporté par

Wardrop, il y a éblouissement ; la vision distincte n'est pas possible jusqu'à ce que l'iris soit remplacé par un diaphragme artificiel, c'est-à-dire un verre noir ayant un seul point diaphane dans son milieu, ou une carte percée d'un petit trou dans son centre.

Les causes du décollement irien sont presque toujours des violences traumatiques. La chose n'est pas fort rare dans les efforts qu'on fait pour extraire la cataracte : si celle-ci est grosse et la pupille étroite, l'iris peut se décoller. Wentzel vit ce phénomène aux deux yeux d'un même sujet qu'il opérait : la cataracte est sortie par le point décollé, et les deux brèches ont remplacé très-bien les anciennes pupilles. Les contusions sur l'œil, les commotions, les blessures pénétrantes, les abcès de la périphérie irienne, etc., telles sont les causes les plus ordinaires de l'accident dont il s'agit.

Le pronostic est ici sujet à une foule de considérations, selon les conditions particulières de la maladie, et qu'il serait trop long de détailler. En général, toujours réservé.

Le traitement du décollement partiel est tout-à-fait expectant. On doit seulement combattre la réaction inflammatoire, s'il y a lieu. Nous reviendrons sur ce sujet à l'article *pupille artificielle*. Si le décollement est complet, nous venons de dire ce qu'il faut faire.

Les perforations ou déchirures de l'iris offrent une multitude de variétés. Tantôt c'est l'ouverture pupillaire qui se déchire sur un ou plusieurs points ; tantôt le champ irien lui-même. Dans le premier cas, la pupille se fend ; la division peut aller jusqu'au ligament ciliaire, être bornée à un seul rayon ou bien se continuer dans tout l'axe, soit vertical, soit horizontal. Quand l'iris est ainsi divisé en deux moitiés, la lésion reçoit le nom de *coloboma* de l'iris.

Indépendamment des déchirures pupillaires qui sont assez fréquentes, l'iris est souvent perforé de part en part par des instrumens pointus, ou simplement divisé par des instrumens tranchans, ou bien enfin excisé sur un point, ainsi que cela s'observe pendant l'opération de la cataracte, etc.

Le premier phénomène qui accompagne les divisions accidentelles de l'iris, c'est l'épanchement de sang. Vient ensuite l'écartement des bords ; mais ce dernier fait n'a pas toujours lieu ; nous verrons pourquoi. Arrive enfin la réaction inflammatoire. Quelques auteurs admettent les perforations iriennes par suite d'un travail de résorption (Middlemore).

L'étiologie, le pronostic et le traitement des divisions de l'iris sont exactement les mêmes que ceux des décollemens de la même membrane.

Les absences congénitales de l'iris sont totales ou partielles. L'iris manque tout-à-fait quelquefois : si la rétine est en bon état, on peut appliquer à ce cas ce que nous venons de dire de l'absence accidentelle de la même membrane. D'autres fois, il n'y a qu'une moitié ou un tiers de l'iris ; il s'offre, dans ce cas, dans des conditions analogues à celles du décollement traumatique. On a vu des enfans naître avec deux pupilles sur un même iris ; d'autres présenter des irrégularités angulaires sur le bord pupillaire (Wardrop). Dans d'autres circonstances enfin, l'iris est fendu verticalement ou horizontalement ; c'est ce qu'on appelle *coloboma* congénital. Les faits assez nombreux qu'on possède sur ce sujet prouvent que la fente est tantôt bornée à l'iris, tantôt s'étend sur la choroïde et la rétine (*Gaz. Méd.* 1834, p. 330).

Je ne m'étendrai pas davantage sur ces lésions ni sur les complications diverses qui les accompagnent, telles que cataracte, mouvemens convulsifs des yeux, etc.

### *Vacillations de l'iris.*

Le diaphragme irién est quelquefois comme paralysé et flotte d'avant en arrière dans le globe de l'œil, comme une sorte de drapeau agité par les vents. Ces vacillations ne sont pas une maladie fort rare ; je les ai rencontrées plusieurs fois, mais toujours sur des yeux amaurotiques. On voit à chaque mouvement du globe l'iris être poussé tantôt en arrière, tantôt en avant, et ainsi de suite. Plusieurs auteurs ont déjà parlé depuis long-temps de cette altération ; on l'attribuait à l'atrophie partielle des humeurs de l'œil. On disait : la coque oculaire n'étant pas très-pleine, la station de l'iris devient naturellement vacillante. Wardrop a considéré cet état comme l'effet d'une paralysie de la substance de l'iris, symptôme assez constant d'amaurose. Middlemore cependant assure avoir rencontré la vacillation irienne sur des sujets dont la vue était bonne d'ailleurs et le globe oculaire parfaitement plein ; d'où il conclut que ce phénomène dépend uniquement d'une affection du ganglion ophthalmique ou des nerfs ciliaires. Cette étiologie peut être exacte ; mais les faits observés par cet auteur ne peuvent être regardés que comme exceptionnels ; car il est constant que les ondulations de l'iris ne se présentent généralement qu'en union de l'amaurose. L'infirmité est d'ailleurs incurable.

### Vingt-deuxième leçon. — PHLOGOSES IRIENNES.

Le sujet que nous allons aborder dans cette leçon est, sans contredit, des plus importants et des mieux connus de l'ophthalmographie. Je ne sais d'après quelle préoccupation une société médicale de Paris l'a dernièrement mis au concours comme une question à éclaircir. Des mémoires fort volumineux y ont été envoyés ; mais, ainsi que cela devait être, ces travaux, même les mieux faits, ne sont qu'une répétition plus ou moins fatigante de ce qu'on savait déjà, et n'ont absolument rien ajouté à la science.

Je ne suivrai pas, dans la description de l'iritis, les subtilisations sophistiques et emphatiques de quelques oculistes allemands; je n'imiterai pas non plus la verbosité assonnante d'un auteur anglais qui a consacré cent grandes pages in-8° à l'iritis, dans un ouvrage fort récent que j'ai sous les yeux : ce n'est pas faire avancer la science que d'établir des divisions et subdivisions multiples, souvent imaginaires, sans portée pratique, dans une maladie très-simple et très-facile à peindre par quelques traits à la portée de tout le monde.

Une question importante à examiner avant d'aller plus loin est de savoir si l'iritis existe jamais seule et indépendamment de tout autre phlogose oculaire. Les oculistes allemands prétendent qu'oui, moi je dis non. J'ai constamment vu cette maladie associée à d'autres, et particulièrement à la choroïdite, à la kératite, à la cristalloïdite, à la sclérotite. Les observateurs véritablement instruits verront si j'ai raison. Nous devons cependant, dans cette description, faire abstraction de cette circonstance.

§ I<sup>er</sup>. *Variétés.* 1° Sous le rapport de son siége, l'iritis est, comme la kératite, superficielle ou profonde, parcellaire ou totale. On conçoit que, dans son début, le mal peut être borné à un seul point, soit superficiel, soit profond de l'iris, et ne s'étendre que plus tard sur tout le diaphragme, ou bien rester circonscrit sur le même point, de même que cela s'observe dans les inflammations du poumon de l'encéphale, etc. Cette comparaison est d'autant plus exacte, qu'on rencontre dans l'iris des petites phlogoses circonscrites, des petits foyers inflammatoires analogues à la pneumonie lobulaire. Travers (Surgical-Essays 1818) est le premier après Smith qui ait fait un bon mémoire sur l'iris, il a parfaitement saisi ces circonstances; et Wardrop a tellement poussé loin son esprit méthodique qu'il a décrit à part la phlogose de la séreuse irienne qu'il compare à la pleurite ou à la méningite (*iritis corticale*), et la phlogose de la substance propre de l'iris qu'il considère comme la pneumonie ou l'encéphalite (*iritis parenchymateuse*). Cette distinction, connue depuis l'année 1808, a été adoptée par plusieurs ophthalmologues; mais ce qu'il y a de singulier, c'est que quelques-uns affectent de l'avoir inventée. Bien que ces phlogoses superficielles et profondes, parcellaires ou générales, puissent réellement exister, néanmoins je ne crois pas utile pour la pratique d'en faire autant de descriptions à part.

Lisez les Allemands à ce sujet, et vous verrez dans quelle espèce de *gurgite vasto* inintelligible vous vous trouverez !

2° Sous le rapport de sa nature, l'iritis offre plusieurs variétés importantes. Les auteurs en admettent six, savoir : l'idiopathique ou essentielle, la rhumatismale, la goutteuse, la vénérienne, la mercurielle et la scrofuleuse. Ces six variétés peuvent être réduites à quatre, la goutteuse et la rhumatismale n'en formant qu'une, la mercurielle n'existant point. Si, pendant la mercurialisation, une iritis se déclare, c'est là une simple coïncidence, ou une maladie indépendante de l'action du mercure; le mercure, jouissant d'une vertu hyposthénique très-marquée, loin de provoquer l'iritis, la combat lorsqu'elle existe. Tout en admettant quatre variétés de cette maladie, je n'ai pas besoin de faire autant de tableaux distincts pour faire comprendre ce qu'il y a d'essentiel à retenir pour chacune d'elles ; je suivrai par conséquent à ce sujet la même marche que j'ai suivie à l'égard des phlogoses de la cornée, de la sclérotite et de la choroïde.

Il va sans dire enfin que l'iritis peut exister à l'état aigu ou chronique, être limitée à un seul œil, se manifester à tous les deux, ou passer alternativement de l'un à l'autre.

§ II. *Caractères.* A. *Physiques.* 1° *Déformation pupillaire.* Quelle que soit l'espèce d'inflammation irienne, l'ouverture pupillaire est toujours plus ou moins altérée. Cette altération est en raison du degré d'intensité et de la profondeur de la phlogose, et offre, par conséquent, des variations assez nombreuses.

Tantôt la pupille n'est que simplement paresseuse à l'action de la lumière, sans présenter rien autre de particulier. C'est ce qui a lieu dans l'iritis corticale et commençante. Ce phénomène dépend probablement de l'espèce de gêne qu'éprouve la fibre de l'iris à se mouvoir sous l'influence de la congestion sanguine. Il va sans dire que plus la phlogose est intense, plus la pupille est insensible à l'action de la lumière et même de la belladone. Nous reviendrons sur ce sujet.

Tantôt elle est rétrécie et immobile à la fois, comparativement à l'autre. Dans ce cas, elle est aussi déplacée quelquefois, c'est-à-dire qu'elle subit un mouvement de totalité, soit en haut et en dehors, soit en dedans et en haut, soit en bas; ou bien le bord de la pupille est comme poussé d'avant en arrière et donne à cette ouverture la forme d'un entonnoir. Le rétrécissement pupillaire, avec ou sans déplacement, indique toujours que l'inflammation a quelqu'intensité et profondeur; il peut arriver jusqu'à l'oblitération complète.

Dans quelques cas, la forme de la pupille devient oblongue ou ovale, soit transversalement, soit verticalement. L'ellipse qui en résulte s'allonge quelquefois de manière à se convertir en fente presque linéaire ; mais ce cas est fort rare.

Dans d'autres enfin, la pupille devient angulaire. Le plus souvent l'angularité est unique ; alors la pupille est comme pincée sur un point de sa circonférence et prend la forme d'un cœur. Le sommet de cet angle répond ordinairement en haut et en dehors, ou en dedans et en haut. Dans d'autres circonstances, il y a deux, trois, quatre, six, huit pincemens (Travers) ; la pupille devient alors triangulaire, quadrangulaire, pentangulaire, ou même tout-à-fait dentelée à son bord. Rien n'empêche, bien entendu, qu'en se déformant, n'importe de quelle manière, l'ouverture pupillaire ne se déplace, ne se rétrécisse, ou ne s'oblitère en même temps.

On se rendra raison des cinq modes de déformation pupillaire dont nous venons de parler, en se rappelant que l'iris est un organe très-vasculaire, susceptible, par conséquent, de très-fortes congestions, mais dont l'intensité peut varier dans les différens points de son étendue. Voyez, par exemple, ce qui arrive dans les inflammations des joues ou des lèvres (fluxions) : si la congestion est plus forte d'un côté, la bouche se déplace, les lèvres prennent des formes aussi singulières et bizarres que celles de l'ouverture pupillaire : si la congestion est égale partout, l'ouverture se rétrécit. Les mêmes faits s'observent dans les gonflemens de l'anus, de la vulve et de toutes les ouvertures sphinctériques.

Middlemore et plusieurs autres ont prétendu que, dans l'iritis rhumatismale, la pupille est allongée en dedans et en haut; tandis qu'au contraire elle l'est en haut et en dehors, ou horizontalement dans la syphilitique. Je n'ai aucune confiance dans de pareilles hypothèses. Pour moi, ces déformations se forment sous la dépendance du degré et du lieu de la congestion irienne, et nullement de la nature de la cause morbide.

2° *Décoloration.* Dans toutes les inflammations des organes membraneux, il y a une certaine altération dans la couleur, et cette altération varie selon la nature des différentes couches de l'organe. Dans l'iris, la décoloration porte sur la séreuse qui le couvre, sur le parenchyme cellulo-vasculaire et sur la membrane uvéale ou pigmentale.

Le plus souvent la décoloration consiste dans une sorte de matité générale; l'iris perd son brillant, son satiné naturel, et ressemble presque à un disque de carton mouillé. On imaginera sans peine des degrés dans cette espèce d'altération.

Dans d'autres occasions, c'est une sorte de teinte grisâtre plus ou moins uniforme et superficielle.

Dans d'autres cas, l'iris devient jaunâtre, rouge foncé ou verdâtre, selon que sa couleur primitive était grise, brune ou jaune. Il n'est pas très-rare de voir l'iris enflammé se couvrir de taches rouges ou même d'une nappe de sang, comme dans le chémosis de la conjonctive. Cela a lieu lorsque la phlogose existe au quatrième degré, ainsi que nous l'avons déjà dit (métaphlogose).

Dans quelques occurrences enfin, la couleur irienne devient rosacée ; c'est lorsque le pigmentum est résorbé ou atrophié par suite du travail inflammatoire.

La matité est presque commune à toutes les décolorations iriennes. Le grisonnement paraît dépendre d'une sorte d'opacité de la séreuse de l'iris et ne se rencontre que dans les iritis superficielles; rien ne l'empêche cependant de coexister avec les phlogoses profondes. Les autres changemens de couleur paraissent dépendre de la présence de la congestion sanguine et de l'épanchement de matière plastique, jaunâtre, entre les mailles de l'iris. Beer dit que la couleur de l'iris est cuivrée dans l'iritis syphilitique : je n'ai jamais rencontré ce caractère; mais j'ai vu plusieurs fois l'iris de couleur cinnamome, café, chocolat, très-mate à la suite d'iritis chronique de nature variable. Il croit aussi que le grisonnement superficiel se rattache à une phlogose rhumatismale : c'est ce que nous avons de la peine à admettre.

3° *Festonnements plastiques*. Un des caractères les plus remarquables de l'iritis, c'est l'épanchement de lymphe plastique à la surface de l'organe malade ; cette matière s'épanche et pend ordinairement sous forme de festons. Elle forme à elle seule le caractère pathognomonique et univoque de l'inflammation irienne. Le plus souvent, cette matière s'observe aux alentours du bord pupillaire, et plusieurs des flocons qu'elle forme pendent au milieu de la pupille : cette ouverture en est remplie quelquefois, et c'est toujours par un bouchon de lymphe qu'elle est obstruée. Dans quelques cas, on voit au milieu de la pupille une sorte de fumée qui dépend de la présence de la même matière exhalée derrière l'iris, et qui émane probablement de la surface antérieure de la cristalloïde. Dans d'autres occasions, les festons plastiques existent dans le champ de l'iris, et forment des espèces d'excroissances que quelques personnes ont prises pour des condylomes. Travers les a comparées aux périostoses. Lorsque la pupille a une forme angulaire, on observe ordinairement un petit tampon de lymphe plastique au sommet de chaque pincement.

La quantité de la matière en question est toujours en raison de l'étendue de la phlogose ; mais toute phlogose irienne n'est pas apte à la produire, car il faut, ainsi que nous l'avons dit ailleurs, que le travail morbide soit précisément au degré d'épiphlogose, pour donner naissance à un produit plastique. Ce degré cependant existe souvent dans l'iritis, comme dans toutes les séreuses ; car on rencontre très-fréquemment le festonnement dont il s'agit.

4° *Gonflement*. On conçoit qu'une membrane essentiellement vasculaire et molle comme l'iris, doit se gonfler considérablement sous l'influence des congestions inflammatoires. Tant que le mal n'est que superficiel, le volume de l'iris n'est presque pas changé; il s'épaissit, se boursoufle et se bosselle, au contraire, lorsque la phlogose est profonde et intense. On voit effectivement, dans ces cas, les deux premières chambres de l'œil diminuer, et l'iris se mettre en contact, en arrière, avec la cristalloïde, en avant avec la cornée. L'épaississement de l'iris, dépendant en partie de la matière plastique sécrétée entre ses mailles et à ses surfaces, n'est pas facile à dissiper complètement : aussi voit-on que, même après la terminaison la plus heureuse de l'iritis, le diaphragme oculaire reste souvent hypertrophié, bouffi et comme entrelardé par de la matière inflammatoire jaunâtre qui s'organise à la longue.

5° *Trouble hydrocornéal*. Lorsque la phlogose irienne est intense, il se fait à la surface de l'iris des sécrétions analogues à celles qui ont lieu dans les pleurésies. De la matière plastique, sous forme de flocons, nage quelquefois dans l'humeur aqueuse, ou se dépose au fond de la chambre antérieure. De la sérosité sanguinolente, dans d'autres cas, ou bien du sang pur ou de la matière puriforme se mêlent à l'humeur aqueuse, et troublent plus ou moins sa transparence. Il est vrai de dire pourtant que, dans ces cas, ce n'est pas l'iris seulement qui est enflammé ; la cornée elle-même est intéressée ; aussi est-elle plus ou moins trouble. La matière qui se mêle à l'humeur aqueuse est non-seulement sécrétée par l'iris, mais encore par le corps ciliaire et par la face postérieure de la cornée.

6° *Vascularité*. Nous avons déjà dit que l'iritis n'existe presque jamais seule ; l'injection qui l'accompagne, par conséquent, ne lui est pas exclusive, ni toujours la même. Sur l'iris lui-même, l'injection n'est bien manifeste qu'au petit cercle qui devient foncé. Dans quelques cas, on distingue une sorte de couronne vasculaire en dehors du sphincter pupillaire ; mais elle n'est pas toujours bien apercevable. Tant que le mal est récent, léger et superficiel, l'iris n'offre aucune injection appréciable. Il est fort rare de voir manifestement l'injection dans le grand cercle de l'iris, surtout dans la période aiguë. En général, ce sont la matité et le changement de couleur de la substance irienne qui indiquent que le parenchyme de cette membrane est morbidement injecté.

Si l'injection irienne n'est pas toujours appréciable, il n'en est pas de même de celle de la conjonctive ou du tissu sous-conjonctival. Pour peu que l'iritis ait quelque intensité, les vaisseaux profonds de la conjonctive, qui passent du limbe cornéal au corps ciliaire, sont plus ou moins injectés ; la surface de l'œil présente une zone vasculaire autour de la cornée dont la disposition a été décrite à l'occasion de la choroïdite ; elle appartient effectivement à cette dernière qui complique toujours l'iritis, ainsi que nous l'avons insinué.

Le bord antérieur de la sclérotique paraît aussi injecté dans plusieurs cas ; les vaisseaux sont ici disposés parallèlement, comme dans la sclérotite ; mais cela n'indique pas, d'après nous, que l'iritis soit, en ce cas, de nature rhumatismale.

La conjonctive sclérotidale est souvent vascularisée et rouge dans l'iritis ; c'est là une autre complication qui mérite une grande attention, car elle nous conduit fréquemment à la détermination de la nature de l'iritis. Tant que cette injection est intense, ainsi que cela a lieu dans l'iritis traumatique, par exemple, on ne peut trop compter sur la forme de cette rougeur ; mais, en déclinant, l'état de la conjonctive se dessine, selon la spécialité morbide qui l'irrite ; on voit alors se dessiner les caractères de la maladie scrofuleuse ou autre, et l'on parvient ainsi à l'un des élémens essentiels du diagnostic.

B. *Physiologiques*. 1° *Sentiment de plénitude*. Ce caractère est commun à toutes les ophthalmies internes ; il tient moins à l'inflammation irienne qu'à la congestion générale des membranes, et, en particulier, de la choroïde.

2° *Douleur irradiative*. Ce symptôme peut manquer si l'iritis est légère. En général, cette douleur a pour point de départ le globe oculaire, et se propage au sourcil, à la tempe, dans la moitié correspondante de la tête, du nez et de la face. Elle est souvent lancinante, quelquefois intermittente, s'exaspérant le soir ou la nuit. Cette dernière circonstance a été attribuée à l'iritis rhumatismale et syphilitique ; mais cela n'est pas constant.

3° *Photophobie et épiphora.* L'aversion pour la lumière est un caractère constant dans l'iritis, et souvent très-prononcé, comme dans toutes les ophthalmies internes ; il dépend de l'irritation générale des parties sensitives de l'organe, et est toujours proportionné à ce degré d'irritation ; aussi l'iritis peut être légère en apparence, et la photophobie très-intense. A ce caractère se joint toujours l'épiphora, compagnon très-fidèle de la photophobie.

4° Réaction constitutionnelle aiguë dans quelques cas, comme dans toutes les ophthalmies intenses. Les caractères physiologiques de l'iritis ne présentent rien de particulier, comme on le voit.

*Conclusion.* On cherchera peut-être en vain dans la description qui précède les caractères physiques distinctifs des quatre variétés d'iritis que nous venons d'établir. C'est moins ma faute que la conséquence forcée de la nature des choses. Je dois le dire, ce que plusieurs auteurs ont écrit à ce sujet est plutôt de l'exagération ou du charlatanisme que de la réalité. Heureusement que l'art possède des données plus certaines, pour arriver à la détermination de la nature de la maladie, que celles déduites de la forme de l'inflammation irienne.

Nous venons de dire que dans l'iritis rhumatismale ou goutteuse, on a donné pour signe le mode de pincement de la pupille, en haut et en dedans, vers le nez; tandis que, dans la syphilitique, on a prétendu au contraire que la pupille était oblongue horizontalement, ou pincée en haut et en dehors. J'ai rencontré tous ces états de la pupille, et je me suis assuré qu'il n'en était rien, quant au fond : ces déformations sont purement accidentelles et dépendent, ainsi que je l'ai dit, de l'intensité et du lieu de l'injection. On a prétendu également que, dans l'iritis syphilitique, la lymphe plastique existait en grande quantité sous forme de petites masses rondes, au lieu de festonnées, de couleur brunâtre, bosselant l'iris en avant et étant souvent accompagnées d'hypopion. Eh bien, je dois dire que ce caractère est aussi inexact pour servir de base au diagnostic différentiel, car il peut se rencontrer dans toutes les variétés de l'iris.

Pour moi, l'iritis n'est rhumatismale ou goutteuse que lorsqu'elle se rencontre chez des individus atteints de l'une ou de l'autre de ces affections dans le reste du corps ; c'est toujours *à posteriori,* comme on le voit, qu'on peut établir le jugement. Il y a le plus souvent en même temps, sclérotite et choroïdite.

Elle est syphilitique au contraire, si la constitution offre des données de vérole secondaire. Ce n'est donc que sur des probabilités plus ou moins vraisemblables qu'on peut en juger. Je sais bien que les oculistes exclusifs prétendent deviner la vérole à la seule inspection de l'iritis : j'en appelle au jugement de véritables praticiens contre de pareilles bravades.

L'iritis scrofuleuse se laisse plus facilement diagnostiquer. On y voit ordinairement la kératite et la conjonctivite scrofuleuses, qui conduisent à la détermination de la nature de l'iritis.

19

Il ne faut pas oublier, du reste, que les altérations de la pupille dont nous venons de parler peuvent manquer complètement, si l'iritis se déclare sur un œil amaurotique ou mydriatique.

C. *Terminaisons*. 1° *Résolution* sans altération notable de la pupille ni de la vision. C'est la terminaison la plus heureuse. Cela n'empêche pas cependant la couleur de l'iris de rester plus ou moins changée. La couleur accidentelle persiste ordinairement pour le reste de la vie, de même que l'hypertrophie, ces deux altérations étant la la conséquence de la présence d'une certaine quantité de lymphe plastique sécrétée à la surface ou entre les mailles de l'iris. C'est une des causes les plus fréquentes de la couleur différente que présentent les yeux de certaines personnes. Lorsque cette circonstance existe, il est rare que la pupille reprenne complètement sa motilité naturelle.

2° *Altération pupillaire* avec ou sans lésion de la vue. Souvent la pupille reste fort petite, comme la pointe d'une aiguille (*atrésie pupillaire*), la vision pouvant s'exercer assez bien d'ailleurs. Elle peut être rétrécie et déplacée en même temps, ce qui n'altère pas toujours notablement la vision. Dans d'autres occasions, elle reste plus ou moins pincée, comme elle l'était durant la période ascendante de la maladie : la vue n'est pas toujours éteinte dans ce cas. Dans quelques occurrences enfin, la pupille est complètement oblitérée, et la vision, par conséquent, anéantie.

3° *Adhérences iriennes*. Rien n'est plus fréquent que de voir, après cette maladie, l'iris adhérer, soit en arrière avec la capsule cristalline (*synéchie postérieure*), soit en avant avec la cornée (*synéchie antérieure*) Ces adhérences offrent différentes variétés que nous examinerons à l'article *pupille artificielle*.

4° *Épanchement purulent*. Il est reconnu que la source la plus fréquente de l'hypopion est l'iritis et l'hydrocapsulite : nous reviendrons sur ce sujet. Disons seulement pour le moment que des abcès de volume variable, depuis la tête d'une épingle jusqu'à celui d'un pois, se forment quelquefois dans l'épaisseur ou à la surface, soit antérieure, soit postérieure de l'iris, et dont la matière se vide dans l'humeur aqueuse. Je n'ai vu qu'une seule fois cette espèce de terminaison par abcès. On conçoit que l'iritis puisse quelquefois se terminer par la fusion purulente de l'œil. Je n'ai jamais rencontré sur l'iris les ulcérations dont parlent quelques personnes.

§ III. *Étiologie*. Toutes les causes traumatiques, telles que commotions, contusions, déchirures, divisions, perforations et déplacemens de l'iris, entrent en première ligne (nous en avons parlé). Viennent ensuite toutes les conjonctivites globulaires intenses, qui se propagent au diaphragme oculaire. Enfin les phlogoses pariétales de l'œil, telles que kératite, sclérotite, choroïdite, etc. Du reste, qu'elle soit primitive ou secondaire, l'iritis peut être essentielle ou appartenir à l'une ou l'autre des trois causes principales que nous avons mentionnées dans les paragraphes précédens. Il est remarquable, dit Travers, que, chez les sujets vérolés, l'iritis forme un des anneaux de la grande chaîne des symptômes secondaires de la syphilis (bubons, dermatoses, ulcères à la gorge, au nez, etc.

§ IV. *Pronostic.* Réservé, grave ou très-grave, selon l'intensité de la phlogose et sa tendance pour telle ou telle terminaison.

§ V. *Traitement.* Quelle que soit l'espèce, l'intensité et la période de l'iritis, son traitement peut se résumer en une phrase : emploi des remèdes antiphlogistiques et dilatateurs de la pupille. On en excepte seulement l'iritis scrofuleuse chronique.

Les saignées générales et locales, plus ou moins répétées, le calomel intérieurement, d'après les règles exposées à l'article conjonctivite; la belladone en pilules, les frictions abondantes de pommade mercurielle belladonisée autour de l'orbite, et les vésicatoires volans à la nuque et aux tempes : tels sont les moyens principaux propres à remplir l'indication. Le mercure doit être complètement suspendu du moment que des signes de salivation se déclarent. Je n'attache, du reste, d'autre importance aux mercuriaux que celle qu'on doit avoir pour des remèdes contre-stimulans efficaces; je n'y vois aucune spécificité, et je pense qu'on peut souvent les remplacer sans inconvénient par d'autres. L'extrait de belladone peut se donner en pilules d'un demi-grain chaque, au nombre de une à seize par jour. Cette substance remplit ici le triple but de dilater la pupille, d'empêcher, autant que possible, les adhérences morbides et d'agir comme un puissant contre-stimulant. On doit en cesser ou diminuer beaucoup l'usage du moment que la pupille se dilate; cela indique que la phlegmasie décline (V. art. *belladone*). Le tartre stibié peut très-bien remplacer le calomel au besoin. Je n'unis jamais l'opium aux remèdes précédens, ainsi que le font les Anglais, par les raisons que j'ai exposées ailleurs. Ces seuls moyens suffisent, dans la majorité des cas, pour obtenir la guérison (si guérison il y a); sauf, bien entendu, à combattre certains états constitutionnels, d'après les principes indiqués dans les chapitres précédents. On s'aperçoit de l'amélioration à la décoloration et disparition progressives de la zone vasculaire péricornéale et de la douleur, et à la dilatation de la pupille.

On a proposé une multitude de remèdes pour la guérison de l'iritis, tels que la térébenthine de Venise (Carmichaël), le sulfate de quinine, la salsepareille, etc. Je n'y attache pas une grande importance, à moins de circonstances particulières (V. *Matière méd. opht.*). L'évacuation cependant de l'humeur aqueuse, à l'aide d'une ponction à la cornée, peut être d'une grande utilité lorsqu'il y a plénitude excessive. Reste actuellement le traitement de quelques conséquences de l'iritis; nous en parlerons ailleurs.


VINGT-TROISIÈME LEÇON. — PUPILLE ARTIFICIELLE.


Lorsque la pupille naturelle est obstruée, on peut souvent en percer une autre sur un point du champ de l'iris. Cette opération a reçu le nom de pupille artificielle.

L'historique de la pupille artificielle ne remonte qu'au commencement du dix-huitième siècle. Cela ne doit point étonner, si l'on réfléchit que les anciens ne connaissaient point les véritables fonctions des parties intérieures de l'œil. Cheselden, célèbre chirurgien de Londres, en est l'inventeur ; son opération date de 1735. Wenzel, en 1780, Scarpa, en 1801, et plusieurs autres après eux ont donné à cette opération toute l'importance qu'elle méritait et qu'elle présente aujourd'hui.

On aurait bien à faire si on voulait reproduire avec quelques détails toutes les opinions, les méthodes, les procédés et les procédoncules qu'on a cherché à établir. Plusieurs se confondent tellement ensemble, qu'on a de la peine à les différencier. A chaque mouvement particulier d'aiguille ou de bistouri, on trouve un ou plusieurs noms propres. Les livres de médecine opératoire, ceux des oculistes et les dictionnaires sont pleins de ces numérotages interminables : ils ne font que se copier et se recopier à l'infini. J'en ai un sous les yeux, dont le chapitre de la pupille artificielle ne comprend rien moins que 80 grosses pages en petit-texte ; c'est celui de M. Riberi. Dans mes cours, je reproduis et démontre tout cela jusqu'aux moindres détails ; ici je crois ne devoir m'arrêter qu'aux idées réellement utiles, et ne citer que le moins possible de noms propres.

§ I<sup>er</sup>. *indications générales.* Les cas qui réclament la formation d'une pupille artificielle peuvent être compris dans les quatre catégories suivantes :

1° *Oblitération pupillaire sans synéchie et sans opacité de la cornée* (*atresia, synezisis pupillæ*). C'est le cas le plus simple et le plus facile à opérer. Cette condition organique peut être le résultat de la persistance de la membrane pupillaire (imperforation de l'iris) ; de la présence d'un bouchon de lymphe plastique ou de sang arrêté et organisé dans la pupille ; d'une excroissance formée sur le bord pupillaire ; enfin d'un prolapsus périphérique de l'iris ou du corps ciliaire.

2° *Opacité centrale de la cornée sans altération de la pupille naturelle ni adhérence de l'iris.* Cette condition est aussi plus fréquente que la précédente et n'offre pas de grandes difficultés à l'opération ; mais elle est moins favorable au succès. Des ulcérations, des kératites, des blessures, le ptérygion, un staphylome, des opérations pratiquées sur la cornée, etc. : telles sont les causes les plus ordinaires de ce mode de lésion, qui réclame la formation d'une pupille artificielle.

3° *Occlusion pupillaire avec synéchie postérieure, avec cataracte, avec ou sans leucome.* Ce mode d'altération suppose, comme on le voit, l'intégrité de la chambre antérieure. La chambre postérieure est oblitérée, la capsule cristalline est opaque, la cornée peut être complètement diaphane, ou bien plus ou moins tachetée. Ces conditions ne sont pas moins fréquentes que les précédentes ; mais elles compli-

quent déjà l'état des choses, ce qui veut dire que l'opération pré
sente plus de difficultés et moins de chances de réussite. Les causes
de ces désordres peuvent être rapportées à l'iritis et à des blessures.

4° *Atrésie pupillaire avec synéchie antérieure, ou antérieure et postérieure à la fois, avec ou sans cataracte, et leucome plus ou moins étendu.*
Ce cas est plus ou moins grave et des plus défavorables à l'opération.

Il suppose, comme on le voit, que la chambre antérieure est plus
ou moins oblitérée. La chambre postérieure peut l'être en même
temps, et le cristallin ou sa capsule avoir perdu la transparence, de
même qu'une partie de la cornée. Les causes sont les mêmes que
pour le cas précédent.

Ainsi donc, voilà une gradation de lésions auxquelles se rattachent tous les cas possibles que la pratique peut rencontrer, relativement à la pupille artificielle. On conçoit de quelle importance il
est d'en tenir compte, si l'on veut saisir toutes les ressources que l'art
présente pour chacun de ces cas.

§ II. *Conditions essentielles.* Quatre conditions sont indispensables
pour percer avec chances de succès une pupille artificielle :

1° Que la cornée soit en totalité ou en partie diaphane ;
2° Que la rétine soit sensible à l'action de la lumière ;
3° Que l'œil soit libre de toute phlogose ;
4° Que l'autre œil soit inserviable.

On conçoit que si le malade ne distingue pas la lumière des ténèbres avec l'œil malade, cela indique en général que l'organe est
amaurotique et que l'opération serait inutile. Si l'autre œil est serviable, l'opération n'atteindrait aucun but; car la pupille artificielle
ne pouvant pas ordinairement tomber en harmonie avec celle de
l'œil sain, ne saurait être d'une utilité réelle : cette règle souffre à
peine quelques exceptions. Il va sans dire enfin que l'opération serait formellement contre-indiquée, du moins pendant un certain
temps, si l'organe était actuellement enflammé, ou la constitution
du sujet dominée par quelque vice dyscrasique.

§ III. *Remarques importantes.* 1° Plus la nouvelle pupille se rapproche du centre de l'iris, plus elle est serviable. Vers la circonférence, en effet, une partie des rayons étant absorbés par le corps ciliaire, sont tout-à-fait perdus pour la rétine ;

2° A conditions égales, une pupille artificielle est beaucoup plus
utile lorsqu'elle est percée à l'hémisphère supérieur qu'à l'inférieur de l'iris ; c'est que la lumière nous vient d'en-haut ;

3° Une pupille percée au côté externe supérieur est plus avanta-
geuse qu'au côté interne. Le côté externe de l'orbite, en effet, étant
échancré, reçoit une plus grande quantité de rayons que l'interne ;

4° Si la nouvelle pupille est excentrique, ainsi que cela a lieu le
plus souvent, le regard est inévitablement louche (strabisme);

5° Pour être aussi utile que possible, la nouvelle pupille doit
avoir deux lignes de diamètre. Si son diamètre ne dépasse point une

demi–ligne, la vision est très-faible. Si elle a beaucoup plus de deux lignes, la vision est confuse ;

6° Lorsque la cornée n'est pas complètement transparente, il est généralement utile de faire tomber l'incision sur le leucome, si l'on se décide à opérer par l'ouverture de la cornée ;

7° Quel que soit le procédé qu'on a choisi, il est toujours utile d'extraire ou d'abaisser le cristallin, quand même il ne serait point opaque.

§ IV. *Opérations. Premier procédé.* Il est évident que lorsque la pupille est simplement oblitérée, sans être adhérente (les deux chambres étant par conséquent libres) l'iris peut être facilement perforé, soit à son centre, soit à sa circonférence. Il peut l'être, soit d'arrière en avant, soit d'avant en arrière. Ce qu'il y a de plus convenable, selon moi, dans ce cas, c'est d'opérer d'après le procédé de Gibson. On ouvre la cornée en haut et en dehors, comme si l'on voulait extraire le cristallin ; on y fait engager l'iris en pressant légèrement le globe de l'œil, de manière à produire un prolapsus irien ; si l'iris ne sort pas, on le tirera à l'aide d'une petite érigne. Ensuite on en excise une partie, gros comme une tête de mouche, à l'aide de petits ciseaux et de pinces fines. Mieux vaut en général en exciser trop que trop peu. On aura de la sorte un ébrèchement dans le champ de l'iris. Cela fait, on extrait le cristallin par la même ouverture. On panse comme après l'extraction de la cataracte ; on emploie les saignées et la belladone, et l'on prie Dieu que les choses aillent pour le mieux ; car rien n'est plus infidèle pour les résultats que l'opération de la pupille artificielle.

On peut arriver d'une autre manière au même but, c'est en décollant une partie de l'iris du ligament ciliaire ( procédé de Scarpa ).

On plonge une aiguille à cataracte par la sclérotique, comme pour abaisser le cristallin ; on en fait sortir la pointe dans la chambre antérieure, à travers la portion supérieure et interne de la circonférence de l'iris ; on presse un peu de haut en bas et de dedans en dehors, et l'iris se décolle ; il en résulte une brèche semi–elliptique qui donne passage à la lumière. On abaisse enfin le cristallin. Pour décoller l'iris, il faut manœuvrer vite, sans quoi le sang empêche de bien opérer. La nouvelle ouverture doit avoir au moins trois lignes de diamètre pour être durable ; encore ne l'est-elle pas toujours : le sang, la lymphe plastique l'oblitèrent assez souvent, et l'opération est manquée. Dans cette seconde manœuvre, l'iris peut se décoller en totalité ; en ce cas, on n'abaissera pas le cristallin ; c'est là un malheur, du reste, moins grave qu'on ne croit, et qui n'empêche pas toujours le malade de voir (V. chap. *des blessures de l'œil*).

Le décollement peut être aussi pratiqué, en portant l'aiguille à travers la cornée transparente, au lieu de la faire passer à travers la sclérotique : cela ne change rien à l'idée première de l'opération.

2e *Procédé.* Dans la seconde indication, les chambres oculaires sont libres, avons-nous dit ; la pupille naturelle existe, mais elle est masquée par un leucome. On peut, dans ce cas, opérer comme dans le cas précédent, en faisant, bien entendu, tomber la nouvelle brèche vis-à-vis la portion diaphane de la cornée. On peut aussi ouvrir la cornée et échancrer la pupille naturelle, en la prolongeant du côté diaphane à l'aide des petits ciseaux de Maunoir. On atteindra également le but, en introduisant par la sclérotique le petit bistouri de Cheselden et Adams (espèce de petite faux), et en divisant le bord pupillaire du centre à la circonférence ; mais cette simple division n'est pas toujours permanente. Il y a enfin des personnes qui proposent de faire prolapser l'iris du côté de la portion libre de la cornée, afin d'y attirer la pupille naturelle. Parmi ces procédés, celui qui me paraît offrir le plus de chances dans le cas en question, est le décollement irien. Cette manœuvre en effet ménage parfaitement la portion diaphane de la cornée.

3e *Procédé*. L'iris adhéré à la cristalloïde dans le troisième cas ; il n'y a pas de chambre postérieure ; la cornée est totalement ou partiellement transparente ; la chambre antérieure est libre.

On introduit une aiguille à cataracte par la sclérotique, comme pour abaisser le cristallin ; on en fait passer promptement la pointe dans la chambre antérieure, en perçant d'un seul trait le cristallin et la capsule ; on la fait sortir par l'endroit de la pupille naturelle. On dilate la pupille à coups d'aiguille, on broie le cristallin, et l'on en fait passer les fragmens dans la chambre antérieure. Ces seules manœuvres peuvent parfois suffire pour rétablir le libre passage des rayons. Elles sont cependant insuffisantes, si la cornée est opaque au centre. On peut, dans ce cas, décoller grandement l'iris, après avoir détruit la cataracte par le procédé précédent.

Dans un cas de cette espèce, j'ai vu Forlenza opérer avec succès de la manière suivante : il a fait un lambeau à la cornée, comme pour extraire le cristallin ; il a disséqué petit à petit le bord pupillaire de son adhérence avec la cristalloïde, à l'aide d'une aiguille arrondie et aplatie comme une petite spatule tranchante. Il a enfin extrait le cristellin, arraché la portion opaque de la capsule, et l'ancienne pupille s'est trouvée libre. La cornée était entièrement diaphane chez ce malade.

Dans deux ou trois autres cas que je lui ai vu opérer, la cornée était opaque, la pupille oblitérée et adhérente. Il a d'abord ouvert la cornée, disséqué la pupille et extrait le cristallin comme dans le fait précédent ; ensuite il a soulevé un point de l'iris, soit avec une petite érigne double, soit avec de longues pinces en or, et il l'a excisé avec des ciseaux courbes. L'ouverture est restée permanente chez un seul de ces malades.

4e *Procédé*. Lorsqu'il y a oblitération de la chambre antérieure, l'opération offre toujours de grandes difficultés. Il faut commencer par disséquer l'iris de la cornée, et l'en séparer autant que les conditions de la maladie le permettent. Si la chambre antérieure n'est pas complètement oblitérée, on ouvre la cornée du côté où elle est libre, et à l'aide de la spatule de Forlenza, on dissèque petit à petit l'iris. Après cette dissection, on excise une portion de l'iris vis-à-vis la portion diaphane de la cornée. Pour cette excision, on fait donc comme on peut, pourvu qu'on remplisse l'indication. On termine l'opération en faisant sortir le cristallin par la même brèche.

Si l'iris est complètement adhérent à la cornée, on le coupe en même temps que la cornée avec le bistouri à cataracte ; puis on en racle une partie, si cela se peut.

Telles sont les idées principales et purement pratiques d'après lesquelles on doit se régler dans l'opération de la pupille artificielle.

§ V. *Remarques pratiques.* Je termine ces considérations par l'indication des règles générales d'après lesquelles on doit exécuter le procédé qu'on aura choisi.

Le malade est assis ou couché, selon la commodité de l'opérateur Pour mon propre compte, je préfère qu'il soit couché, parce que de la sorte, outre qu'on domine mieux son corps et son organe malade, on n'a pas à craindre que les parties opérées soient dérangées par les mouvemens que le malade serait obligé de faire pour se déshabiller et se coucher.

Le malade étant couché, le chirurgien opère debout, penché sur le lit même, ainsi que le faisait Dupuytren. Si l'on préfère que le malade soit assis, l'opérateur peut se placer aussi debout, s'il le veut, ou bien assis vis-à-vis le patient, et ayant les genoux de ce dernier serrés entre ses cuisses.

Deux aides sont nécessaires, l'un placé derrière et au-dessus de la tête du malade, pour relever la paupière supérieure, l'autre à côté, pour soutenir les mains du patient sous les couvertures ou autrement, et servir en même temps aux autres besoins de l'opérateur.

L'opérateur prend l'instrument comme une plume de la main droite, s'il opère sur l'œil gauche ; de la main gauche, s'il a affaire à l'œil droit. Scarpa, Janin et une foule d'autres auteurs conseillent, dans ce dernier cas, au chirurgien de se placer derrière la tête du malade, en cas qu'il ne fût pas ambidextre.

S'il opère par décollement (*coredialysis*), il plongera son instrument dans le côté externe de la sclérotique, à une ligne, une ligne et demie derrière la cornée, et à la hauteur de l'axe horizontal de cette membrane ; il en fera rapidement sortir la pointe en haut, vers le côté nasal de la circonférence de l'iris ; une légère pression progressive de haut en bas, et de dedans en dehors, suffira pour décoller ou déchirer l'iris. Cet ébrèchement doit avoir au moins deux lignes et demie à trois lignes d'étendue, ainsi que nous l'avons déjà dit, car il se rétrécit toujours, et souvent même il s'oblitère.

Le même but peut être obtenu en plongeant l'instrument par la cornée ; on voit alors mieux ce que l'on fait. Dans ce cas, l'instrument est plongé sur le côté externe de la cornée ; on franchit promptement la chambre antérieure, et l'on atteint le point indiqué ; la manœuvre est à peu près la même. Si la cornée est tachetée, il y a souvent avantage à plonger l'instrument par ce point.

Dans l'un comme dans l'autre mode opératoire, l'instrument doit être retiré par un mouvement inverse à celui qui l'a fait entrer.

Le plus commode des instrumens proposés pour opérer le décollement est, à mon avis, le bistouri d'Adams ou de Cheselden. Avec cette petite faux, on peut non-seulement détacher promptement et commodément l'iris du ligament ciliaire , mais encore le fendre verticalement, ainsi que le voulait M. Donegana. Les aiguilles qu'on a tant recommandées sont tellement faibles, qu'elles atteignent dificilement le but. Le bistouri d'Adams s'introduit de champ, le tranchant tourné en haut ; arrivé au point indiqué de l'iris, on en retourne le tranchant contre cette membrane.

Après l'opération, les deux chambres sont ordinairement pleines de sang. On peut les vider en ponctionnant la cornée avec un bistouri à cataracte. Tout le traitement consécutif doit être basé sur des moyens propres à prévenir une trop forte réaction (saignées, belladone, mercuriaux, repos, etc.)

S'il opère par excision (*corectomie*), le chirurgien commencera par faire un lambeau à la cornée, d'après les règles qu'on trouvera à l'article cataracte. Cette section doit toujours tomber sur la portion opaque de la cornée, si toutefois opacité il y a. On excise une portion de l'iris, soit d'après le prodé de Gibson ci-devant indiqué, soit d'après le procédé de Wenzel; c'est-à-dire en divisant d'abord l'iris en même temps que la cornée, ensuite en prenant le bord de l'iris avec des petites pinces plaquées de Maunoir , et en en enlevant une partie avec de petits ciseaux courbes. Le traitement consécutif est le même que dans le cas précédent. L'œil sera couvert avec un petit plumasseau de coton cardé et un léger bandeau noir.

## NÉVROSES DE L'IRIS.

### *Mydriase idiopathique.*

C'est ainsi qu'on a nommé la dilatation permanente de la pupille dépendant d'une maladie inhérente à l'iris , la rétine étant presque saine d'ailleurs. On ne confondra pas la mydriase essentielle ou idiopathique avec la symptomatique : dans cette dernière, il y a toujours cécité, et la dilatation pupillaire n'est qu'un phénomène secondaire ; nous en parlerons à l'article amaurose.

Le mot mydriase vient du grec *amydros* obscure , parce que les objets paraissent obscurcis , ou parce que le fond de l'œil semble noir. Quelques auteurs anciens l'ont décrite sous le nom de *platichoria*, expression plus propre que la précédente, car elle signifie *dilatation de la pupille* (*platis* large ; *core* pupille). D'autres l'ont désignée du nom de prolapsus idiopathique du sphincter pupillaire.

Je n'ai jamais vu la mydriase essentielle qu'à un œil et sur des sujets jeunes , plus souvent à gauche qu'à droite. Il y a peu de jours encore , j'ai été consulté pour un commis voyageur qui se trouvait dans ce cas. Je conçois cependant que la chose puisse arriver aux deux côtés à la fois, ou successivement. On peut distinguer du reste différens degrés dans la dilatation pupillaire , ainsi qu'on le conçoit aisément. La maladie se déclare généralement lentement , quelquefois subitement.

§ I<sup>er</sup>. *Caractères*. A. *Physiques*. 1° Dilatation anormale de la pupille , inaltérable sous l'action de différens degrés de la lumière et des frictions du doigt. Cette dilatation est portée au point quelquefois que l'iris est presque complètement effacé ; il ne présente qu'un petit bord circulaire autour de la circonférence de la cornée. 2° Egalité du contour pupillaire. J'ai observé que dans la véritable mydriase le contour pupillaire n'est jamais inégal. Quelques auteurs cependant disent qu'il est dentelé, et que l'ouverture de la pupille a une forme irrégulière. Toutes les fois que j'ai rencontré ces dernières conditions, il y avait amaurose. Dans la mydriase l'ouverture est toujours ronde, bien qu'elle puisse ne pas être placée tout-à-fait au centre de la cornée , par les raisons que nous avons exposées. 3° Couleur parfaitement noire du fond de l'organe. Quelques auteurs parlent, dans ces cas, d'un état nuageux du corps vitré. Je dois déclarer que, lorsque cette circonstance existe , il y a toujours amaurose , et qu'il ne s'agit plus alors d'une mydriase essentielle.

B. *Physiologiques*. 1° Éblouissement à la lumière ordinaire. Comme la rétine n'est point affectée , la dilatation pupillaire met le malade dans les mêmes conditions des individus qui passent brusquement d'un endroit obscur dans un autre très-éclairé ; ils sont éblouis, leur vision est confuse comme chez les photophobes. 2° Vision distincte à travers une petite ouverture artificielle. Si l'on couvre l'œil avec une carte à jouer, percée d'un petit trou fait avec une épingle , le malade voit distinctement à travers cette ouverture. Cela n'a point lieu si le sujet est amaurotique. La vision devient moins confuse si l'on met les deux mains autour de l'orbite de manière à n'y laisser pénétrer que peu de lumière. 3° Nyctalopie. Par cela même que la vision de ces sujets est éblouie à la lumière ordinaire , quelques-uns d'entre eux finissent par s'habituer à voir dans une demi-obscurité , ou dans des lieux où les yeux normaux ne peuvent rien distinguer , et cela se conçoit. Tout le monde connaît l'histoire de cet homme qui, en voulant monter une corde sur un instrument de musique , se frappa à un œil avec la même corde qui venait de se casser. Quelques jours après, il ne pouvait plus voir de cet œil pendant le jour, mais il pouvait parfaitement bien lire dans l'obscurité ; de sorte que, par suite de cet accident , cet homme , dit l'auteur , avait son œil de jour et son œil de nuit, ce qui s'explique par la mydriase qui était survenue à l'organe blessé.

C. *Terminaisons*. 1° Guérison. Cette terminaison est des plus ordinaires, qu'on traite ou qu'on ne traite pas la maladie. 2° Etat stationnaire. Je connais des malades qui sont mydriatiques depuis longues années et chez lesquels le mal n'a point fait de progrès ; leur vision s'est même améliorée, soit par l'habitude, soit par l'usage de quelque moyen artificiel. 3° Cécité amaurotique. Soit qu'une seconde maladie survienne spontanément sans connexion immédiate avec la première, soit que la rétine finisse par se fatiguer et perdre la faculté de voir par la longue persistance de l'éblouissement, il est de fait que l'une des terminaisons les plus ordinaires de la mydriase c'est l'amaurose.

§ II. *Étiologie.* A. *Prédisposante.* La maladie en question est quelquefois héréditaire et même congénitale. Il y a des personnes qui naissent avec une pupille plus large que l'autre; mais cela ne constitue pas toujours une maladie. Je viens de dire que la mydriase ne s'observe ordinairement que dans le jeune âge : c'est que l'enfance est une condition prédisposante à la dilatation de la pupille (*V*. Article *Myopie*). Ce qui y prédispose également, c'est l'exercice de certaines professions, comme celle des mineurs qui, restant long-temps dans des lieux sombres, finissent par avoir la pupille dans un état permanent de dilatation.

B. *Occasionnelle.* Les contusions de l'œil sont au nombre des causes les plus fréquentes de la mydriase. Après l'extraction du cristallin, on voit quelquefois la pupille rester à l'état de mydriase, phénomène qu'on attribue à la contusion du rebord pupillaire ou du reste du diaphragme irien. Une contusion sur la cornée, sur la sclérotique, occasionne par fois le même effet. Cela tient probablement, dit-on, à l'action du coup sur les nerfs ciliaires.

Personne n'ignore que dans beaucoup d'empoisonnemens et dans la compression cérébrale, la pupille est dilatée, et que quelques médicamens produisent ce phénomène, sans être même donnés à dose toxique. Les uns l'ont expliqué par la paralysie du sphincter de l'iris, les autres par l'engorgement des vaisseaux de cette membrane. Gendron, par exemple, a consacré un chapitre à la mydriase dépendant de l'engorgement des vaisseaux sanguins de l'iris.

J'ai démontré à l'article *Belladone* quelle est la véritable action de toutes ces causes de la dilatation de la pupille ; j'ajouterai seulement ici que l'idée de Gendron est erronée ; la cause dont il parle produit au contraire le rétrécissement de la pupille.

C. *Prochaine.* La cause prochaine de la mydriase est, d'après les auteurs, dans les nerfs ciliaires ou dans le ganglion ophthalmique d'où ces nerfs émanent. Cela est possible ; mais dans ce cas, il y a amaurose. Je crois avoir démontré, à l'article *Belladone*, que la dilatation en question tient à un état hyposthénique des artères nombreuses de la substance irienne. Cette hyposthénie peut être quelquefois indirecte dans le sens de Brown.

§ III. *Pronostic.* Favorable dans la mydriase passagère ; réservé dans la permanente aiguë ; grave, si elle se complique d'amaurose.

§ IV. *Traitement* Une foule de médications ont été proposées contre la mydriase; aucune ne réussit, et pourtant le mal guérit parfois spontanément. Ces médications sont basées sur la cause connue ou présumée. Boyer ne prescrivait d'autres remèdes que le séton à la nuque; je ne l'ai jamais vu réussir. Les Allemands et les Anglais recommandent les purgatifs mercuriaux et les antiphlogistiques; je les ai employés sans succès; je parle, je le répète, de la mydriase essentielle. Quelques personnes ont préconisé la cautérisation péricornéale avec le nitrate d'argent. Ce moyen, que j'ai essayé et répété plusieurs fois, détermine effectivement une légère contraction de la pupille; mais l'effet n'est pas permanent. Demours a recommandé les lotions vinaigrées et d'une infusion de tabac sur l'œil; elles ne m'ont pas mieux réussi. J'en dirai autant des émétiques répétés.

J'ai adopté les moyens suivans dans le traitement de la mydriase essentielle, et je m'en suis assez bien trouvé.

1º Usage de lunettes incolores dont le verre du côté malade est rendu opaque, à l'exception d'un petit point central qui répond à la direction de l'axe visuel. On peut rendre opaque le verre en y collant un rond de papier. On peut aussi se servir d'une sorte de lunette monocle dont le verre est remplacé par un rond de carte à jouer percé d'un petit trou dans son milieu. Cette lunette est mise en usage quand on veut lire ou regarder avec l'œil malade.

2º Bains froids de rivière ou de mer avec affusions froides sur la tête, le front et la figure.

3º Lotions répétées et fomentations oculaires avec le laudanum pur de Sydenham. Cette substance jouit d'une propriété opposée à celle de la belladone.

4º Bain galvanique répété à la surface de l'œil. Le bain galvanique, je l'emploie très-souvent dans plusieurs maladies oculaires et avec un avantage très-réel. Je décrirai plus loin le procédé que je suis pour mettre en pratique ce remède vraiment héroïque.

De tous les moyens, du reste, proposés contre la mydriase, le plus mauvais, selon moi, est de faire une tache au milieu de la cornée avec la pierre infernale.

### *Myosis ou spasme pupillaire.*

Les auteurs ont décrit sous le nom de myosis, souris, nystagmus, spasme pupillaire, convulsions du sphincter irien, etc., un état particulier de l'iris, dans lequel la pupille se resserre et s'élargit d'un moment à l'autre, malgré que l'organe se trouve toujours entouré du même degré de lumière. On ne confondra pas cette maladie avec la phthisie pupillaire (atrésie), dont nous avons déjà parlé. Le myosis pourrait être comparé à cet état spasmodique du sphincter anal, que présentent parfois certains quadrupèdes. Elle est assez rare et ne se rencontre que chez quelques sujets nerveux, hypochondriaques, hystériques, et peut être regardée souvent comme le symptôme d'une autre maladie. Quelquefois cet état précède ou accompagne la déclaration de l'amaurose. Wenzel dit l'avoir observé chez quelques aveugles de naissance.

Les symptômes du myosis se réduisent à une sorte de changement instantané et répété dans la clarté des objets ; tantôt ils paraissent d'un éclat éblouissant, tantôt d'un sombre fatigant, selon que la pupille se dilate ou se resserre. Quelquefois les corps qu'on regarde paraissent en même temps tremblottans

Le traitement est le même que celui des affections hypersthéniques, c'est-à-dire antiphlogistique. L'usage interne et externe de la belladone peut, dans ce cas, rendre de grands services.

## TUMEURS DE L'IRIS.

Nous avons déjà dit, à l'article *Iritis*, que des abcès pouvaient se former à l'une ou l'autre surface de l'iris : ce sont des tumeurs inflammatoires sur lesquelles nous devons revenir en parlant de l'hypopion.

Les Allemands et les Anglais ont décrit, sous le nom de polypes ou de condylomes de l'iris, des flocons de lymphe plastique qui se forment durant l'iritis au second degré, soit sur le bord pupillaire, soit à la surface du diaphragme de ce nom. Ce sont probablement des tumeurs de cette nature que quelques auteurs, Middlemore, entre autres, disent avoir guéries à l'aide d'un traitement mercuriel (calomel jusqu'à la salivation).

L'iris est sujet à une troisième espèce de tumeur, la tumeur hématique, vasculaire ou fongueuse, qu'on pourrait jusqu'à un certain point comparer à la tumeur érectile accidentelle, ou aux fongosités des ulcères chroniques. Elle peut se former dans deux conditions différentes, soit lorsque l'iris occupe sa place naturelle, soit lorsque cette membrane est prolapsée à travers une ouverture de la cornée. Dans le premier cas, la tumeur hématique naît sur un point quelconque de l'iris et pend dans la chambre antérieure comme une sorte de petite framboise. Elle donne de temps en temps du sang qui teint en rouge l'humeur aqueuse et produit quelques douleurs lancinantes.

Wardrop et Middlemore disent avoir vu des tumeurs de ce genre; mais ils n'en décrivent pas les progrès et les terminaisons naturelles. Dans le second, la tumeur se forme sur un prolongement extra-cornéal de l'iris : c'est alors l'iris lui-même qui végète, devient fongueux et constitue une sorte de petit champignon, comme cela s'observe quelquefois au cerveau à la suite de plaies avec prolapsus de ce viscère. Un des premiers exemples connus de cette variété de tumeur de l'iris a été rapporté par *Maître-Jean*, sous le titre d'*Excroissance de chairs en forme de champignon dont la base était sur l'iris et le reste en dehors des paupières.* Elle existait chez un militaire et s'était formée à la suite d'une procidence irienne dégénérée. « On l'avait, dit l'auteur, extirpée plusieurs fois, mais elle avait toujours repuHulé, parce qu'on l'avait liée, ou coupée avec des ciseaux jusqu'à la surface de la cornée. Je me déterminai à la consommer avec des cautérétiques. Je composai une poudre avec une partie de sublimé corrosif et quatre parties de croûte de pain bien desséchée. J'en soupoudrais un peu avec les doigts toute la superficie de l'excroissance, et, sitôt que je voyais les chairs blanchies, je lui lavais l'œil avec des eaux ophthalmiques un peu tièdes, pour empêcher le sublimé dissout dans les humidités de l'excroissance d'agir sur les parties voisines; et ensuite j'y appliquai des compresses trempées avec le blanc d'œuf et l'eau de rose, etc. » En sept jours de ces applications répétées, toute la tumeur fut consommée, l'œil s'est vidé et le malade guérit (*Maître-Jean, Traité des maladies de l'œil*, 1 vol. in-4°, p. 411. Troyes 1807.

On conçoit que mieux vaut dans les tumeurs de cette nature exciser d'abord la base avec le bistouri ou les ciseaux, puis cautériser le reste, si toutefois l'œil peut être conservé; dans le cas contraire, il faut faire de prime-abord l'amputation de l'hémisphère antérieur de l'organe, comme s'il s'agissait d'un staphylôme.

On peut voir d'autres exemples de tumeurs hématiques de l'iris dans l'ouvrage de Demours (planche 34), dans le manuel de Wenzel (t. II, p, 137), dans l'Anat. path. de Wardrop (t. II, p. 49 et suiv.) dans le traité de Middlemore (t. 1, p. 721) : je crois inutile de m'étendre davantage sur ce sujet.

Vingt-quatrième Leçon. — MALADIES DE LA MEMBRANE HYDROGÈNE.

*Remarques générales.* L'espace compris entre l'iris et la cornée prend le nom de chambre antérieure, et est rempli d'une humeur transparente et incolore qu'on appelle aqueuse. Ses dimensions sont variables; son diamètre antéro-postérieur est, terme moyen, de deux tiers de ligne, d'après Zinn. Cette chambre est tapissée d'une membrane séreuse destinée à la sécrétion de l'humeur aqueuse; on pourrait en conséquence la nommer *membrane hydrogène* de l'œil. Elle est connue communément sous le nom de membrane de Descemet et de Demours; c'est à tort, car Zinn et Hovius en avaient positivement parlé : le premier l'avait surtout disséquée chez les animaux. Descemet pourtant s'est arrêté plus minutieusement sur cette membrane chez l'homme, et ce n'est que plusieurs années plus tard que Demours a cru par erreur en être l'inventeur.

Les idées admises jusqu'à ces dernières années étaient que la membrane hydrogène formait un sac sans ouverture, comme toutes les séreuses, c'est-à-dire qu'elle tapissait la face postérieure de la cornée, passait sur la face antérieure de l'iris, se reflétait dans l'ouverture pupillaire et sur la face postérieure de l'iris, puis, enfin, couvrait la face antérieure de la capsule cristalline. Les recherches récentes cependant ont démontré qu'elle ne dépasse pas le bord pupillaire. Arnold la fait émaner de l'arachnoïde oculaire, savoir, de cette membrane qui tapisse le corridor périphérique externe (espace sclérotico-choroïdien). Les deux feuillets sclérotico-choroïdiens de l'arachnoïde passent dans la chambre antérieure et s'étalent, le premier, sur la face postérieure de la cornée ; le second, sur la face antérieure de l'iris : ces deux feuillets s'unissent fortement ensemble sur le canal de *Fontana* (sinus veineux *circum-irien*) et complètent la chambre antérieure. M. Unna, qui a fait un bon travail sur se sujet (*De tunica humoris aquei*, etc. Heidelberg 1836), s'est assuré que chez les fœtus le feuillet séreux de l'iris se continue sur la pupille et fait partie de la membrane pupillaire ; de sorte que chez le fœtus la membrane hydrogène formerait réellement une poche sans ouverture, et la membrane pupillaire ne serait qu'en continuation de celle de l'humeur aqueuse. Cette membrane, du reste, est plus facilement dissécable chez les grands mammifères (cheval, biche) et les poissons que chez l'homme.

L'humeur aqueuse remplit la chambre antérieure et la postérieure. Sa quantité s'élève de quatre à huit grains. Elle est parfaitement transparente ; mais chez le fœtus sa couleur est légèrement rosée. Zinn dit l'avoir vue un peu trouble chez quelques vieillards, ce qui doit être fort rare. Cette humeur se reproduit avec une promptitude étonnante et joue un rôle important dans la fonction de la vision : elle fournit une grande partie de l'humeur lacrymale, ainsi que nous le verrons plus loin. Une dernière condition importante à rappeller, c'est que l'humeur aqueuse est un peu visqueuse, comme de l'eau légèrement gommeuse. Son contact avec une lame de bistouri ôte à celle-ci un peu de son poli : aussi a-t-on de la peine à la bien essuyer. Cette circonstance a fait dire à Wenzel qu'en opérant l'extraction, il ne faut pas se servir du même bistouri pour plusieurs yeux dans un même jour ; la lame, effectivement restant un peu collante, glisse difficilement ensuite. Il ne faut pas oublier, enfin, que l'humeur aqueuse jouit d'une faculté dissolvante très-remarquable. Nous avons rapporté deux cas où deux parcelles métalliques restées dans la chambre antérieure ont été complètement dissoutes en peu de temps. Sa composition chimique résulte d'eau, d'albumine, de gélatine, de muriate de soude et de phosphate de chaux en solution.

Les maladies de la membrane hydrogène sont : l'inflammation, l'ulcération, la procidence, les ossifications. De ces dernières, comme des ulcérations, nous en avons parlé. Celles de l'humeur aqueuse sont : les unes relatives à la quantité (hydrophthalmie, atrophie), nous en avons parlé ; les autres, à des mélanges avec des substances hétérogènes (sang, pus, corps étrangers).

## *Hydrocapsulite.*

J'ai déjà dit que je n'avais jamais vu à l'état isolé l'inflammation de la membrane hydrogène. Quelques auteurs cependant, entre autres Wardrop, qui a été le premier à appeler l'attention sur cette phlogose, disent le contraire et la décrivent comme une affection distincte. Wardrop dit spécialement avoir vu souvent l'hydrocapsulite chez les jeunes chevaux de pur sang. Lawrence, du reste, en a donné une bonne description; et, dernièrement, Middlemore a consacré deux longs chapitres à cette maladie : c'est d'après ces auteurs que j'en parlerai.

L'hydrocapsulite peut être partielle ou générale, comme les phlogoses du péritoine. Elle débute tantôt par la portion cornéale, tantôt par le feuillet irien, se limite sur l'un ou l'autre de ces points, ou bien se répand dans toute la chambre oculaire. Elle peut aussi débuter par les deux feuillets à la fois, si le mal est très-intense, et se propager ensuite soit à la substance de l'iris, soit à celle de la cornée, soit à toutes ces parties à la fois. Il va sans dire que l'intensité de ces caractères doit varier selon toutes ces circonstances.

§ I^er *Caractères.* A. *Physiques.* 1° Matité cornéale. Si le mal a lieu sur le feuillet cornéal, ainsi que cela arrive le plus souvent, la cornée perd un peu de sa transparence ; elle devient comme celle d'un cadavre qu'on a pressée entre deux doigts. En y regardant attentivement, on verra que ce trouble existe sur les tissus profonds, en contact avec l'humeur aqueuse. A cette matité se joignent quelquefois des petits flocons de lymphe plastique qui paraissent attachés à la séreuse. Si le mal est borné à l'iris, ses caractères sont ceux de l'iritis superficielle; nous en avons parlé.

2°. *Trouble de l'humeur aqueuse.* Pour peu que la phlogose soit un peu intense, la séreuse sécrète des flocons de lymphe plastique dont les uns restent attachés à la face postérieure de la cornée, les autres tombent dans l'humeur aqueuse et troublent sa transparence· Le trouble de l'humeur aqueuse et les petits flocons attachés à la face postérieure de la cornée sont tout-à-fait caractéristiques de la maladie. On conçoit que, si l'inflammation est portée au degré d'hyperphlogose, la matière sécrétée par la membrane devient purulente ; il y a alors hypopion.

3°. *Vascularité péricornéale légère.* On observe dans l'hydrocapsulite le même cercle de vaisseaux autour de la cornée que dans l'iritis légère. Ce cercle, peu prononcé en général, ne touche pas le limbe cornéal ; il y a un petit espace blanc entre lui et la cornée ; cela le distingue de la zone vasculaire propre à la kératite.

4°. *Épiphora légère.* Le malade a l'œil rempli de larmes dont il tombe, de temps en temps, quelques grosses gouttes sur la joue.

5°. *Bombement cornéal.* Lorsque le mal a acquis une certaine intensité, la cornée bombe plus ou moins par l'augmentation de l'humeur aqueuse. Il arrive dans la chambre antérieure ce que nous voyons arriver dans toutes les cavités séreuses irritées, par exemple, le péricarde ou la vaginale testiculaire ; il y a excès d'exhalation séreuse : de là, hydropisie passagère ou permanente.

B. *Physiologiques.* 1° *Trouble visuel.* On conçoit que ce caractère ne s'applique que dans le cas où l'hydrocapsulite envahit le feuillet cornéal. La lésion de la vision est ici la conséquence du trouble matériel de la cornée et de l'humeur aqueuse.

2° *Sentiment de distension.* Il va rarement jusqu'à la douleur : dans ce cas, il s'irradie au sourcil, au front et à la tempe ; il dépend d'ailleurs de l'augmentation de l'humeur aqueuse.

3° *Photophobie légère.* Ce caractère devient très prononcé, si le mal acquiert de l'intensité.

C. *Terminaisons.* Si l'hydrocapsulite n'est pas intense, elle se termine par résolution et l'œil reprend l'exercice normal de ses fonctions ; mais malheureusement, le plus souvent la phlogose se communique à la substance de la cornée ou de l'iris, et il en résulte des lésions plus ou moins sérieuses. Ordinairement, ce sont des opacités de la cornée. Les terminaisons les plus fréquentes cependant sont : l'hydropisie de la chambre antérieure et l'hypopion.

§ II. *Étiologie.* L'hydrocapsulite ne s'observe ordinairement que chez les jeunes sujets ; les causes qui la produisent sont toutes celles des autres ophthalmies dont nous avons parlé, en particulier le principe scrofuleux.

§ III. *Pronostic.* Variable selon l'étendue, l'intensité de la maladie et sa tendance pour telle ou telle terminaison. En général, le pronostic est toujours réservé, l'hydrocapsulite étant une ophthalmie interne dont il faut se méfier. C'est déjà dire que le traitement doit en être énergique.

§ IV. *Traitement.* Le même que pour l'iritis. J'ajouterai seulement que la ponction de la cornée, pour évacuer l'humeur aqueuse, peut être ici d'une grande importance lorsque sa quantité est manifestement augmentée.

*Procidence vésiculaire.*

Lorsque la cornée est érosée, ou autrement entamée sur un point, il arrive quelquefois que le feuillet postérieur ou séreux de cette membrane est poussé en avant par l'humeur aqueuse et forme une petite tumeur, plus ou moins transparente, du volume d'une tête d'épingle, ou à peu près, à la surface de l'œil ; véritable hernie de l'humeur aqueuse et qu'on a appelée *procidence vésiculaire.* On conçoit que dans ces cas la membrane hydrogène est poussée en avant, comme la tunique interne d'une artère dans l'espèce d'anévrisme vrai qu'on nomme *ancvrisma herniam arteriæ sistens.* Si l'on ponctionne la tumeur, l'humeur aqueuse s'écoule, et l'iris s'applique contre la

20

cornée ou s'engage dans la même ouverture. Cette espèce de procidence est assez rare; je ne me rappelle l'avoir rencontrée que deux fois, une à la clinique de Dupuytren. Scarpa a pensé que la procidence vésiculaire était plutôt formée par un prolongement du corps vitré à travers la pupille et l'ouverture de la cornée, que par la membrane de l'humeur aqueuse. Les faits sur lesquels cet auteur s'est appuyé sont exacts, mais la conséquence qu'il en a déduite est trop exclusive. Il est reconnu aujourd'hui que les deux espèces de procidence existent, et que celle du corps hyaloïdien est la plus fréquente. Cette dernière est très transparente et se reproduit plusieurs fois après avoir été ponctionnée ; elle laisse écouler une gouttelette d'humeur filante comme du verre fondu, et n'est pas suivie de l'évacuation de la chambre antérieure comme la procidence de la membrane hydrogène.

Du reste, qu'elle soit de l'une ou de l'autre espèce, cette maladie exige le même traitement. Dupuytren la combattait à l'aide de la compression : il abaissait la paupière supérieure, appliquait plusieurs compresses doubles et une bande monoculus par-dessus. Scarpa ponctionnait la petite tumeur à l'aide d'une lancette et la touchait ensuite avec la pointe d'un crayon de nitrate d'argent. Cette dernière méthode est plus expéditive, et je ne vois pas que les craintes de M. Riberi sur l'emploi de ce moyen soient bien fondées.

*Hypopion.*

On est convenu de donner ce nom à une collection de pus dans les chambres de l'humeur aqueuse, et en particulier dans la chambre antérieure. Le mot hypopion cependant est loin d'exprimer exactement l'idée qu'il représente ; il vient des deux racines grecques, *hypos* dessous, *pyon* pus. La dénomination de *piophthalme* aurait été sans doute mieux choisie ; mais comme il y a convention reçue, il est donc inutile de s'y arrêter davantage. Néanmoins, comme le mot hypopion est générique, on peut l'appliquer indistinctement à toutes les suppurations intérieures de l'œil.

§ I. *Variétés.* 1° Sous le rapport de son siége, l'hypopion est uni-oculaire ou bi-oculaire; la matière qui le compose peut exister entre les lames de la cornée, c'est ce qu'on appelle *onyx* (nous en avons parlé) ; dans l'une ou l'autre chambre aqueuse ou dans toutes les deux à la fois, c'est l'hypopion proprement dit; entre la choroïde et la rétine, c'est l'*hypopion périphérique ou pariétal*, dont nous avons traité sous le titre d'*Hydropisie de la choroïde* (p. 269) ; dans la capsule cristalline, c'est l'*hypopion cristalloïdien ;* ou bien enfin envahir à la fois toutes les chambres, tous les tissus de l'œil, comme après le phlegmon de cet organe, c'est l'*empyème oculaire* (empyesis oculi). Je dois ajouter que Beer appelle *faux* l'hypopion qui a lieu par le versement de la matière d'un abcès de la cornée, de la cristalloïde, ou de l'iris dans l'humeur aqueuse.

2° Sous le point de vue de sa durée, l'hypopion est aigu ou chronique. Scarpa l'appelle aigu tant que le malade accuse de la photophobie ; chronique, lorsqu'il n'offre pas cette condition. Cette distinction est importante, mais elle peut offrir des conditions d'erreur si la rétine était déjà paralysée : il faut donc tenir compte de cette circonstance. Il est bon d'ajouter que l'hypopion chronique est permanent ou intermittent. Les auteurs rapportent plusieurs exemples d'hypopions qui disparaissaient et reparaissaient à peu près comme les fièvres intermittentes.

3° Sous le rapport, enfin, de ses complications, l'hypopion offre une foule de sous-variétés. Les plus importantes de ces complications sont les ulcérations rongeantes de la cornée, la conjonctivite purulente, la choroïdite, la méningite, etc.

Les anciens admettaient un hypopion métastatique ; son existence a été niée par une foule d'auteurs ; il est prouvé cependant aujourd'hui que, dans les cas de phlébite graves des parties plus ou moins éloignées de la tête, l'œil tombe quelquefois dans un état d'empyème par suite de l'espèce d'empoisonnement purulent qui en résulte. M. Mackenzie a prouvé, dans un travail récent, que l'*hypogala* des anciens, ou le transport de lait dans les chambres de l'œil, n'est autre chose que l'effet d'une phlébite utérine, dont le pus, passant dans le torrent de la circulation, agit en partie dans les réseaux veineux de la choroïde, et détermine une phlogose purulente, funeste pour l'organe visuel.

§ II. *Anatomie pathologique.* On a eu plusieurs fois l'occasion de disséquer des yeux atteints d'hypopion : on a trouvé les mêmes conditions que dans les autres cavités séreuses du corps, affectées de phlogose suppurative. La matière est toujours filandreuse, jaunâtre, plus pesante que l'humeur aqueuse, en grande partie fibrineuse comme celle de la péritonite, de la péricardite, de la méningite, etc. Ses sources principales les plus ordinaires sont à la face postérieure de la cornée et aux deux surfaces de l'iris ; tous les autres tissus introculaires, du reste, qui participent à l'inflammation, peuvent contribuer à l'exhalaison de la matière en question. N'oublions pas en attendant qu'une pareille sécrétion suppose une inflammation portée au degré d'hyperphlogose, quelquefois même au degré de métaphlogose, lorsque la matière est mélangée de sang.

§ III. *Caractères.* A. *Précurseurs.* Comme toutes les autres suppurations, celle de l'intérieur de l'œil a ses phénomènes précurseurs, tels que des élancemens, des battemens dans l'œil comme un doigt atteint de panaris, une chaleur brûlante, la fièvre avec frisson, de l'insomnie, etc. Ces caractères existent surtout si le mal est accompagné de chémosis ; ils peuvent néanmoins manquer.

B. *Début.* Souvent le début de l'hypopion est inaperçu, par la raison que la photophobie et le trouble de la membrane hydrogène et de l'humeur aqueuse ne permettent pas de bien examiner l'état de la chambre antérieure. Ordinairement, on ne s'aperçoit de l'exis-

20.

tence de l'hypopion que lorsqu'il est déjà formé ; on le reconnaît à une tache blanche derrière la cornée ; mais l'irritabilité de l'organe est telle dans les commencemens , qu'elle ne permet pas de bien distinguer les véritables conditions de la matière , si elle existe entre les lames de la cornée ou dans l'humeur aqueuse. Si la source du pus est dans la chambre postérieure , sa présence ne peut être reconnue qu'après que la collection est devenue assez abondante pour s'élever au niveau de la pupille, franchir cette ouverture et se transmettre dans la chambre antérieure. Mais, aussitôt que la photophobie est tombée, il n'est pas difficile de reconnaître au début si la matière fibro-purulente est entre les lames de la cornée ou dans l'humeur aqueuse. Dans l'humeur aqueuse , la matière est au fond de la chambre et offre la forme d'un croissant à concavité supérieure. En regardant l'œil de côté , près d'une fenêtre , on peut distinguer clairement que la matière est derrière la cornée , non entre ses lames. Si l'on presse doucement la cornée d'avant en arrière avec le bout du doigt , on peut faire onduler le croissant ou déranger sa courbe supérieure.

S'il s'agit d'un onyx , on verra une tache blanche , ronde , plus ou moins irrégulière , à bord supérieur convexe, occupant ordinairement le milieu de la cornée , et n'ondulant pas sous la pression du doigt. Quelquefois ces deux variétés d'hypopion existent à la fois , et il n'est pas toujours difficile de les reconnaître si tout le champ visuel n'est déjà envahi par la matière.

C. *Marche ascendante.* La photophobie, la douleur, le chémosis, la fièvre et l'insomnie persistent ; la matière remplit la chambre antérieure avec une grande promptitude quelquefois ; elle passe par la pupille, dans la seconde chambre , aussitôt qu'elle est en quantité suffisante pour franchir le niveau de cette ouverture. Le malade accuse un sentiment de distension douloureuse dans l'œil. La photophobie est telle à cette époque , qu'on ne peut examiner l'œil qu'à la volée, pour ainsi dire. Si tout le disque cornéal est encombré par un onyx, il est impossible de dire, avec précision, s'il y a du pus dans la chambre antérieure , et quelles sont ses conditions. Souvent il est même difficile de dire s'il s'agit d'un véritable hypopion ou d'un onyx, si tout le champ de la cornée est blanc.

D. *Marche décroissante.* Un moment arrive où l'inflammation décline : l'hyperphlogose et la métaphlogose se convertissent en épiphlogose d'abord , puis en phlogose au premier degré ; les douleurs , la fièvre , l'insomnie , la photophobie, disparaissent par degrés ; l'hypopion devient stationnaire, puis le croissant commence à baisser par l'absorption de la matière. A mesure que la résorption s'opère , le diagnostic différentiel devient de plus en plus clair. La matière met beaucoup plus de temps à disparaître qu'elle n'en avait mis à se manifester. Assez souvent des recrudescences ont lieu, le tout est réglé par le degré de phlogose qui domine les tissus.

E. *Terminaisons.* 1° *Rupture de l'œil.* Si l'inflammation est intense et qu'elle se continue pendant un certain temps, la matière fibro-purulente se sécrète en quantité considérable, la cornée est fortement poussée en avant, ramollie, amincie, ulcérée, percée; l'œil crève spontanément. On trouve un exemple remarquable de ce cas dans l'ouvrage de Gendron; il s'agissait d'une dame atteinte d'hypopion depuis trois semaines : « Au moment, dit l'auteur, où elle fléchissait les genoux pour s'asseoir dans un fauteuil, placé vis-à-vis d'une croisée, je fus étonné de l'entendre se plaindre d'une vive douleur à l'œil, qui fut précédée d'un bruit comme d'un coup de fouet. Ce bruit et cette douleur, qui n'avaient été occasionnés l'un et l'autre que par la rupture de la partie inférieure de la cornée, furent suivis de l'écoulement de toute l'humeur aqueuse et d'un bourbillon de matière telle qu'il y en a à un anthrax. » J'ai vu moi-même des exemples analogues à la suite d'opérations malheureuses de cataracte par abaissement. Je ne parle pas de la terminaison de l'hypopion en empyème, attendu que l'histoire de cette terrible maladie se rattache à celle du phlegmon oculaire (*V*. p. 64).

2° *Résolution.* Le plus souvent l'hypopion se termine par la résolution : les symptômes d'acuité tombent et le pus disparaît petit à petit. L'œil, dans ce cas, peut reprendre toutes ses fonctions; quelquefois, cependant, il reste plus ou moins lésé; cela dépend de plusieurs causes, entre autres de l'obstruction de la pupille par un bouchon de pus fibrineux organisé (cataracte purulente).

3° *État chronique.* Scarpa a eu l'occasion de voir chez certains individus que l'hypopion se perpétuait, pour ainsi dire, ou devenait intermittent, faute de soins convenables.

§ IV. *Étiologie.* La cause immédiate de l'hypopion est une phlogose introculaire, une ophthalmie interne, ainsi que nous venons de le dire; mais cette phlogose elle-même peut être le résultat de l'action d'une foule de causes diverses. Je ne répéterai pas ce que j'ai dit à ce sujet aux chapitres des *Lésions traumatiques* et des *Phlogoses des différens tissus de l'œil.*

§ V. *Pronostic.* Réservé, grave ou très grave, selon les conditions de l'hypopion. Tant que le mal est en progrès, il ne faut se prononcer qu'avec doute sur son issue, car l'œil crève quelquefois en quelques heures, et au moment où l'on était loin de s'y attendre. L'hypopion, du reste, doit être toujours regardé comme une maladie grave. Bien qu'il guérisse souvent, il ne faut pas trop se fier sur ses apparences bénignes. En général, cependant, c'est plutôt sur le degré de phlogose que sur la matière de l'hypopion qu'il faut baser la gravité du pronostic.

§ VI. *Traitement.* Antiphlogistique actif. Tout ce que nous avons dit du chémosis, de la kératite, de l'iritis phlegmoneux, s'applique au traitement de l'hypopion. Cet état de l'œil étant plutôt symptomatique d'une phlogose, c'est d'après l'intensité de cette dernière qu'il faut régler l'énergie de la médication.

Les saignées générales et locales, répétées coup sur coup, jusqu'à ce que la photophobie tombe, doivent faire la base du traitement. On joint le calomel intérieurement, la diète et les boissons rafraîchissantes. Localement, les cataplasmes de laitue ou de fleurs de mauve cuites dans du lait, des frictions abondantes de pommade mercurielle autour de l'orbite; des lotions avec du lait tiède, quelques gouttes de collyre de nitrate d'argent (quatre grains par once): tels sont les remèdes principaux de l'hypopion. Rien n'empêche, bien entendu, d'employer au besoin des vésicatoires volans à la nuque, des bains de pieds moutardés, des bains entiers avec affusions froides sur la tête, les pilules de belladone, etc.

Le pus est ordinairement en partie pompé, en partie dissous et expulsé par transpiration à travers les pores de la cornée, sous l'influence des applications émollientes. Il ne faut cependant pas abuser de ces sortes de topiques, crainte de trop affaiblir la cornée. Aussitôt que la phlogose est descendue au premier degré, c'est principalement sur les collyres résolutifs qu'il faut insister (nitrate d'argent, laudanum, etc.). Les auteurs vantent à ce sujet une foule de remèdes particuliers et même des spécifiques : je n'y attache aucune importance spéciale; ces remèdes bien compris rentrent d'ailleurs dans les principes que nous venons d'établir.

Une question assez importante se présente. Y a-t-il avantage à ouvrir la cornée pour donner promptement issue à la matière, ainsi qu'on le faisait autrefois? Scarpa a résolu négativement cette question, et il a eu raison. Ce praticien a fait voir effectivement que, d'un côté, l'incision de la cornée augmentait la phlogose, qui est la cause de l'hypopion, et aggravait sérieusement la maladie; de l'autre, que le traitement antiphlogistique guérissait toujours heureusement et beaucoup plus promptement l'hypopion. Cette règle, néanmoins, souffre quelques exceptions. Toutes les fois que l'œil menace rupture, il y a convenance d'ouvrir la cornée, comme pour l'extraction de la cataracte, tout en continuant, bien entendu, le traitement antiphlogistique.

### Vingt-cinquième Leçon. — MALADIES DU CRISTALLIN.

*Remarques générales.*

Le cristallin, la lentille cristalline, c'est un des trois corps diaphanes et incolores qui remplissent les trois chambres de l'œil; il est placé entre le corps vitré et l'humeur aqueuse. L'ensemble de ces corps constitue le système cristallinien de Dugès.

1° *Rapports.* Le cristallin est niché dans une sorte de chaton de la face antérieure du corps vitré comme une pierre précieuse dans une bague. Il est enveloppé d'un sac sans ouverture, également diaphane, et qui le retient comme dans une véritable coque. Les adhérences de ce sac avec l'éponge hyaloïdienne sont tellement fortes, qu'en relevant cette dernière le cristallin la suit ; la dissection en est presque impossible , et une macération aqueuse de plusieurs jours ne les sépare qu'avec peine ; mais le cristallin est probablement tout-à-fait libre dans sa capsule. Il est néanmoins entouré d'une sorte de vapeur qui se convertit en humeur après la mort ; c'est l'*humeur de Morgagni.* Dugès croit que cette humeur n'existe qu'à la face antérieure du cristallin seulement , et non à la postérieure. La connaissance de cette humeur est importante, car c'est à son altération qu'est due cette maladie qu'on appelle MOUCHES VOLTIGEANTES , *imaginations des yeux* ; c'est par elle aussi que commencent beaucoup de cataraces. Les autres rapports concernent plutôt la capsule que le cristallin. En avant, le cristallin et la capsule se présentent transversalement comme l'iris , et parallèlement à cette membrane ; ils sont placés précisément au centre et derrière la pupille , dont ils ne sont éloignés que d'un quart ou d'un sixième de ligne. Cet espace , dont quelques anatomistes nient l'existence, constitue la chambre postérieure ou moyenne, et est rempli d'une partie de l'humeur aqueuse. A la circonférence , le corps cristallinien est en rapport avec la zone ciliaire et le prolongement antérieur de la rétine , dont les rayonnemens forment le canal goudronné de Petit (Dugès).

Le centre du cristallin répond au centre de la pupille, mais pas au centre de la cornée (*V.* art. *Iris*). Selon Zinn , ce centre , ou plutôt le cristallin tout entier , se trouve placé au milieu de l'œil, savoir : à une égale distance de la rétine et de la cornée, ou à quatre lignes environ de chacune de ces membranes : « *Sita ergo est lens* , dit Zinn , *in medio axi oculi per centrum pupillæ transeunte.* »

2° *Figure.* Galien avait déjà observé que la forme du cristallin n'était pas exactement sphérique chez l'homme. Rufus d'Ephèse l'a comparé à une lentille , et Théophile a le premier fait remarquer que la face postérieure est plus bombée que l'antérieure. Le segment postérieur est tout-à-fait conoïde chez quelques animaux mammifères. Il y a par conséquent , aux deux convexités du cristallin , des rapports analogues à ceux qui existent entre la sclérotique et la cornée ; avec cette différence que dans le cristallin la sphère plus bombée ou plus petite existe en arrière , tandis que dans les autres elle est en avant ou sur la cornée. Kepler a fait voir que le segment antérieur appartient à une sphère , le postérieur à une hyperbole. N'y a-t-il pas des accords évidens de réfraction entre le bombement de la cornée, l'aplatissement de la face antérieure du cristallin et la convexité très grande de la face postérieure de ce corps ?

La convexité des deux faces du cristallin, cependant , n'est pas la même à tous les âges. Chez le fœtus à terme , les deux faces sont presque également bombées, le cristallin est à peu près rond comme celui des poissons et touche la pupille ; la chambre postérieure est par conséquent nulle. Chez l'enfant, la face antérieure est déjà moins convexe ; chez l'adulte et le vieillard, cette surface est de moins en moins convexe et finit par devenir presque plate. Par conséquent, plus un

sujet est jeune, plus la lentille est globuleuse, moins la face postérieure diffère de l'antérieure. Par conséquent aussi, avec le progrès
de l'âge, le cristallin augmente en circonférence et diminue en
épaisseur. De là, des raisons de prédisposition à la myopie et à la
presbyopie dont nous avons parlé; de là aussi la nécessité de propor-
tionner le grandeur du lambeau de la cornée dans l'extraction de la
cataracte à l'âge du sujet.

Il existe des anomalies dans la forme du cristallin. Zinn a trouvé
la face antérieure plus convexe que la postérieure chez quelques
sujets myopes. D'autres ont vu le cristallin sphérique comme celui
des poissons chez des hommes adultes. Wardrop parle de cristallins
triangulaires ou étoilés, et de cristallins naturellement fragmentés.
Dans quelques cas, les cristallins offraient un volume et une forme
variables dans les deux yeux. Dans d'autres, le cristallin manquait
complètement, ou bien il y en avait deux dans un même œil.

3° *Couleur.* Il résulte des belles recherches de Petit que la couleur du cristallin est très variable dans les différens âges. Chez le
fœtus, cette couleur est rosacée comme celle de l'humeur aqueuse,
incolore et d'une transparence parfaite chez l'enfant et chez les
jeunes gens jusqu'à l'âge de 25 ans. De 25 à 30, il acquiert une faible
teinte jaunâtre au centre; de 30 à 80, il est d'un jaune clair, diaphane comme la gomme, le sucein ou l'ambre : cette couleur est
toujours plus prononcée au milieu. Zinn l'attribue à l'épaississement
des lames et à l'obstruction des pores du cristallin. On pourrait faire
dépendre ces changemens de causes analogues à celles qui occasionnent le gerontoxon.

4° *Densité, dimensions.* Chez le fœtus, le cristallin est semi-liquide;
il est mou chez les enfans, mollasse chez les jeunes gens. De 25 à
30 le centre devient plus dense; de 30 à 80, cette densité centrale se
prononce de plus en plus, sans augmenter le volume de la lentille.
On peut s'en convaincre en écrasant un cristallin entre les doigts;
on obtient toujours un nucléon central dur. La circonférence reste
ordinairement un peu molle, comme de la gomme ramollie. Cette
dernière condition tient, d'après Zinn et Haller, à la présence d'une
certaine quantité d'eau inter-moléculaire. La densité, du reste, est
quelquefois variable aux deux yeux. L'observation précédente explique pourquoi la cataracte cristalline commence toujours par le
centre.

Nous venons de dire que les diamètres du cristallin sont variables, et que par les progrès de l'organisme le grand diamètre seul
augmente, le petit, ou celui de l'épaisseur, diminue au contraire.
Ajoutons que le grand diamètre, ou celui de la largeur est, terme
moyen, de deux à trois lignes. Cette connaissance n'est pas sans
importance dans l'extraction de la cataracte.

5° *Structure.* L'examen à l'œil nu ne démontre, dans le cristallin,
qu'une matière stratifiée ou lamellaire, analogue à celle d'un oignon.
Au microscope, cependant, on y découvre des tubes multiples, mais

pas de vaisseaux. Beaucoup d'auteurs, néanmoins, assurent avoir trouvé des artérioles qui passaient de la capsule dans la lentille. Il est probable, du reste, que le cristallin n'est qu'un corps presque inorganique sécrété par sa capsule, comme l'ongle et les cheveux par leur matrice particulière. Le cristallin, effectivement, se reproduit si la capsule n'est pas détruite par l'instrument qui en opère l'extraction (*V*. Backhausen, *De regeneratione lentis cristallinæ*, in *Scriptores Ophthalmologici minores*, t. III. Cocteau et Leroy d'Etiolle, dans le *Jour. de Phys.* Mayer, *Jour. Compl.* 1833). Sans admettre l'hypothèse que l'humeur de Morgagni sert à nourrir le cristallin, on peut regarder cette humeur comme un élément de la reproduction de ses molécules que l'absorption, ou l'endosmose et l'exosmose, enlève incessamment. Cette manière de voir expliquerait comment le cristallin peut quelquefois offrir une sorte d'hypertrophie. Il est probable que dans le cas de cataracte, le cristallin reste opaque, parce que la sécrétion Morgagnienne est elle-même opaque. La quantité de l'humeur de Morgagni, du reste, est favorable; quelquefois cette humeur manque presque tout-à-fait.

6° *Propriétés*. Le cristallin est un corps réfracteur acromatique; c'est un correcteur de la direction des rayons lumineux; il les approche de la perpendiculaire ou de l'axe visuel; mais il n'est pas indispensable à l'exercice de la vision, puisqu'on peut l'enlever sans que la vision cesse; mais il sert à faire mieux voir, à perfectionner la vision, en d'autres termes. Ignorant les véritables fonctions de la rétine, les anciens croyaient que le cristallin était l'organe principal de la vision. Quelques anatomistes modernes admettent dans le cristallin une motilité active dans l'acte de la vision, sous l'influence de la zone ciliaire, qu'ils supposent musculaire, ou par des fibres musculaires existant dans la substance même du cristallin (Dugès). Rien de tout cela n'est encore démontré.

Un phénomène important à mentionner et auquel on n'a pas fait attention jusqu'à ce jour, c'est que le cristallin devient opaque par la congélation et reprend ensuite toute sa transparence par l'immersion dans l'eau chaude. En plongeant des cristallins semi-opaques de cadavres dans de l'eau tiède, ils acquièrent également de la transparence. Ce phénomène, bien compris, pourrait conduire aux véritables moyens d'empêcher les progrès de la cataracte cristalline, et même de la guérir; au début surtout, par des applications chaudes sur les yeux Il est de fait que la cataracte spontanée est vingt fois plus fréquente au nord qu'au midi : en Egypte, dans le reste de l'Orient, par exemple, on ne l'observe qu'à peine : cela ne tiendrait-il pas principalement à l'influence du climat? Je le croirais, et je pense que l'idée que je viens d'émettre pourrait avoir les plus heureuses applications. Je crains cependant que le charlatanisme ne s'en empare.

Du reste, si des expériences doivent être tentées, il est bon de tenir compte de la composition chimique du cristallin. M. Berzelius établit les élémens suivans :

1° Eau, 38, 0
2° Matière particulière, 55, 9
3° Hydrochlorate, lactate et matière animale soluble dans l'alcool, 2, 4
4° Des phosphates et matière animale soluble dans l'eau, 1, 3
5° Résidus solubles, 2, 4

Total 100, 0

7° *Cristalloïde.* La capsule du cristallin a évidemment pour but de tenir en place la lentille, de la nourrir et de la reproduire lorsqu'elle est détruite. Sa nature est d'apparence séreuse ; Zinn la croyait cornée, Dugès, cartilagineuse. Cela expliquerait sa conversion facile en tissu osseux. La portion antérieure est toujours plus épaisse que la postérieure ; ce qui rendrait raison de la fréquence plus grande de la cataracte capsulaire antérieure. L'une et l'autre moitié , du reste , forment une coque entière et distincte de la hyaloïde. La capsule postérieure est très vascularisée ; elle reçoit la terminaison de l'artère centrale ; Dugès dit y avoir trouvé des nerfs. L'antérieure reçoit une partie des vaisseaux précédens et plusieurs ramuscules provenant du corps ciliaire (Henlé). Il en est, du reste, de ces vaisseaux comme de ceux de la cornée : ils ne charrient à l'état normal que du sang blanc.

Les maladies du cristallin et de la capsule sont :

1° Les lésions traumatiques (nous en avons parlé) ;
2° L'helmenthiasis (*V*. p. 244) ;
3° Les phlogoses (cristalloïdite) ;
4° Les opacités (cataracte).

### Cristalloïdite.

Les livres d'ophthalmologie anglais et allemands offrent des descriptions d'une longueur interminable sur l'inflammation de la capsule du cristallin. La plus élaborée de ces descriptions est celle de Walther; on en trouve aussi une fort bonne dans le traité de Middlemore.

La cristalloïdite n'est pas une maladie rare ; mais la trouve-t-on jamais à l'état isolé? je ne le pense pas , du moins si j'en juge d'après mes propres observations. Je ne dirai pas que je vois plusieurs centaines de cas de cristalloïdite par jour, comme s'en vante emphatiquement un oculiste allemand; mais j'ai observé, soit dans les hôpitaux , soit dans ma clientelle particulière, un assez grand nombre d'ophthalmies internes pour pouvoir avancer que cette phlogose existe toujours en combinaison de plusieurs autres, entre autres de l'iritis, de la hyaloïdite, de la rétinite, etc. J'ai eu une fois l'occasion de disséquer un œil d'un cadavre dont le sujet avait été photophobique durant la vie : toutes les membranes internes, entre autres la cristalloïde et la hyaloïde, étaient enflammées et rouges, et pourtant rien n'avait pu me faire préciser durant la vie l'espèce d'ophthalmie dont il s'agissait ; je n'ai pas trouvé non plus cette espèce de fumée plastique retro-pupillaire que Wardrop et plusieurs autres avaient donnée comme caractéristique de la cristalloïdite. Dans un autre cas, j'ai vu manifestement, à la clinique de Dupuytren, la capsule cristalline rouge chez le vivant ; mais cet état n'a duré qu'un jour ; le lendemain, l'œil est tombé en suppuration.

Indépendamment de l'observation directe, le raisonnement fait admettre la possibilité de la phlogose en question. L'existence des abcès du cristallin, si bien décrits par Dehais-Gendron ; les adhérences assez fréquentes de la cristalloïde à la face postérieure de l'iris ; les opacités de la même capsule, etc., supposent nécessairement un travail inflammatoire plus ou moins intense.

Pour moi, je le répète, je n'ai observé la cristalloïdite que conjointement à l'iritis. J'ai présumé son existence à la présence de quelques opacités, de quelques nébulosités de lymphe plastique derrière la pupille, lesquelles finissaient par l'adhérence de l'iris. M'ayant paru toujours une complication de l'iritis, la capsulite ne m'a pas semblé réclamer un traitement différent : les évacuations sanguines, la belladone et les mercuriaux en font la base.

Je n'en aurais pas dit davantage sur cette maladie si je n'avais pas sous la main la description de Walther. Voici comment cet auteur s'exprime à ce sujet.

« L'inflammation de la capsule cristalline, dit Walther, se manifeste ordinairement chez des hommes d'âge moyen et un peu cachectiques qui sont toujours passés par une série d'autres affections, telles que la gale, la goutte, des catarrhes, etc  La maladie s'observe plus souvent sur des yeux de couleur claire que brune et est toujours accompagnée d'un léger changement dans la couleur de l'iris et dans la forme de la pupille. L'iris devient un peu plus noir, la pupille légèrement ovale et tirée en haut et en dedans vers la racine du nez. Les mouvemens de l'iris sont d'abord plus sensibles aux variations légères de la lumière, mais ensuite ils deviennent difficiles. La pupille est habituellement plus étroite qu'à l'état sain ; elle offre habituellement un anneau noir et irrégulier à son bord, produit par un renversement réel de l'uvée ; de manière que le bord pupillaire de l'uvée fait saillie en deçà du bord antérieur de la pupille ou de la face antérieure de l'iris. A ces symptômes on peut joindre l'existence de vaisseaux rouges dans la pupille : les plus gros sont visibles à l'œil nu, les autres ne peuvent s'apercevoir qu'à la loupe. Ce qui paraît un simple point rouge à l'œil nu, est un magnifique réseau à la loupe. Les vaisseaux rouges existant dans la pupille durant l'inflammation de la capsule constituent toujours une sorte de réseau, situé à un quart de ligne environ du bord pupillaire. Ce réseau forme un cercle concentrique à la pupille; les vaisseaux qui le constituent sont disposés en arcades comme ceux de la paume de la main et du genou. A ce réseau se joignent comme à un centre d'autres vaisseaux qui marchent en direction rayonnante, provenant de la périphérie de la capsule. Quelques vaisseaux paraissent passer du pigmentum de l'uvée à la capsule, ce qui pourrait faire présumer que tous les vaisseaux qu'on voit dans la pupille proviennent de la face postérieure de l'iris. Il n'en est rien cependant : ces vaisseaux n'existent pas toujours; ils ne se manifestent que lorsque la maladie a déjà duré quelque temps. Dans d'autres occasions on voit au contraire que ces vaisseaux sont un prolongement de ceux de la capsule et qui se jettent dans l'uvée. Ajoutons que ces prolongemens vasculaires suivent une direction oblique par rapport à l'axe de l'œil et qu'ils ne résultent jamais des gros troncs qui proviennent de la circonférence de la capsule. Les vaisseaax existant entre l'iris et la capsule n'émanent jamais précisément du bord pupillaire, mais d'un peu plus haut que le bord de l'uvée, de manière qu'il y a une largeur d'une ligne environ du bord pupillaire qui est libre de ces prolongemens vasculaires.

» Du réseau vasculaire que nous venons de décrire on voit sortir des vaisseaux qui se dirigent vers le centre de la capsule antérieure où ils forment des groupes et des arcades ; et bien que la continuité des vaisseaux, qu'on voit dans la pupille, semble interrompue sur plusieurs points, ils ne communiquent pas moins entre eux par d'autres vaisseaux extrêmement fins, invisibles à l'œil nu.

» Au point de terminaison de plusieurs vaisseaux sur la capsule on distingue nettement des petits dépôts de matière plastique, sémitransparente, d'un blanc grisâtre. Ces dépôts rendent raison de l'opacité parcellaire consécutive de la capsule. La cristalloïde antérieure, étant très vascularisée, devient quelquefois le siége d'un nombre infini de flocons grisâtres ou brunâtres qui la rendent veloutée. Cette circonstance a fait présumer que des parcelles de pigmentum s'étaient détachées de l'uvée ou de la choroïde et attachées à la capsule; c'est une erreur : jamais le pigmentum ne se détache, pas même lorsque l'ophthalmie est très violente. Les taches brunes dont il s'agit dépendent de dépositions de lymphe plastique et de la présence de vaisseaux qui y aboutissent.

» Quant à l'état de la vision du malade, si la cristalloïdite est intense, elle est confuse, surtout si le malade veut regarder des objets éloignés : les objets voisins il ne les voit que comme couverts d'un brouillard, d'un gaz, mais il n'aperçoit pas des vaisseaux des réseaux rouges, ni des teintes d'autre espèce sur les objets. »

Telle est la description de la cristalloïdite donnée par Walther. Il est facile de prévoir que cette maladie peut se terminer de différentes manières, ordinairement par synéchie postérieure avec opacité de la capsule ; quelquefois par hydropisie ou suppuration de cristallin. Middlemore dit avoir disséqué plusieurs cas de cette nature : dans un cas il a vu l'abcès en question fondre le cristallin et s'ouvrir ensuite dans l'humeur aqueuse. Gendron avait déjà observé des faits analogues.

L'étiologie, le pronostic et le traitement de la cristalloïdite étant les mêmes que pour l'iritis, je ne m'y arrêterai pas davantage. Plusieurs auteurs décrivent l'inflammation du cristallin. Ces descriptions m'ont *paru* tout-à-fait imaginaires, ainsi que les faits sur lesquels on les appuie.

### Vingt-sixième Leçon. — CATARACTE.

On a tant écrit sur la cataracte, que la rédaction de ce chapitre devient effrayante, si l'on veut d'abord compulser tous les matériaux. Heureusement que la plupart de ces écrits ne sont que la répétition pure et simple de plusieurs autres. Je n'ai pas l'intention de composer un interminable mémoire sur la cataracte, pour ne répéter que ce qui se trouve dans un grand nombre d'écrits : je serai aussi court que possible, mais complet.

§ I. *Généralités.* On entend par cataracte une opacité du cristallin, de sa capsule, ou de tous les deux à la fois. Quelques auteurs l'ont définie : la nécrose ou la mort du cristallin (Delpech). Cette définition est inexacte : il est des cristallins opaques qui reprennent leur transparence par l'immersion dans de l'eau chaude. D'autres étendent le mot cataracte aux opacités de la hyaloïde, et l'appellent cataracte hyaloïdienne. Quelques autres y comprennent aussi les obturations de la pupille par des bouchons de lymphe plastique ou de sang. Nous n'irons pas aussi loin. Fidèles aux limites que nous venons de nous tracer, nous regarderons les dernières affections comme des complications de la cataracte si elles se rencontrent en même temps.

Les anciens se servaient des mots *hypochyma, suffusio, gutta obscura vel caliginosa*, pour désigner la cataracte. Ces expressions se rattachent à l'idée d'une humeur dans l'œil qui empêchait la vision de s'exercer ; elles pourraient s'appliquer aux cataractes liquides. Plus tard, on a cru que la cataracte n'était qu'une petite peau blanche derrière la pupille ; idée juste, si on ne l'appliquait qu'à la cataracte capsulaire. Du reste, la valeur grammaticale du mot grec cataracte s'accorde parfaitement avec ces conceptions : il exprime cette planche que les paysans mettent devant leur porte en temps d'orage pour empêcher l'eau du sol d'entrer dans leurs maisons ; ou un tas d'herbes dans un conduit et qui empêche l'eau de passer. En d'autres termes, il signifie un obstacle, une obstruction au passage d'un fluide.

La connaissance du véritable siége de la cataracte ne date que du dix-septième siècle. Les anciens l'ignoraient, bien qu'ils l'opérassent et qu'ils la guérissent par abaissement. Croyant que le cristallin était l'organe principal de la vision, ils présumaient que l'aiguille ne faisait qu'enlever une peau blanche placée au-devant. Dans leur opinion, le déplacement de la lentille aurait rendu la vision impossible.

En 1604, Képler démontra que le cristallin n'était qu'un corps réfringent, correcteur de la direction des rayons, et dont la présence n'était pas indispensable à l'exercice de la vision ; la faculté visuelle n'existait, d'après ce physicien, que dans la choroïde. Descartes corrigea plus tard cette dernière erreur, en démontrant les véritables usages de la rétine.

En 1660, Borelli et Rolfinck disséquèrent des yeux cataractés et découvrirent presque en même temps le véritable siége de la maladie. De là, des polémiques de priorité. En parcourant ces diatribes, on croirait lire les pamphlets amusans de MM. Civiale, Leroy d'Etiolles et Heurteloup.

Cette découverte cependant ne paraît pas avoir fait beaucoup de bruit, car en 1703, maître Jean et Brisseau crurent pouvoir se donner pour les inventeurs. Quoi qu'il en soit, c'est à maître Jean qu'on doit la promulgation de cette connaissance, c'est lui qui a prouvé expérimentalement et publiquement que la cataracte n'était que le cristallin devenu opaque, et qu'on pouvait guérir en l'enlevant. Mais on est bientôt tombé dans des généralisations erronées : on a cru qu'il n'y avait d'autre espèce de cataracte que la cristalline.

§ II. *Anatomie pathologique.* Bien qu'on ait souvent disséqué des yeux cataractés et décataractés, nous ne trouvons nulle part un chapitre complet sur ce point d'anatomie pathologique. Quelques faits, pourtant, ont été publiés, nous allons les faire connaître.

On trouve dans les *Medical essays and obs.*, t. v, une observation intitulée : « Dissection d'un œil cataracteux, par Alex. Monro, professeur d'anatomie à Edimbourg. » En voici les détails :

« Le 15 décembre 1736, en présence du docteur John Taylor et de M. John Douglas, chirurgien, j'ai disséqué l'œil d'un homme qui, durant la vie, avait été reconnu par plusieurs médecins être atteint de cataracte au même côté. La cornée était parfaitement transparente, de même que l'humeur aqueuse ; l'iris, à l'état naturel. Le cristallin opaque était renfermé dans sa capsule, et aussi gros que celui d'un œil sain ordinaire, mais au lieu d'être rond, il a une forme triangulaire ; sa convexité antérieure est inégale et scabreuse, de couleur blanc-jaunâtre ; cette couleur a été plus manifeste lorsque l'œil a été ouvert. Les connexions du cristallin ou de sa capsule avec le cercle ciliaire et le corps vitré sont beaucoup plus faibles qu'à l'ordinaire : de manière qu'en inclinant l'œil d'un côté après que l'iris a été enlevé, la lentille s'en est séparée par son propre poids. La convexité postérieure du cristallin est lisse, mais d'une couleur jaune plus prononcée que l'antérieure. Lorsque j'ai incisé la capsule, le cristallin en est sorti de lui-même sans qu'on pût apercevoir aucune liaison entre ces deux corps. La capsule était opaque, mais plus blanche que le cristallin. Ce corps était également consistant sur tous les points de son étendue et composé de couches d'un jaune verdâtre. Le corps vitré, la rétine et la choroide étaient à l'état normal. »

Il s'agissait, comme on le voit dans ce cas, d'une cataracte capsulo-lenticulaire. Il est à regretter que des dissections pareilles n'existent sur des yeux atteints d'autres espèces de cataracte. On pense bien que je ne veux pas reproduire ici les observations de cataractes sur le vivant ou sur les animaux, et qu'on a ensuite opérées ou non. Cela n'apprendrait rien d'important. Il est cependant un point d'anatomie pathologique sur lequel je dois appeler l'attention : il est relatif à l'état de l'œil après la guérison de la cataracte. Le point capital à mentionner est qu'après l'ablation du cristallin, le corps vitré s'allonge en avant et remplit le lieu et les fonctions de la lentille. Cette observation est déjà ancienne. Plempius a été le premier, à ma connaissance, à signaler ce fait : « Et exempto cristal-
» lino, dit-il, oppletoque loco ab humore vitreo visionem nihilo-
» minùs celebratum iri : verùm non tàm distinctè quàm nunc : con-
» fusa enim esset in retiforme pictura, nisi alio situ, quamque num
» obtinet, retiformis laceretur. » (Ophthalmographia, chap. XIV, lib. 3.)

Maître Jean a fait la même observation : « En 1691, dit cet oculiste, j'abaissai la cataracte avec succès à une pauvre femme ; un an après, elle est morte à l'hôpital d'une péripneumonie. Je disséquai ses yeux. Je coupai la cornée transparente autour de l'iris. L'iris étant en place, je remarquai que cet endroit du corps vitré était élevé en une bosse fort égale, qui imitait la surface antérieure d'un cristallin, hors qu'elle n'était pas déprimée ; et lorsqu'avec un stylet je l'enfonçai doucement, elle se relevait tout aussitôt que j'avais ôté le stylet et retournait en sa première figure. Le cristallin était en bas, derrière l'iris, sous l'humeur vitrée. »

Il a aussi disséqué l'œil du cadavre d'une femme qui avait été opérée de la cataracte dix ans avant sa mort : il a trouvé que le corps vitré était convexe en devant comme en arrière ; le chaton du cristallin avait complètement disparu.

D'autres recherches sont nécessaires pour compléter ce qui a rapport à l'anatomie pathologique de la cataracte.

§. III. *Variétés.* 1º (*Siége.*) Sous le rapport de son siége, la cataracte est cristalline, capsulaire, ou capsulo-lenticulaire. Si l'opacité n'a lieu que dans l'humeur de Morgagni, elle prend le nom de cataracte *interstitielle* ou morgagnienne. La plus fréquente de toutes est la cristalline, la capsule étant transparente. Vient en seconde ligne l'interstitielle : j'ai observé un très-grand nombre de fois, à l'hôpital de la Charité, et même dans ma pratique, que l'opacité était uniquement formée par l'humeur de Morgagni ; aussitôt la cristalloïde incisée, il s'écoulait une humeur lactescente trouble, puis le cristallin sortait et était transparent. Dans mon opinion, un grand nombre de cataractes lenticulaires commencent par l'opacité de l'humeur de Morgagni, ce qui suppose toujours un certain trouble dans les fonctions de la capsule qui la sécrète. La capsulaire ou capsulo-lenticulaire se rencontre surtout chez les enfans, ou bien elle succède à des lésions traumatiques, à des ophthalmies internes. Comparativement à la lenticulaire, elle est assez rare. Ordinairement, l'opacité capsulaire est bornée à la cristalloïde antérieure, dans quelques cas rares à la postérieure, ou à toutes les deux à la fois. Je n'ai jamais vu la cataracte capsulaire postérieure sans amaurose ; elle est plus souvent secondaire à certaines affections graves de la rétine ; l'opacité, dans ce cas, est la conséquence de l'oblitération des derniers rameaux de l'artère centrale qui aboutissent à la cristalloïde antérieure. Du reste, tant la lenticulaire que la capsulaire peut être partielle ou totale, c'est-à-dire que l'opacité peut être bornée sur un ou plusieurs points, ou sur la totalité de la lentille ou de la capsule.

2° (*Consistance.*) Sous le rapport de la consistance, la cataracte est dure, molle ou liquide. Cette distinction ne peut s'appliquer le plus souvent qu'à la cristalline ; je dis *le plus souvent* et pas toujours, car la capsulaire peut être elle-même plus ou moins dure, et même ossifiée.

La cataracte dure offre une foule de sous-variétés : elle est siliqueuse, sèche, pierreuse, calcaire, osseuse, hypertrophiée, conique, protubérante, atrophique, luxée ou vacillante, etc. Les conditions de chacune de ces sous-variétés sont faciles à prévoir, et leur connaissance n'est pas tout-à-fait inutile pour la pratique. Elles ne se rencontre d'ailleurs que sur de vieux sujets.

La cataracte molle est gélatineuse, gommeuse, caséeuse ou crétacée. La liquide est hydatique ou enkystée, lactée, purulente, etc. La cataracte hydatique est quelquefois luxée ou vacillante, comme la cataracte dure.

3° ( *Couleur.* ) Sous le point de vue de sa couleur, la cataracte n'offre pas moins de différences. Elle est blanche, jaunâtre, verdâtre, noirâtre ou brune. Chacune de ces nuances offre des variétés. La blanche, par exemple, peut être d'un blanc de neige, argentée ou mercuriel, cendré, floconneux, de plâtre, de perle, de chaux, et cette blancheur être elle-même arborisée, fenêtrée, étoilée, radiée, pointillée, vergetée, barrée, marbrée, etc. La jaune offre aussi une nuance plus ou moins prononcée, comme du succin, de l'ambre. La verte approche quelquefois de la couleur d'olive ou gros bleu. La noire ou brune, de la couleur maron foncé de la peau des vieux nègres, de l'œtiops minéral ou de l'oxyde de fer. Cette dernière nuance se rencontre surtout chez les forgerons et autres ouvriers dont les yeux sont continuellement exposés aux rayonnemens d'un grand feu ; cette cataracte, on l'appelle *brûlée.*

4° (*Origine.*) Pour l'origine, la cataracte est congénitale, accidentelle, traumatique. Cette distinction est importante.

5° (*Complications.*) Quant à ses complications enfin, la cataracte offre une multitude de variétés. Les plus importantes sont l'ambliopie, l'amaurose, les adhérences iriennes, l'atrésie pupillaire avec ou sans synéchie, l'hydrophthalmie, le synchisis, les phlogoses internes ou externes, l'entropion, l'ectropion, les taches indélébiles de la cornée, le gérontoxon, etc. Quelques-unes de ces complications contr'indiquent tout-à-fait l'opération, sinon absolument, du moins temporairement.

6° (*Maturité.*) Avant de clore ce paragraphe, nous devons examiner la question de la maturité de la cataracte. Les anciens appelaient *mûre* une cataracte, lorsqu'elle se laissait déplacer d'une pièce et qu'elle était dure, par conséquent. Ils la disaient à l'état de crudité lorsqu'elle paraissait liquide sous l'action de l'aiguille. Cette idée s'accorde avec l'opinion qu'ils avaient sur la nature de la cataracte, qu'ils supposaient formée d'une humeur. Janin nommait mûre la cataracte qui vacillait. Cet oculiste supposait qu'après un certain nombre d'années, le cristallin opaque s'exfoliait et se détachait avec toute sa capsule des tissus voisins, et devenait mobile, vacillant (cataracte luxée); ce serait une sorte de terminaison naturelle de la maladie; la cataracte se détachait donc à la longue de ses rapports naturels, comme un fruit à l'époque de sa maturité. Bien que cela soit exact dans quelques cas, ce serait une grave erreur d'admettre la supposition de Janin. Demours, Wenzel et plusieurs autres ont traité d'absurde l'idée de la maturité; toute cataracte est mûre, disent-ils, du moment qu'elle existe. Weller a donné à ce mot une autre interprétation : pour lui, une cataracte est à la période de crudité, tant qu'elle est accompagnée de photophobie ou d'autres signes de phlogose introculaire.

Sans admettre l'hypothèse qui fait dépendre la formation de la cataracte d'une cristalloïdite, nous acceptons la distinction de Weller, mais dans un sens beaucoup plus général, et nous disons qu'une cataracte est *mûre* lorsqu'il n'y a pas présentement de contr'indication à l'opérer. La coexistence d'une ou plusieurs des complications dont nous avons parlé serait pour nous la condition de la *crudité* de la cataracte.

§ IV. *Étiologie.* Depuis la vie intra-utérine jusqu'à la décrépitude, la cataracte peut se former spontanément, et pourtant ses causes sont entourées d'une obscurité impénétrable. Dans l'âge avancé, dit-on, l'opacité du cristallin est un effet naturel de l'oblitération des vaisseaux capillaires, les tissus transparens deviennent naturellement opaques, les humeurs s'épaississent, etc. Mais chez le fœtus? On croit expliquer la cataracte à cet âge en ayant recours à la doctrine des arrêts de développement. A coup sûr, les personnes qui invoquent cette théorie ne comprennent ni la théorie elle-même, ni son application dans le cas en question. Nous ignorons à quelle époque chez le fœtus la cataracte se forme : tout ce que nous pouvons dire, c'est que l'opacité comprend ordinairement la capsule et le cristallin à la fois, et qu'elle dépend probablement des mêmes causes que l'hydrocéphale, l'ascite, l'hydrocèle, l'hydrorachis, etc.

a. *Prédisposantes* 1° *Age*. Les tables statistiques prouvent que le plus grand nombre de cataractes spontanées se rencontrent à l'âge de cinquante à soixante-dix ans, époque à laquelle le système capillaire ou nourricier commence à perdre de son activité.

2° *Climat.* J'ai déjà dit que le climat exerçait une grande influence sur la formation de la cataracte ; elle est effectivement beaucoup plus fréquente dans les climats froids ; aussi les oculistes exploitent-ils avec plus de profit le nord que le midi.

3° *Professions.* Les ouvriers dont les yeux sont continuellement exposés à une chaleur ardente, tels que les forgerons, les verriers, les boulangers, les serruriers, les cuisiniers, etc., sont plus sujets que d'autres à la cataracte. Il est possible que la réverbération directe du calorique et de la lumière ait une action immédiate sur le cristallin. Nous savons, en effet, qu'un individu a été sur-le-champ atteint de cataracte pour avoir regardé fixement le soleil pendant quelques instans ; un autre, pour être entré dans un four trop chaud. Pourtant, il faut ajouter que dans les pays trop chauds, comme l'Egypte, c'est plutôt l'amaurose que la cataracte qu'on rencontre le plus souvent. Néanmoins, on conçoit que les ouvriers en question se trouvent dans d'autres conditions que les habitans des climats chauds. La vie sédentaire est aussi comptée au nombre des causes prédisposantes de la cataracte.

4° *Sexe, constitution.* Les recherches statistiques n'ont pas démontré jusqu'à présent que la cataracte fût plus fréquente chez l'un que chez l'autre sexe ; mais elles ont fait voir que la maladie se rencontre plus fréquemment chez les sujets bien constitués, forts, bruns, et bien portans d'ailleurs.

b. *Occasionnelles.* Parmi les causes occasionnelles, il faut compter en première ligne les progrès de l'âge ; viennent ensuite les lésions traumatiques (contusions, commotions, piqûres, etc.). En troisième lieu, les phlogoses internes et l'amaurose ; dans ce cas, l'opacité porte principalement sur la capsule ; nous avons dit pourquoi. Enfin, les congestions sanguines habituelles vers la tête (pleurs, chagrins, suppressions des règles, etc.)

Quant aux causes particulières de la couleur de la cataracte, on ne sait rien de bien positif. Il est probable cependant que la cataracte noire tient à la présence du deutoxide de fer dans sa substance (œtiops minéral) ; M. Rossi l'attribue à l'oxide de manganèse.

c. *Prochaine.* La cause prochaine de la cataracte cristalline paraît consister dans une sorte de dérangement moléculaire, ou dans la coagulation d'une de ses parties constituantes, ainsi que le prouve l'expérience de la congélation que nous avons rapportée plus haut. Ce trouble a lieu ordinairement du centre à la circonférence. Dans la cataracte capsulaire, l'opacité tient évidemment à la présence de lymphe plastique entre ses mailles , comme l'opacité de toutes les séreuses en général.

Une remarque importante à faire à la suite de ces considérations , c'est que la cataracte est souvent héréditaire. Janin vit une famille de six individus ayant tous la cataracte ; Wardrop observa quatre frères., dont deux jumeaux, qui se trouvaient dans le même cas ; M. Maunoir vit la femme, le fils , le grand-père , l'oncle , la tante , plusieurs cousines du côté paternel, être affectés de cataracte; Middlemore , Travers ; Mackensie et plusieurs autres, rapportent une infinité de faits qui confirment la même observation.

§ V. *Caractères.* A. *Physiques.* 1° *Blancheur.* La cataracte s'offre généralement sous la forme d'une tache blanche placée derrière la pupille. Ce caractère générique cependant est variable suivant l'espèce particulière de la cataracte. Prenons d'abord la cataracte capsulaire.

Dans la *capsulaire simple*, la blancheur est très prononcée, éblouissante quelquefois, ne touche pas le bord capillaire, et offre parfois des bigarrures à sa surface. Sa périphérie est entourée d'un cercle noir. Ce cercle dépend pour les uns de l'ombre que jette l'uvée sur la capsule, pour les autres du renversement d'arrière en avant du bord pupillaire, comme dans la cristalloïdite. Ce caractère indique pour nous que la cataracte est libre dans la chambre postérieure ; mais il n'est pas exclusif à la cataracte capsulaire.

Dans la *capsulaire compliquée* de synéchie , le bord pupillaire est tiré en arrière, offre ordinairement la forme d'un infundibulum, et est immobile. Le cercle noir dont nous venons de parler manque.

Il y a le plus souvent atrésie pupillaire, et la couleur de la cataracte n'est pas généralement aussi blanche que dans le cas précédent ; des flocons existent quelquefois à sa surface.

Dans la *capsulaire congénitale*, la surface de la blancheur est ordinairement bombée en avant et engagée même quelquefois comme un coin dans l'ouverture pupillaire. Lorsqu'elle se présente , cette circonstance indique que la cataracte est liquide ou hydatique. Pas de cercle noir. La pupille est toujours large et immobile, et dans les mouvemens de l'œil, on voit souvent la cataracte se mouvoir, vaciller derrière l'ouverture pupillaire.

Dans la *capsulaire postérieure* , la tache blanche paraît profonde , comme une sorte de petit nuage ; elle est ordinairement accompagnée d'amaurose. Pas d'ombre noire.

Dans la *capsulaire ossifiée des vieillards, des forgerons*, etc., la blancheur est peu prononcée, elle tend vers le jaunâtre. Dans ce cas, la cataracte est capsulo-lenticulaire ; elle est souvent vacillante. Pas de cercle noir.

Dans la *capsulaire secondaire*, c'est-à-dire qui arrive après l'abaissement ou l'extraction du cristallin, il y a presque toujours synéchie , comme dans le cas ci-dessus mentionné.

Dans l'*interstitielle* (cataracte de l'humeur de Morgagni ), la blancheur est à peine visible à l'œil nu ; elle n'est pas aussi franche que dans la capsulaire, et est plutôt matte et parcellaire. Selon Weller et quelques autres, on peut voir à l'œil nu les molécules blanches monter et descendre dans la capsule pendant les différens mouvemens de l'œil. Je n'ai pas été aussi heureux que ces messieurs lorsque j'ai cherché à constater ce phénomène. Le malade se plaint d'ailleurs de myodepsie, il dit voir des corpuscules noirs voltiger devant lui. Ce caractère est de la plus haute importance. Selon moi, cette cataracte constitue la première période de la plupart des cataractes cristallines.

Dans la *cristalline*, lorsque la capsule est diaphane, la blancheur n'est jamais éblouissante, comme dans la capsulaire. Le plus souvent; cette blancheur ressemble à celle d'un papier qu'on aurait trempé dans de l'huile. Elle offre d'ailleurs des variétés selon les conditions physiques de la lentille.

Dans la cristalline *dure*, qui se rencontre ordinairement chez les vieux, la blancheur est mate, un peu sale ou grisâtre. Le cercle noir est ordinairement très-prononcé.

Dans la cristalline *molle*, la blancheur est bombée, jaunâtre, très-sale, touche la pupille. Pas de cercle noir. Pupille peu mobile.

Dans la *liquide*, la blancheur est foncée, protubérante dans la pupille, ondulente dans les différens mouvemens de l'œil. Pupille peu mobile.

Dans la *noire*, la tache blanche est équivoque. On voit derrière la pupille une couleur grisâtre foncée. La maladie peut se confondre avec l'amaurose ; nous reviendrons sur ce sujet.

Dans la *vacillante*, la tache est mobile derrière l'iris, comme une sorte d'ostie dans un cercle qu'on ébranle.

Dans la *luxée*, le cristallin peut passer à travers la pupille, dans le fond de la chambre antérieure, et être confondue avec l'hypopion. Cette cataracte peut être lenticulaire ou capsulo-lenticulaire.

Dans la *capsulo-lenticulaire* enfin, la blancheur offre les mêmes caractères que la capsulaire. Rien n'est plus facile que de confondre *à priori* ces deux sortes de cataracte, quoi qu'en disent les oculistes exclusifs.

2° *Motilité pupillaire.* En général, la pupille est très-mobile dans les yeux attaqués de cataracte simple. Il serait même difficile de s'expliquer à quoi tient cet excès de motilité. Cette règle, cependant, souffre des exceptions. Il est clair que lorsque la cataracte est trop volumineuse, qu'elle comprime les bords pupillaires ou qu'elle est accompagnée de synéchie postérieure, d'ambliopie ou d'amaurose, la pupille ne peut être qu'à peine ou pas mobile.

3° *Réfractibilité artificielle.* Si l'on approche une bougie allumée à l'œil sain et qu'on regarde attentivement de côté dans les chambres de l'œil, on observe trois images de la flamme ; les deux extrêmes, c'est-à-dire la plus antérieure et la plus postérieure, sont directes, la moyenne est renversée.

Si le cristallin est opaque, la lumière ne laisse voir qu'une seule image : la droite antérieure.

Si la capsule antérieure est opaque, la lumière ne donne qu'une seule image, comme dans le cas précédent.

Mais si la capsule antérieure et le cristallin sont transparens, et la capsule postérieure opaque, la lumière donne deux images, une antérieure droite, une seconde renversée.

A l'aide de cette expérience, on peut facilement distinguer dans les cas douteux s'il s'agit d'une cataracte commençante, d'une amaurose ou d'une cataracte noire. Effectivement, si la lumière donne les trois images, on peut assurer que le système cristallinien est parfaitement transparent et que la cécité doit dépendre d'une maladie de la rétine.

Pour se rendre compte de ces phénomènes, il suffit de savoir que les trois images qui s'observent à l'état normal dépendent : l'antérieure, de la réfraction de la cornée ; la postérieure, de la capsule cristalline antérieure ; la moyenne, qui est renversée, de la réflexion de la capsule cristalline postérieure (Sanson aîné).

B. *Physiologiques.* 1º *Début.* Il est rare que la cataracte spontanée se déclare subitement. La science cependant ne manque pas d'exemples où l'opacité s'est manifestée dans l'espace d'une nuit ou de quelques jours. Le plus souvent, ce début est lent et plus ou moins progressif ; il est quelquefois précédé ou accompagné de céphalalgie ou d'ophthalgie. Le malade éprouve de la faiblesse dans la vue, des brouillards à un œil ou à tous les deux ; il se plaint de voir des mouches voltigeantes, des points noirs, des réseaux, des toiles d'araignée, des serpenteaux, etc. Ce sont là autant de phénomènes qui appartiennent à la première période de la cataracte cristalline ; leur durée est indéterminée ; ils peuvent d'ailleurs manquer tout-à-fait.

2º *Cécité partielle et progressive.* La vue est couverte comme par un brouillard qui devient de plus en plus épais ; le malade cependant distingue toujours les ombres des corps ou le jour de la nuit ; il voit mieux d'abord le matin et le soir, ou au petit jour, que dans le milieu de la journée ou à la grande lumière. Dans le premier cas, effectivement, la pupille étant dilatée laisse passer beaucoup de lumière par la circonférence du cristallin, et la vision peut s'exercer en partie. Par la suite, le contraire a lieu : il voit mieux à une forte lumière ; c'est lorsque tout le cristallin est également opaque. Dans ce cas, le malade ne peut voir que par les rayons qui traversent la substance même du cristallin. Du reste, si la rétine n'est point paralysée le malade distingue toujours la lumière des ténèbres, quelle que soit la densité de la cataracte. Il est utile quelquefois de faire dilater la pupille à l'aide de la belladone, pour s'assurer de l'état de la rétine, surtout si l'on soupçonne l'existence d'une cataracte noire.

A ces symptômes se joignent parfois de la céphalalgie, du larmoiement et un certain degré de clignottement.

3° *Marche.* Elle est lente généralement. La cataracte met ordinairement un grand nombre d'années avant de se compléter et d'empêcher le sujet de se conduire sans guide. Elle se borne souvent à un œil, puis elle passe à l'autre; ou bien elle attaque les deux yeux à la fois et marche également ou inégalement des deux côtés. D'autres fois, cependant, sa marche est rapide, soit à un œil, soit aux deux en même temps. Il y a à ce sujet une foule de variétés et d'anomalies qu'on ne peut décrire avec détail sans être trop prolixe.

c. *Terminaisons.* 1° *Stationnalité.* Après avoir atteint un certain degré de maturité, la cataracte reste souvent stationnaire : j'ai vu des vieillards cataractés depuis trente ans et dont les yeux n'avaient subi aucun changement notable. 2° *Induration.* D'autres fois, la cataracte se durcit, s'ossifie, et sa capsule également. Cette terminaison n'est pas rare. 3° *Guérison spontanée.* Une foule d'exemples prouvent que la cataracte se guérit quelquefois spontanément. Cela a lieu lorsque par suite d'un mouvement brusque de la tète, d'une chute, d'un coup à la tempe ou sur l'œil, la lentille se luxe et se place en dehors de l'axe visuel ; alors elle se trouve dans les mêmes conditions qu'après l'opération par abaissement, et la vision peut se rétablir (*v.* art. Lésions traumatiques).

4° *Cécité complète.* Dans d'autres cas, la cataracte se termine à la longue par l'amaurose plus ou moins organique. Dans ce cas, comme dans la cataracte congénitale, le globe oculaire présente des mouvemens convulsifs particuliers ; il exécute des espèces de balancemens sautillans; en même temps que les paupières clignottent incessamment, ce qui dénote un état maladif de toute la sphère nerveuse de l'œil.

§ VI. *Pronostic.* Le pronostic ne doit être ici envisagé que sous le rapport de l'opération. En général, il est favorable si la cataracte est simple, plus favorable dans la cristalline que dans la capsulaire. Dans la compliquée, le pronostic est toujours réservé ou grave, selon la nature de la complication. Il est toujours fâcheux lorsque la cataracte est compliquée d'amaurose.

Voici quelles sont les conditions d'une bonne cataracte :

1° Que la rétine soit saine, c'est-à-dire que le malade distingue la lumière des ténèbres.

2° Que la cornée soit transparente.

3° L'iris libre d'adhérences.

4° L'organe oculaire exempt de toute phlogose, soit interne, soit externe.

5° La constitution du sujet non entachée de vices dyscrasiques.

6° Que la cataracte ne soit pas aiguë ou très-récente.

Hors de ces conditions, l'opération doit être différée jusqu'à ce que les complications auront été combattues; ou bien elle ne sera entreprise qu'avec des chances douteuses.

§ **VII**. *Traitement*. 1° *Indications*. La cataracte n'étant qu'un corps opaque placé dans l'axe visuel, on conçoit que le but qu'on doit se proposer dans son traitement est d'enlever ce corps sans endommager sérieusement les parties essentielles de l'œil, ou bien de faire disparaître son opacité à l'aide d'un traitement médical. De là, deux espèces de traitement : l'un médical, l'autre chirurgical.

a. *Médical*. De tout temps, comme de nos jours, il y a eu des médecins qui ont prétendu guérir la cataracte à l'aide d'un traitement résolutif. Cette question a été le plus souvent jugée défavorablement, faute d'être bien comprise. Nous avons vu que le cristallin rendu opaque par la congélation, reprenait sa transparence dans de l'eau tiède ; il ne serait donc pas impossible que certaines opacités de la lentille disparussent à l'aide d'un traitement approprié ; mais quels sont les moyens pour parvenir à ce résultat sur le vivant ? Nous n'en savons rien. Malheureusement, on n'a que trop souvent abusé de la crédulité des malades ; on a le plus souvent caractérisé des ambliopies légères pour des cataractes commençantes, et l'on a fait croire à la guérison de ces dernières à l'aide de quelques remèdes révulsifs, ainsi que j'en ai été moi-même témoin. On conçoit, du reste, que si l'opacité est réelle et qu'elle ne tient qu'à de la lymphe plastique placée dans l'ouverture pupillaire ou entre les mailles de la capsule, la résolution puisse avoir lieu à l'aide d'un traitement approprié ou même sans traitement. On comprend également que si la cataracte est luxée ou vacillante, ou bien que la cristalloïde ait été ouverte par quelque cause vulnérante, la résolution, la fonte de la lentille puisse avoir lieu.

b. *Chirurgical*. On a agité la question de savoir s'il faut, lorsque la cataracte est double, opérer les deux côtés à une même époque ou à deux époques différentes. Les opinions sont partagées : il y a effectivement des avantages et des inconvéniens dans l'une et l'autre conduite. Dupuytren, cependant, n'opérait qu'un œil à la fois ; cette pratique me paraît prudente : outre que les chances de réaction sont moindres, si la première opération ne réussit pas, le malade peut espérer de voir dans la seconde, etc.

Lorsque la cataracte n'existe qu'à un seul côté, et que l'autre œil est sain, beaucoup de chirurgiens déconseillent l'opération, parce que, disent-ils, l'opération provoque ou hâte l'opacité de l'autre côté. Ces raisons sont démenties par l'expérience. Travers et plusieurs autres ont prouvé que l'opération prévient, au contraire, ou retarde la formation de la cataracte à l'autre côté. Cette pratique m'a paru toujours plus convenable, et je n'ai pas hésité d'opérer la cataracte unilatérale lorsque l'occasion s'est présentée. On met par là l'individu en état d'avoir toujours un œil disponible, en supposant que la cataracte doit se former à l'autre côté.

Chez les enfans, quel que soit leur âge, il y a toujours avantage à opérer le plus tôt possible, afin de les mettre en état de profiter de la vue pour le développement de l'intelligence. Autrefois, on voulait

qu'on attendît l'âge de raison pour attaquer la cataracte ; aujour-
d'hui, on opère les enfans nouveau-nés quelques jours ou quelques
semaines après la naissance, et l'on a à s'en féliciter. C'est toujours
l'abaissement, bien entendu, qu'on doit adopter dans ces cas.

Chez les vieillards également : on opère, si la cataracte est en bonnes conditions et la rétine saine ; l'âge n'est point un obstacle à la
réussite de l'opération.

Une chose importante pour la réussite de l'opération , c'est de
préparer le malade. J'ai ordinairement pour pratique de le purger
deux ou plusieurs fois, de lui faire prendre des bains, de diminuer la
quantité habituelle de ses alimens et de lui faire boire beaucoup
d'eau fraiche sous forme de limonade ou avec un sirop agréable au
goût. J'ai, en outre, l'habitude de lui frotter de la pommade de
belladone autour de l'orbite pendant plusieurs jours, avant et même
après l'opération , comme moyen éminemment contre - stimulant,
et propre à prévenir une trop forte réaction. J'attache une grande
importance à cette précaution.

Je ne pense pas qu'il soit très essentiel de tenir compte des saisons pour la réussite de l'opération ; mais il en est autrement des
constitutions médicales régnantes. Celles-ci peuvent quelquefois faire
différer l'opération.

*Première méthode : Abaissement.* Cette expression est générique, et
elle le devient de plus en plus à mesure que les procédés se multiplient. Nous entendons aujourd'hui par abaissement une manœuvre
par laquelle on attaque la cataracte avec une aiguille , dans le but
de la déplacer ou de la broyer ( cristallotriptie ). Ce déplacement
peut avoir lieu de haut en bas ( dépression ), d'avant en arrière ( re-
clinaison), en couchant le cristallin sur son plat (renversement). En
outre, la cataracte peut être attaquée par l'aiguille du côté de la
sclérotique (sclératonyxis), du côté de la cornée (kératonyxis), ou
bien de la partie postérieure de l'œil (hyalonixis). De là, une interminable kyrielle de procédés et de procédoncules. Je n'exposerai ici
que les idées les plus essentielles à connaître.

a. *Appareil à pansement.* Se compose d'un serre-tête ou d'un autre
bonnet quelconque ; d'une petite bande roulée pour le fixer ; d'un
bandeau binocle en toile et un noir en taffetas, ayant une fente en T
au-dessous de leur milieu, pour y engager le nez ; quelques compresses ; de la charpie fine, ou mieux du coton cardé ; un bandeau
monocle pour boucher l'autre œil. On peut, au besoin, se passer de
tout cela, et ne faire usage pour tout appareil que d'un mouchoir
doux plié en cravate. M. Quadri ne met pas de bandage, il laisse
l'œil libre ; seulement, les paupières sont tenues rapprochées à l'aide
de quelques petites bandelettes de taffetas d'Angleterre qui passent
verticalement d'une paupière à l'autre.

b. *Appareil instrumental.* Quelques personnes se servent du spé-
culum pour soutenir la paupière ; je le crois tout-à-fait inutile. Tout
l'appareil instrumental se compose d'une aiguille : celle de Scarpa

est la meilleure. L'aiguille de Dupuytren ne diffère autrement de la précédente qu'en ce qu'elle n'a pas de crête sur sa face concave ; je la crois plus faible et moins convenable que celle de Scarpa. Il y en a une troisième : c'est l'aiguille droite ou à lance, connue depuis très long-temps et qu'on attribue mal à propos à Beer ; on s'en sert pour la kératonyxis. Lafaye se servait de la curette de Daviel pour abaisser le cristallin ; MM. Gensoul et Roux ont adopté cet instrument. Il faut pour s'en servir ouvrir légèrement la sclérotique à l'aide d'un bistouri à cataracte à l'endroit même où l'on plonge l'aiguille. On pourrait au besoin abaisser la cataracte à l'aide du petit couteau de Cheselden et Adams pour la pupille artificielle, ainsi que le faisait le docteur Giorgi.

c. *Position du chirurgien et des aides.* La même que pour la pupille artificielle (p. 296). Je préfère toujours opérer le malade étant couché.

d. *Manuel.* 1° *Procédé ordinaire.* (Sclératonyxis). Le chirurgien prend l'aiguille de Scarpa de la main droite, s'il opère sur l'œil gauche, de la gauche, dans le cas contraire ; il la tient comme une plume à écrire, ou mieux avec quatre doigts, la concavité en bas. De l'autre main, il abaisse la paupière inférieure et fixe le globe oculaire. Il plonge la pointe de l'aiguille sur la sclérotique, à une ligne et demie derrière la cornée et à la hauteur du diamètre transverse de cette membrane. Pour bien piquer et entrer, il faut relever la pointe de l'instrument, en baissant un peu le manche. Il entre droitement avec l'aiguille, et aussitôt entré, il en tourne la pointe en arrière, et la fait marcher ainsi derrière l'iris, jusqu'à ce qu'il la voit briller dans la pupille et au-devant de la cataracte. Alors, il attaque celle-ci, d'abord circulairement pour couper la capsule, puis d'avant en arrière pour déplacer le corps opaque. La cataracte doit être portée en arrière, en bas et en dehors ; cela s'obtient en portant le manche de l'instrument en avant et en haut. On tient la cataracte ainsi enfoncée dans le corps vitré pendant quelque instans, en attendant qu'on ordonne au malade de regarder en haut, afin que l'aiguille enfonce mieux le corps opaque. On revient enfin doucement avec l'aiguille dans la pupille, afin de la nettoyer complètement si elle n'est pas parfaitement noire ; si la cataracte reparaît, on l'abaisse de nouveau, autrement on retire l'aiguille par un mouvement inverse à celui qu'elle a suivi en entrant.

*Remarques.* Toute la manœuvre opératoire peut être divisée en plusieurs temps :

1° Immersion de l'aiguille, la pointe en bas en entrant, puis on la tourne en arrière en roulant le manche entre les doigts et en se réglant à l'aide d'une marque existant sur le manche.

2° Avancement jusqu'à la pupille, la pointe toujours en arrière.

3° Attaque de la cataracte en la portant en bas, en dehors et en arrière.

4° Retraite de l'instrument avec la pointe en arrière jusqu'à la sclérotique, en bas, au moment d'en sortir.

Il importe que l'immersion de l'aiguille n'ait pas lieu plus en avant de l'endroit indiqué, car on pourrait blesser l'iris et se fourvoyer; ni plus haut, car on serait gêné dans le temps d'attaque, la cataracte serait avec peine portée en dehors. Il ne faut pas, du reste, trop presser avec l'aiguille à l'endroit où l'on enfonce le cristallin, crainte de blesser la rétine. Souvent l'amaurose est la conséquence de cette blessure.

Si la cataracte paraît molle ou liquide, chose prévue par le diagnostic et d'ailleurs facile à reconnaître dans le temps d'attaque, il ne faut pas songer au déplacement. On broie en tournant doucement l'aiguille en différens sens, et on fait passer autant que possible de la matière opaque dans la chambre antérieure, à travers la pupille, en portant le manche de l'aiguille en arrière. Si, vers la fin, des lambeaux de capsule sont encore visibles, il faut les percer, les rouler autour de l'aiguille, les déchirer et les faire passer dans la chambre antérieure. Dans le cas de cataracte liquide, il faut opérer rapidement, parce que le trouble qui en résulte empêche de bien voir ce que l'on doit faire.

Si la cataracte est capsulaire, primitive ou secondaire, le point essentiel est de lâcher, de déchirer la membrane autant que possible. Quelques petits lambeaux restants s'atrophient et se recoquillent. En cas d'adhérences de la capsule à l'iris, il faut, s'il est possible, commencer par les détruire avec la pointe de l'instrument et laisser libre l'ouverture pupillaire. Pendant la manœuvre de l'aiguille, le cristallin peut se luxer et passer dans la chambre intérieure; il faut, dans ce cas, le suivre avec l'aiguille à travers la pupille et le fragmenter derrière la cornée; ou mieux, ouvrir la cornée et l'extraire. Si, sous l'action de l'aiguille, la cataracte paraît fort dure, ossifiée, il faut en pratiquer l'extraction.

*Sous-procédés.* Une foule de modifications ont été imaginées au mode opératoire qui précède. Les uns veulent qu'on ne porte l'aiguille qu'à la face postérieure du cristallin et qu'on respecte la capsule antérieure; les autres, qu'on broie d'abord une partie du corps vitré, afin d'y enfoncer plus commodément la cataracte; d'autres portent l'aiguille à quatre lignes derrière la cornée et traversent le corps hyaloïdien avant d'arriver à la lentille; quelques autres plongent l'instrument à la face inférieure de la sclérotique et traversent également le corps vitré où ils veulent attirer le cristallin, etc., etc. Je ne m'arrête pas davantage sur ces modifications, attendu qu'elles n'ont pas été adoptées dans la pratique; je dois en excepter pourtant le procédé du broiement, qui consiste à fragmenter la cataracte sur place avec l'aiguille, puis à en éparpiller les fragmens dans les trois chambres, afin d'en faciliter la résorption. Ce procédé est surtout adoptable lorsque le cristallin est mou.

*Deuxième procédé. Kératonyxis.* Basé sur les mêmes principes et

dans le même but que la sclératonyxis, la kératonyxis attaque la
cataracte par la surface antérieure de l'œil et à travers la cornée
transparente. On peut se servir à la rigueur de la même aiguille que
pour le procédé précédent ; je la préfère pour mon compte. Quelques personnes cependant font usage d'une aiguille fine droite, ou
courbe, ou coudée ; cela est indifférent pour les chirurgiens habitués aux opérations ; il n'en est pas de même des oculistes exclusifs,
qui s'extasient sur des niaiseries instrumentales.

On peut pratiquer la kératonyxis en plongeant l'aiguille par un
point quelconque de la périphérie de la cornée, ou bien par le centre de cette membrane. Le partie inférieure cependant est généralement préférée, parce qu'en même temps qu'on agit sur la cataracte
on empêche l'œil de bouger.

La position du malade, du chirurgien et des aides est *ut suprà*.
L'opérateur prend l'aiguille comme dans le cas précédent, et l'enfonce dans la chambre antérieure. S'il agit par la circonférence de
la cornée et avec une aiguille courbe, il en tourne la concavité toujours du côté de l'axe oculaire et l'enfonce à une ligne et demie en-
dedans du limbe cornéal, afin de ne pas blesser l'iris. Il la fait marcher vers la pupille et arrive sur la cataracte. Là, il exécutera à peu
près les mêmes manœuvres indiquées dans le procédé de la sclératonyxis, c'est-à-dire, il coupera d'abord la capsule circulairement,
puis il attaquera la substance même du cristallin. Ce qu'il y a de
plus convenable ici, c'est de hacher le cristallin et de l'éparpiller de
manière à laisser la pupille nette. Pour broyer, on conseille de couper la lentille d'abord verticalement plusieurs fois, puis transversalement ; il serait cependant plus exact de dire qu'on fait comme on
peut.

Ce procédé est surtout préférable au précédent chez les enfans et
dans tous les cas de cataracte molle. Si la cataracte est hydatique,
comme chez les nouveau - nés, l'opération se réduit à hacher la capsule antérieure ; l'humeur opaque se répand dans les chambres et
est abandonnée à l'absorption. Je ne pense pas cependant qu'il soit
aussi généralement applicable que l'autre ; l'expérience n'a d'ailleurs
pas prononcé en sa faveur.

Les remarques que nous avons faites dans les pages précédentes
sont en grande partie applicables à la kératonyxis. Une condition
importante dans ce procédé est que la pupille soit préalablement dilatée à l'aide de la belladone.

*Deuxième méthode : Extraction.* Cette méthode a pour objet d'enlever de prime-abord le cristallin à l'aide d'une incision à la cornée
transparente. La science doit à Daviel la généralisation de cette méthode qui, en 1748, rendit l'Académie des sciences témoin de ses
succès : sur 206 cataractés qu'il opéra par extraction, il en guérit
182, c'est-à-dire 9 sur 10.

a. *Procédé ordinaire. Kératomie inférieure.* Le bistouri de Richter,
modifié par Beer, l'aiguille à lance de Daviel, ou le kystitome de La-

faye et une petite curette, tels sont les objets de l'appareil instrumental. Le kystitome peut être remplacé à la rigueur par le kératotome. L'appareil à pansement est le même que pour l'abaissement. La position du malade, du chirurgien et des aides, *ut suprà*.

*Premier temps : lambeau cornéal.* On prend le bistouri comme l'aiguille, le tranchant tourné en bas ; on en plonge la pointe presque
perpendiculairement dans le côté externe de la cornée transparente,
à une demi-ligne en dedans de sa circonférence, à une ligne au dessus de son diamètre transverse ; on fait marcher la lame à plat parallèlement à l'iris, et l'on en fait sortir la pointe au côté opposé,
à une demi-ligne au-dessous de l'extrémité interne du même diamètre. On continue à faire marcher de la sorte le bistouri, et le lambeau s'achève sans secousse.

*Deuxième temps : division de la capsule.* On laisse reposer l'organe
quelques instans, en le couvrant avec une compresse ; puis on introduit l'aiguille tranchante sous le lambeau de la cornée, ou bien le
bistouri kératotome ; et l'on en porte la pointe dans la pupille ; l'on
divise délicatement la capsule, ayant soin de ne pas comprimer le
globe. ni de blesser l'iris. Demours voulait qu'on hachât la capsule
par des incisions multiples et diversement dirigées, afin de prévenir
la cataracte secondaire. J'ai souvent suivi cette pratique et j'ai eu à
m'en louer.

*Troisième temps : extraction.* Après la division de la capsule, le cristallin sort seul quelquefois ; mais le plus souvent, il faut l'en faire
sortir ; avec le manche du kystitome ou du bistouri porté en travers,
on comprime légèrement la base de la paupière supérieure par des
petits mouvemens d'avant en arrière, le cristallin bascule, franchit
la pupille et sort en relevant le lambeau de la cornée.

On porte enfin la curette de Daviel derrière la pupille et l'on enlève délicatement quelques restes du cristallin qu'on appelle accompagnemens. L'opération est bien terminée si la pupille est nette, et
que rien d'essentiel n'a été lésé.

On fait fermer les paupières et l'on panse en couvrant légèrement
les yeux avec le bandeau que nous avons décrit. Le malade doit
rester couché sur le dos.

*Remarques.* L'emploi préalable de la belladone est ici fort utile,
dans le double but de faciliter le passage du cristallin à travers la
pupille et d'hyposthéniser l'appareil oculaire.

Le choix du couteau n'est pas sans importance. Celui de Richter,
modifié par Beer, est mieux calculé que celui de Wenzel. C'est un
triangle isocèle légèrement convexe à ses deux surfaces. Mieux vaut,
en général, en choisir un trop large qu'un trop étroit, trop court
que trop long. Le bistouri trop long blesse facilement l'angle interne du nez, ainsi que je l'ai vu souvent arriver à M. Roux. Il est
bon, avant de s'en servir, d'en essayer la pointe à un morceau de
peau douce. On pourrait, du reste, au besoin, se servir d'un simple

bistouri ordinaire à trousse, pourvu qu'il soit bien acéré : je l'ai souvent employé sur les cadavres; la section en est aussi parfaite. Quelques chirurgiens proportionnent la largeur du bistouri à celle de la cornée. On conçoit, en effet, qu'une cornée très-large serait mal coupée par un bistouri étroit.

Le lambeau cornéal doit être plutôt trop large que trop étroit; néanmoins, il ne doit pas dépasser les cinq huitièmes de la circonférence de la cornée, de crainte qu'il ne se mortifie. On le pratique plutôt un peu obliquement en dehors que suivant la direction de son diamètre transverse, ainsi qu'on vient de le voir. Wenzel, qui a établi ce précepte, a fait observer que, de la sorte, on agit dans le sens du plus grand diamètre de la cornée, et que, par conséquent, le lambeau est plus grand et moins sujet à être soulevé consécutivement par la paupière inférieure. Le lambeau oblique est d'ailleurs plus facilement exécutable que le transverse.

En plongeant la pointe du bistouri, il importe de ne pas dépasser la limite périphérique prescrite; un quart de ligne, une demi-ligne en-dedans de la circonférence suffit. Plus en dehors, on accrocherait contre l'iris; plus en dedans, on rétrécirait le lambeau. On plonge perpendiculairement à la surface cornéale, et on porte la main en arrière, aussitôt entré dans l'humeur aqueuse, dans le double but d'empêcher l'issue de cette humeur et la lésion de l'iris. Si l'on plongeait le couteau obliquement, ainsi que les élèves sont portés à le faire, l'instrument glisserait entre les lames de la cornée avant d'entrer dans la chambre; c'est ce qu'il faut éviter soigneusement; car outre que le bord du lambeau est alors très-mince, à bec de flûte et peu susceptible de réunion, l'ouverture cornéale serait petite.

Le passage du couteau devant l'iris doit se faire rapidement, afin que cette membrane ne se prolonge devant son tranchant : voilà pourquoi il importe aussi de ne pas laisser d'abord écouler l'humeur aqueuse. Néanmoins, si l'iris s'y présente, il faut arrêter la marche du couteau, et l'en dégager délicatement, en frictionnant doucement avec la pulpe du doigt indicateur le lieu correspondant de la cornée. Ce dégagement s'opère d'ailleurs plus facilement qu'on ne le croit.

Aussitôt que la pointe a pénétré au côté opposé de la cornée, on est maître de l'œil; pour achever convenablement, on n'aura qu'à pousser droitement le bistouri, selon son axe; le lambeau se complète, sans saccade, par le seul passage du triangle que le couteau représente. Les élèves ont de la tendance à presser avec le couteau de haut en bas, ou à scier pour achever le lambeau; cela est non-seulement inutile, mais même dangereux, car l'œil peut se vider au moment où la cornée tiraillée est ouverte avec secousse, ou bien le couteau s'échappe de la cornée par un mouvement rétrograde, sans achever le lambeau, ce qui est fort fâcheux.

Ce dernier accident peut aussi arriver par suite d'un mouvement brusque de la tête du malade. Il faut, dans ce cas, achever le lambeau à l'aide de petits ciseaux et d'une sonde, ainsi que je l'ai vu faire à M. Roux, ou, mieux encore, pratiquer le broiement du cris-tallin, et faire sortir les fragments par la chambre antérieure, si cela se peut.

Wenzel, le grand père, faisait en un seul temps l'incision de la cornée et de la capsule, en tournant la pointe du kérototome en ar-rière, aussitôt arrivé au niveau de la pupille, puis en la ramenant à sa direction primitive. J'exécute cette manœuvre sur le cadavre, la chose est facile ; les élèves l'apprennent aisément ; mais je n'ai osé le faire sur le vivant qu'une seule fois ; il n'en est rien résulté de fâ-cheux.

Avant que le bistouri ne passe au côté interne, l'œil se retourne et s'enfonce quelquefois derrière. La caroncule et la cornée sont en par-tie cachées. Il faut s'arrêter, sans reculer ; prescrire au malade de re-garder en dehors, et ne continuer qu'aussitôt qu'on est en mesure d'atteindre le point opposé. On prévient cet accident, en compri-mant dès l'abord avec le doigt indicateur l'angle interne de l'œil.

Si le corps vitré se précipite au dehors au moment de la section de la cornée ou de la capsule, il faut de suite baisser la paupière supé-rieure, et laisser reposer l'organe. On la rouvre ensuite doucement, et l'on va chercher le cristallin avec une petite érigne, si elle est en-core visible ; on l'abandonne, si elle s'est enfoncée derrière l'iris.

Quelquefois la cataracte éprouve de la peine à sortir ; il ne faut pas trop presser, crainte de vider le corps vitré. Il faut, dans ce cas, re-couper la capsule avec le kystotome. Si la cataracte a franchi une partie de la pupille, la difficulté tient à la petitesse de la plaie de la cornée ; on la tire délicatement à l'aide d'une petite curette ; si la difficulté est très-grande, il faut élargir le lambeau avec les ciseaux ou le petit kératotome double de M. Carron-du-Villard.

Si l'iris a été blessé, il faut en laisser couler le sang avant de pan-ser l'organe opéré.

La curette qu'on introduit après l'extraction a pour but de net-toyer la pupille ; si cependant quelques lambeaux opaques de cap-sule continuent à l'encombrer, il faut y porter des pinces à bec fin et long, et l'arracher, ainsi que le fait généralement M. Quadri.

Il va sans dire que si la cataracte est compliquée de synéchie pos-térieure, il faut débrider les adhérences, comme nous l'avons déjà dit à l'article pupille artificielle. Si le corps vitré est à l'état d'hy-dropisie, il est utile d'en faire échapper une partie en le piquant avec une aiguille portée à travers la pupille.

*b. Kératomie supérieure.* Au lieu d'ouvrir la cornée en bas et en dehors, quelques personnes l'ouvrent en haut. Santarelli a été le premier qui ait pratiqué et décrit la kératomie supérieure (1795). Wenzel, Richter, Benjamin Bell l'ont répétée et recommandée en-suite. Je l'ai vu mettre en usage à Forlenza, il y a dix ans ; c'est d'ail-leurs le procédé favori de M. Alexander de Londres. Il est étonnant, en conséquence, que quelques personnes aient, de nos jours, la prétention de se donner pour les inventeurs, et que d'autres l'attribuent à Juncken.

Considérant la cornée comme un cercle, il est évident qu'on peut l'attaquer par tous les points de sa circonférence, en suivant toujours les mêmes règles.

J'ai adopté, en conséquence, pour principe de me placer derrière la tête du malade pour pratiquer la kératomie supérieure, et d'agir absolument comme pour le procédé précédent, et avec le même bistouri ; la paupière supérieure devient alors inférieure ; l'aide se place à côté du malade, et écarte la paupière inférieure ; le cristallin est extrait avec autant de facilité que par l'autre procédé ; je n'ai pas besoin d'en dire davantage, quant au manuel.

La kératomie supérieure pourrait être adoptée comme procédé général, elle offre presque tous les avantages de la kératomie inférieure, plus des avantages particuliers, comme de rendre difficile l'échappement du corps vitré, et impossible l'écartement du lambeau par l'action de la paupière. C'est surtout lorsque l'œil est fort bombé et soupçonné de synchisis, chez les sujets nerveux, hystériques, et dans les cas d'ectropion sénile, que la kératomie supérieure mérite d'être préférée à l'autre procédé.

Le docteur Jœger a inventé, pour cette opération, un instrument fort ingénieux ; c'est un bistouri à double lame dont l'une glisse sur l'autre. Ce bistouri est connu à Paris depuis 1830 par un exemplaire reçu par M. Luzardi ; je le crois, du reste, tout-à-fait inutile.

Je ne parle pas d'un autre procédé d'extraction, la sclérotomie, attendu qu'il n'est point employé dans la pratique.

*Troisième méthode. Méthode mixte.* Elle consiste à broyer le cristallin avec l'aiguille, d'après le procédé de la sclératonyxis ; en faire passer les fragments dans la chambre antérieure avec le même instrument, ouvrir ensuite la cornée avec le même bistouri,-comme pour l'extraction, les en faire sortir, et enlever la capsule avec des pinces, si elle est opaque.

*Pansement.* Après l'opération, on laisse reposer un peu l'organe, on l'essuie exactement ; puis on relève doucement la paupière, pour examiner si la pupille est nette. L'on se gardera bien de s'assurer par des expériences prolongées si le malade voit, ainsi qu'on le fait communément ; ces expériences pouvant être dangereuses.

Quel que soit, du reste, le procédé qu'on a adopté, le pansement est toujours le même. On baisse doucement la paupière, en faisant attention que le lambeau cornéal soit bien adapté, si l'on a opéré par extraction ; on applique légèrement les deux bandeaux, et le pansement est terminé. A la rigueur, le bandeau noir peut être supprimé. Il est utile, dans ce cas, de couvrir la paupière avec un petit plumasseau de coton qui absorbera les larmes. On ordonne au malade de rester couché sur le dos, la tête plutôt élevée. Une condition importante est de baisser les rideaux des croisées, afin de tenir le malade dans une demi-obscurité ; les rideaux du lit peuvent rester relevés, afin que le malade ait de l'air. La température de la chambre ne doit pas être trop élevée. Il est utile que les paupières ne soient pas serrément fermées, afin que les larmes puissent couler librement. En été, j'ai pour pratique de faire mouiller doucement de temps en temps la région oculaire, à l'aide d'une petite éponge qu'on exprime sur le bandeau. On doit s'en abstenir pourtant, si l'individu est rhumatisant.

Après le quatrième jour révolu, on ôte l'appareil, toujours à une demi-obscurité ; on lave doucement l'organe avec de l'eau blanche tiède ou froide, selon la saison ; on décolle doucement les paupières et l'on panse comme ci-dessus, sans se donner la curiosité de faire que le malade regarde. Si les choses vont bien, on commence à augmenter graduellement le degré de lumière. Jusque-là, le malade est tenu à l'usage des bouillons, pour tout aliment, et d'une boisson rafraîchissante quelconque ; alors on augmente sa nourriture, et l'on règle ses garde-robes, comme après les opérations sanglantes. Le pansement est ensuite répété tous les jours. Après le huitième jour, on remplace le bandage par une grande visière verte ; le malade peut se lever, et arrivera petit à petit à la lumière ; l'exercice de l'œil exige beaucoup de ménagemens. On ne fera usage de lunettes (verres convexes) que le plus tard possible, plusieurs mois après. Ce point d'hygiène oculaire, du reste, comprend une foule de conditions importantes sur lesquelles je ne puis m'arrêter davantage.

*Accidens consécutifs.* Un des plus formidables et des plus fréquens, c'est la phlogose intense, le phlegmon oculaire. C'est du second au huitième jour que la chose a lieu par des douleurs avec battemens dans l'œil, gonflement des paupières, fièvre, agitation, etc. Il importe donc de surveiller le malade, et, dès l'apparition de ces phénomènes, mettre en usage les saignées coup sur coup et les autres remèdes indiqués à l'occasion des ophthalmies.

Le prolapsus de l'iris, la procidence vésiculaire se manifestent aussi quelquefois ; ce sont des accidens fâcheux, mais qui n'empêchent pas toujours le malade de voir par la suite. On combat d'abord la réaction inflammatoire, puis on attaque la procidence, d'après les règles exposées ailleurs.

La cataracte peut se reproduire, soit par l'ascension du cristallin, soit par l'opacité de sa capsule, ou la sécrétion d'une matière plastique dans l'ouverture pupillaire. Il faut combattre la phlogose, et attendre plusieurs mois que la vitalité de l'œil revienne à l'état normal ; puis on recommence l'opération, toujours par abaissement, dans ce cas ; car le corps vitré a de la tendance à s'échapper. S'il ne s'agit que de l'ascension simple du cristallin, on peut quelquefois répéter l'opération quelques jours après. Si la cataracte secondaire est formée par des débris de cristallin et de lymphe plastique, il faut attendre long-temps, car leur résorption pourrait avoir lieu.

L'amaurose succède assez souvent à l'opération ; le malade ne voit pas, malgré que la pupille soit nette. L'opération a réussi, dans ce

cas, comme opération, pas comme remède. On emploiera le traitement anti-amaurotique que les circonstances indiquent, et d'après
les règles que nous exposerons à l'article amaurose.

Immédiatement après l'opération , le malade vomit quelquefois,
surtout lorsqu'on a employé l'abaissement. Cet accident peut devenir fâcheux, à cause des ébranlemens qu'éprouvent la tête et l'organe opéré. On le combat à l'aide de petits lavemens opiacés.

On a généralement pour habitude, dans les livres qui traitent de
la cataracte, de faire un parallèle des méthodes et procédés employés. Je crois pouvoir m'en abstenir, attendu que j'ai fait observer,
en les décrivant , dans quels cas chaque méthode était applicable.
Selon moi, il ne faut pas avoir une méthode exclusive ; toutes les
méthodes doivent être connues et employées suivant les cas, mais
de préférence l'abaissement, comme le moins dangereux s'il est délicatement pratiqué.

Vingt-septième Leçon. — **MALADIES DU CORPS VITRÉ.**

*Généralités.* Le corps vitré ou hyaloïdien constitue une sorte de
lentille à surfaces concavo-convexes, et remplit les quatre cinquièmes de la coque oculaire. L'espace qu'il occupe peut être appelé la
troisième chambre, ou le salon oculaire. Il est en rapport par toute
sa face convexe avec la rétine, et en avant avec le cristallin , le
corps et les procès ciliaires. Sa face antérieure offre un petit chaton
pour recevoir le cristallin.

Le corps vitré offre, comme le cristallin, une capsule blanche, séreuse, la hyaloïde. C'est un véritable sac sans ouverture, dont les
parois se réfléchissent sur elles-mêmes comme celles de certains bon-
nets de nuit. Considérée par sa face convexe, la hyaloïde se prolonge
d'arrière en avant vers la lentille, où elle forme le chaton cristallinien, contracte des adhérences avec la cristalloïde postérieure, et se
réfléchit ensuite en arrière, dans la direction de l'axe oculaire, pour
donner naissance au canal hyaloïdien et aux *septa* du corps vitré.
Ce canal renferme l'artère et la veine centrales provenant des vaisseaux coronaires de la rétine. Les cloisons hyaloïdiennes donnent à
l'intérieur du corps vitré une forme cellulaire, ainsi qu'on peut s'en
convaincre par la congélation ; de là le nom d'éponge hyaloïdienne
qu'on a imposé au corps en question. Ces cellules renferment l'humeur vitrée ou la vitrine. Cette humeur a beaucoup de ressemblance
avec l'aqueuse et la lenticulaire, et paraît être sécrétée par la capsule
même qui la renferme. Leur ensemble a reçu le titre de système
cristallinien.

La lentille vitrée adhère postérieurement à la rétine par les vaisseaux centraux et la gaîne du canal hyaloïdien dont nous venons de
parler. Il est probable cependant que cette communication vasculaire
entre le système cristallinien et le rétinien n'est pas la seule.

Il est facile de se convaincre par l'ascension assez fréquente de la cataracte que la gravité de la vitrine est plus considérable que celle du cristallin ; néanmoins, il est bon d'ajouter que l'éponge hyaloïdienne offre une certaine élasticité, une sorte de force expansive naturelle, qui expulse les corps légers qu'on y engage. C'est à cette expansibilité qu'est dû le prolongement du corps vitré, à la place du cristallin, après l'opération de la cataracte. Une expérience de M. Panizza vient à l'appui de cette assertion.

« Après avoir séparé, dit cet anatomiste, le globe oculaire de toutes les parties environnantes et accessoires, en laissant le nerf optique aussi long que possible, je place celui-ci entre le doigt médius et l'annulaire, en le maintenant en place avec le pouce et le doigt indicateur de la main gauche, au moyen d'une pression aussi légère que possible : l'œil ainsi fixé, je saisis l'aiguille à cataracte lancéolée, sans courbures, et après l'avoir introduite, comme pour l'opération de la cataracte, en faisant pénétrer la pointe jusqu'au centre de l'espace pupillaire ; ensuite un aide intelligent est chargé d'enlever avec précaution la cornée transparente et l'iris, afin de mettre à découvert entièrement la superficie intérieure du cristallin, et de voir ce qu'il adviendrait sous l'influence de la pression de l'aiguille sur le cristallin et sur sa capsule, ou, pour mieux dire, sur la cristalloïde. Je comprime alors directement le cristallin au centre de sa superficie antérieure, je refoule l'humeur vitrée d'avant en arrière : le cristallin résiste à une pression considérable, sans rompre la zone ciliaire, la partie postérieure de la capsule cristalline, pas même la hyaloïde qui lui correspond. Aussitôt que l'on cesse brusquement la pression, l'élasticité de l'humeur vitrée reporte rapidement le cristallin en avant, où il reprend sa place ». (*V.* Carron du Villards, *Mal. des yeux*, t. I.)

Une dernière circonstance importante à mentionner, c'est que la vitrine est susceptible de reproduction. Des expériences sur les animaux vivans ont prouvé qu'on pouvait évacuer impunément les trois quarts, les cinq sixièmes, et même la totalité de la vitrine. L'œil s'affaissait pendant quelque temps, puis il se remplissait de nouveau, et la vision se rétablissait jusqu'à un certain point. Il faut néanmoins ajouter que l'humeur reproduite reste libre, sans cellules, comme de l'humeur aqueuse, en un mot (Wardrop). Cette remarque n'est pas sans importance pour la pratique; elle prouve, d'un côté, qu'il ne faut pas toujours désespérer de la guérison, lorsqu'une grande partie de la vitrine a été évacuée ; de l'autre, qu'une fois l'éponge hyaloïdienne brisée, l'humeur vitrée, ou l'humeur aqueuse qui la remplace, est prête à s'échapper, si l'on ouvre la cornée pour pratiquer une opération quelconque. Il est de fait que, même après l'extraction la plus heureuse de la cataracte, la hyaloïde devient extrêmement fragile en avant, peut-être à cause de la distension qu'elle éprouve, etc.

Les maladies du corps hyaloïdien sont à peu près les mêmes que celles du cristallin :

1° L'inflammation. Cette maladie n'existe jamais seule, elle est toujours accompagnée d'autres ophthalmies internes (rétinite, choroïdite);

2° La coloration morbide ou le glaucome. Ces deux maladies n'en forment qu'une, au fond ;

3° L'hydropisie et l'atrophie ; nous en avons parlé ;

4° Le synchisis ou la déliquescence (*V*. atrophie) ;

5° Les ossifications.

### Glaucome.

Le mot glaucome ne signifie autre chose que couleur bleue, azur, verte. On l'a appliqué à une sorte de maladie de l'œil dans laquelle le fond de cet organe offre un reflet verdâtre, bleu d'eau de mer, ou jaunâtre; mais on est loin de s'accorder sur le véritable siége de la maladie ; les uns le placent dans le cristallin , les autres dans le corps vitré, d'autres dans la rétine , quelques autres, enfin, dans la choroïde qu'on regarde comme atrophiée et dépouillée de son pigment.

Dernièrement, M. Mackenzie a publié une excellente dissertation qu'il m'a fait l'honneur de m'envoyer, dans laquelle il prouve que la couleur de glaucome n'a d'autre siége que le cristallin, et que ce n'est que par une sorte d'illusion optique qu'on la rapporte au fond de l'œil. Cet habile praticien s'est assuré, par des expériences directes, que toutes les fois que la lentille devient jaune par les progrès de l'âge, sans perdre sa diaphanéité, elle donne un reflet vert dans le fond de l'œil.

Je n'ai que fort rarement observé l'infirmité dont il s'agit : toutes les fois que j'ai vu un œil glaucomateux, il était en même temps amaurotique, et il m'a été impossible de m'assurer où était le véritable siége de la couleur ; encore cette couleur ne m'a jamais paru aussi resplendissante et manifestement prononcée que les auteurs le disent. Cette question ne pouvait être résolue que par l'inspection anatomique ; or, si les assertions de quelques auteurs modernes sont vraies, les autopsies auraient fait voir que le siége de la couleur est variable.

M. Mackenzie avait dit, dans la première édition de son ouvrage, que les dissections lui avaient appris que tous les corps diaphanes de l'œil étaient à l'état normal, et que la couleur glaucomateuse dépendait de la choroïde, laquelle était privée de pigment; c'était aussi l'opinion de Beer et de Rosas. D'un autre côté, M. Middlemore assure aussi avoir disséqué des yeux glaucomateux, et s'être convaincu que le siége de la lésion existait dans le corps vitré, ou plutôt dans la hyaloïde. Par suite d'inflammation, ou des progrès de l'âge, cette capsule perd une partie de sa diaphanéité, et devient jaunâtre ou verdâtre.

22.

Il est certain enfin, qu'il y a des amauroses dans lesquelles la rétine subit, à la longue, une sorte d'altération qui donne au fond de l'œil un certain reflet analogue à celui dont il s'agit (Scarpa, Boyer, Demours).

Il suit des remarques précédentes que, dans l'état actuel de la science, on peut admettre trois espèces distinctes de glaucome :

1° Lenticulaire ou cristallinien ;

2° Organique ou amaurotique ;

3° Aigu ou photophobique.

§ I<sup>er</sup>. *Glaucome cristallinien* ou *lenticulaire.* Galien avait décrit le glaucome comme une maladie propre au cristallin. Cette observation qu'on avait crue erronée se trouve pleinement confirmée aujourd'hui par les belles recherches de M. Mackenzie. Le cristallin devient naturellement jaune comme de l'ambre chez beaucoup de vieillards ; cette couleur semble verte à l'inspection oculaire, et constitue un premier degré de cataracte ; elle est au cristallin, dit M. Mackenzie, ce que le nuage est à la cornée ; la cataracte proprement dite en serait le leucome. Je vais traduire les passages les plus essentiels de la brochure de M. Mackenzie.

« Dans la seconde édition de mon traité pratique des maladies de l'œil, dit-il, j'avais avancé que j'étais porté à attribuer la couleur glaucomateuse à une altération du cristallin qui, chez quelques sujets, devient comme de l'ambre ou d'un brun-rougeâtre, surtout vers le centre. Je m'appuyais sur la disparition du glaucome toutes les fois que le cristallin était enlevé ou qu'il se déplaçait naturellement par suite de la déliquescence du corps vitré. J'ajoutais que, vue en place, la lentille paraissait verdâtre, ou d'un vert d'eau de mer foncé, et qu'à l'extraction elle était au contraire d'une couleur jaune d'ambre. On sait que plusieurs substances offrent différentes couleurs, selon qu'elles sont regardées par réflexion ou par réfraction : la lentille glacomateuse se trouve précisément dans ce cas ; vue par réflexion, elle paraît verte, par réfraction, elle est couleur d'ambre ou d'un brun-rougeâtre, précisément comme le *lignum nephriticum.* Si l'on place ce corps entre la lumière et l'œil, il paraît doré ou rougeâtre ; mais si on le place sur un corps opaque, ou de manière que l'œil soit entre la lumière et la fiole, la substance paraît bleue. (Boyle's, *experiments* ou *colours*, etc.). Le purprate d'ammoniac se trouve dans le même cas : si on le regarde contre la lumière réfléchie ou sur une table, les deux surfaces de ce beau cristal paraissent d'un vert luisant (*Philos. Trans.* 1818).

« Je suis porté à croire qu'il n'y a jamais d'apparence glaucomateuse distincte dans l'œil, c'est-à-dire de nuage de couleur verdâtre, que dans le cas où le cristallin a acquis une teinte d'ambre ou rougeâtre foncée dans ses lames centrales ou postérieures..... Jamais la cataracte simple n'est de couleur verte, etc.....

« Lorsque j'ai avancé que l'apparence glaucomateuse dépendait de l'état du cristallin, et que la profondeur apparente de l'opacité

verdâtre était une illusion d'optique , j'ai trouvé beaucoup d'incré-
dules : on croyait en effet que la couleur existait réellement dans le
fond de l'œil. La même illusion s'observe cependant dans d'autres
maladies : M. Panizza, par exemple, rapporte l'histoire d'un fongus
hœmatode de l'œil , dont la tumeur touchait la face postérieure du
cristallin, et qui, pourtant, semblait, avant la dissection, n'exister
qu'au fond de l'organe. En conséquence, dit M. Panizza, la distance
de la tache était produite par une illusion optique, occasionnée par
la présence de la lentille ; en effet, ayant remis en place le cristallin,
la même illusion s'est reproduite , la tache s'est éloignée : cet effet
était plus prononcé avant l'enlèvement de la cornée et de l'humeur
aqueuse. »

Les remarques précédentes paraissent très-claires et très-con-
cluantes , elles ont été confirmées par des expériences de catoptri-
que que M. Mackenzie vient de faire sur le vivant. En conséquence,
on peut avancer que le glaucome lenticulaire n'est qu'une sorte d'infirmité naturelle, propre à certains vieillards, et qu'il n'admet aucun
traitement, tant que le cristallin conserve sa transparence ; il se
termine ordinairement par la cataracte. On peut néanmoins avoir
recours à l'ablation du cristallin, si sa teinte est tellement chargée
qu'elle empêche la vision.

§ II. *Glaucome organique* ou *amaurotique*. Nous venons de voir
que dans le glaucome lenticulaire la rétine était étrangère à ce changement; il en est autrement dans celui qui dépend d'une altération
du corps hyaloïdien, de la rétine, de la choroïde, ou de toutes ces
parties à la fois; ici il y a toujours amaurose incurable, la pupille est
déformée, l'œil est plus ou moins atrophié, par suite de l'affaissement
du corps vitré , et la teinte glaucomateuse n'est pas généralement
très-prononcée.

Ces caractères distinguent suffisamment le glaucome amaurotique
du lenticulaire. Rien n'empêche cependant que sur un œil frappé
d'amaurose, le cristallin n'ait une teinte jaune qui réfléchit des
rayons verdâtres. En conséquence, le diagnostic peut être trompeur
jusqu'à ce qu'on enlève la lentille de l'axe oculaire. Une pareille
erreur , néanmoins, ne peut avoir de conséquence fâcheuse ; car
dans la seconde espèce de glaucome aucun traitement n'est applicable.

§ III. *Glaucome photophobique.* Il y a une autre espèce de glaucome
que quelques auteurs ont décrit sous le nom de glaucome aigu, et
qui consiste dans l'inflammation de la hyaloïde. J'emprunte à l'ouvrage de M. Middlemore les caractères de cette affection.

« Le glaucome aigu, dit cet auteur , commence par l'inflammation de la hyaloïde ; la rétine et la choroïde en sont bientôt impliquées; les cloisons du corps vitré sont absorbées, la quantité de l'humeur vitrée augmente, sa couleur devient d'un jaune sale ou verdâtre, la rétine est paralysée ou à peu près. M. Lawrence fait dépendre
toujours ces phénomènes d'une inflammation primitive de la cho-

roïde qui se propage ensuite à la rétine et à la hyaloïde ; mais je me suis assuré que le mal commence ordinairement par la hyaloïde.

« La douleur n'est d'abord que légère, tant que le mal est borné à la hyaloïde ; mais elle devient assez vive du moment que la phlogose se transmet à la choroïde et la rétine ; jamais cependant elle n'est aussi intense que dans les inflammations aiguës et primitives de ces membranes. La douleur dépend en grande partie de la tension de l'œil par l'augmentation de l'humeur vitrée : cette tension est manifeste ; on peut s'en assurer, en pressant doucement la sclérotique avec le bout du doigt, le globe est très dur, la sclérotique fort tendue.

« Au début de la maladie, il n'y a presque pas de rougeur à la surface de l'œil, mais par la suite les vaisseaux de la conjonctive deviennent généralement variqueux, surtout chez les individus goutteux. Ce symptôme cependant peut manquer, il n'est pas essentiel au glaucome, et lorsqu'il existe, il se rattache aux maladies qui compliquent le glaucome.

« La couleur de la lentille et du corps vivré s'altèrent. L'inflammation de la hyaloïde donne lieu à une sécrétion de matière verdâtre ou jaunâtre ; cette dernière couleur est quelquefois analogue à celle de la sérosité citrine des hydropisies. Cela produit un effet singulier. En regardant l'œil à travers la lentille, la couleur du fond paraît comme métallique et brillante, de forme légèrement concave, et paraît telle, dans quelque direction qu'on la regarde ; mais elle n'est jamais plus distincte que lorsqu'on regarde l'œil en face. Cette couleur s'approche graduellement du cristallin; alors la teinte jaune ou verdâtre devient plus générale et également diffuse, son brillant est moins prononcé, quelquefois elle devient matte ou nuageuse, d'un jaune ou vert sale : enfin, le cristallin est lui-même affecté et acquiert une teinte verdâtre ou jaunâtre.

« La pupille est d'abord légèrement dilatée, puis cette dilatation augmente, etc.....

« La vision est légèrement altérée d'abord, ensuite elle s'éteint complètement. Cela dépend, d'un côté, de la compression qu'éprouve la rétine par l'augmentation du corps vitré ; de l'autre, de l'inflammation de cette membrane et de la choroïde.....

« Durant les progrès de la maladie, et même après que la vision est éteinte, le malade accuse souvent des étincelles, des boules de feux, des flammes devant les yeux, qui l'incommodent beaucoup.

« Lorsque le glaucome aigu a acquis un certain accroissement, les cloisons du corps hyaloïdien sont résorbées ; cela a lieu de la manière suivante. Les *septa* hyaloïdiens sécrètent chacun plus de liquide qu'à l'état normal; ce liquide distend outre mesure les cellules; celles-ci se rompent ou sont résorbées par l'effet de la compression. »

Les causes du glaucome aigu ou de la hyaloïdite sont les mêmes que celles de la cristalloïdite, de la choroïdite et de la rétine. Quelquefois le mal n'est qu'une propagation de ces dernières.

Le pronostic en est toujours fâcheux.

Le traitement est entièrement antiphlogistique (*V*. Choroïdite, cristalloïdite, iritis, etc.). Lorsque l'humeur vitrée est en excès, il y a lieu à ponctionner la sclérotique, pour en vider une partie.

### Vingt-huitième leçon. — MALADIES DE LA RÉTINE.

*Remarques générales.* La plus interne des membranes pariétales de l'œil a reçu le nom de rétine : c'est la partie sensitive, l'organe immédiat de la vision Elle est placée entre le corps vitré et la choroïde, et se continue avec le cerveau , moyennant le nerf optique dont elle est l'épanouissement.

A. *Limites.* Les limites antérieures de la rétine ne sont pas les mêmes pour tous les anatomistes. Les anciens faisaient arrêter la rétine à la lentille; Sœmmering et plusieurs autres l'ont bornée à la racine du corps ciliaire. Les recherches récentes de Langenbeck fils (*De retinâ observationes, Anat. path.* ; in-4°, 183 pages, Gottingue, 1836) et de quelques autres anatomistes ont fait voir que cette membrane s'étend en avant jusqu'au bord pupillaire, en recouvrant la face postérieure de l'iris. Il faut ajouter cependant que la portion antérieure de la rétine , depuisl a circonférence du cristallin jusqu'à la pupille, et que quelques anatomistes ont décrite sous le titre de membrane capsulo-pupillaire, est dépourvue du tissu médullaire ; elle est formée seulement par sa couche antérieure ou vasculaire. Il résulte de cette observation que dans l'opération de la cataracte par sclératonyxis , et dans celle de la pupille artificielle , la rétine est toujours blessée.

B. *Structure.* Les anciens considéraient l'œil comme un prolongement du cerveau ; ils ne se trompaient point; car la rétine qui en est la partie essentielle, offre toutes les conditions anatomiques de l'encéphale , et est sujette aux mêmes maladies. Ainsi que les anciens l'avaient reconnu, la rétine est formée par un épanouissement de la pulpe du nerf optique, laquelle n'est qu'un prolongement de la substance du cerveau.

Les dissections minutieuses démontrent que la rétine est formée de trois couches distinctes : l'externe ou membrane de Jacob, qui est purement cellulaire et en contact avec la choroïde, est l'analogue de la couche corticale du cerveau (Langebeck); la moyenne ou médullaire imite la substance blanche de l'encéphale ; l'antérieure ou interne, qui est en contact avec le corps vitré, est purement vasculocellulaire et contient la plus grande partie des filets nerveux de la rétine. L'examen microscopique et l'analyse chimique ont démontré absolument les mêmes élémens de composition que dans le cerveau (Langebeck).

C. *Vaisseaux.* Ce qui doit surtout appeler notre attention dans l'état anatomique de la rétine, c'est sa couche vasculo-nerveuse ou antérieure. Elle résulte des artères et veines coronaires, et des nerfs propres de l'organe rétinien. Ces vaisseaux viennent de l'intérieur du crâne, et traversent la pulpe du nerf optique, pour se rendre dans l'intérieur de l'œil (artère centrale) : arrivés à la surface antérieure de la rétine, ils se divisent en trois ou quatre branches, s'entrelacent, et forment une sorte de couronne ( vaisseaux coronaires). Les artères et veines coronaires donnent d'un côté les vaisseaux du corps vitré et de la capsule cristalline, lesquels passent à travers le canal hyaloïdien ; de l'autre, ils traversent toute l'étendue de la rétine, et viennent s'anastomoser avec les vaisseaux du corps ciliaire, de l'iris et de la choroïde. Une partie de ces derniers vaisseaux traverse la sclérotique , et s'anastomose avec le cercle péricornéal que nous avons décrit précédemment (Langebeck).

Il résulte de ces simples remarques que les vaisseaux de la rétine, dont le nombre est très-considérable, communiquent d'un côté avec ceux de la base du crâne, puisque l'artère centrale provient de la carotide interne, de l'autre, avec ceux de l'iris, de la cristalloïde et de la conjonctive. Aussi ne doit-on pas être étonné si certaines maladies du cerveau, telles que les congestions et les phlogoses, lèsent les fonctions de l'iris et de la rétine , et si des affections de la rétine se transmettent quelquefois dans la boîte cranienne. On comprendra également comment la rétine doit plus ou moins participer aux ophthalmies tant externes qu'internes.

M. Langebeck a appelé l'attention d'une manière particulière sur le nombre considérable et la distribution des veines de la rétine ; il dit avoir reconnu manifestement, au microscope, que ces veines sont pourvues de valvules, puisqu'elles offrent d'espace en espace des espèces de rétrécissemens ou de collets. Quelques-unes de ces veines sont assez volumineuses , et constituent de véritables sinus. Si ces observations sont exactes, elles rendraient compte de la formation des varices à la surface de la rétine. Sauvage a prétendu qu'en regardant attentivement un point fixe d'un mur blanc, très-éclairé par le soleil , on peut voir sur le vivant les pulsations des artères coronaires de la rétine. On distingue, dit-il, une espèce de petit réseau ombré sur l'endroit blanc du mur qu'on regarde , lequel réseau disparaît et reparaît à chaque pulsation des artères en question.

D. *Nerfs.* On ignorait jusqu'à ces derniers temps que la rétine, qui est elle-même une membrane nerveuse, fût pourvue de nerfs. La rétine, disait-on, est, comme la substance cérébrale, sensible par elle-même ; en conséquence, elle n'a pas besoin de nerfs. L'observation cependant a appris que l'une et l'autre de ces parties sont pourvues de nerfs. La substance cérébrale reçoit les filets du grand-sympathique qui accompagne les artères intra-craniennes; la rétine en reçoit de trois sources différentes ; la chose n'est point douteuse :

1° Des filets du grand-sympathique provenant du ganglion carotidien ;

2° Des filets du ganglion de Meckel (sphéno-palatin);

3o Des filets du ganglion ophthalmique.

Une foule d'auteurs tels que Ribes, Chaussier, Meckel, Vausel, Kirzel, Treviranus, Tiedemann, ont constaté la présence de ces filets nerveux dans la rétine, et M. Langebeck, qui les a soigneusement décrits, dit qu'il existe dans le cabinet de son père deux préparations qui en démontrent manifestement l'existence. Ces filets suivent les uns l'artère centrale (filets ciliaires et carotidiens), les autres entrent par la fente sous-orbitaire (filets sphéno-palatins); arrivés sur la rétine, ils s'anastomosent entre eux, et suivent cette membrane dans tout son trajet jusqu'à la pupille; leur plus grand nombre est dans la couche antérieure de la rétine. Quelques-uns percent la sclérotique près de la circonférence de la cornée, et se distribuent dans la conjonctive.

Cette importante découverte des nerfs de la rétine explique parfaitement les sympathies de cette partie avec l'iris, avec l'estomac et avec les nerfs de la cinquième paire. Ajoutons enfin que chez le vivant la rétine est transparente, et qu'elle perd cette propriété du moment qu'elle se paralyse (Scarpa).

E. *Maladies*. Les affections de la rétine sont les mêmes que celles du cerveau et de la moelle épinière, savoir : les blessures (nous en avons parlé), l'apoplexie, l'inflammation, l'hypertrophie, le ramollissement, les dégénérescences malignes, l'atrophie et les ossifications. Plusieurs de ces maladies sont comprises dans le terme générique d'amaurose. On pourrait, du reste, les décrire sous deux chefs, savoir : lésions fonctionnelles, lésions organiques.

#### *Rétinite.*

J'ai déjà fait observer que la rétine s'enflamme plus souvent qu'on ne le croit, et que la plupart des ophthalmies intenses, tant externes qu'internes, sont compliquées de l'inflammation de cette membrane. Cette manière de voir est contraire à l'assertion de Wardrop, qui dit que les organes essentiellement nerveux ou très-pourvus de nerfs, tels que le cerveau, la rétine, la langue, etc., s'enflamment très-rarement. Toutes les fois qu'avec la photophobie se joignent des photopsies ou des pyropsies, c'est-à-dire des visions de feux, d'étincelles, de fusées lumineuses, etc., la rétine est enflammée. Jamais la rétine n'est seule frappée de phlogose; la choroïde, l'iris et même la conjonctive sont plus ou moins impliquées dans l'affection; les méninges du cerveau et l'encéphale lui-même y participent assez souvent.

Ce que beaucoup d'Allemands ont écrit sur la rétinite est purement imaginaire.

§ Ier *Variétés*. 1o Sous le rapport de l'intensité, la rétine offre deux variétés bien distinctes : la congestion irritative, ou sub-inflammation, et la phlogose franche. Ce sont deux degrés de la même

maladie analogues à ceux que nous avons établis en parla.
conjonctivite. Le second degré ou l'épirétinite est formidable; car il
est toujours accompagné d'épanchement de lymphe plastique, et
suivi de la perte de la vision.

2° Sous le rapport de sa durée, elle est aiguë ou chronique. La rétinite chronique n'existe ordinairement qu'au premier degré; elle
constitue quelquefois la première période de l'hydrophthalmie ou
des dégénérescences malignes de l'œil.

3° Sous le point de vue enfin des complications, la rétinite présente
une foule de variétés. Ces complications peuvent former la maladie
principale, telles que la méningite, certaines affections organiques
de la gaîne du nerf optique ou des autres membranes de l'œil, etc.
Dans ce cas, la rétinite n'est qu'une affection symptomatique peu importante. A part ces circonstances, lorsque la rétinite est déclarée, soit
primitivement, soit secondairement, ou par propagation de la phlogose d'autres membranes de l'œil, elle constitue la maladie principale, les autres deviennent en quelque sorte autant de complications.

§ II. *Caractères.* 1<sup>er</sup> *Degré.* La congestion habituelle de la rétine
peut être regardée comme un faible degré de rétinite, elle n'existe
jamais seule; la choroïde et l'encéphale lui-même éprouvent la
même altération; plusieurs ambliopies ne sont que des congestions
irritatives de la rétine, ou des rétinites légères.

Les caractères sont faciles à saisir :

1° Symptômes de congestion encéphalique ;

2° Sentiment de distension pulsatile et douloureuse dans le bulbe
oculaire ;

3° Vision gazeuse, sombre, indistincte, légèrement photophobique, accompagnée de temps à autre de photopsies passagères ; myodepsie mobile, ou vision de mouches voltigeantes ;

4° Pupille plutôt dilatée, immobile ou paresseuse, conjonctive
plus ou moins injectée ;

5° Céphalalgie sourcilière ;

6° Le fond de l'œil est noir ;

7° Rèves effrayans, spectres nocturnes.

Chez une femme qui avait présenté les caractères ci-dessus, Grœffe
trouva tous les vaisseaux de la rétine et l'artère centrale congestionnés et fort dilatés.

Cette affection est beaucoup plus fréquente qu'on ne croit, et
peut être regardée comme une véritable apoplexie congestive de la
rétine. Elle peut se dissiper, soit spontanément, soit par les moyens
de l'art ; mais le plus souvent le mal fait des progrès, et se termine
par la cécité complète à la longue. L'observation suivante nous
donne une idée exacte des suites de cette maladie.

Une jeune femme robuste, âgée de vingt-six ans, mariée depuis
trois mois, éprouve un très-grand chagrin par la mort de son mari.
Ses règles se suppriment, elle devient nympho-maniaque, sa vue s'obs-

curcit et s'éteint. Elle offre le visage injecté, pupille large et immobile, iris de couleur foncée, fond de l'œil très-noir, vaisseaux conjonctivaux injectés. Les remèdes employés n'ont pas empêché le mal de faire des progrès, et de se terminer par la mort. A l'autopsie, on a trouvé les restes d'une méningite récente qui avait été la cause de la mort, ramollissement cérébral, ovaires sains. La rétine est rouge, parsemée de vaisseaux sanguins distendus d'un sang pourpré; les vaisseaux choroïdiens sont dans le même état. « *Retina solito ampliùs rubescens, vasis plurimis, sanguine purpureo distentis, perrepta erat. Venæ vorticosæ choroïdis ingenti sanguine plenæ.* » (Langebeck, ouvrage cité.)

J'ai souvent vu ce premier degré de rétinite chez les personnes atteintes d'hypertrophie au cœur, d'anévrismes internes, ou d'autres lésions qui déterminent des congestions vers l'encéphale. On voit bien que, dans tous ces cas, la rétinite n'existe pas comme une maladie unique. Les maladies qui la compliquent cependant peuvent se dissiper, et la cécité rétinique faire des progrès.

Quelques auteurs regardent la nyctalopie ou l'amplyopie diurne comme une conséquence d'une rétinite chronique au premier degré. Cela est exact pour certains cas; nous avons cité un exemple de ce genre, d'un individu qui s'était blessé à un œil avec une corde de luth; Richter nous a conservé un fait absolument pareil, et Boerhaave parle d'un individu qui était nyctalope toutes les fois que son cerveau était congestionné par l'ivresse; nous reviendrons sur ce sujet.

2e *Degré.* Dans le degré précédent il n'y avait pas de fièvre; il en est autrement dans celui-ci. La rétinite franche est toujours accompagnée de fièvre; ses symptômes sont les suivans : douleurs pulsatiles dans le fond de l'œil, sentiment de tension dans cet organe, photophobie atroce, photopsie, pyropsie, pupille d'abord étroite, iris foncé et bombé en avant, conjonctive bulbienne plus ou mois phlogosée; délire quelquefois.

J'ai déjà dit que le caractère le plus décisif de la rétinite était la pyropsie avec ou sans délire. J'ajouterai que la phantasmatopsie peut aussi être regardée comme un symptôme propre à cette maladie. Ces caractères cependant peuvent manquer si la rétine perd de suite sa faculté sensitive, ce qui n'empêche pas la phlogose de continuer. La photophobie cesse subitement, dans ce cas; l'œil devient insensible à la lumière, et la pupille se dilate, le fond de l'organe paraît un peu grisâtre, ce qui dépend de l'épanchement de lymphe plastique qui a lieu à la face antérieure de la rétine.

Je n'ai pas besoin de reproduire ici les tableaux symptomatologiques de l'iritis, de la choroïdite, de la conjonctivite chémosique qui accompagnent le plus souvent la rétinite. Il me suffira de rappeler que cette maladie doit être considérée comme le plus haut degré des ophthalmies internes précédemment décrites.

Les terminaisons de la rétinite au second degré sont :

( 348 )

1° Cécité avec épaississement fibrineux de la rétine ;
2° Phlegmon oculaire avec ou sans hypopion.

Cette dernière circonstance suppose que le mal est arrivé au troisième degré (hyperphlogose).

§ III. *Étiologie.* Les causes les plus ordinaires de la rétinite sont toutes celles qui déterminent des congestions sanguines vers la tête. Qu'elle soit primitive, secondaire ou symptomatique d'affections cérébrales, la rétinite se rallie toujours à la condition ci-dessus.

Des causes multiples cependant peuvent déterminer ces conditions. Indépendamment des blessures oculaires qui peuvent causer la rétinite, l'étiologie des autres ophthalmies dont nous avons longuement parlé est exactement applicable à cette maladie. Je ne m'arrêterai par conséquent pas à l'énumération des entités imaginaires créées par quelques oculistes allemands à l'égard de cette phlogose.

§ IV. *Pronostic.* Réservé dans le premier degré, grave dans le second, très-grave dans le troisième. Je fais ici, bien entendu, abstraction de l'origine primitive, secondaire ou symptomatique de la rétinite ; car relativement à l'œil, cette origine ne fait rien, quant à la gravité de la maladie ; sa gravité doit être toujours basée sur le degré d'intensité de la phlogose rétinienne. Les maladies qui peuvent donner naissance à cette dernière méritent, sous le rapport du pronostic, d'autres considérations dont je ne dois pas m'occuper pour le moment.

§ V. *Traitement.* Essentiellement antiphlogistique. Saignées, belladone, mercuriaux, tels sont les moyens sur lesquels on doit principalement compter dans le traitement de la rétinite (*V.* Conjonctivites, Kératite, Choroïdite, Iritis).

Je termine ces paragraphes par les détails de deux cas de rétinite qui me sont propres, et que j'ai déjà publiés dans mon mémoire sur l'amaurose.

1° Le docteur Pitaro, mon compatriote et confrère, demeurant à Paris, rue Hauteville, n° 2, âgé de cinquante et quelques années, de constitution replette, et de tempérament bilioso-sanguin, me fit appeler, dans le mois de décembre 1831, pour lui donner des soins à cause d'une forte congestion sanguine cérébro-oculaire qu'il venait d'essuyer depuis quelques jours. Voici le tableau que me fit le malade lui-même de ce qu'il avait éprouvé et de ce qu'il sentait actuellement à sa tête et à son œil.

Quelques jours avant l'accident, M. Pitaro se sentait la tête lourde, il avait perdu l'appétit, son sommeil était interrompu, et une tristesse profonde accablait son existence, sans qu'on pût attribuer cet état à aucune cause appréciable. Un soir, en travaillant dans son cabinet, M. Pitaro se sentit *ex abrupto* frappé d'un coup violent à l'œil gauche et à l'hémisphère de la tête du même côté. Sa vue s'éblouit sur-le-champ, et ses idées se dérangèrent. Un instant après, il croyait voir de couleur rouge tous les objets qu'il regardait, et comme environnés de flammes. Des fusées, des étincelles, des mouches noires passent devant lui, et sa vision devient, en un mot, pyroptique.

La tête lui tourne, des vertiges lui font presque oublier l'endroit où il se trouve. Des douleurs pulsatives très-fortes dans la tête et dans l'œil lui donnent le tourment le plus pénible; son visage paraît rouge, animé, les yeux hagards et fixes, la langue et quelques muscles de la face sont en partie rétractés. Sans tomber de son fauteuil, M. Pitaro présenta tous les phénomènes d'une attaque d'apoplexie.

On le saigna, on lui administra d'autres remèdes réclamés par son état, et les symptômes cérébro-oculaires se dissipèrent en grande partie; mais le malade resta aveugle de l'œil gauche.

A mon arrivée, quelques jours après l'accident, les symptômes de l'inflammation du nerf optique et de la rétine n'étaient nullement douteux, quoique le mal se trouvât déjà à sa dernière période. Voici ce que j'ai observé : œil gauche plus petit que l'autre; pupille très-dilatée et impassible à la lumière ; iris jaunâtre; fond de l'œil trouble et un peu rougeâtre; rétine presque entièrement insensible à l'action du jour; conjonctive boursoufflée et à peine injectée; cornée, cristallin et humeur vitrée transparens; vision de ce côté abolie; perception d'étincelles et de lueurs passagères. L'amaurose complète à l'œil gauche, suite de la rétinite, n'était donc pas équivoque.

Comme cependant le malade ressentait encore des douleurs assez fortes dans la tête et dans l'œil, et que le pouls était très-vibrant et plein, j'insistai sur les saignées et sur l'usage de délayans intérieurs.

M. Pitaro allait assez bien, à l'aide de ce traitement, lorsque s'étant laissé persuader par les promesses d'un certain charlatan-oculiste, qui le flattait de lui rendre la vue de cet œil, il éprouva, pendant les soins malentendus de celui-ci, une seconde congestion cérébro-oculaire, qui le rendit amaurotique de l'autre œil. Enfin M. Pétaro a fini par succomber, le 27 juillet 1832, aux suites de cette maladie.

En 1830, j'ai donné des soins à une dame âgée de trente-six ans, de tempérament sanguino-nerveux, et de constitution assez maigre, pour un mal d'yeux dont elle était péniblement affectée depuis deux mois. Quatre mois avant cette époque, la malade était accouchée d'un enfant mort-né. Le chagrin que cet accident causa à cette femme, la déviation du lait, la disparition presque subite des lochies lui avaient dérangé les fonctions encéphaliques; elle avait été folle pendant deux mois après ses couches. Ensuite, les règles ayant reparu, et une espèce d'éruption critique de boutons s'étant spontanément faite sur le cuir chevelu, elle guérit de la folie. La malade s'est très-bien portée pendant ce temps, lorsque l'éruption boutonneuse a tout à coup disparu ; alors la malade fut saisie du mal d'yeux pour lequel je fus mandé chez elle, rue des Marais-Saint-Germain, deux mois après le développement de cette affection. Voici l'état dans lequel je la trouvai.

Douleurs continues, lancinantes et très-vives dans le fond des yeux, qui répondaient à la partie antérieure et postérieure de la tête. Intolérance absolue de la lumière ; le plus léger rayon qui pénétrait ses rideaux était pour la malade une lancée mortelle dans les yeux et dans la tête. Visage animé et égaré ; angoisse extrême ; un affreux désespoir troublait la malade. Insomnie, langue aride et rouge sur les bords ; pouls petit et très-fréquent.

Ayant essayé un instant de lui ouvrir les paupières, la malade jeta des cris épouvantables de douleur. La surface de l'œil n'était pas enflammée, mais la pupille était très-resserrée et le fond de l'œil rougeâtre. La chambre antérieure de chaque œil était un peu trouble, les paupières étaient légèrement chassieuses. La malade ne restait dans son lit qu'avec la face tournée sur son oreiller, nuit et jour.

Je lui pratiquai une saignée au bras ; je lui fis raser la tête, et appliquer un grand vésicatoire sur toute la calotte ; aucun amendement. Je lui ai fait prendre, soir et matin, une pilule d'un demi-grain d'extrait de belladone : le lendemain, la malade, sans être positivement soulagée, a senti que son affection ne faisait plus de progrès en pis. Je lui ai fait continuer ce dernier moyen : trois jours après, j'ai joint du calomel à la belladone, et j'ai doublé la dose de ce remède.

L'amélioration a été si marquée par l'usage de ces médicamens, qu'elle a pu bientôt goûter les douceurs du sommeil, et ouvrir les yeux à la lumière. Les pilules de belladone ont été continuées pendant plusieurs jours, et la guérison a eu lieu. La malade a entièrement perdu un œil ; de l'autre elle voyait à peine à se conduire.

## Vingt-huitième leçon. — AMAUROSE.

Amaurose, ou goutte sereine, exprime abolition ou suspension soit complète soit incomplète du sentiment de la rétine. C'est, en d'autres termes, une paralysie analogue à celle des membres, et qu'on appelle paralysie du sentiment (anesthésie). Ce n'est pas à dire pour cela que cette absence du sentiment exprime toujours une faiblesse directe, et réclame les stimulans. Un nerf enflammé est paralysé, c'est-à-dire il ne transmet pas à l'encéphale les impressions qu'il reçoit, parce qu'il est gêné, souffrant, et ne peut fonctionner. La pulpe rétinienne peut même être totalement envahie d'un travail phlogistique lent et destructeur, et pourtant ne pas accuser la moindre douleur ; c'est que la rétine étant elle-même un organe de sentiment, du moment qu'elle souffre dans tous ses points, elle ne peut exprimer sa souffrance ; car elle se trouve dans une inaction fonctionnelle complète par l'effet de la maladie.

Les dégénérescences sourdes de cette membrane (fongus médullaire, mélanose) nous offrent tous les jours des exemples de ce cas.

Il en est autrement quand une seule partie de la rétine est malade, le reste exprime l'état de souffrance, ainsi que cela s'observe dans les rétinites aiguës qui n'envahissent que partiellement cette membrane.

Ce que je viens de dire de la rétine a été prouvé également pour l'encéphale par M. Bellingieri. Lorsque toute la masse encéphalique est enflammée, cet état peut exister sans que le malade accuse la moindre céphalalgie.

Il y a plus, un pareil état morbide peut exister sans fièvre, si la phlogose n'est pas très-intense. Voyez un fait remarquable de ce genre, publié dernièrement par M. Bellingieri, et que j'ai reproduit dans la *Gaz. Méd.* (1838). L'absence de fièvre dépend de la petitesse des vaisseaux de la partie enflammée, petitesse qui est insuffisante à appeler une réaction du côté du cœur. Aussi ne doit-on pas être étonné qu'une amaurose dépendant d'une sub-inflammation chronique de la rétine puisse exister sans douleur et sans fièvre ; il est même reconnu que cette espèce d'amaurose est la plus fréquente.

Ces considérations suffisent, je présume, pour faire comprendre que l'amaurose ou l'insensibilité de la rétine exprime toujours un symptôme d'une autre maladie.

Peu exercé à la connaissance des autres maladies, les oculistes ont tellement embrouillé l'étude de l'amaurose, qu'il est impossible de s'en former des idées nettes, d'après leurs ouvrages. Les Allemands sont tombés dans des subtilisations de la dernière absurdité à cet égard. Ce qu'ils appellent leurs systèmes de classification des amauroses, sont, à mon avis, des espèces d'apocalypses sans portée.

§ 1er. *Variétés*. A. Sous le rapport de sa nature, l'amaurose offre trois variétés, comme toutes les autres paralysies ; elle est :

1° *Mécanique*, c'est-à-dire dépendant d'une compression du nerf optique ou de la rétine, ou d'une altération organique de ces parties.

2° *Asthénique* ou *adynamique*, savoir : dépendant d'une faiblesse directe, d'une véritable langeur de la vitalité de la rétine, ainsi que cela s'observe à la suite des grandes hémorrhagies, de l'inédie très-prolongée, de l'empoisonnement par l'acide carbonique, par la belladone, par la strychnine, par le plomb (amaurose saturnine), les lavemens de tabac, l'abus du mercure, de l'acide hydrocyanique, du coït, etc., etc.

3° *Hyperémique*, c'est-à-dire par inflammation sourde, ou par congestion de la rétine et du nerf optique ; c'est le cas le plus ordinaire. Cette espèce d'amaurose peut devenir mécanique à la longue, par suite des altérations organiques que subit la pulpe de la rétine et du nerf optique ; elle peut aussi exister avec cette dernière ; c'est ce qui a lieu à la suite des commotions oculaires, des blessures de la rétine, de l'action de la foudre, d'une lumière très-vive, etc. On conçoit d'ailleurs que rien n'empêche que la rétine soit plus ou moins enflammée, en même temps qu'elle est comprimée mécaniquement, ainsi que cela s'observe souvent, par exempl dans les choroïdites chroniques accompagnées d'épanchement derrière la membrane de Jacob, etc.

Quelques personnes admettent une amaurose irritative, ou dépendant d'une simple irritation nerveuse sans congestion ni phlogose. C'est une erreur. Les prétendues amauroses irritatives ne sont que des amauroses hyperémiques qui cèdent au traitement antiphlogistique. Qu'est-ce en effet qu'une irritation *pure* de la substance d'un nerf ? Les recherches des meilleurs pathologistes modernes ont démontré que les prétendues irritations nerveuses, essentielles, ne sont que de véritables névrites ou des névrilémites (la sciatique, par exemple), et que les remèdes prétendus antispasmodiques ne sont que des affaiblissans ou des excitans, tels que la belladone, l'opium, le camphre, etc.

Les trois variétés que nous venons d'établir forment la base de nos descriptions.

B. Sous le rapport du siége des causes de l'amaurose, on peut établir six variétés, ainsi que je l'ai déjà fait dans mon travail publié en 1832.

1° *Constitutionnelles.* Toutes les amauroses asthéniques, et plusieurs cas d'amauroses hyperémiques entrent dans cette catégorie.

2° *Idiopathiques* ou *globulaires.* Souvent le siége principal des causes d'une amaurose est dans le globe oculaire lui-même ; rien n'empêche cependant que ces causes immédiates soient alimentées par des conditions morbides constitutionnelles (amauroses rhumatismale, syphilitique, etc.).

3° *Orbitaires.* Ce sont ordinairement des amauroses mécaniques, ainsi que nous le verrons tout-à-l'heure.

4° *Névroptiques*, c'est-à-dire amaurose dont la cause existe dans le nerf optique (tumeurs, hydropisies du névrilème, etc.).

5° *Encéphaliques.*

6° *Sympathiques* d'organes éloignées (grossesse, hypertrophie du cœur, embarras gastrique, etc.).

Nous verrons que, quel que soit le siége de ces causes de l'amaurose, la nature de la maladie ne sort pas des limites des trois espèces fondamentales établies en tête de ce paragraphe.

C. Sous le point de vue de son intensité, la maladie reçoit le nom d'*ambliopie* (*imbecillitas oculorum*), si la cécité n'est pas complète ; d'*amaurose parfaite*, si le malade ne peut distinguer la lumière des ténèbres.

L'ambliopie a reçu elle-même une foule d'épithètes différentes, selon les formes particulières qu'elle affecte. On l'a appelée :

*Hémiopsie* (vision de la moitié de chaque objet qu'on regarde, *visus dimidiatus*).

*Diplopie* (vision double avec un œil).

*Oxyopie, nyctalopie* (vision dans l'obscurité).

*Héméralopie* (vision de jour, cécité de nuit).

*Myodepsie* (vision de mouches , de corpuscules noirs).

*Croupsie* ou *pseudochromie* (fausse perception des couleurs). Nous reviendrons sur toutes ces particularités.

**D.** Sous le point de vue enfin de ces complications, l'amaurose offre des variétés nombreuses, suivant qu'elle coexiste avec la cataracte, l'hydrophthalmie, des leucomes, l'hydrocéphale, l'hypertrophie du cœur, la compression apoplectique du cerveau, des lésions traumatiques de cet organe, la folie, l'épilepsie, la colique saturnine, la chlorose, des névralgies, etc., etc.

§ II. *Anatomie pathologique* (1). Persuadés qu'une goutte d'humeur qui obstruait le passage des esprits vitaux dans le nerf optique, constituait l'amaurose, les anciens ne firent aucune recherche pour éclairer la nature de cette maladie, les causes et le siége de l'amaurose. *Amaurosim olim barbari* guttam serenam *appellabant. Serenam quidem ex eo quod claros oculos tunc videmus, ac sine ullo quod sub sensum cadet vitio. Guttam vero quod ex cerebro in nervos opticos obstruentem irruere humorem, medici non dubitabant, unde etiam quod repente hic affectus deducebant.* ) (Morgagni, De causis et sedibus morborum, epist. 13.)

Mais depuis que les Méry, les Bonnet, les Morgagni, les Cheselden, les Scarpa, etc., ont fait naître le goût de l'anatomie pathologique dans l'étude de toutes les maladies , l'amaurose a été considérée sous son véritable point de vue; savoir: *sous le double rapport des phénomènes qu'elle présente durant la vie, et des altérations pathologiques qu'elle offre après la mort.* C'était, certes, le seul *moyen* pour parvenir à déterminer *à priori* le siége de l'amaurose, d'après les symptômes qu'elle présente.

Malheureusement, les recherches cliniques et cadavériques faites dans cet esprit jusqu'à ce jour ne sont pas encore suffisantes pour donner à ce problème important une solution complète et générale ; car l'amaurose, quoiqu'elle soit une maladie très-fréquente, offre rarement par elle-même l'occasion d'ouvrir le corps de ceux qui en sont attaqués; quand cette opportunité se présente, ce n'est ordinairement pas l'amaurose qui nous l'offre, mais bien une autre maladie mortelle à laquelle l'amaurose se trouve, comme par occasion, jointe.

Une autre circonstance puissante a contribué jusqu'à présent à rendre peu utiles pour la thérapeutique les recherches anatomico-pathologiques qu'on a faites sur l'amaurose. C'est que tous ceux qui s'en sont occupés se sont fixés, ou n'ont eu l'occasion de se fixer que sur des cas d'amaurose ancienne, complète et organique. Or, mal-

----

(1) Les faits qu'on va lire dans ce paragraphe se trouvent consignés dans mon mémoire sur l'amaurose (*Revue médicale*, décembre 1832). J'ai cru devoir les reproduire, attendu l'importance pratique qui se rattache à leur ensemble.

heureusement, ces sortes de cécité étant presque toujours au-dessus des ressources de l'art, ces investigations n'ont pu trouver d'application que dans l'histoire seulement de la pathologie et du pronostic de l'amaurose; mais le point le plus important était d'éclaircir la nature des amauroses *guérissables*, je veux dire des amauroses récentes et incomplètes, de celles qui ne sont que simplement symptomatiques ou sympathiques; de celles, en un mot, dans lesquelles il n'existe qu'un simple dérangement de fonctions, la structure et les propriétés vitales du nerf optique et de la rétine étant intègres. C'est ce qu'on n'a pas fait, ou tout au plus, qu'on n'a que très-imparfaitement fait jusqu'à ce jour; c'est ce que j'essaierai de faire. Commençons par l'examen des amauroses avec lésion organique.

Les faits qui indiquent les causes et le siége de l'amaurose peuvent être partagés en quatre grands groupes, savoir : 1° en ceux qui montrent les lésions existantes dans la boîte cranienne; 2° en ceux qui indiquent les altérations qu'on rencontre dans la cavité orbitaire; 3° en ceux qui exposent les dégénérescences des parties constituantes du globe de l'œil; 4° enfin, en ceux qui tracent les dérangemens des organes plus ou moins éloignés de la région oculaire, et qui sympathisent avec l'œil. Examinons ces quatre groupes de faits.

A. *Premier groupe de faits. Lésions existantes dans la boîte crânienne.* Pour qu'un désordre existant dans la boîte cranienne produise l'amaurose, il faut qu'il atteigne le nerf optique ; or, le nerf optique peut être atteint soit *médiatement*, soit *immédiatement*, et à travers une masse de substance encéphalique plus ou moins considérable. Des observations que nous avons pu recueillir à ce sujet, il résulte que le nerf optique peut être atteint immédiatement de maladie organique en six modes différens, savoir : I° d'*atrophie* ou *dessèchement* de sa substance; 2° d'*hydropisie* dans toute sa gaîne, de même que cela arrive quelquefois au nerf sciatique; 3° de *tumeurs enkystées* ou non enkystées, qui se forment lentement, soit dans sa gaîne, soit dans quelques autres points de sa substance; 4° de *suppuration ;* 5° d'*hypertrophie*; 6° enfin, dans quelques circonstances très rares, ce nerf peut être aussi blessé. Dans tous ces six modes d'*altération immédiate*, l'amaurose a été complète, comme on le conçoit, et tous les moyens qu'on a employés pour la combattre ont été inutiles. Quant aux lésions médiates du nerf optique, nous en parlerons après celles que nous venons d'énoncer. Qu'on nous permette de dire par avance, comme résultat de l'observation, que certaines espèces d'amauroses, provenant de la compression médiate du nerf optique, ont pu, dans quelques cas, être guéries par le simple éloignement de la cause comprimante.

1<sup>er</sup> *Fait. Atrophie avec contorsion du nerf optique.* Un individu était, depuis sa jeunesse, complètement amaurotique. Il était souvent sujet à des mouvemens convulsifs. Après la mort de cet homme, Morgagni, qui fit l'ouverture du corps, trouva les nerfs optiques *atrophiés*, minces et presque tordus comme deux cordes , depuis les globes oculaires jusqu'à la selle turcique. *Nervi ambo optici non modo obstructi vel angustati inventi sunt, sed intorti cum amaurosis a pueritia incidisset.* (Morgagni, *loco citato.*)

Dans un autre cas où l'amaurose n'existait qu'à un œil seulement, on a rencontré le nerf optique de ce côté dans un état de dessèchement consomptif, la forme et le brillant de l'œil étant d'ailleurs parfaitement intègres. Cette observation appartient à Cheselden. La voici :

2° *Fait. Atrophie du nerf optique, la forme et la transparence de l'œil étant intègres.* Un homme était amaurotique d'un œil depuis plusieurs années, il voyait parfaitement bien de l'autre. Après sa mort, l'ouverture du crâne montra le nerf optique atrophié de moitié, en comparaison de celui du côté sain ; mais les deux globules oculaires étaient également brillans. L'auteur de l'éloge historique de Cheselden, en parlant des raretés anatomiques que ce chirurgien avait rencontrées dans ses dissections, s'exprime ainsi . «*Il rencontra, entre autres, un nerf optique desséché et réduit à la moitié du volume naturel, quoique les deux yeux parussent également beaux.*» (Mémoires de l'Académie de chirurgie, t. 7, p. 170, éd. in-12.)

3° *Fait. Idem.* Morgagni, qui cite aussi l'observation de Cheselden, dit avoir rencontré un cas parfaitement semblable sur un chien. «*Et nos pariter in cane in quo alter nervus erat gracilior, cœcumique respondebat, oculum vidimus naturali magnitudine et plenitudine.*» (Morgagni, ouvrage cité, *épist.* 18, n. 40.)

Ces deux faits sont vraiment fort remarquables, à cause de l'existence de l'atrophie du nerf optique sans aucune altération de la forme ni de la transparence de l'œil. De là, Morgagni conclut avec raison que les nerfs optiques sont exclusivement destinés au sentiment de l'œil, et qu'ils ne contribuent en rien à la nutrition de cet organe. Une autre conséquence, qui nous paraît découler de ces deux observations, est celle-ci : l'atrophie du globe de l'œil peut exister, ainsi que je l'ai vu une fois, sans lésion des propriétés vitales du nerf optique et de la rétine; c'est-à-dire que les humeurs de l'œil peuvent être graduellement résorbées et les membranes revenir insensiblement sur elles-mêmes, sans que l'individu perde la faculté de voir plus ou moins distinctement.

Nous ferons cependant une réflexion à l'égard de la conclusion de Morgagni. Si l'on veut, dans ces cas d'atrophie, supposer le nerf optique dans un état absolu de dessèchement; que le sang ne circule plus dans sa substance, ou bien que son artère centrale soit ossifiée et obstruée comme on en a quelques exemples, alors il nous paraît impossible que la forme et la transparence du globe de l'œil puissent être conservées; car le corps vitré, qui reçoit toute sa nourriture des rameaux que lui envoie l'artère centrale du nerf optique, doit nécessairement devenir opaque, et s'anéantir à son tour. De là, l'affaissement de la forme et de l'altération du brillant de l'œil. En effet, dans presque toutes les autres observations d'atrophie du nerf optique qu'on connaît, la forme et le brillant de l'œil avaient subi des altérations plus ou moins sensibles.

Du reste, ces deux observations ne sont pas les seules.

4e *Fait. Idem.* Santorini nous a conservé l'histoire d'un homme qui avait été amaurotique depuis long-temps, les yeux conservant toute leur apparence naturelle. Après la mort, la crânioscopie montra que le nerf optique était *atrophié.* Cet auteur ne dit point si la cécité amaurotique existait à un œil seulement ou à tous les deux à la fois (Santorini, *Obs. anat.*)

D'après les connaissances que nous avons actuellement sur la tendance qu'ont les membranes séreuses d'adhérer entre elles dans le travail d'une inflammation plus ou moins intense, il nous paraît présumable que dans un cas d'atrophie du nerf optique où les deux côtés de la gaîne se trouveraient réunis ensemble, cette lésion morbide aurait été le résulat d'un travail phlogistique. Telles nous paraissent les conditions de l'observation suivante :

5e *Fait. Idem.* Une femme était depuis long-temps attaquée d'amaurose à l'œil droit. Aucun remède n'avait pu la guérir. Cette femme était morte d'autre maladie, Rolfincius trouva, à l'ouverture du corps, que le nerf optique correspondant à l'œil amaurotique était dans un état absolu de consomption, et que les tuniques qui l'enveloppaient adhéraient entre elles. » *Dexter nervus opticus tabe fuerat consumptus, ut ejus tunicæ coalescerent, et in illo oculo etiam erat visus abolitus.* » (*Rolfincii disputatio de gutta serena.*)

6e *Fait. Idem.* Dans un autre cas de cécité de l'œil gauche, on a rencontré le nerf optique du même côté, non-seulement plus grêle que l'autre, mais encore sa substance était plus dense et plus décolorée que celle du nerf du côté opposé qui était sain d'ailleurs. « *Sinister nervus opticus gracilior dextero, et cum inciderem ex substantia magis compacta et subfusca fuit tum in orbita, tum inter cranium.* « (Morgagni, ouvrage cité, *epist.* 18.)

7e *Fait. Idem.* Le même auteur que nous venons de citer parle, dans un autre endroit de ses œuvres, d'un enfant aveugle par amaurose presque congéniale, chez lequel le nerf optique fut trouvé, après la mort, dans un état d'exténuation extraordinaire. (Epist. anat. 18, n. 40.)

8e *Fait. Idem.* Une femme infanticide fut, à cause de son crime, condamnée à l'échafaud. Le docteur Iselandi, qui avait été autorisé à disséquer le cadavre, s'attacha à examiner scrupuleusement le nerf optique de l'œil amaurotique. Cet examen fit voir le même nerf très-flasque et très-aminci. « *Erat alter oculorum videndi potentia orbatus nervo optico et flaccidiore et juxto minore existente.* » (*Ephemerid. naturæ curios. Dec.* 3, *a.* 7, *obs.* 157.)

9e *Fait. Idem.* Sur un œil fourni par le célèbre Monteggia, de Milan, le professeur Scarpa reconnut le nerf optique tellement atrophié, que son volume égalait à peine celui d'un fil.

Une remarque qui nous paraît constante dans les observations que nous venons de rapporter, c'est que, dans tous les cas d'atrophie du nerf optique, l'altération consomptive ne s'étendait pas au-delà de la selle turcique, endroit de coadnation ou de la conjugaison des deux nerfs. Examinée au-delà de ce point, la substance de ces nerfs n'a présenté aucune altération.

10e *Fait. Hypertrophie du nerf optique.* Chez un jeune homme qui avait été amaurotique depuis long-temps, Wardrop eut l'occasion d'observer, après la mort, le nerf optique dans un état beaucoup plus boursoufflé et plus dur que dans l'ordre naturel. (*Wardrop's, Morbyde anatomy of the human eye*, vol. 2, p. 158.)

11e *Fait. Idem.* En 1828, nous avons eu nous-même l'occasion de faire une observation pareille à la précédente sur l'œil d'un homme qui était mort à l'hôpital de la Pitié, dans une des salles de M. Lisfranc. Cet homme, qui est mort subitement, avait depuis quelque temps perdu la vue d'un côté, par suite de congestions sanguines cérébrales et d'ophthalmies internes, auxquelles il était souvent sujet. A l'ouverture du crâne, j'ai trouvé le nerf optique de ce côté une fois et demie plus gros que l'autre qui était sain. La substance du même nerf était aussi plus épaisse que dans l'état naturel. Je rapporterai plus loin l'espèce de lésion remarquable que m'a offerte la rétine de ce même œil.

Indépendamment de l'*atrophie* et de l'*hypertrophie*, le nerf optique a été trouvé atteint d'*hydropisie* dans plusieurs cas d'amaurose. Cette hydropisie s'est présentée sous deux formes différentes : tantôt la sérosité s'est trouvée épanchée et libre dans la gaîne du nerf; de même que Cotugno l'a observé pour le nerf sciatique; tantôt elle est renfermée dans un kyste fermé sur quelques points de la gaîne du même nerf; tantôt elle se trouve bornée dans un espace limité de la même gaîne. Dans le premier cas, ce liquide *macère*, pour ainsi dire, par sa présence, la substance médullaire du nerf, il la réduit en une espèce de bouillie, et les parois de la gaîne devenues plus épaisses que dans l'état naturel, constituent une espèce de petit canal qui contient un liquide plus ou moins épais et coulant. Les observations qui suivent garantissent les propositions qui précèdent.

12e *Fait. Hydropisie du nerf optique, par épanchement.* En 1740, un homme de l'Etrurie fut reçu dans l'hôpital de Padoue pour être traité d'un ulcère très fétide qu'il portait depuis long-temps à la jambe. Cet homme ne voyait pas de l'œil droit, mais il avait l'œil gauche parfaitement sain. Il fut atteint d'une maladie aiguë dans le même hôpital, à laquelle il succomba. A l'ouverture du corps, Morgagni rencontra le nerf optique du côté correspondant à l'œil amaurotique, de couleur cendrée et un peu plus maigre que l'autre. Ce nerf ayant été ouvert sur un point de sa longueur, on a pu remarquer, 1° que sa substance était remplacée par une humeur trouble, épaisse et visqueuse; 2° que cette humeur pouvait être facilement exprimée de la gaîne du nerf à l'aide d'une légère pression; 3° que cette humeur n'était pas la substance médullaire du nerf, car celle-ci était complètement disparue; 4° que la gaîne, ayant été dépouillée de cette humeur filante, est restée comme un petit tuyau membraneux à parois très-épaisses; 5° enfin, que cette dégénérescence hydropique s'étendait depuis environ un pouce de l'insertion du nerf optique au globe de l'œil, à cette insertion même. Le reste du nerf était dans l'état presque naturel, si ce n'est que sa substance qui, depuis l'endroit indiqué jusqu'à la cannelure transverse du sphénoïde, était un peu plus épaisse et de couleur plus cendrée que dans l'état ordinaire. Au-delà de ce point tout était normalement disposé. (Morgagni, *loco citato.*) « *Nervus cinereus erat et extenuatus. Et primum quidem ab oculo ad transversi digiti latitudinem, aut paulo amplius, nihil substantia nervea continebat, sed humorem duntaxat cinereum, turbidum, lentum, crassiusculum; quo levi pressione expresso, inanis sedes relinquebatur; ut tunicæ non jam nervi sed canalis alicujus esse viderentur; erant autem crassiores factæ,* etc. »

13e *Fait. Idem.* L'auteur célèbre de l'observation précédente, dans son *Epist. anat.* 18, n. 40, fait part d'un autre cas presque semblable à celui que nous venons d'exposer. Il serait inutile de le rapporter ici, parce qu'il n'ajouterait rien aux détails que nous avons donnés sur cette altération.

14e *Fait. Hydropisie enkystée du nerf optique.* Une fille âgée de 18 ans était depuis plusieurs années attaquée de diabète. Ses urines ayant cessé de couler, elle est devenue tout à coup complètement amaurotique. Quelque temps après, la malade cessa de vivre. La nécroscopie découvrit sur cette malade une insigne vessie d'eau très-limpide qui comprimait immédiatement les nerfs optiques à l'endroit de leur conjugaison. » *Cum insignis vesicæ aquæ materiæ limpidissimæ plena, eosdem nervos occuparet, circa crucifixionem, id est ubi inter se junguntur,* etc. » (Boneti, *Sepulchretum.*)

15e *Fait. Idem.* Le docteur Paw, de Londres, ayant eu l'occasion d'ouvrir le corps d'un individu amaurotique, trouva une grosse hydatide dans les mailles de la gaîne du nerf optique, laquelle comprimait la substance de ce nerf, et produisait l'amaurose. « *Paw found in the optic nerve a large hydatid which had produced amaurosis.* » (Wardrop, ouvrage cité, t. II, p. 156.)

Une réflexion se présente naturellement après les observations d'hydropisie du nerf optique que nous venons de rapporter. Le célèbre Cotugno de Naples observa le premier, avons-nous dit, le nerf sciatique dans un état d'hydropisie plus ou moins avancé (*Cotunnii, de ischiade nervosa. Neapoli,* 1789); mais nous devons faire remarquer que l'illustre observateur se trompait, en attribuant la cause de la douleur sciatique à la présence de cette humeur dans la gaîne. Cotugno prenait, dans cette circonstance, l'effet pour la cause; car, comme tout le monde en convient aujourd'hui, l'épanchement de sérosité dans la gaîne d'un nerf ne peut être que le produit d'une phlogose du même nerf. Aussi est-ce l'inflammation qui est la cause de la douleur sciatique, aussi bien que de l'hydropisie.

Cette proposition fondamentale étant comprise, il est facile de conclure, d'après les faits que nous venons d'exposer, que l'hydropisie par épanchement du nerf optique ne doit être considérée que comme le résultat d'une phlogose lente du même nerf. Mais cette dernière assertion sera mieux développée.

16e *Fait. Tumeur fibreuse sur le nerf optique.* Un anatomiste ayant eu l'opportunité d'ouvrir le corps d'un homme amaurotique, trouva qu'une tumeur, du volume d'un œuf de poule, entre la décussation des nerfs optiques et le pont de Varole, était la cause immédiate de la maladie. Cette tumeur était en partie fibreuse et en partie osseuse; elle contenait aussi une matière jaunâtre et sanguine dans son centre. La portion des nerfs optiques qui répondait aux fentes orbitaires était atrophiée. (Magendie, *Journal de Physiologie*, janvier 1828.)

17e *Fait. Idem. Enkystée.* Dans le second volume de son ouvrage (planche 15, fig. 1re), Wardrop fit dessiner une petite tumeur enkystée, du volume d'un pois, laquelle avait été rencontrée dans le névrilème du nerf optique dont l'œil était frappé d'amaurose. L'auteur conserve dans l'esprit de vin la pièce anatomique qui lui servit de modèle.

18e *Fait. Idem. Lardacée.* Un jeune homme, appartenant à une famille noble de Londres, commença à perdre la vue sans cause appréciable. Son amaurose devint bientôt complète, malgré tous les moyens qu'on lui avait opposés. Des convulsions ayant, par la suite, compliqué le mal, ce jeune homme cessa de vivre. M. Travers, qui fut chargé de l'ouverture du corps, trouva une tumeur lardacée, du volume d'une fève, qui comprimait le nerf optique et le ganglion lenticulaire. (Travers, *A Synopsis of the diseases of the human eye*, pag. 153.)

19e *Fait. Idem. Fongueuse.* Le célèbre John Hunter nous a tracé l'histoire d'un enfant amaurotique, chez lequel il découvrit, après la mort, une espèce de tumeur fongueuse qui pesait sur les couches des nerfs optiques. (*Medico-Chirurgical Transactions*, vol. XIII.)

20e *Fait. Idem. Médullaire.* Nous avons eu nous-même, dans un cas d'amaurose, l'occasion d'observer le nerf optique converti en une espèce de tumeur médullaire, dont la dégénérescence s'étendait jusqu'à la coadnation des nerfs optiques. Des détails ultérieurs sur cette espèce de dégénérescence seraient ici hors de place.

21e *Fait. Idem. Ecrouelleuse.* Dans un autre cas d'amaurose, ce fut une grosse tumeur scrofuleuse qu'on trouva sur la partie antérieure des nerfs optiques. « *Magna et gravis quasi struma in parte cerebri anteriore nervorum eorum exortui incumbebat.* » (Morgagni, ouvrage cité, epist. 13.)

22e *Fait. Idem. Sur l'origine des nerfs.* Une observation qui nous semble bien placée à côté de la précédente, est celle-ci : elle est due à

Bonetus. Il s'agit d'un individu attaqué de cécité amaurotique contre laquelle rien ne fit. L'autopsie prouva que la cécité était entretenue par une tumeur de la grosseur du poing, située entre le cerveau et le cervelet, laquelle comprimait l'origine des nerfs optiques. « *Tumor pugni magnitudine cerebrum et cerebellum interjacebat.* » (Morgagni, ouvrage cité, *epist.* 13.)

23ᵉ *Fait. Idem. Lapidiforme.* Il existe dans l'ouvrage de Morgagni un fait relatif à une concrétion lapidiforme, du volume d'un haricot, laquelle se trouvait dans la substance propre du nerf optique, sur un individu qui avait été amaurotique pendant une partie de sa vie. « *Lapis phraseoli magnitudine in origine atque in ipsa nervorum opticorum substantia inventa fuit.* » (Morgagni, ouvrage cité, *epist.* 1 .)

24° *Fait. Idem. Calcaire.* Walter ayant eu l'opportunité d'ouvrir le corps d'un maniaque qui avait été amaurotique de l'œil gauche, observa une concrétion calculeuse de figure ronde et aplatie, du diamètre de deux lignes, qui avait pris naissance dans la substance du nerf optique du même côté, et à quelques lignes de la fente orbitaire. Wardrop, qui rapporte cette observation, ajoute un fait analogue. (Wardrop, *Morbid anatomy of the human eye*, vol. II, p. 158.)

25ᵉ *Fait. Blessures du nerf optique.* Dans quelques circonstances très rares, le nerf optique peut être blessé, et l'amaurose suivre la blessure. Voici une observation de ce cas, rapportée et adoptée par Quenay (Quenay, sur les plaies du cerveau. Dans les Mémoires de l'Académie de chirurg., t. II, édit in-12). Cette observation appartient à *Valeriola, lib.* 4, *obs.* 10. Un soldat reçut un coup d'arme à feu à la tête; la balle lui traversa la tête en allant de la tempe gauche à la tempe droite. Cet individu guérit de sa blessure ; mais il resta *aveugle et sourd.*

Il est vrai que, dans ce cas, les nerfs optiques de même que les acoustiques pourraient ne pas être lésés immédiatement par la balle; mais qu'importe : soit que ces nerfs aient été atteints immédiatement, soit qu'ils n'aient éprouvé qu'une simple commotion, soit enfin qu'ils n'aient été lésés que par l'inflammation consécutive, le fait ne mérite pas moins d'être noté ici. Je dois ajouter que j'ai vu à l'hôpital de la Charité une femme qui, dans les derniers troubles de juin 1832, avait essuyé une blessure pareille à celle de l'observation précédente; la balle lui avait traversé la tête d'une tempe à l'autre, et cependant cette femme est guérie, sans éprouver aucun dérangement du côté de la vue ni de l'ouïe; ce qui me fait présumer que dans le cas de Valeriola, les nerfs optiques ont dû être immédiatement lésés par la balle. (Le nerf optique peut être aussi blessé du côté de l'orbite, par un instrument pointu qui entrerait entre le plan latéral externe de cette cavité et le globe ; mais ce n'est pas ici l'endroit de parler de cette espèce de lésion.)

Venons maintenant aux désordres qui atteignent le nerf optique à travers une masse plus ou moins considérable de substance encéphalique et que nous avons appelés *lésions médiates.*

Des abcès enkystés et chroniques, des collections aqueuses, des tumeurs fongueuses de la masse cérébrale ou de ses enveloppes , des exostoses de la base du crâne ou des autres parois internes de la boîte cranienne, etc. : telles sont les lésions qui ont été reconnues , dans beaucoup d'amauroses , comme la cause efficiente de la cécité. Dans toutes ces causes , l'amaurose ou la cécité amaurotique est , comme nous l'avons déjà insinué, le résultat de la compression des nerfs optiques. Les livres de médecine et de chirurgie sont remplis d'histoires de ces sortes de désordres : quelques exemples suffiront.

26° *Fait. Tumeur fongueuse de la dure-mère qui comprimait le nerf optique.* Un soldat portait une petite loupe au sourcil du côté droit. Le malade perdit graduellement la faculté de voir de l'œil du même côté. Il devint sourd aussi de l'oreille correspondante. Un chirurgien, croyant avoir affaire à une loupe ordinaire, entreprit l'enlèvement de cette tumeur. L'incision cruciforme qu'il pratiqua lui fit découvrir qu'une masse de chairs fongueuses et blanchâtres qui rentraient facilement dans le crâne à l'aide de la pression, formait le contenu de cette prétendue loupe. Profond assoupissement léthargique; convulsions ; mort au cinquième jour de l'opération. La nécropsie fit reconnaître que la petite tumeur n'était qee le prolongement d'une grosse végétation fongueuse de la dure-mère , dont la présence dans le crâne avait occasionné l'amaurose et la surdité. (Louis, Tumeurs fougueuses de la dure-mère , obs. 8, t. XVIII, p. 33 des Mémoires de l'Académie.)

27° *Fait. Idem.* Le fait suivant mérite d'être placé à côté du précédent. Il est rapporté par l'auteur que nous venons de citer. Un homme était amaurotique et sourd des deux côtés. Il souffrait des douleurs continuelles à la tête. Il finit par succomber. L'autopsie apprit que l'amaurose et la surdité étaient produites par plusieurs petites tumeurs de la dure-mère qui tapisse la base du crâne. Ces tumeurs comprimaient de bas en haut les nerfs optiques et acoustiques.

28° *Fait. Hydrocéphale et tumeur fongueuse comprimant les nerfs optiques.* En 1829, un garçon âgé de dix ans fut reçu à l'Hôtel-Dieu de Paris pour être traité d'une amaurose complète des deux côtés. Il fut couché dans une des salles de M. Dupuytren. Nous avons examiné nous-même ce malade : ses yeux ne montraient pas la moindre altération, si l'on excepte l'immobilité et la dilatation de la pupille ; mais sa tête avait un développement qui était plus du double qu'à l'ordinaire. La région frontale offrait une tumeur de la grosseur du poing , qui sortait par la diduction des os de la fontanelle antérieure. Cette tumeur était rénitente, élastique et presque indolente au toucher : la peau qui la couvrait était saine. On ne pouvait pas méconnaître à ces apparences une tumeur fongueuse de la dure-mère, compliquée d'hydrocéphale dont l'amaurose n'était qu'un simple symptôme. Les facultés intellectuelles de cet enfant avaient pris un développement prématuré, comme on pouvait s'en apercevoir aux réponses railleuses et sensément satiriques qu'il faisait aux questions qu'on lui adressait.

Enfin, des tumeurs anévrysmales des artères du cerveau peuvent aussi, par leur présence, être cause d'amaurose. Hodgson, qui rapporte deux cas de cette espèce, ne parle pas de l'état de la vue de ces malades; mais il est vraisemblable que, quand même la petite tumeur sanguine ne se romprait pas pour produire une apoplexie foudroyante, comme dans le second cas de cet auteur, sa présence seule devrait suffire pour occasionner des symptômes amaurotiques, si son action s'étendait jusqu'aux nerfs optiques. (Hodgson's *diseases of thevecins and arteries*, p. 133, plat. 7, fig. 2.) L'observation suivante vient à l'appui de cette assertion.

29e *Fait. Tumeur de l'artère basilaire du crâne.* Un homme, âgé de trente-six ans, était attaqué d'hémiplégie au côté droit du corps, avec distorsion du globe de l'œil gauche et *éblouissement* de ce côté. Ces symptômes empirant de jour en jour, le malade succomba. A l'ouverture, on trouva une petite tumeur du volume d'une noisette sur le tubercule annulaire du côté gauche du cerveau. Cette tumeur s'étendait jusqu'au corps pyramidal du même côté, et était étroitement unie à l'artère basilaire, à un pouce environ de l'endroit où les deux artères vertébrales s'unissent ensemble pour former la basilaire. Les parois de cette artère parurent tellement amincies, que le plus léger attouchement avec le bout d'un stylet boutonné a suffi pour pénétrer de la cavité de la tumeur dans celle de l'artère. Cette tumeur fut jugée de nature scrofuleuse; elle constituait, par conséquent, ce qu'on appelle *un tubercule des parois d'une artère.* (Medico-Chirurgical Transactions, vol. I, p. 183.)

Il est important de dire enfin que les dilatations véritablement anévrysmales des artères encéphaliques peuvent quelquefois atteindre l'artère ophthalmique, et produire par là l'amaurose, sans qu'aucune tumeur extérieure soit apercevable. En voici un exemple.

30e *Fait. Anévrysme de l'artère ophthalmique.* J'ai vu un cas d'anévrysme vrai de l'artère ophthalmique des deux côtés, dont la terminaison a été fatale.

Les symptômes étaient semblables aux cas rapportés par MM. Travers et Dalrymple, mais aucune tumeur n'était apercevable au dehors; l'œil seulement avait graduellement fait procidence, au point d'être hors de l'orbite, mais la vision était peu endommagée.

Le bruit sifflant (frémissement) dans la tête pouvait être distinctement entendu, et il fut attribué à l'existence de quelque anévrysme.

A l'ouverture du corps, on trouva un anévrysme de l'artère ophthalmique de chaque côté, d'environ le volume d'une grosse noix.

La veine ophthalmique cérébrale était amplement élargie; elle était aussi obstruée près de l'endroit où elle passe par le trou orbital supérieur. Ce double résultat dépendait de la grande augmentation de volume que les muscles droits avaient acquise, et de leur dureté presque cartilagineuse ; ce qui avait été aussi caché dans la procidence de l'œil, que la dilatation des vaisseaux dont nous avons parlé.

La maladie existant des deux côtés, aucune opération sur la carotide n'a pu être tentée : le malade d'ailleurs était décidé à ne pas s'y soumettre. (Guthrce's *Lectures on the operative surgery, of the eye*, p. 158, *London*, 1823.)

M. de Græffe avait déjà rencontré un cas analogue, cité par Langebeck. « *In femina inter photophobiam et pulsationis in orbita sensum occæcata, arteriam centralem in canale nervi optici ad culmi straminis ambitum distentam, et retinæ angiectasin observavit.* » Schmiedler et Scultet avaient aussi vu un fait de même espèce.

**B.** *Second groupe de faits. Lésions existantes dans la cavité orbitaire.* Les amauroses dans lesquelles le siége de la lésion réside dans la cavité orbitaire sont le plus souvent produites par un mécanisme analogue à celui de certaines amauroses dans lesquelles la lésion existe dans la cavité du crâne; savoir, par la simple pression que le nerf optique éprouve de la présence de ces altérations. Il y a cependant cette différence essentielle à faire entre les deux espèces de lésions que nous venons de nommer : les premières étant inaccessibles à nos moyens chirurgicaux, sont presque toujours au-dessus des ressources de l'art ; tandis que les secondes sont, dans bien des cas, susceptibles de guérison.

Les exostoses des parois de l'orbite ou des os qui avoisinent cette cavité ; les fongus, ou les polypes du sinus maxillaire, des fosses nasales ou de la base du crâne; le boursoufflement squirrheux du tissu cellulo-graisseux qui remplit naturellement le derrière du globe de l'œil; les tumeurs enkystées, cancéreuses ou autres de la même cavité; l'anévrysme dit par *anastomose* de cette partie; certaines maladies de la glande lacrymale, telles que la dégénérescence squirrheuse, les hydatides de cet organe, etc. : telles sont les altérations morbides qu'on a trouvées dans la cavité orbitaire, pour certains cas d'amaurose.

Ces tumeurs de l'orbite peuvent, ainsi que nous l'avons dit, avoir leur origine dans cette cavité même, ou bien provenir d'une des cavités qui l'avoisinent. Dans le premier cas, elles produisent l'amaurose, en expulsant le globe de l'œil de sa place naturelle (exophthalmie), et en tiraillant et comprimant à la fois le nerf optique. Dans le second, la cécité amaurotique peut être produite de la manière que nous avons expliquée précédemment.

Il est à observer néanmoins que l'amaurose qui suit l'exophthalmie n'est pas toujours complète; car le nerf optique affectant dans l'orbite une direction flexueuse, à mesure que le globe de l'œil est expulsé, ce nerf déploie ses courbes tortueuses, s'allonge et se prête ainsi, jusqu'à un certain point, à l'action de la force expultrice, sans perdre totalement ses propriétés naturelles. Mais lorsque cette exophthalmie est très-outrée , ou bien qu'elle se trouve accompagnée de la compression du nerf, la cécité absolue est inévitable.

Dans toutes les lésions que nous venons d'énoncer , l'amaurose n'est, comme on le conçoit, qu'un simple et léger accident de ces maladies. Etant bien autrement graves pour la vie du malade que la cécité , leur histoire spéciale serait tout-à-fait hors de place dans ce travail. Aussi nous bornerons-nous à la relation de quelques observations.

31e *Fait. Dégénérescence squirrheuse du tissu cellulo-graisseux de l'orbite.* En décembre 1831, un homme, âgé de trente-six ans, sculpteur, d'assez bonne constitution, est entré à l'hôpital de la Charité, pour se faire traiter d'une exophthalmie amaurotique du côté gauche. Cet œil, sortant d'un demi-pouce du rebord orbitaire, avait complètement perdu la faculté visuelle, sans que cependant sa forme ni son lustre naturels eussent été de beaucoup altérés. Le mal avait commencé depuis deux ans, mais la vue n'était totalement éteinte que depuis deux mois. Le malade voyait très-bien de l'autre œil.

M. Roux jugea l'extirpation de l'œil indispensable. Il pratiqua l'opération en présence de M. Boyer et d'un grand nombre d'élèves.

L'enlèvement de toute la partie malade fit connaître que le mal ne consistait principalement que dans un *boursoufflement squirrheux* du tissu cellulo-graisseux de la cavité orbitaire. De toutes les parties de cet œil, il n'y eut que la sclérotique et l'humeur vitrée qui nous parurent dans un état maladif; la première étant plus épaisse et plus dure que dans l'état naturel, la seconde plus liquide et en plus grande quantité qu'à l'ordinaire. Le nerf optique n'avait été privé de ses fonctions que par la compression qu'il éprouvait dans l'orbite.

32e *Fait. Tumeur mélanique de l'orbite.* Dans un autre cas dont les apparences étaient analogues , nous n'avons trouvé qu'une masse de nature *mélanique* qui remplissait l'orbite et qui avait occasioné la perte de la vue. Cette tumeur, très-rare par sa nature, avait eu son origine dans l'orbite même. M. Roux a cru ce cas assez intéressant pour envoyer la pièce pathologique à M. Cruveilhier et la faire dessiner dans l'ouvrage d'anatomie morbide de ce professeur.

33e *Fait. Idem. Sanguine.* J'ai vu deux fois Dupuytren, à l'Hôtel-Dieu, extirper le globe de l'œil par un véritable anévrysme du tissu vasculaire de l'orbite. Dans un de ces cas, l'amaurose n'était pas encore complète.

34e *Fait.* Dans son excellent travail *sur les maladies graves de l'œil,* Louis nous apprend qu'un homme, âgé de quarante ans, avait l'œil gauche qui lui pendait sur la joue, ayant perdu la faculté de voir par suite d'un fongus du sinus maxillaire qui avait détruit la lame osseuse du plancher de l'orbite et franchi cette cavité. (Mém. de l'Acad. de chirug.)

J'ai aussi vu un cas à peu près pareil.

*Troisième groupe de faits. Lésions existantes dans le globe de l'œil.* Les amauroses, dont le siége de la lésion existe dans le globe de l'œil,

sont les plus fréquentes. Tantôt c'est la rétine seulement qui est affectée, les autres parties de l'organe étant dans un état presque naturel; tantôt ce sont les humeurs de l'œil qui se trouvent principalement attaquées de l'altération morbide; tantôt enfin la lésion
réside tout à la fois dans les membranes internes et dans les humeurs
de l'organe visuel.

Des faits que nous allons exposer, il résulte que la rétine peut être
lésée de six modes différens, sans que le résultat ordinaire de ces lésions soit autre que la *cécité amaurotique*. Ces six espèces d'altérations
de la rétine sont : 1° le *déplacement;* 2° l'*hypertrophie ;* 3° l'*atrophie;*
4° la *commotion;* 5° la *blessure immédiate;* 6° enfin l'*ossification* ( la dégénérescence *lardacée* de la rétine, se rattachant à l'histoire du cancer
médullaire de l'œil , ne doit pas faire partie de ce travail).

La plupart de ces six modes de lésions reconnaissent pour élément
principal ou pour cause immédiate l'*inflammation*.

35ᵉ *Fait. Déplacement de la rétine.* Une femme, âgée de quarante ans,
avait depuis plusieurs années perdu la faculté visuelle d'un côté,
sans que la transparence ni la forme des membranes et des humeurs
de cet œil eussent en rien dévié de leur état naturel. Cette amaurose avait succédé à une violente ophthalmie. La femme ne s'était
plaint, durant le reste de sa vie, que d'un continuel mal de tête.
Elle mourut d'une maladie aiguë dans l'hôpital de Pavie. Le professeur Scarpa, qui disséqua l'œil amaurotique, trouva que la sclérotique s'était épanouie dans l'hémisphère postérieur, formant une
tumeur du volume d'une petite noix, au côté externe du nerf optique. La partie postérieure et centrale de la rétine se prolongeait
dans cette cavité anormale de la sclérotique sans présenter aucune
altération de structure. Scarpa attribue au simple déplacement de la
rétine, l'amaurose de cette femme. Le même auteur cite un second
cas pareil à celui-ci, qui lui a été fourni par M. Monteggia.

La rétine peut être déplacée d'une manière inverse à la précédente, par une collection d'humeur derrière cette membrane qui la
pousse d'arrière en avant. Pour bien comprendre cette espèce de
déplacement, il faut se rappeler qu'il existe entre la choroïde et la
rétine, de même qu'entre la sclérotique et la choroïde, une véritable
cavité séreuse qui est, par conséquent, sujette aux mêmes lois que les
autres cavités analogues, telles que celles du péricarde, des plèvres
du péritoine, etc. En un mot, il faut se rappeler que la choroïde
forme une double cavité séreuse, l'une en devant, et l'autre derrière
elle. Or, les mêmes causes qui produisent des collections aqueuses
dans les cavités du ventre, de la poitrine, etc., peuvent également
produire l'hydropisie d'une de ces mêmes cavités ou de toutes les
deux à la fois, et déplacer la rétine d'arrière en avant. Telle est l'espèce de désordre qu'on a rencontré dans les cas d'amaurose qui
suivent.

36ᵉ *Fait. Idem.* Une dame, âgée de quarante-cinq ans, s'aperçut
que la vue de son œil gauche s'éclipsait graduellement, sans qu'elle

pût attribuer cet effet à autres causes appréciables qu'à la cessation d'un écoulement ancien d'humeur qu'elle avait à une jambe, et à un refroidissement subit, son corps étant en sueur. Cet obscurcissement allait en augmentant, lorsque la femme fut tout-à-coup saisie de violentes douleurs à la tête, perte de la parole et convulsions générales. Ces symptômes furent suivis d'une mort presque subite. L'ouverture du corps n'a point été faite; mais le docteur Ware, qui avait soigné cette malade, obtint la permission d'extirper l'œil malade du cadavre : cet œil fut disséqué publiquement. Ware reconnut l'existence d'une quantité considérable de liquide jaune et coulant comme de l'eau, entre la choroïde et la rétine. Cette dernière membrane ayant été poussée par le liquide, fut trouvée hors de sa place naturelle ; elle avait acquis la figure d'un cône, dont le sommet était à l'entrée du nerf optique, et la base sur le cristallin. L'humeur vitrée avait disparu en bonne partie par la pression qu'elle avait pu éprouver. (Ware, *Surgical observations*, vol. I , p. 511 , seconde édition , London, 1805.)

37e *Fait. Idem. Opération, guérison.* Frappé de ressemblance des symptômes que la malade de l'observation précédente avait présentés (savoir : le sentiment de pesanteur et de tension de l'œil, l'obscurcissement graduel de la vue et de la sensation douloureuse à la tête), avec ceux qu'éprouvait actuellement une autre dame, Ware présuma avoir affaire à une maladie pareille. Ici le mal n'était que dans son début, puisque cette malade n'avait commencé à souffrir que depuis quinze jours. Aussi, ce chirurgien proposa-t-il de pratiquer une simple ponction à l'œil affecté.

Il introduisit dans l'œil une aiguille à cataracte, dont la pointe était en forme de lance. La pointe de cette aiguille fut enfoncée dans la sclérotique, un peu en arrière de l'endroit où on la plonge ordinairement pour déprimer la cataracte. A peine cette aiguille eut-elle percé la sclérotique, que l'opérateur s'aperçut, à l'espèce de sensation du vide que sa main éprouva, que l'instrument avait pénétré dans une cavité. Aussitôt après, sans que l'aiguille fût retirée, il s'écoula entre cet instrument et le trou qu'il avait fait un liquide jaunâtre, en assez grande quantité pour mouiller un mouchoir ordinaire de poche. La tension de l'œil et les douleurs de tête se dissipèrent sur-le-champ comme par enchantement. L'auteur de cette observation ajoute que, dix minutes après l'opération, la malade goûta pour la première fois les douceurs du sommeil, dont elle était privée depuis quinze jours, et qu'à son réveil elle se trouva parfaitement guérie et de ses souffrances et de son amaurose.

Cette observation, Ware la publia sous le titre de : *Cas particulier de goutte sereine, guéri à l'aide d'une opération.*

38e *Fait. Idem.* Zinn, qui avait déjà eu l'occasion d'observer lui-même un cas de cette nature, cite d'après Verlé un autre fait analogue, qu'il intitule *hydropisie entre la choroïde et la rétine.* « *Num simile quid vidit* Verlé *qui etiam inter retinam et choroïdem humorem aqueum ponere videtur , ubi puncta choroïde, vel prope nervum opticum humorem aqueum emanere scribit.* » (*Anat. hum. ocul.*, p. 30.)

39<sup>e</sup> *Fait. Idem.* Dans sa séance publique pour l'année 1830, la Société anatomique de Paris, en rendant compte par l'organe de son secrétaire des travaux de l'année qui venait de s'écouler, fit mention d'une observation analogue aux précédentes. Il s'agit également de la dissection d'un œil amaurotique qui montra une collection d'humeur entre la choroïde et la rétine comme cause immédiate de cécité.

40<sup>e</sup> *Fait. Idem.* Wardrop nous a transmis l'histoire de plusieurs cas de cette espèce de lésion, et il dit que, dans un cas surtout, la rétine était tellement poussée en avant par la collection d'humeur existante derrière elle, que cette membrane paraissait dans le fond de l'œil comme un disque tout blanc; phénomène qui dépendait de la transparence de la rétine qui laissait entrevoir l'humeur derrière elle, de sorte qu'un chirurgien, trompé par les apparences, prit le mal pour une cataracte, et introduisit l'aiguille dans l'œil pour en opérer la dépression. (Wardrop, *Morb. anat. of the hum. eye*, t. XI, p. 7.)

Il est cependant utile de faire remarquer, qu'outre les symptômes qu'on a pu observer dans les cas ci-dessus, il existe dans cette espèce d'amaurose un *épanouissement* de la portion de la sclérotique qui forme le blanc de l'œil, et qui est plus ou moins rénitent au toucher. Cet épanouissement est produit par l'humeur accidentelle qui distend la rétine d'un côté et la sclérotique de l'autre.

Si l'on veut maintenant rapprocher le cas d'hydropisie du nerf optique de ceux d'hydropisie de la choroïde que nous venons d'exposer, quelle analogie ne trouve-t-on pas dans ces deux espèces de lésions pathologiques?

L'observation qui suit nous paraît intéressante, sous le rapport de sa rareté.

41<sup>e</sup> *Fait. Idem. Par hydatides entre la rétine et la choroïde.* En disséquant un œil qui avait été attaqué d'amaurose, Portal trouva plusieurs hydatides entre la choroïde et la rétine, qui étaient la cause immédiate de la cécité. Ce cas est, ainsi que nous l'avons dit, peut-être unique dans les fastes de la médecine (Anatomie médicale).

Les amauroses qui accompagnent les staphylômes de la sclérotique, et celles qui suivent les blessures pénétrantes de cette membrane avec procidence de quelques parties internes de l'œil, doivent se rapporter au même genre de lésion, c'est-à-dire au déplacement que la rétine subit par l'effet de ces mêmes maladies. Mais passons à une autre espèce de lésion.

42<sup>e</sup> *Fait. Hypertrophie de la rétine.* En parlant de l'hypertrophie du nerf optique , nous avons déjà fait mention d'une observation qui nous est propre, onzième fait. C'est ici l'endroit de revenir sur cette observation.

La rétine de l'œil de cet homme était tellement épaissie et rouge, qu'elle imitait parfaitement un morceau de vieux écarlate. Ayant regardé à la loupe la surface antérieure de cette membrane, je pus y distinguer une grande quantité de vaisseaux dilatés et gorgés de sang. La choroïde participait aussi à la même altération. Le corps vitré était aussi singulièrement affecté; ayant suspendu ce corps à la pointe d'un porte-mèche, il offrit toutes les apparences d'un morceau de gelée de groseille; la hyaloïde était devenue aussi épaisse et rouge par le travail inflammatoire.

43e *Fait. Idem.* Un enfant, âgé de deux ans et demi, fils d'un colonel, est mort à Paris d'une *tabes mesenterica*, compliquée d'une *encéphalite lente*, dont on avait méconnu les symptômes durant la vie. Mon ami et confrère, M. le docteur Bertin, m'ayant invité pour être présent à l'autopsie du cadavre, je m'y trouvai en compagnie des autres médecins qui avaient soigné le petit malade. Outre l'obstruction des glandes du mésentère, nous reconnûmes les restes d'une phlogose chronique de l'hémisphère gauche du cerveau et une *hypertrophie* des plus caractérisées de la rétine de l'œil du même côté. Je conserve encore chez moi les membranes de l'œil en question, où l'on peut distinguer très bien le boursoufflement préternaturel de cette membrane. L'autre œil n'offrit rien de semblable. Je ne doute point que si cet enfant eût échappé à la maladie, il serait resté amaurotique de l'œil indiqué.

44e *Fait. Idem.* Michaëlis ayant disséqué un œil glaucomateux, rencontra la tache jaune de la rétine dans un état de boursoufflement très prononcé, et sa couleur était devenue manifestement noire. (Wardrop.)

45e *Fait. Idem.* Wardrop qui rapporte le cas de Michaëlis, fait mention d'un œil amauronque sur lequel il trouva la rétine toute couverte et pénétrée d'albumine, ce qui donnait à cette membrane une épaisseur remarquable et une couleur blafarde. (*Ibid.*, p. 153.)

A côté des observations que nous venons de rapporter sur l'hypertrophie de la rétine, nous ne devons pas omettre une remarque pratique de deux médecins de l'Allemagne qui s'occupent spécialement de la pathologie oculaire. Beer et Weller attestent que dans le grand nombre de dissections d'yeux attaqués de myodepsie, qu'ils ont eu l'occasion de faire, ils ont constamment reconnu que les vaisseaux coronaires de la rétine étaient gorgés de sang et dans un état de dilatation variqueuse, ce qui, suivant ces praticiens, constitue un commencement d'hypertrophie de la membrane sensitive de l'œil. (Weller, *Icones ophthalmalogicæ circa morbos oculi humani*, un vol. in-4°.) Nous avons rapporté précédemment un exemple remarquable de ce cas d'après Langebeck.

La rétine a été trouvée *atrophiée* dans beaucoup de cas d'amaurose. Cette *atrophie* consiste tantôt dans un amincissement extrême ou une sécheresse anormale de la rétine, tantôt dans la résorption d'une partie ou de la totalité de sa substance. C'est aussi par l'atrophie que l'ossification de cette membrane commence ordinairement.

46e *Fait. Atrophie de la rétine.* Sur un œil amaurotique que

M. Magendie eut occasion de disséquer, on trouva la rétine rapetis-
sée de manière qu'elle ne formait qu'un tubercule blanc dans le fond
de l'œil imitant, en quelque sorte, une petite production fibreuse.
(Dictionnaire des sciences médicales, art. Rétine.)

47ᵉ *Fait. Idem.* Dans une autre circonstance, on a constaté par la
dissection que la partie médullaire de la rétine avait complètement
disparu, de sorte qu'il ne restait à la place de cette membrane que le
tissu vasculo-cellulaire qui forme sa couche postérieure et qui, dans
l'état naturel, sert d'appui à la couche purement nerveuse. Cette
observation a été faite sur un œil qui était amaurotique depuis long-
temps; elle se trouve consignée dans l'ouvrage indiqué de Wardrop,
t. II, p. 154.

48ᵉ *Fait. Idem.* Un cas fort intéressant d'atrophie de la rétine, est celui
qui nous a été conservé par le célèbre Scarpa. Un enfant, âgé de trois
ans et demi, est mort dans le marasme. Comme un de ses yeux était
amaurotique et était en même temps plus bombé que dans l'é-
tat naturel, Scarpa a voulu le soumettre à son examen anatomique.
Le corps vitré manquait entièrement, mais il était remplacé par une
eau roussâtre. La hyaloïde était convertie en une substance moitié spongieuse et moitié lipomateuse. Dans l'endroit de l'humeur vitrée on a vu un corps roulé en forme de cylindre, de la longueuse de
deux lignes et demie, placé dans le sens du diamètre antéro-postérieur; il s'étendait de l'entrée du nerf optique à la capsule postérieure
du cristallin. Ce petit corps cylindrique était formé par la choroïde
et la rétine roulées ensemble; mais la rétine était tellement amincie,
désorganisée, atrophiée, qu'elle formait à peine un léger enduit blanchâtre sur la choroïde qu'elle ne recouvrait que par intervalles.

Les observations d'*endurcissement osseux* de la rétine sont plus fréquentes que celles des autres espèces d'altérations dont cette membrane est susceptible. Une fois qu'un de nos organes membraneux
cesse d'exercer ses fonctions naturelles, et que l'atrophie s'empare de
son tissu, le changement le plus ordinaire qu'il subit à la longue
est la conversion de sa substance membraneuse en matière osseuse.

49ᵉ *Fait. Ossification de la rétine.* Le 4 décembre 1831, j'ai disséqué
à l'hôpital de la Charité, en présence de MM. Boyer et Roux, l'œil
droit d'un homme âgé de quarante-huit ans, qui venait de mourir,
dans le même hôpital, d'une abondante suppuration de l'articulation
huméro-cubitale, et nous avons reconnu la rétine de cet œil parfaitement ossifiée. Cette substance était blanche, dure, stridente
sous le bistouri et ayant la forme d'une petite coque. Je conserve encore chez moi cette petite *soucoupe* osseuse formée par la rétine. Le
nerf optique, ni la choroïde, ni l'iris n'avaient rien perdu de leur
état naturel; mais le corps vitré et le cristallin étaient disparus en
grande partie. Cet homme avait depuis très-long-temps perdu la faculté de voir de cet œil, mais il avait été clairvoyant de l'autre.

Morgagni, Haller, Scarpa, Hilden, Zinn et beaucoup d'autres, rapportent des cas analogues. Occupons-nous en attendant des deux derniers modes de lésions de la rétine, *commotion* et *blessures*, considérés comme causes d'amauroses.

Un instrument contondant qui frappe avec violence la région oculaire, ou quelqu'une des régions voisines de l'œil, comme la tempe, le front, la joue, etc., peut, sans produire aucune lésion apparente de ces parties, déterminer la paralysie de la rétine par le simple ébranlement que le coup peut imprimer à l'organe visuel. Voici de quelle manière je conçois l'espèce d'événement dont je parle. Un corps contondant quelconque, comme un coup de poing, de pierre, de canne, une balle, etc., frappe la région temporale, par exemple. Le coup n'est pas assez violent, je suppose, pour produire une fracture, ni une plaie contuse; il peut l'être assez cependant pour occasionner une commotion de l'organe de la vision : or, cette commotion peut être cause d'amaurose, soit par le détachement et la déchirure de la rétine qu'elle peut entraîner, soit par la confusion des humeurs de l'œil qui en résulte, soit enfin par le simple ébranlement que les molécules intégrantes de la rétine et du nerf optique peuvent éprouver par l'effet du coup même. Voici des faits à l'appui de cette assertion.

50<sup>e</sup> *Fait. Commotion de la rétine.* Un chef de brigade reçut un coup de balle qui lui effleura le côté externe de l'orbite, produisit, sans entamer la peau, une si forte commotion à l'œil de ce côté, que sa membrane nerveuse en perdit le sentiment, et il fut tout à coup privé de la lumière. (Larrey, Relation historique et chirurgicale de l'armée d'Orient, en Egypte et en Syrie, p. 37.)

51<sup>e</sup> *Fait. Idem.* Un capitaine d'artillerie fut frappé à peine d'une balle au côté droit de la tête. Il n'eut aucune plaie par l'effet de ce coup, mais il perdit sur-le-champ et irrévocablement la vue de l'œil du même côté par la concussion de la rétine (Travers).

52<sup>e</sup> *Fait. Idem.* Ce n'est pas toujours l'œil du même côté où le coup porte qui éprouve la commotion, le contre-coup retentit quelquefois sur l'œil du côté opposé. Un homme dont l'œil gauche était cataracté, le droit étant sain, reçut un coup de poing à la tempe gauche. Dès ce moment, il perdit totalement la vue de l'œil droit qui était sain; mais, chose remarquable, le cristallin opaque de l'œil cataracté ayant été brisé par l'effet du retentissement du même coup, la résorption de la cataracte a eu lieu, et l'homme a recouvré spontanément la vue de cet œil. (Travers, *Ibid.* Richter parle d'un cas pareil.)

53<sup>e</sup> *Fait. Idem.* Nous avons observé nous-même un cas de ce genre. Il y a quatre ans environ, un enfant, âgé d'une dizaine d'années, fut présenté à la consultation à l'Hôtel-Dieu de Paris, pour une amaurose complète. Cet accident lui était arrivé à la suite d'un coup de baguette au front, qu'il avait reçu d'un de ses camarades de pension. Le coup n'avait produit aucune plaie, mais la vue était perdue sans ressource.

54<sup>e</sup> *Fait. Idem.* C'est ainsi aussi qu'en 1652, dans une guerre civile de Paris (lorsque le glorieux Turenne se battait au faubourg Saint-Antoine contre le grand Condé, pour ramener aux Tuileries la cour de Louis XIV, avec la régente Anne d'Autriche et le cardinal Mazarin, déjà expulsés par le peuple parisien), le célèbre duc de la Rochefoucauld, qui se battait du parti du peuple, devint amaurotique à la suite d'un coup contondant à la région frontale qui produisit l'ébranlement de la rétine sans aucune lésion apparente des parties molles. Ce fut alors que M. de la Rochefoucauld composa pour madame de Longueville ce fameux distique :

> « Pour mériter son cœur qu'enfin je connais mieux,
> « J'ai fait la guerre aux rois, j'en ai perdu les yeux. »

(Voltaire, siècle de Louis XIV, t. 1, p.65

Venons aux blessures immédiates de la rétine. Des instrumens piquans, tranchans, contondans comme le petit plomb, peuvent blesser immédiatement la membrane sensitive de l'œil, et produire l'amaurose. Un corps très pointu peut aussi entrer dans l'orbite latéralement, atteindre le nerf optique sans toucher au globe de l'œil, et produire ainsi l'amaurose.

55<sup>e</sup> *Fait. Blessure immédiate de la rétine.* M. Boyer raconte que l'un des généraux français qui s'est acquis le plus de gloire, perdit totalement la vue d'un œil à la suite d'un grain de plomb lancé par une arme à feu qui, l'ayant frappé sur l'albuginée, avait pénétré dans le globe oculaire. Dans ce fait, la lésion directe de la rétine n'est pas douteuse.

56<sup>e</sup> *Fait. Idem.* Un garçon cordonnier reçoit d'un de ses camarades un coup d'alène, pénétrant dans l'œil gauche. Je suis appelé. Je trouve un lambeau de la choroïde qui fait procidence du côté externe de la sclérotique, à quelques lignes de la circonférence du bord de la cornée. La vue est perdue sans ressource. L'œil conserva toujours sa forme et sa transparence naturelles. Si l'on se rappelle les limites antérieures de la rétine, on ne dira pas que ce coup d'alène n'avait pas atteint directement cette membrane.

57<sup>e</sup> *Fait. Idem.* Deux enfans jouent ensemble ; l'un se renferme dans une chambre et laisse l'autre à la porte : celui-ci piqué d'amour-propre prend un instrument pointu, et voyant que son frère le regarde par un petit trou qui était à la porte, le lui enfonce dans l'œil. L'enfant blessé perd pour toujours la vue de ce côté (Gendron).

58<sup>e</sup> *Fait. Idem.* L'observation suivante peut être aussi rapportée à une des lésions de la rétine dont nous parlons. Elle appartient à Beer de Vienne. Un homme qui avait toujours joui d'une excellente vue était, depuis peu, devenu tout-à-fait aveugle par l'événement que voici : Un jour, se trouvant dans une société d'amis, quelqu'un entra sans qu'il s'en aperçût, et courut lui couvrir les yeux de ses deux mains, lui disant de deviner qui c'était. Soit qu'il ne pût ou qu'il ne voulût point dire le nom de la personne, il se débattit pour

24.

se débarrasser de ses mains, et plus il faisait d'efforts, plus fortement l'autre appuyait ses mains sur les yeux ; tellement que lorsque ce malheureux voulut les ouvrir, il se trouva et demeura aveugle. (Des moyens de se conserver la vue ; brochure in-8.)

Dans d'autres cas d'amaurose subite , on n'a trouvé que du sang épanché dans la rétine et le corps vitré; dans d'autres , de simples ecchymoses dans la substance de la rétine : c'est ce que quelques auteurs ont décrit sous le nom d'apoplexie rétinienne. J'ai moi-même rencontré un cas de cette espèce que je rapporterai plus loin.

M. Langebeck a consacré un paragraphe de sa dissertation au ramollissement de la rétine ( *malacia retinæ* , *amphilestrodomalacia*), espèce de terminaison de l'amaurose chronique, et qui constitue une nouvelle condition pathologique de l'amaurose. Dans cette altération la rétine est convertie en une sorte de mucus ou de mucilage presque inorganique : on pourrait la comparer au ramollissement cérébral.

Une conséquence générale qui nous paraît découler des faits qu'on vient de lire est celle-ci. La rétine n'est jamais lésée organiquement toute seule; et si elle l'est quelquefois en origine cet état ne dure pas long-temps ; car les autres membranes et les humeurs de l'œil ne tardent pas à s'affecter. En effet, dans tous les cas qu'on vient de passer en revue, et dans un grand nombre d'autres analogues, le corps vitré, le cristallin , la choroïde , la hyaloïde , le corps ciliaire , l'iris, etc., étaient plus ou moins altérés dans leur texture, suivant le degré et l'ancienneté de la maladie principale. Si nous ne craignions pas de trop grossir le volume de ce mémoire, nous entrerions dans des détails spéciaux sur chacune des altérations de ces parties, surtout de celles qui accompagnent l'humeur vitrée, qui n'a été trouvée jamais saine dans tous les cas d'amaurose qui sont venus à ma connaissance.

D. *Quatrième groupe de faits. Lésions dans des parties plus ou moins éloignées de l'œil, qui sympathisent avec cet organe.* J'arrive enfin à la partie la plus importante et la plus difficile. Je dis *la plus importante,* parce que les amauroses que cette famille de causes produit, étant ordinairement incomplètes (du moins pour les premiers temps), c'est sur elles que l'art a le plus de puissance. Je dis aussi *la plus difficile,* parce qu'il faut un esprit sagace et en même temps habitué de longue main à l'investigation de ces causes, et que souvent les praticiens les plus consommés , malgré l'examen le plus judicieux et le plus méthodique, n'ont pu réussir à déterminer le siége primitif du mal ni pendant la vie, ni après la mort des malades.

Ainsi que nous l'avons déjà insinué, une amaurose qui n'est en origine que simplement sympathique ou symptomatique d'une maladie éloignée de l'œil, peut à la longue devenir idiopathique ou essentielle; c'est-à-dire que, tandis qu'il n'existait d'abord qu'une simple *lésion de fonctions* dans le nerf optique et dans la rétine, les causes continuant à agir sur ces parties finissent par s'identifier , s'amalgamer avec elles, et altérer, ruiner même quelquefois la contexture de cette membrane et des autres parties qui en dépendent. De là la nécessité d'agir le plus tôt possible contre ces espèces de causes avant que le mal ne devienne incurable. On conçoit aussi maintenant la raison pour laquelle certaines cécités amaurotiques, qui étaient guérissables dans leur principe, deviennent par la suite *réfractaires* à tous nos moyens thérapeutiques. Mais ne nous éloignons pas de notre sujet.

On conçoit aisément que les lésions dont nous voulons parler ici sont presque innombrables; car, si l'on voulait indiquer toutes les causes reconnues comme capables de produire les amauroses que nous avons nommées *sympathiques*, il faudrait écrire plusieurs volumes. Nous ne pourrons donc qu'indiquer les causes principales et les plus fréquentes de cette classe d'amauroses.

*Blessures de la région sourcilière.* Nous avons déjà parlé de la commotion et de la déchirure de la rétine que peuvent quelquefois produire les coups portés sur le voisinage de l'œil. Il nous reste à parler maintenant d'un autre mode de lésion de la même membrane dont ces mêmes coups peuvent devenir cause. Ce sont les blessures des nerfs sourciliers ou de quelques filets du rameau frontal de la première branche de la cinquième paire.

Il n'est pas exact de dire, comme on l'a avancé, que toutes les blessures en général qui atteignent quelques filets des nerfs que nous venons de nommer, sont suivies d'amaurose, de convulsions, et d'autres accidens encéphaliques. Quoiqu'il existe quelques faits, nous ferons remarquer néanmoins que cette assertion nous paraît exagérée, car nous pouvons attester avoir vu grand nombre de blessés, au front et aux sourcils où les nerfs sourciliers et frontaux étaient sans doute lésés, et cependant nous n'avons pas observé les accidens qu'on nous fait craindre. Si les convulsions ou les autres symptômes encéphaliques ont suivi ces blessures, ces accidens doivent être plutôt attribués à la commotion que la masse cérébrale a pu éprouver par l'effet du coup, qu'à la lésion des filets nerveux dont nous parlons. (Platner, *De vulneribus supercilii*.)

Il existe cependant des observations qui prouvent incontestablement que la contusion seule de quelques filets des nerfs sourciliers, frontaux ou sous-orbitaires a occasionné la cécité ambliopique d'abord, puis l'amaurose complète. On a même observé que le seul moyen de guérir cette espèce d'amaurose consiste à couper hardiment de bonne heure le tronc principal du même nerf par une incision profonde jusqu'à l'os. Weller dit avoir réussi une fois à guérir ainsi une de ces amauroses. On a même vu l'espèce d'amaurose dont nous parlons, arriver dans deux époques différentes de la blessure: dans l'une, la cécité est arrivée au moment même de la blessure; et c'est lorsqu'il n'y avait eu que simple contusion ou dilacération du nerf, sans plaie des tégumens; dans l'autre, l'éblouissement de la vue a commencé à se manifester au moment de la cicatrisation de la plaie extérieure. Dans le premier cas, l'amaurose a été toujours incomplète; elle s'est dissipée constamment avec le temps à l'aide de quelques secours. Dans le second, on a attribué l'amaurose au ti-raillement que les filets nerveux éprouvaient par une cicatrice vicieuse ; aussi s'est-on hâté à détruire la cicatrice elle-même à l'aide d'incisions profondes; mais le mal a résisté quelquefois à tous les moyens, et la cécité est devenue complète. Voici les faits que je connais à l'appui de ce que viens d'avancer : je traduis du latin ce qui suit :

59e *Fait. Lésions des nerfs sourciliers.* « La femme d'un certain chirurgien de réputation, voulant saisir un coq-d'Inde, fut blessée à un œil (sourcil) par un coup de griffe de cette bête.

Il ne coula que quelques gouttes de sang de la blessure, *et la vue fut perdue sur-le-champ.*

On administra plusieurs remèdes : tout fut inutile. Le troisième jour, la femme réclama mes soins.

J'examine l'œil attentivement pour voir si l'on pouvait découvrir quelque lésion. Ni les parties internes ni les externes ne montrent rien de lésé.

En réfléchissant cependant si quelque partie intérieure n'était pas insensiblement endommagée, d'où la perte de la vue dépendrait, je soupçonnai que l'*anneau modérateur* du nerf optique se trouvant convulsé par la douleur de la blessure, pourrait être la cause de ce mal, en empêchant le cours des esprits vitaux. (On sait que Valsalva admettait un anneau de fibres musculaires qui embrassent le nerf optique dans le fond de l'orbite, et qu'il appelait *muscle modérateur du nerf optique* ; mais les anatomistes modernes ne partagent pas son avis.)

Aussi, me rappelant que le nerf sus-orbitaire passe très-près de l'*anneau modérateur*, et qu'il lui donne plusieurs filets, m'avisai-je de faire une forte friction avec mon pouce sur cette portion de nerf qui sort de l'orbite (au sourcil).

A peine cette forte friction fut-elle faite, que la vision de cet œil est revenue sur-le-champ à l'état normal. » (*Valsalvœ opera.* Dissert. anat, XI, fól. 144. Edit. Morgagniana. Venetiis, 1740.)

Si cette observation ne nous venait pas d'un homme dont le savoir et la bonne foi sont connus de tout le monde, la vérité du fait pourrait être révoquée en doute; mais Morgagni, disciple et ami de Valsalva, a non-seulement prêté foi au récit du fait ci-dessus, mais encore il l'a décoré de ses commentaires apologétiques. Quoi qu'il en soit de l'explication que Valsalva avance sur cette observation, ce qu'il y a d'étonnant, c'est que la malade, qui était déjà complètement aveugle de l'œil blessé, a sur-le-champ recouvré la vue par le simple frottement que l'auteur exerça avec son pouce sur le sourcil correspondant, vers le tiers interne de l'arcade sourcilière où réside la fente et le trou de ce nom qui donne issue au tronc des nerfs susnommés,

Le cas suivant paraît avoir quelque analogie avec celui de Valsalva.

60ᵉ *Fait. Irritation des nerfs sourciliers et frontaux.* Un individu avait des maux de tête violens. On lui appliqua un emplâtre irritant à la partie antérieure de la tête. Dès ce moment, la vue commença à s'éblouir ; il voyait aussi quelquefois les objets doubles. On ôta l'emplâtre, et ces symptômes se dissipèrent, mais le mal de tête persista. L'auteur de cette observation attribue ces phénomènes amaurotiques à l'irritation des nerfs frontaux qui se transmettait aux nerfs optiques par l'action de l'emplâtre. (Briggius, *Nova theoria visionis. Vide de rarioribus quibusdam visionis vitiis, a Petro Kœrberus. Exfordiæ*, 1756.)

61ᵉ *Fait. Contusions des nerfs sous-orbitaires.* Wardrop cite, d'après Beer, un cas d'amaurose par suite d'une plaie contuse à la joue où les nerfs sous-orbitaires avaient été endommagés. (*V*. ouvrage précité, t. II.)

62ᵉ *Fait. Blessure de la portion dure de la septième paire.* Le même auteur rapporte avoir soigné un officier d'une amaurose qui lui était survenue à la suite d'un coup de feu à la joue. Wardrop attribue cette amaurose à la lésion de quelques filets nerveux de la portion dure de la septième paire.

J'ai vu aussi à l'hôpital de la Charité un homme amaurotique par suite d'un coup de biscaïen qu'il avait reçu à la joue dans les combats des trois journées de la révolution de juillet 1830. Cet homme, qui n'était âgé que de trente-six ans, n'avait malheureusement qu'un œil de bon avant de se battre, ayant perdu l'autre dans sa jeunesse. L'œil qui lui restait est devenu complètement amaurotique par les suites de la blessure à la joue, sans avoir cependant rien perdu ni de son brillant ni de sa forme naturels ; de manière que ce malheureux est resté tout-à-fait aveugle. Il était couché dans la salle Saint-Augustin du même hôpital, nº 9 ou 10.

63ᵉ *Fait. Contusion des nerfs sous-orbitaires.* Le célèbre Abernethy, de Londres, raconte qu'étant un jour tombé de cheval, il se fractura les os du nez et se fit une forte contusion à la pommette. Depuis ce moment, la vue de l'œil de ce côté s'éclipsa, et il ne vit pendant long-temps que la moitié de chaque objet qu'il regardait. Ce célèbre chirurgien attribue son hémiopsie à la contusion que les nerfs sous-orbitaire et nasal avaient éprouvée par l'effet de la chute. (*The Lancet*, vol. XI, p. 66.)

C'est enfin à l'irritation des mêmes nerfs que Beer de Vienne attribue certaines amauroses, qu'il assure avoir vues sur certaines femmes qui faisaient un usage habituel de cosmétiques saturnins. Conradi, qui est un auteur accrédité, rapporte qu'un homme est devenu amaurotique à la suite de quelques lotions sur les yeux, que ce médecin lui avait fait faire pour le guérir d'une tache de la cornée ; mais cette amaurose céda promptement à l'usage de quelques vésicatoires volans sur le sourcil et de quelques minoratifs donnés intérieurement. Bartholin, qui est aussi un anatomiste digne de foi, dit avoir soigné un *moine* qui devenait amaurotique toutes les fois qu'il rasait sa barbe. Avec la permission de ses supérieurs, ce brave frère laissa pousser sa barbe sans la couper, et il recouvra la vue (Bartholini, *Historia anatomica*). Un chirurgien très-habile de Londres a vu une amaurose guérir par la simple extraction d'une dent malade. « *I have seen an incipient amaurosis distinctly arrested by the extraction of a diseased tooth.* » (Travers, Synopsis, etc.)

2° *Congestions sanguines cérébrales.* Nous voyons tous les jours l'amaurose arriver à la suite des apoplexies sanguines avec épanchement. Mais sans que la congestion de sang dans la masse encéphalique soit à ce degré qui constitue l'apoplexie, l'amaurose peut survenir par un simple engorgement de sang dans les vaisseaux du cerveau et surtout dans ceux qui parcourent le centre du nerf optique, et qui se distribuent sur les deux faces de la rétine.

64° *Fait. Amaurose par pression au cou.* Un jeune homme pléthorique éprouva les symptômes de l'amaurose à cause d'une cravate très-étroite dont il se serrait le cou habituellement. Le sang du cerveau ne pouvant pas librement descendre par les veines jugulaires occasionnait une congestion cérébrale accompagnée de cécité amaurotique (Wardrop).

65° *Fait. Par congestion cérébrale.* Boerhaave nous a conservé l'histoire d'un homme qui devenait amaurotique toutes les fois qu'il s'enivrait. La cécité commençait et augmentait avec l'ingestion de la boisson. Le lendemain, lorsque son ivrognerie était dissipée, sa vue revenait à l'état normal. (Boerh. *Prælect. instit. S.* 515.)

66° *Fait. Idem.* Willis parle d'un individu qui devenait nyctalope (c'est-à-dire aveugle pendant le jour et clairvoyant pendant la nuit) chaque fois qu'il s'enivrait (*V.* l'ouvrage de M. Boyer, t. V, p. 487.)

67° *Fait. Idem.* Richter fait mention d'un portefaix qui devenait subitement aveugle toutes les fois que par son état il était obligé de monter jusqu'au quatrième étage avec une lourde charge sur le dos. (*V.* Wardrop, *ib.*)

Ne voit-on pas le même phénomène avoir souvent lieu par les efforts du vomissement et dans certaines positions inclinées de la tête? J'ai connu un homme d'une soixantaine d'années, très-sanguin, qui restait aveugle pendant une heure ou deux toutes les fois qu'il demeurait quelques minutes la tête penchée en avant. J'en ai connu d'autres qui, dans les mêmes circonstances, éprouvaient des éblouissemens, des cécités plus ou moins durables, etc. C'est aussi au même principe qu'on doit rapporter ce cas d'amaurose qu'on dit être survenue à la suite de l'administration d'un émétique, et que F. de Hilden guérit en ordonnant le lendemain un second émétique.

On sait que les substances narcotiques, à leur propriété assoupissante sur les nerfs, joignent celle de produire des congestions sanguines cérébrales, quand elles sont administrées à haute dose. Voici quelques exemples de ce cas.

68° *Fait. Par l'usage de substance narcotique.* Beer raconte avoir été aveugle pendant quelques heures, après avoir pris un lavement dans lequel on avait mis par mégarde une trop forte dose de laudanum (Wardrop).

69e *Fait. Par l'usage de tabac.* Un célèbre chirurgien de Londres observa le même phénomène sur une jeune femme à laquelle il avait fait prendre un demi-lavement de décoction de feuilles de tabac, pour procurer la réduction d'une hernie étranglée. (Asteley Cooper, *on Abdominal hernia.*)

70e *Fait. Par l'usage de substances âcres.* Tout le monde sait que le professeur Scarpa a produit des amauroses temporaires en donnant par bouche des infusions de digitale, de stramonium, de tabac, etc.

Outre les effets sympathiques que l'on sait que la matrice pleine produit sur les nerfs encéphaliques et spinaux, ce viscère développé dans le ventre par l'effet de la conception, produit constamment des pléthores sanguines cérébrales, et quelquefois aussi l'amaurose par suite de ces mêmes pléthores. Je ne m'arrête pas ici à expliquer le mécanisme de ces congestions : il suffira de rappeler seulement que la compression que la matrice grosse produit sur les gros vaisseaux abdominaux, en est la cause principale.

71e *Fait. Par grossesse.* Une jeune femme des environs de Naples était devenue amaurotique au cinquième mois de sa première grossesse. Les professeurs Cotugno, Nanula, Boccanera et Petrunti furent appelés en consultation. On essaya inutilement tous les moyens possibles pour la guérir. Cette femme guérit par la suite sans rien faire : sa vue est revenue toute seule après l'accouchement qui fut heureux. Rolfincius Rulfincii (*Disput. de gutta serena,* c. 5), Heister (Heisteri, *Dissert. de amaurosi,* n° 12), ont rencontré des cas pareils. Vater, dans une thèse insérée parmi celles d'Allemagne, fait aussi mention d'un cas d'hémiopsie sur une femme enceinte qui guérit par l'accouchement.

72e *Fait. Idem.* Portal a connu une femme qui est devenue amaurotique à son premier accouchement, sourde à la seconde grossesse, et presque muette à sa troisième couche. (Portal, *Anat. méd.*) La suppression des règles chez la femme, et celle des hémorrhoïdes habituelles chez les deux sexes, peuvent aussi occasionner des congestions sanguines, cérébrales, et être quelquefois cause d'amaurose, surtout chez les jeunes veuves et chez les célibataires.

73e *Fait. Par suppression des règles.* Une demoiselle âgée de vingt-trois ans avait perdu la vue depuis quelques mois à la suite de la suppression de ses règles : elle avait aussi des maux continuels à la tête. Demours la guérit en lui faisant une saignée de la jugulaire, de trois palettes, en deux heures d'intervalle, afin d'éviter la syncope, des sangsues aux tempes le surlendemain, et, deux jours après, d'autres sangsues aux vaisseaux hémorrhoïdaux. On acheva la cure par des vésicatoires entre les deux épaules, l'usage de l'émétique en lavage, et du baume de Fioravanti par vapeur sur les yeux. (Demours, *Maladies des yeux,* obs. 350.)

74e *Fait. Idem.* Penchilini nous a transmis l'histoire d'une jeune personne qui devenait amaurotique durant le temps que ses règles manquaient; la vue reparaissait avec le retour des menstrues.

75e *Fait. Idem.* Wardrop parle aussi d'une jeune femme dont la suppression des règles entraînait constamment la cécité amaurotique qui durait autant de temps que le sang mettait à reparaître.

On connaît aujourd'hui tant de faits bien constatés d'amauroses provenant de la suppression des hémorrhoïdes habituelles, que je crois pouvoir me dispenser d'en rapporter ici d'autres exemples. Je me bornerai seulement à ajouter une réflexion aux observations qui précèdent.

Dans presque tous les cas d'amaurose par congestion sanguine cérébrale, tant que la cause n'est pas éloignée, elle agit en comprimant en tous sens les fibres du nerf optique et de la rétine, et c'est par cette espèce de compression expansive ou divergente que les parties sensitives de l'œil cessent de faire leurs fonctions. Mais dans les cas contraires, c'est-à-dire dans les pertes abondantes de sang où la vue s'éclipse également, un effet contraire doit avoir lieu; savoir, que les parties, ou plutôt les fibres du nerf optique et de la rétine, tombent dans une espèce d'*affaissement* par le désenflement des vaisseaux qui arrosaient leur substance; d'où suit la perte de la vision. C'est de cette manière que nous expliquons les amauroses qui surviennent aux femmes en couche après les grandes hémorrhagies utérines, et aux autres personnes qui se trouvent dans des circonstances analogues. C'est ainsi, par exemple, que M. Demours a vu une amaurose survenir à la suite de l'administration d'un fort purgatif composé de six grains de tartre stibié et quatre grains de sel d'Epsom dissous dans une eau de casse. Dans le premier cas ce sont les *saignées*, dans le second ce sont les moyens *restaurans* qui doivent former la base du traitement.

76° *Congestion des matières saburrales dans les voies digestives.* Les observations d'amauroses dépendantes d'embarras gastrique sont si fréquentes et si nombreuses, que beaucoup de praticiens recommandables ont proposé et administré l'émétique dans toute espèce de cécité amaurotique, quels que fussent sa cause, son ancienneté, son degré. A la tête de ces praticiens figure le célèbre professeur de Pavie. Scarpa a rapporté, il est vrai, un grand nombre de guérisons d'amaurose qu'il attribue à l'usage de l'émétique, répété avec persévérance et méthode; mais ce serait, je crois, une grande faute de considérer toute espèce d'amaurose comme dépendante d'une congestion de matière âcre et saburrale dans les voies digestives; la faute serait encore plus grande en pratique, si l'on voulait considérer l'émétique comme le médicament spécifique et universel de l'amaurose.

76e *Fait. Par embarras gastrique.* Un grand personnage de Pavie qui avait habituellement une exellente vue, devenait amaurotique toutes les fois qu'il mangeait du poisson frit à l'huile d'olive. La cécité disparaissait à l'aide d'une diarrhée, soit naturelle, soit procurée par les moyens de l'art. Le professeur Scarpa, qui rapporte cette observation, attribue à l'indigestion la cécité amaurotique de ce malade.

77e *Fait. Idem.* Un vieux gentleman de Londres, très-scrupuleux à rien prendre entre ses repas, à cause de la faiblesse de ses digestions, fut tenté un jour, en allant en ville, de manger un petit gateau, quelques heures avant son dîner. Mal d'estomac et de tête; envies de vomir; cécité amaurotique jusqu'au lendemain. Le tout se dissipa par une diarrhée. (Wardrop.)

78e *Fait. Par colique de plomb.* Un jeune peintre naturellement très-colérique, souvent constipé et grand buveur, contracta dans ses ateliers la colique saturnine. Depuis cet accident, il ne voyait pendant long-temps que la moitié de chaque objet qu'il regardait. Ces symptômes d'hémiopsie se dissipèrent avec la guérison de la colique de plomb. (Vater, *loco citato.*)

79e *Fait. Vermination.* Une petite fille âgée de six ans était, depuis trois ans, complètement amaurotique. Tous les moyens curatifs avaient échoué. On s'avisa de lui faire prendre des poudres anthelmintiques, et la petite malade rendit dans l'espace de six jours treize vers lombricoïdes par les selles : la vue est revenue en bonne partie par l'usage continué des purgatifs. (Weller.)

Si l'on désirait une série de faits importans sur l'amaurose produite par une cause irritante gastro-intestinale, on pourrait consulter le second volume de l'ouvrage de Scarpa sur les maladies des yeux. Nous nous bornons à rapporter ici, en le traduisant, un morceau d'une lettre latine du célèbre Milton qu'il dicta lui-même sur l'état de sa vue lorsqu'il désira consulter par écrit le docteur Thévenin, oculiste de Paris. Dans cette relation que nous tirons des Transactions Philosophiques de Londres, on trouvera un tableau très-fidèle de l amaurose gastro-saburrale.

80e *Fait. Amaurose gastro-saburrale du poète Milton.* Il y a dix ans environ que je sentis ma vue baisser et s'affaiblir. Ma rate et tous mes viscères commencèrent en même temps à devenir paresseux. J'étais tourmenté par des flatuosités, et surtout le matin. Si quelquefois je me mettais à lire, suivant mon habitude, j'étais obligé, après une courte lecture, de quitter mon livre et de faire quelque petit exercice de corps; car mes yeux devenaient immédiatement le siége de douleurs très-vives.

» Quand je regardais une chandelle allumée, elle me paraissait comme environnée d'un cercle de couleurs. Peu de temps après, les objets qui étaient placés à mon côté gauche, si je les regardais avec l'œil gauche (car cet œil fut le premier à s'éclipser quelques années avant l'autre), me semblaient couverts d'un nuage noir. Mais si ces objets se trouvaient devant moi, ils me paraissaient plus petits.

» Trois ans après, la vue de l'autre œil commença aussi à décliner graduellement; mais quelques mois avant que ma vision ne fût totalement abolie, les objets qu'auparavant je voyais immobiles, me semblaient maintenant comme s'ils nageaient tous devant moi, tantôt à droite , tantôt à gauche. Il me semblait qu'un nuage épais de vapeurs, qui tantôt s'élevait et tantôt s'abaissait, couvrait mon front et mes tempes. J'éprouvais surtout après mon dîner jusqu'au reste de la soirée une certaine lourdeur aux yeux qui me tenait continuellement assoupi ; de sorte qu'il me revenait souvent à l'esprit ces vers de Salmatius :

> *Vertigo vero ipsum circumdedit. Atra et terram opinatus est circum agi.*
> *Ab imo in languidum vero soporem delapsum est elinguis.* »

A côté de cette lettre très-longue, dont nous n'avons rapporté que le morceau le plus essentiel, on lit la réponse en français, que Thevenin, de Paris, fit à Milton ; mais cette réponse est si peu satisfaisante, que je m'abstiens de la transcrire.

80° bis. *Surexcitation immédiate de la rétine.* Ce vieil axiome de physiologie qui pose la vie normale de nos organes dans un juste degré de stimulation, n'est nulle part mieux applicable qu'à l'organe de la vision. L'action soutenue de quelques degrés de plus ou de moins de la lumière sur la rétine est sans contredit capable de déranger ou d'anéantir les fonctions de cette membrane. On connaît, par exemple, l'aventure de cet Anglais qui ayant été, pour crime politique, jeté dans un obscur cachot de Paris, lorsqu'il fut tiré de sa prison devint ambliopique, de manière qu'il fallut le tenir pendant quelques jours dans l'obscurité, et ne l'habituer à la lumière que par degrés. On sait que les Carthaginois aveuglèrent Attilius Régulus en l'exposant, les yeux ouverts, aux rayons du soleil. On n'ignore pas non plus que Dyonisius, tyran de Syracuse, usait du même supplice en faisant couper les paupières aux coupables avant de les exposer à la lumière directe du soleil.

On conçoit aisément que la forte action d'une très-vive lumière sur l'œil doit produire une espèce d'ébranlement violent dans les fibres sensibles de la rétine. De là résulte *l'éblouissement*, *l'accablement*, et quelquefois même *l'anéantissement total* des propriétés vitales de la membrane sensitive de cet organe. Assalini et Savaresi ont eu l'occasion d'observer que la chaleur du soleil et la grande lumière réfléchie directement par les murs enduits et blanchis à la chaux, étaient ce qui rendit à Malte la moitié des soldats français héméralopes et amaurotiques. (Assalini, Observations sur la peste, etc., p. 107.) A ce malheur sont souvent sujets les astronomes, les officiers de marine, les télégraphistes, etc., qui, par état, sont obligés de regarder fixement pendant plusieurs heures de la journée des objets très-éloignés, à travers des lunettes d'approche. Les hommes qui travaillent continuellement sur des corps très-fins et très-luisans, tels que les joailliers, les brodeurs en or, les horlogers, les forgerons, etc., sont facilement exposés à l'amaurose. Les meuniers, les tailleurs, les géographes, et tous ceux qui, par profession, sont forcés d'avoir les yeux attentivement fixés sur des objets très-minces et très-fins, surtout avec une lumière artificielle , finissent fréquemment par devenir amaurotiques. Parmi ces classes de personnes, les unes deviennent aveugles par la sur-excitation instantanée que la rétine reçoit d'une lumière trop vive ; les autres par l'état d'éréthisme habituel dans lequel se trouvent les fibres nerveuses de la membrane sensitive de l'œil. C'est à ce premier mode d'action aussi qu'on doit attribuer l'amaurose qui survient dans un exercice trop prompt de la vue après l'opération heureuse de la cataracte.

81ᵉ *Fait. Par une vive lumière.* Buffon fut atteint de myodepsie (ou de vision de mouches voltigeantes) après avoir long-temps regardé le soleil : il eut continuellement des points noirs devant les yeux. Ce dérangement de la vue devenait insupportable quand ce grand naturaliste examinait des objets très-éclairés. (Boyer, ouvrage cité, t. V, p. 498.)

82ᵉ *Fait. Sur-excitation immédiate de la rétine.* J'ai, en 1829, donné des soins à un grand personnage, M. le prince de C...., ambassadeur d'une puissance étrangère à Paris, qui devint amaurotique de l'œil droit par la circonstance que voici : Voulant se soulager de ses soucis diplomatiques, M. le prince fit venir un magnifique télescope de Londres qu'il plaça sur sa terrasse ; à la seconde ou troisième fois qu'il était à contempler le soleil, la lune, ou je ne sais quel autre corps céleste qui se trouvait à la portée de son méridien, ce personnage se sentit frappé comme d'un coup de foudre à l'œil, et il resta complètement aveugle du côté droit.

83ᵉ *Fait. Action trop vive de la lumière sur la rétine.* Un chanoine, dont parle M. Demours, se trouvait dans des circonstances analogues à celles de l'observation qui précède. Ce chanoine curieux est devenu hémioptique pour avoir voulu observer très-attentivement une éclipse solaire à l'aide d'une lunette d'approche de trois pieds et demi de long. (Demours, obs. 316.)

Les fortes décharges d'électricité sur l'œil produisent souvent aussi l'amaurose ou un trouble amaurotique , par la sur-excitation excessive que les filets nerveux de la rétine éprouvent par l'action de ce fluide. Voici deux exemples de ce cas.

84ᵉ *Fait. Par l'action du tonnerre.* Un ecclésiastique d'Allemagne, en traversant une plaine, fut frappé du tonnerre, et tomba apoplectique par terre. Revenu de sa commotion, il ne pouvait distinguer que la moitié de chaque objet qu'il regardait. Les saignées, les sangsues, les vésicatoires volans au sourcil, et les purgatifs le guérirent en peu de temps de son hémiopsie (Vater, thèse citée.)

85ᵉ *Fait. Idem.* « J'ai vu, dit Wardrop, t. II, une amaurose survenir à la suite d'un coup de tonnerre (*form a stroke of lightning*). La vue est revenue à l'aide de petits vésicatoires sur le nerf frontal.»

86° *Asthénie nerveuse de l'œil.* Rien n'est plus commun que de voir l'amaurose compliquer les affections nerveuses générales dont elle n'est qu'un symptôme. Mais indépendamment de cette asthénie nerveuse de l'organe visuel, laquelle accompagne fréquemment les affections convulsives et paralytiques générales, un effroi subit , un chagrin profond, l'onanisme, la caducité, et toutes les autres causes qui tendent à produire l'inanition du système nerveux général, peuvent aussi retentir sur les facultés sensitives de la rétine et du nerf optique, et occasionner l'amaurose : les exemples en sont très-fréquens. Quel est le praticien qui n'ait pas observé des symptômes amaurotiques pendant ou après certaines fièvres dites nerveuses, adynamiques, ataxiques, etc.? Un rapprochement qui nous paraît ici très-important est celui de l'onanisme avec la caducité. Rien n'énerve davantage la machine que les émissions trop fréquentes de la liqueur séminale, surtout quand elles sont provoquées par des attouchemens de la main : le spasme qui accompagne ces sortes de spermatisations jette le corps le plus fort, dès la fleur de l'âge, dans toutes les infirmités de la caducité : la rétine et le nerf optique perdent leur énergie; leur faculté sensitive s'affaiblit graduellement et finit par s'éteindre; de même que dans l'âge très-avancé, la plupart des vieillards décrépits finissent leur existence avec cette perte de la vue qu'on appelle *amaurose sénile*. Les premiers, les *masturbateurs*, subissent souvent dans leur jeunesse le même sort que ceux-ci dans leur vieillesse. C'est ainsi que les extrêmes se touchent.

86° bis. *Fait. Par un effroi violent.* On lit dans Wardrop qu'un jeune homme fraîchement marié, en se réveillant un matin de très bonne heure, aperçut une grosse araignée sur le chevet de son lit, et que, dans un mouvement machinal qu'il fit *par l'effroi que cette bête causa sur lui*, l'araignée lui tomba sur la tête. L'épouse de ce jeune homme, en voulant avec précipitation lui ôter l'araignée, écrasa cet insecte entre ses doigts, et une goutte du liquide venimeux que cet animalcule contient à sa queue sauta sur l'œil de son mari. Ce jeune homme, qui avait auparavant une excellente vue, est devenu amaurotique depuis cet accident.

Je crois cependant que ce fait, en le supposant véridique, doit être différemment interprété. Il est probable que ce jeune homme ayant épuisé ses forces dans la jouissance conjugale, crut voir quelque chose imitant une araignée devant ses yeux (rien n'est plus commun après l'abus du coït), et que pour l'*animal* que sa femme lui ôta de la tête, aussi bien que pour la *goutte* du liquide empoisonné de sa *queue* qu'elle laissa jaillir sur son mari, on doit entendre autre chose!.....

87° *Fait. Par masturbation.* Je fus consulté par un jeune jésuite âgé de dix-neuf ans, natif de Palerme, qui était attaqué d'une ambliopie très avancée. Ce malheureux avait contracté la détestable habitude de se masturber jusqu'à sept fois par jour. Il aimait aussi éperdûment la *pédérastie*. Je lui ai conseillé de quitter complètement sa *coupable* coutume, et de retourner dans son pays prendre les eaux de la mer. — J'ai, par devers moi, d'autres cas d'amauroses qui avaient été rebelles à tous les moyens, et qui ne connaissaient d'autre cause que la *luxuria manuensis*.

88° *Fait. Par profonde affection morale.* J'ai soigné une dame, femme d'un employé de la préfecture de police, demeurant sur la place du Palais-de-Justice, laquelle est devenue amaurotique par suite de la perte de sa fortune et de la place que son mari occupait.

89ᵉ *Fait. Idem.* Un jeune homme pléthorique, très irascible, éprouva des chagrins violens et un isolement forcé : il devint hypochondriaque. Quelque temps après, il ne voyait que la moitié de chaque objet qu'il regardait. (*Dis. de visu dimidiano ac duplicato, a Crist. Henike. Wittemberg, 1723.*)

90ᵉ *Fait. Idem.* Une femme hypocondriaque et scorbutique, accablée de chagrin et adonnée au vin, éprouva une hémiopsie qui dura six mois. Son sort changea, et son singulier dérangement de la **vue** disparut. (*Ibid.*)

90° bis. *Retropulsion d'humeur cutanée.* «M. Larrey dit que plusieurs soldats qui, dans l'expédition d'Égypte, avaient échappé à l'ophthalmie purulente, furent frappés presque tout à coup, en rentrant en France, d'un aveuglement plus ou moins complet, qui paraît devoir être attribué à la paralysie de l'organe visuel, déterminée, sans doute, par le passage subit du climat très chaud d'Egypte à celui de France, dans la saison la plus rigoureuse. »

On a vu, il y quelques années, dans une pension de Paris, située sur un sol enfoncé et très-humide, au sud-ouest du faubourg Saint-Germain, tous les individus qui la composaient être attaqués d'héméralopie. (Boyer.)

Mais, indépendamment de la rétropulsion de la sueur qui, sans avoir de qualités spécifiquement nuisibles, peut se jeter sur la gaîne du nerf optique, et produire un dérangement amaurotique de la vue, de la même manière peut-être qu'elle aurait pu produire la sciatique ou le tic douloureux, si cette humeur se portait sur d'autres nerfs, certaines éruptions âcres de la peau, telles que la dartre ancienne, la gale, etc., peuvent aussi, si elles sont répercutées ou imprudemment guéries, produire le même accident. On doit également ranger dans la même catégorie de causes les vieux ulcères des jambes, les écoulemens habituels imprudemment guéris, certaines diathèses, comme la syphilitique, la rhumatismale, la goutteuse, etc. (*V.* Pelletan, Clinique chirurgicale, t. 1, p. 246, sur des cas extraordinaires du mal syphilitique.) Les amauroses enfin, que Demours a considérées comme dépendantes d'un éréthisme nerveux des filets de la rétine, entrent aussi dans le cadre de celles que nous examinons ici. Voyons quelques faits.

91ᵉ *Fait. Par rétropulsion d'humeurs cutanées.* Un ecclésiastique âgé de soixante-cinq ans était devenu amaurotique après la disparition d'une humeur dartreuse qui se portait tantôt sur les jambes, tantôt sur les cuisses, tantôt aussi sur le scrotum, etc. Demours attribua cette cécité à l'*obstruction* du nerf optique par la disparition de la dartre, qui, suivant lui, se serait portée sur la gaîne du même nerf. (Demours, Obs. 352.)

92ᵉ *Fait. Idem.* Une dame était, dès sa jeunesse, sujette à un exanthème qui se convertissait en croûtes sur la figure et sur la partie chevelue de la tête. Une fois que cette éruption fut rétropulsée, la malade devint ambliopique pour long-temps. (*Ibid.* Obs. 309.)

93ᵉ *Fait.* « J'ai vu, dit Travers (ouvrage cité), une rapide et sérieuse salivation déterminée par une affection éloignée, dans un cas où aucune affection n'avait précédemment attaqué les yeux, se terminer par une goutte sereine des deux côtés. »

Je pourrais à ces cas en ajouter beaucoup d'autres analogues, mais ils n'ajouteraient rien aux propositions que nous venons d'établir.

On voit, d'après tout ce qui précède, combien était erronée l'idée de ceux qui faisaient consister l'amaurose en une *goutte d'eau claire* obstruant le nerf optique, ou en une espèce de brouillard qui couvrait la rétine. On voit aussi combien est absurde l'opinion de ceux qui prétendent avec Maître-Jean, que l'amaurose est une maladie *toujours incurable*, et qu'il ne faut pas chercher à s'en occuper et à la guérir (Maître-Jean, *Traité des maladies de l'œil*). Qui ne voit également l'exagération ou le charlatanisme de ceux qui prétendent guérir toute espèce d'amaurose, par tel ou tel moyen uniquement. Parmi les quatre groupes de faits que nous venons d'exposer, il y en a qui se rapportent à des amauroses où il serait ridicule de vouloir essayer de les guérir, telles sont, par exemple, toutes les amauroses avec lésion organique; mais il y en a d'autres, et le nombre en est bien considérable, où il est permis d'espérer une guérison plus ou moins parfaite.

§ III. *Caractères.* A. *Physiques.* 1º *Regard amaurotique.* On peut reconnaître, à une certaine distance, les individus atteints d'amaurose complète double : regard vague, paupières baissées, souvent clignotantes; tête dirigée horizontalement; physionomie sans expression, quelquefois stupide ; démarche très-raide (ils fléchissent beaucoup le genou en marchant).

2º *État de la pupille.* Généralement large et impassible à la lumière, quelquefois difforme. D'autres fois, à peine plus large qu'à l'état normal et légèrement mobile aux changemens de la lumière, et après quelques frictions exercées avec le doigt sur la cornée. Dans d'autres occasions, plus étroite qu'à l'état naturel, et plus mobile encore. Il est rare qu'elle offre toutes les conditions de l'état normal. Nous faisons abstraction, bien entendu, des cas d'adhérences de l'iris. Cette exploration exige la plus grande attention, il faut faire toujours couvrir l'autre œil par la main du malade, lorsqu'on explore l'un des organes. Des altérations fonctionnelles de l'iris dans les maladies de la rétine ne sont plus un mystère, depuis qu'on connaît les nerfs propres de la pulpe rétinienne, lesquels s'anastomosent avec ceux du ganglion lenticulaire (V. pages précédentes).

3º *État des parties profondes.* Ordinairement le fond de l'œil est noir si l'amaurose est encore à l'état simple; cela indique que le cristallin et le corps vitré sont diaphanes, et que la rétine n'a point subi de dégénérescence notable. Assez souvent, néanmoins, on observe une sorte de léger brouillard derrière la pupille, ce qui peut tenir à un simple jeu de lumière, ou bien à un faible degré d'opacité du cristallin ou de la rétine; aussi importe-t-il de bien examiner le fond de l'organe, en changeant de position. Souvent ce brouillard n'est visible que lorsqu'on le regarde en face, il disparaît en le regardant de côté ou de haut en bas. Dans d'autres occasions, le fond de l'œil semble verdâtre, cela tient à la coloration jaune du cristallin (*V*. art. Glaucome). Lorsque l'amaurose est ancienne, le fond de l'organe n'est pas toujours noir, il offre un certain nuage éloigné qui tient soit à l'opacité de la capsule postérieure du cristallin, soit à la hyaloïde, soit enfin à la rétine elle-même. Dans les cas douteux de cataracte commençante ou d'ambliopie, on fait usage de la réfractibilité artificielle dans l'exploration (Sanson). On approche une bougie allumée de la cornée, et l'on observe attentivement les images dont nous avons parlé à l'article cataracte. Si les trois images existent, l'amaurose est pure, le cristallin et sa capsule sont diaphanes. Si l'image renversée manque, le nuage a pour siége la capsule postérieure.

4° *Mouvemens de la totalité du globe.* Lorsque l'amaurose est ancienne ou congénitale, le globe oculaire offre des mouvemens convulsifs remarquables; ce sont des espèces de tics qui le font tourner en différens sens; le plus souvent il décrit une sorte de courbe dans l'orbite, comme le balancier d'une pendule; c'est ce que j'ai appelé *balancement amaurotique.*

J'ai à peine besoin d'ajouter que les caractères ci-dessus peuvent se trouver joints à d'autres maladies que je ne dois pas mentionner ici.

B. *Physiologiques.* 1° *Début.* Instantané quelquefois. C'est ce qui a lieu dans les cas d'apoplexie, de blessures, de l'action de la foudre, etc. Gradué le plus souvent. Ordinairement l'amaurose commence par une sorte de faiblesse dans la vue (ambliopie); les objets sont couverts de brouillards, de corpuscules noirs (myodepsie), d'une gaze de plus en plus épaisse vers le soir. La vue perd de son étendue et cesse de distinguer les petits objets. Cet état est précédé le plus souvent ou accompagné de céphalalgie plus ou moins intense; quelquefois de photophobie.

2° *Myodepsie,* ou vision de mouches voltigeantes. Ce caractère constitue souvent la première période de l'amaurose. L'individu croit voir des objets éloignés, un nombre infini de corps circulaires agités d'un mouvement perpétuel, et qui se présentent partout où se portent ses yeux. Ces visions représentent des réseaux noirs, des serpentaux, des ziz-zag, des cercles, des fusées, des ailes, des mouches, des essaims d'insectes, des points lumineux, etc. (myodepsie étincelante). Elles ne sont généralement visibles qu'à une vive lumière; quelques personnes pourtant les voient aussi dans l'obscurité. Les auteurs sont loin de s'accorder sur la véritable source de ces phènomènes. Morgagni les attribuait aux larmes qui coulent sur la cornée;

Délahire, à des molécules nageantes dans l'humeur aqueuse; Maître-Jean, Demours et Dugès, à l'opacité de quelques parcelles de l'humeur de Morgagni; Pitcairn, à l'état variqueux des vaisseaux de la rétine; Willis, à l'insensibilité de quelques filets de cette membrane; Travers, à l'extravasion d'une certaine quantité de liquide entre la choroïde et la membrane de Jacob; Ware, à une compression parcellaire de la rétine; Tina, à des flocons de pigmentum déposés sur cette membrane; Langebeck fils, à une mélanose moléculaire de la pulpe rétinienne.

Dans l'état actuel de la science, on peut admettre deux espèces de myodepsie, l'une rétinienne, l'autre cristalline (humeur de Morgagni); cette dernière constitue souvent la première période de la cataracte lenticulaire. La première se rencontre généralement dans la première période de l'amaurose, et offre trois variétés; l'une *mélanique*, ainsi que M. Langebeck l'a observé deux fois au microscope sur le cadavre; elle consiste dans des points noirs déposés dans la substance de la rétine; la myodepsie est fixe dans ce cas; une seconde *télangiectasique* ou dépendant de la dilatation variqueuse des vaisseaux de la rétine; dans ce cas, il y a des visions de réseaux mobiles, de cercles, de fusées lumineuses qui deviennent plus manifestes et incommodes après les repas copieux, les chagrins et l'insomnie : une troisième enfin *paralytique* (Willis) : la vision, dans ce cas, est comme dans la première variété. Ces deux dernières existent souvent en même temps. Nous ne pensons pas que les épanchemens entre la choroïde et la rétine puissent donner lieu à l'affection en question. Ils produisent plutôt l'hémiopsie ou la diplopie essentielle. Quant à la myodepsie cristalline, elle se dissipe souvent par la manifestation de la cataracte. On la distingue des précédentes, en ce que la vision consiste dans l'apparence de molécules noires nageant dans les différens mouvemens de l'œil; ces molécules descendent lorsque le malade regarde en haut, *et vice versâ*. Elles ne sont pas visibles dans l'obscurité, ou lorsque les yeux sont fermés, et n'augmentent pas par le repos et le chagrin.

3° *Hémiopsie.* Le malade ne voit quelquefois que la moitié, les trois quarts, plus ou moins, de chaque objet qu'il regarde; c'est une sorte d'amaurose partielle dépendant de la paralysie d'une portion de la rétine. Tantôt la moitié visible est en bas, tantôt en haut, d'autres fois à droite ou à gauche, selon le siége de la paralysie. On en a fait une maladie à part; mais, évidemment, ce n'est qu'une simple variété d'amaurose hypérémique.

4° *Diplopie essentielle.* Dans d'autres circonstances, les phénomènes de l'amaurose se réduisent à la vision double, c'est-à-dire le malade voit une double image de chaque objet qu'il regarde avec un œil. On ne confondra pas cette lésion avec la diplopie symptomatique de strabisme.

5° *Nyctalopie, héméralopie.* Il y a des cas où les phénomènes de l'amaurose sont intermittens, ils reparaissent soit le jour, soit la nuit.

Lorsque l'accès de cécité ne revient que le soir, le mal prend le nom d'héméralopie, c'est-à-dire vision de jour, il se dissipe effectivement vers le matin; si l'accès revient le matin et qu'il se dissipe le soir, on l'appelle nyctalopie, savoir, vision de nuit. Cette affection doit être regardée comme une véritable névrose oculaire intermittente, et exige le traitement des ambliopies hypérémiques. On l'a vue quelquefois régner épidémiquement. Nous devons ajouter néanmoins que dans un cas d'amaurose incomplète, accompagné d'héméralopie, on n'a trouvé, à l'autopsie, qu'un ramollissement de la substance des nerfs optiques : la pièce pathologique a été présentée à la société anatomique (*Rev. méd.* 1833, septembre, page 406).

La *pseudo-chromie* est une altération particulière de la vue dans laquelle l'individu confond les couleurs, ou prend une couleur pour une autre; elle peut, dans quelques cas, être un symptôme avant-coureur d'amaurose; mais, généralement, c'est plutôt l'effet d'un vice congénital du cerveau qu'une véritable maladie. M. Elliotson a prouvé dernièrement par l'autopsie que chez ces sujets il y avait absence ou atrophie de la partie du cerveau où Gall plaçait le siége des couleurs.

6° *Marche*. Progression lente et continue des symptômes précédens; les objets se couvrent d'un voile noir de plus en plus épais, et la vision finit par s'éteindre. Si le mal existe à un œil, il passe ordinairement à l'autre; mais cela n'a pas toujours lieu.

C. *Différentiels*. Le point le plus essentiel du diagnostic est de déterminer d'abord l'espèce d'amaurose, savoir si elle est hypérémique asthénique ou compressive. Vient ensuite la détermination de la cause, de son siége et de sa nature : c'est là que gît tout le secret du traitement.

Une amaurose peut être hypérémique, dans le début, et devenir hyposthénique ensuite ou organique; c'est ce qui a lieu après les longues congestions rétiniennes, qui finissent par la rupture de quelques vaisseaux internes (apoplexie oculaire), ou par la dégénérescence de la substance de la rétine; c'est ce qu'on observe à la suite des choroïdites chroniques. La même proposition est applicable aux amauroses asthéniques.

L'amaurose hypérémique se reconnaît aux caractères suivans :

1° Elle s'observe ordinairement chez les individus jeunes, forts, robustes, replets, à visage injecté, aimant la bonne table, offrant, en d'autres termes, des conditions de pléthore, d'hypersthénie constitutionnelle ou de congestions sanguines vers la tête. Cette dernière circonstance peut aussi se rencontrer, comme on sait, chez des sujets apparemment faibles, par des raisons particulières (règles supprimées, grossesse, hypertrophie au cœur, chagrins, tumeurs dans l'abdomen, au cou, etc.). Aussi ne doit-on pas s'étonner qu'une amaurose hypérémique se rencontre quelquefois chez des personnes apparemment faibles.

2° Le malade a éprouvé, ou il éprouve actuellement, de la *myodep-*

*sic étincelante* , des battemens dans l'œil , et de l'éblouissement au grand jour. La vision , si elle n'est pas encore complètement éteinte, s'exerce mieux à l'ombre qu'au soleil ; mieux avec une grande visière ou à l'aide de la main posée en éventail au sourcil qu'à découvert. La forte lumière artificielle est plutôt incommode. Augmentation de ces symptômes après les repas copieux, le chagrin et l'insomnie. Ces symptômes peuvent manquer dans quelques cas rares.

3º Le globe oculaire paraît très-sain, mais plutôt dur, trop plein, et quelquefois aussi, sensible au toucher. La conjonctive offre toujours quelques vaisseaux variqueux. Le fond de l'œil est très-noir, mais il présente quelquefois une sorte de léger brouillard. L'iris est ordinairement foncé, épais, convexe en avant; cela dépend de la congestion générale de l'organe. Pupille étroite, dans le début , plutôt large par la suite , mais de forme plutôt régulière : sa motilité n'est pas toujours complètement anéantie.

Dans l'amaurose asthénique on observe le contraire des caractères ci-dessus. Le mal existe sur des constitutions naturellement faibles ou affaiblies par des causes diverses (hémorrhagies, masturbation, empoisonnement lent par le plomb, le mercure, etc.). Il s'est déclaré lentement ou subitement, mais sans vision étincelante, sans photophobie. La forte lumière , les bons repas, l'excitation, en un mot, loin d'augmenter la cécité, soulagent la vue, si elle n'était pas complètement éteinte. A l'examen, l'œil est plutôt mou, le fond en est très-noir généralement; pupille très-dilatée, complétement impassible à la lumière. Cette ouverture est irrégulière, si la cécité est déjà ancienne; iris flasque et décoloré.

On voit, d'après cet exposé , qu'il est facile de reconnaître sur le vivant les deux espèces principales d'amaurose, ainsi que je l'avais déjà établi dans mon premier travail de 1832.

Quant aux caractères de l'amaurose mécanique ou compressive, ils sont fort variables, souvent obscurs ou impossibles à préciser, eu égard à la nature et au siége parfois inconnus de la cause. Considérés cependant d'une manière générale , ces caractères se réduisent à ceux de la première ou de la seconde espèce. Toute amaurose mécanique en effet est toujours accompagnée d'hypersthénie ou d'hyposthénie de la vitalité de la rétine. Prenons, par exemple , l'amaurose apoplectique : bien que la compression du nerf optique soit ici la cause principale de la cécité, il est facile de reconnaître , à la myodepsie étincelante et aux autres phénomènes de la vision, que l'amaurose est de nature hypersthénique. On ne contestera pas en effet que l'état d'hypérémie de la substance cérébrale ne se transmette à la rétine par l'intermédiaire de la pulpe du nerf optique et des vaisseaux de l'orbite. Lorsque cependant la rétine a perdu toute la faculté sensitive, que sa substance commence à se désorganiser, l'organe oculaire peut offrir tous les caractères de l'amaurose hyposthénique : la pupille est plus ou moins difforme, la cécité est complète, le globe oculaire lui-même subit quelquefois les changemens organiques dont nous avons parlé précédemment.

Il y a des cas dans lesquels l'amaurose mécanique est très-reconnaissable, parce que sa cause est très évidente, comme à la suite de l'apoplexie, de blessures, d'hydrophthalmie, de tumeurs orbitaires, etc.; mais il y en a d'autres où la nature du mal n'est reconnaissable qu'après la mort. On voit donc combien il importe de tenir compte des caractères d'hypersthénie ou d'hyposthénie de la rétine; car c'est d'après eux qu'on peut seulement se régler assez souvent pour le traitement. On voit aussi par les faits rapportés à l'article de l'anatomie pathologique que l'amaurose compressive n'est pas toujours incurable, tels sont les cas où la cause mécanique peut être enlevée de bonne heure (hydropisie de l'humeur vitrée, de la choroïde, tumeurs orbitaires, etc.).

§ IV. *Etiologie.* A. *Directe.* Toutes les causes de l'amaurose dont le siége est vers la tête ou l'œil entrent dans cette catégorie. Les phlogoses oculaires, les blessures, les commotions, l'insolation, les épanchemens intra-craniens (hydrocéphale, apoplexie), les affections de la cinquième paire, les tumeurs de l'orbite et du crâne, les tubercules encéphaliques, les ramollissemens du cerveau, etc. Telles sont les principales affections de ce genre qui donnent lieu à l'amaurose. Si l'on en excepte le ramollissement atonique du cerveau, elles ne produisent ordinairement que l'amaurose hypersthénique. Les lésions des nerfs de la cinquième paire retentissant sur les fonctions de la rétine par la voie que nous avons indiquée, leur nature est le plus souvent telle à ne céder qu'à l'influence des remèdes hyposthénisans.

Dans un cas récent d'amaurose survenue à la suite de la lésion du nerf sourcilier par un coup de fleuret, la conjonctive a été en même temps atteinte de xérophthalmie, ce qui confirme l'opinion que j'ai avancée sur cette dernière maladie.

B. *Réactionnelle.* Les causes éloignées capables de produire l'hypersthénie de la rétine sont fort nombreuses. 1° Toutes les affections qui occasionnent le transport du sang au cerveau avec violence (hypertrophie du cœur, chagrins, insomnie, etc.); 2° celles qui déterminent une sorte de stase dans la circulation encéphalique (grossesse, tumeurs abdominales, tumeurs au cou, cravates étroites, etc.); 3° certaines maladies du canal digestif (embarras gastrique, gastro-entérité chronique, helmenthiasis, etc.); 4° les dérangemens du système dermique (affections catarrhales, éruptives, rhumatismales, etc.); 5° plusieurs maladies de la moelle épinière (épilepsie miélite chronique); 6° l'exercice de certaines professions (tailleurs, horlogers, microscopistes, télégraphistes, capitaines de marine, etc.); 7° l'abus de certaines substances excitantes (opium, alcooliques, etc.).

Les causes éloignées propres à déterminer l'hyposthénie rétinienne ne sont pas aussi nombreuses. Les pertes abondantes et répétées du sang, l'abus du coït, la lactation trop prolongée (amaurose

des nourrices faibles), certains empoisonnemens lents (colique saturnine, abus du mercure, du seigle ergoté, de la belladone, de la digitale, etc.).

Si je voulais m'arrêter à développer le mode d'action de chacune
de ces causes et de plusieurs autres que je m'abstiens de mentionner,
j'aurais de quoi faire un traité d'étiologie générale, car ce mode
d'action est le même que pour les autres maladies.

Le court énoncé qui précède, du reste, se trouve amplement
éclairci par les faits nombreux contenus dans l'avant-dernier paragraphe; il nous démontre d'une manière incontestable que les causes
de l'amaurose hypersthénique sont non-seulement plus nombreuses,
mais encore beaucoup plus fréquentes que celles de l'amaurose hyposthénique.

§ V. *Pronostic.* Fort variable, selon l'intensité de la maladie et la nature de ses causes. On guérit assez souvent l'ambliopie, si elle est bien
diagnostiquée et bien traitée. On guérit aussi quelquefois l'amaurose
complète, si elle n'est pas ancienne, et sa cause susceptible d'être enlevée; mais, malheureusement, l'art n'échoue que trop souvent contre
cette maladie; c'est que la rétine est tellement susceptible de se désorganiser, qu'il suffit de quelque temps d'inaction pour que le mal
devienne incurable. En général, le pronostic est moins fâcheux dans
l'amaurose hyposthénique que dans celle de nature opposée.

§ VI. *Traitement.* Les faits et considérations qui précèdent nous
dispensent de la nécessité de trop nous étendre dans la partie du
traitement de l'amaurose. Il s'agit en effet moins de petits remèdes
que d'indications précises. Or, les indications curatives ne laissent
ici aucun doute; une médication purement anti-phlogistique et per-
sévérante est ce qui convient pour l'amaurose hypersthénique; tonique et excitante, pour l'amaurose hyposthénique. Tant l'une que
l'autre espèce de traitement doivent être suivies pendant long-temps,
et poussées avec énergie, attendu la difficulté qu'on éprouve de faire
parvenir l'action des remèdes dans une membrane aussi délicate que
la rétine.

1° *Amaurose hypersthénique.* A part les considérations qui se rattachent à la nature et au siége de la cause de la cécité et qui peuvent
réclamer des mesures particulières, que chaque médecin doit connaître par l'étude des autres maladies, nous pouvons formuler en
quelques phrases les moyens ordinaires de traitement de l'amaurose hypersthénique.

Saignées générales et locales, répétées plus ou moins, d'après les
règles connues. Tartre stibié, à haute dose (six grains dans un looch
de quatre onces, à prendre une ou deux cuillerées à soupe tous les
matins). Belladone, à dose progressive jusqu'à l'atropisme (deux à
dix grains par jour). Une remarque curieuse à ce sujet, c'est que la
belladone loin de dilater, rétrécit d'abord la pupille, c'est-à-dire la
fait revenir à l'état normal, si elle était dilatée; ensuite elle produit
la mydriase si l'on en continue l'usage. J'ai expliqué comment ce phé-

nomène a lieu (*V.* mon mémoire sur la belladone). Strychnine en pilules, combinée ou non à la belladone ou à la poudre de noix vomique.

Les oculistes routiniers s'étonneront peut-être de ce que je place la strychnine au nombre des remèdes anti-phlogistiques ; mais ce n'est pas ma faute, si l'on a mal compris la véritable action de ce médicament. Oui, la strychnine est un contre-stimulant de première force, et il faut bien se garder de l'administrer dans les cas où la nature de l'amaurose n'est point hypersthénique. J'en dirai autant de l'arnica, et de la valériane, et du camphre, des bains avec affusion froide sur la tête, des purgatifs mercuriaux, du seigle ergoté, de la cantharide (vésicatoires volans), etc. Tels sont les moyens principaux auxquels on peut avoir recours pour guérir l'amaurose hypersthénique : ils n'ont rien de spécifique, comme on le voit, et ne sont pas les seuls qui peuvent faire atteindre le même but. Je n'ai indiqué parmi les remèdes locaux que les seules évacuations sanguines : il est prouvé, pour moi, que ces moyens n'agissent sur l'œil qu'après avoir été résorbés et être passés dans le sang ; leurs effets sont plus constans et plus précis en les administrant par l'estomac. Il est utile, néanmoins, d'employer par cette voie certaines pommades (mercurielle, de belladone, etc.). L'expérience a aussi prouvé que les douches d'eau froide sur l'œil sont fort utiles. Rien n'empêche du reste de faire, si l'on veut, usage de la méthode endermique pour la strychnine, par exemple. La meilleure forme, dans ce cas, est la solution dans l'acide acétique délayée d'eau ; on la frotte sur le front et à la tempe deux ou plusieurs fois par jour (voyez-en plus loin les formules).

Le docteur Miquel a prétendu qu'appliquée à l'aide d'un vésicatoire, ainsi que cela avait été fait depuis dix ans, la strychnine produisait des étincelles dans les yeux. C'est une erreur. N'ayant pas distingué la nature des cas dans lesquels il l'a employée, ce médecin a sans doute pris la *myodepsie étincelante*, symptôme propre à l'amaurose hypersthénique, pour des étincelles strychniques.

Je n'ai aucune confiance dans les remèdes dits révulsifs, à moins qu'il ne s'agisse de ventouses scarifiées et de vésicatoires volans cantharidés, qui agissent autrement qu'en révulsionnant. On doit surtout se garder des cautères ammoniacés, dans le traitement de cette espèce d'amaurose ; l'absorption de l'ammoniaque aggrave souvent la maladie.

Ai-je besoin de dire maintenant quels doivent être les remèdes, en cas que l'amaurose est liée à une suppression de règles, d'hémorrhoïdes, à un rhumatisme, etc., etc. Je dois cependant avertir que ces indications particulières ne doivent pas empêcher le traitement anti-amaurotique ; pas plus qu'une pneumonite ou encéphalite déterminée par les différentes causes ci-dessus ne doit contr'indiquer l'usage des saignées, etc.

2° *Amaurose hyposthénique.* Mêmes principes que dans le cas précédent. L'excitant le plus convenable dans cette espèce d'amaurose est l'opium donné par bouche à dose progressive. On unit ce remède à d'autres du même genre (cannelle, girofle, noix muscade, etc.), et surtout à une alimentation substantielle, à un peu de vin, à l'exercice corporel, etc. Pour la localité, rien de mieux que le galvanisme, les spiritueux et l'ammoniaque. Cette dernière substance s'emploie à l'aide d'un flacon qu'on approche aux yeux plusieurs fois par jour en le débouchant ; les yeux sont stimulés et pleurent chaque fois. On peut aussi se servir du sel ammoniac en poudre qu'on mêle à de la chaux, et qu'on applique sous forme de sachets la nuit. Les spiritueux peuvent s'employer en lotions dans de l'eau dont on fait usage pour se laver la figure. Les sternutatoires pourraient être utiles, mais pas le tabac dont la vertu contre-stimulante ne pourrait que nuire dans l'amaurose en question. J'attache une grande importance aux courans galvaniques, car l'expérience m'en démontre tous les jours l'utilité. Je les emploie moi-même à l'aide des appareils ingénieux qui m'ont été laissés par mon ami Fabré-Palaprat ; je me sers tantôt des bains galvaniques que je dirige sur l'œil et les paupières, tantôt de la galvano-poncture que j'applique au tronc du nerf frontal. Par l'usage de ce moyen, les yeux se congestionnent, pleurent, deviennent rouges, et les malades voient mieux aussitôt après. J'ai obtenu des cures inespérées par le galvanisme combiné à d'autres remèdes. Je ne m'arrêterai pas à passer en revue les autres médicamens fortifians connus; je dirai seulement que les préparations de fer, de quinquina, le café, ne sont pas, pour moi, des remèdes stimulans; j'ordonne ces substances, au contraire, dans l'amaurose hypersthénique, et si elles ont semblé réussir chez les sujets apparemment faibles, c'est qu'on s'est trompé sur la nature véritable de la maladie (*V*. Giacomini, *Mat. méd.*).

3° *Amaurose mécanique.* Le traitement véritablement curatif est basé ici sur l'enlèvement de la cause, ce qui est le plus souvent impossible ; aussi cette espèce d'amaurose qui, fréquemment, n'est que la conséquence de l'une ou de l'autre espèce précédente, est-elle ordinairement incurable. Si la sensibilité de la rétine n'est pas complètement abolie, on aura recours à la médication stimulante ou contre-stimulante, selon la nature des phénomènes qui l'accompagnent. M. Langebeck rapporte un cas d'amaurose produite par un anévrisme de l'artère centrale du nerf optique et accompagnée de varices à la surface de la rétine, guéri à l'aide de saignées et de la digitale. Telles sont les données principales d'après lesquelles le praticien doit se conduire dans le traitement de l'amaurose. On conçoit qu'il serait facile de composer un gros volume sur ce seul sujet, si l'on voulait donner aux idées précédentes tout le développement qu'elles comportent.

### Trentième Leçon. —FONGUS MÉDULLAIRE DE LA RETINE ET AUTRES AFFECTIONS MALIGNES DE L'OEIL.

Comme tous les autres organes de l'économie, l'œil est sujet aux affections encéphaloïdes. Ce sont surtout la rétine et le nerf optique chez les enfans qui en offrent le plus souvent des exemples. On avait cru qu'à l'œil cette terrible maladie n'avait pour siége exclusif que la membrane nerveuse et son prolongement cérébral; l'observation cependant a prouvé que si l'on en excepte le cristallin et la cornée, le fongus médullaire peut naître dans tous les tissus de l'appareil visuel (Travers). Il n'est pas plus exact de dire que cette végétation maligne soit exclusive à l'enfance, puisqu'elle se rencontre également chez l'adulte et le vieillard (Travers), à l'œil comme ailleurs ; je dois cependant avouer qu'à l'œil je ne l'ai jamais observée que chez les enfans d'un à cinq ans.

On a énormément écrit sur le fongus médullaire de l'œil. Dernièrement encore M. Middlemore a consacré dans son livre près de cent grosses pages à cette maladie; mais ces interminables détails appartiennent moins à l'œil qu'au tissu encéphaloïde en général, si bien décrit d'ailleurs dans les traités d'anatomie pathologique. C'est absolument manquer le but de la spécialité oculaire, que de se jeter dans ces descriptions générales si faciles d'ailleurs. Je ne m'arrêterai ici que sur les points les plus indispensables.

§ I<sup>er</sup> *Variétés.* 1° Sous le rapport de son siége, le fongus médullaire de l'appareil oculaire offre des variétes importantes à mentionner. Le plus souvent il a pour siége primitif la rétine, en particulier l'endroit de cette membrane formé par le mamelon du nerf optique. D'autres fois, la pulpe de la portion de ce nerf placée dans l'orbite ou dans le crâne; dans d'autres occasions, la gaîne du même nerf. Dans ces derniers cas, le fongus peut ne pas pénétrer dans l'œil, et produire simplement l'exorbitisme. Dans un cas observé par Travers, la tumeur émanait du lobe antérieur du cerveau, et a expulsé l'œil, sans pénétrer dans son intérieur. Dans un cas analogue, observé par Wishart, la tumeur était petite et bornée dans le nerf optique extra-oculaire. La choroïde, la face interne de la sclérotique, la hyaloïde, le corps ciliaire et l'iris ont été le point de départ de la végétation dans d'autres cas observés par Travers. Ces dernières recherches prouvent que le cas disséqué par Hunter dans lequel le fongus était placé au-devant de la rétine, sans adhérer à cette membrane, pouvait être très-exact, et qu'il ne méritait pas la critique de Scarpa. Ajoutons enfin que le mal en question émane quelquefois du périoste orbitaire ou de quelque autre tissu rétroculaire.

2° Sous le point de vue de ses périodes, le fongus médullaire de l'œil offre les mêmes variétés que dans les autres régions , savoir, de crudité, de ramollissement, d'ulcération végétante. Mieux vaudrait cependant ne distinguer que deux périodes, savoir, d'*incubation* (tant que la tumeur n'a pas franchi la coque oculaire), de *rupture*, après qu'il aura fait irruption au-dehors. Cette distinction a une portée pratiquée réelle, ainsi que nous le verrons tout-à-l'heure.

3° Sous le rapport enfin de ses complications, le mal peut être **combiné** à un principe mélanique, ce qui ne change rien à sa gravité, ou bien à une détérioration de la constitution qui peut contr'indiquer l'opération. Cette dernière circonstance est importante, comme on le voit.

§ II. *Caractères.* Assez souvent on ne s'aperçoit de l'existence de la maladie, que lorsqu'elle est déjà avancée, et il serait difficile de lui assigner d'autres caractères précurseurs que ceux qui s'observent dans la plupart des autres affections graves, c'est-à-dire des phlogoses intercurrentes et de la photophobie. On ne peut cependant rien conclure de ces symptômes; car d'un côté ils n'ont rien de constant, ni de propre; de l'autre, l'enfant est assez souvent d'une belle santé apparente. Quelques personnes parlent d'agitation générale et d'ambliopie; mais le premier de ces caractères est vague, le second n'est pas reconnaissable chez des sujets en bas âge qui manquent de l'usage de la parole.

Durant la première période, le mal n'offre que trois caractères bien manifestes : 1° cécité reconnaissable par une expérience facile à deviner ; 2° tache métallique, ambrée ou verdâtre dans le fond de l'œil. Cette tache est aussi, par fois, blanchâtre, luisante, et ne simule pas mal les apparences d'une cataracte, au point que Hunter et Wardrop en ont été trompés, et en ont essayé l'abaissement ; 3° congestion oculaire avec développement progressif du globe.

A une époque plus avancée, la tumeur qui vient du fond de l'organe approche de l'iris, devient de plus en plus visible, franchit cette membrane, et proémine derrière la cornée. Cette membrane se trouble plus ou moins, s'ulcère et finit par se percer; alors la tumeur se montre au-dehors, et subit des changemens fort considérables. La sclérotique se ternit et se bosselle. Quelquefois la tumeur fait irruption au-dehors par la sclérotique, ou par la ligne qui sépare cette membrane de la cornée.

Lorsque la période de rupture se déclare, la tumeur prend un accroissement considérable, se ramollit, s'ulcère, devient fongueuse, et forme un champignon horrible au-devant de l'orbite; elle saigne, donne une humeur sanieuse, âcre, des douleurs, de la fièvre, de l'insomnie, et bientôt la mort arrive avec ou sans convulsions, et au milieu des symptômes de la cachexie cancéreuse.

Dans cette période on voit quelquefois le mal envoyer des prolongemens dans les cavités voisines (fosse nasale, sinus maxillaire, crâne, sinus maxillaire). Les ganglions préorbitaires s'engorgent.

Lorsque la tumeur a pris naissance entre les lames de la sclérotique, elle proémine de bonne heure au-dehors , l'œil est amaurotique et bosselé dès le principe.

Avant que la tumeur ne franchisse l'iris, elle se trouve derrière le cristallin; et si ce corps est diaphane, il fait croire, par une sorte d'illusion optique, que la végétation se trouve encore éloignée vers le fond de l'œil (*V*. art. Glaucome). C'est ce qui a fait souvent penser que le mal faisait des progrès beaucoup plus rapides après avoir franchi la pupille.

§ III. *Anatomie pathologique.* L'organisation de la tumeur est ici absolument la même que dans les autres régions du corps. Dans le principe, ou durant la période de crudité, on ne trouve qu'un tissu lardacé , grisâtre , onctueux. Si le mal existe sur la rétine , cette membrane ne présente que le parenchyme celluleux, sa portion nerveuse étant résorbée. Ce parenchyme est le siége de la sécrétion morbide, et donne lieu à une sorte de tumeur plate d'abord , lobuleuse ensuite. Le corps vitré disparaît par les progrès de la tumeur. Les vaisseaux coronaires couvrent quelquefois sa surface. Dans une époque plus avancée, sa structure est molle ou semi-liquide comme de la matière cérébrale, de la bouillie, ou de la membrane muqueuse de l'estomac d'un enfant, soumises à la macération. Quant aux végétations fongueuses, elles offrent les mêmes conditions que dans les autres régions du corps. Je renvoie aux ouvrages de Wardrop, de Scarpa, de Panizza et de Lobstein (Anat. path.) les personnes qui désireraient de plus amples détails sur ce chapitre.

§ IV. *Etiologie.* Inconnue. Quelques personnes attribuent la maladie à une phlogose chronique, ou à l'influence d'un principe scrofuleux : c'est de la niaiserie. Tous les bons esprits regardent avec raison aujourd'hui le fongus médullaire comme un véritable cancer. Nous n'en savons pas davantage.

§ V. *Pronostic.* Toujours très-grave. Le mal est toujours mortel, qu'on l'opère ou qu'on ne l'opère pas. Quelques oculistes se vantent d'avoir guéri des cas de fongus médullaire de l'œil : ils mentent sciemment, ou ils se sont fait illusion.

§ VI. *Traitement.* Le même que pour le cancer des autres régions : enlever l'organe malade, si l'opération est praticable. Employer un traitement palliatif, calmant, dans le cas contraire (belladone, camphre à haute dose, etc.). Malheureusement le mal récidive constamment , malgré l'opération la mieux pratiquée. La récidive a lieu soit dans l'orbite, soit dans le crâne, soit dans d'autres régions : elle a lieu soit immédiatement après le cicatrisation, soit plus tard (d'un à dix-huit mois). Une seconde opération n'est pas toujours praticable.

Indépendamment de cette forme de cancer, l'œil est sujet aux dégénérescences squirrheuses analogues à celles de la mamelle , de la matrice, etc. Cette variété de cancer peut envahir tous les tissus de l'œil à la fois; tout l'organe se convertit alors en une masse cancéreuse horrible. Le plus souvent cependant le mal a lieu sur la conjonctive, sur les paupières, dans la caroncule lacrymale, ou dans la glande lacrymale ou dans l'orbite avant d'envahir la totalité de l'organe. C'est une maladie aussi formidable que la précédente et sur laquelle je ne dois pas m'appesantir davantage; car elle est moins du domaine de l'ophthalmologie que de la chirurgie proprement dite.

## DE L'EXTIRPATION DU GLOBE DE L'OEIL.

Boyer demandait un jour au célèbre Baudeloque si, étant auprès des femmes en couche, il se rappelait exactement toutes les positions du fœtus qu'il avait établies, et surtout si ses manœuvres étaient aussi circonstanciées qu'il le prescrivait dans son ouvrage. Le célèbre accoucheur répondit qu'au lit des malades, *il faisait comme il pouvait*.

Depuis Louis, qui, le premier, posa des règles bien raisonnées pour le manuel de l'extirpation de l'œil (Mém. de l'académie de chirurgie, t. XIII), les auteurs qui ont écrit sur cette matière se sont tous attachés à déterminer d'une manière invariable les manœuvres de cette opération.

On a établi qu'il faut diviser la conjonctive et le muscle petit oblique, puis le muscle grand oblique entre son attache oculaire et la trochlée, puis enfin couper le nerf optique ou le pédoncule de la tumeur, etc. ; mais on n'a pas réfléchi que ces règles n'étaient exactement exécutables que sur le cadavre ; car dans le plus grand nombre des cas qui réclament cette opération chez le vivant, les tissus normaux rétro-oculaires sont tellement confondus avec le mal, ou résorbés, qu'il est impossible de suivre littéralement ces préceptes. Aussi ai-je vu des grands maîtres de l'art faire comme ils pouvaient, quand il s'agissait de l'exécution de l'opération en question.

Je ne veux point dire par là qu'il ne faille pas suivre de règles dans l'extirpation de l'œil. Je prétends seulement que ces règles doivent varier, suivant les circonstances de la maladie. Or, ce sont ces circonstances qu'il faut surtout déterminer. Mais jetons d'abord un coup d'œil sur la disposition anatomique de certaines parties de la fosse orbitaire dont les rapports ne peuvent pas changer sensiblement par l'action de la maladie.

§ Ier *Remarques anatomiques*. Si l'on mesure l'espace qui existe entre le trou optique et les angles que la base quadrilatère de l'orbite présente, l'on verra que le plus court de ces espaces est celui qui répond à l'angle sourcilier interne; qu'en seconde ligne vient celui qui répond à la caroncule ; qu'en troisième lieu, est celui qui se mesure de l'angle sourcilier externe; et qu'enfin c'est le diamètre ophthalmozygomatique, ou celui qui répond à l'angle externe inférieur de l'orbite qui est le plus long. Cela se conçoit quand on se rappelle que le trou optique est excentriquement placé vers le côté interne et supérieur du sommet du cône orbitaire.

De là résulte que l'instrument qu'on porte dans l'orbite pour couper le nerf oculaire aura un moindre espace à parcourir , en suivant la paroi interne ou supérieure, qu'en suivant les autres parois de la même région.

La fente sphénoïde est placée, comme on sait, au fond et sur le bord supérieur du plan externe de l'orbite. Son extrémité postérieure répond exactement à l'axe longitudinal de cette cavité. Un instrument pointu qui serait dirigé parallèlement à la paroi temporale de la fosse orbitaire, ou bien parallèlement à l'axe de l'orbite, pourrait, par conséquent, franchir ladite fente, entrer dans le crâne, et blesser le lobe antérieur du cerveau. Cet instrument y entrerait plus difficilement s'il était dirigé par la paroi, soit interne, soit inférieure; mais il n'y entrerait qu'avec beaucoup de difficulté si on le dirigeait suivant le plan et la paroi supérieure de l'orbite, qui est concave.

De là suit, qu'en pratiquant l'extirpation de l'œil d'après le procédé de Dupuytren, que nous décrirons tout-à-l'heure, on est beaucoup moins exposé à encourir le risque dont il est question, qu'en suivant les autres procédés.

La fente sphéno-maxillaire ou orbitaire inférieure est placée sur le plancher de l'orbite parallèlement à l'axe ophthalmo-zygomatique. Elle peut être assez facilement franchie par un bistouri qui serait dirigé obliquement de haut en bas et de dehors en dedans, par la paroi externe de cette cavité. Cela arrive très-difficilement pourtant en suivant la direction des trois autres parois de cette région.

La fente en question aboutit dans la fosse zygomatique, et met en communication le périoste de la base du crâne avec la portion de la dure-mère qui tapisse la pyramide orbitaire.

On conçoit par là pourquoi, après l'extirpation de l'œil, on a quelquefois un abcès à ouvrir dans la fosse zygomatico-temporale par la propagation de la phlogose orbitaire à travers la fente que nous venons d'indiquer.

La paroi interne de l'orbite n'est formée, comme on le sait, que par l'ethmoïde, dans ses quatre cinquièmes moyens. L'unguis en avant et le sphénoïde en arrière n'occupent qu'un très-petit espace dans cette paroi. Or, attendu la fragilité connue de l'ethmoïde, l'on prévoit déjà qu'il ne serait pas impossible que ce côté de l'orbite fût fracturé pendant l'extirpation de l'œil, si l'opérateur poussait avec peu de ménagement le bistouri. Il est même probable que cet accident a pu arriver plus d'une fois à l'insu du chirurgien. Une brèche sur ce point pourrait mettre, par conséquent, l'orbite en communication, soit avec la fosse nasale, soit avec le sinus maxillaire.

Le périoste orbitaire mérite d'une manière particulière l'attention du praticien. Nous avons déjà eu l'occasion de faire remarquer que ce périoste est une continuation de la dure-mère cérébrale qui s'y porte par la fente sphénoïdale et par le trou optique; nous avons aussi fait observer quelles conséquences graves peuvent résulter quelquefois des blessures de cette membrane. Les phlogoses de ce périoste en effet se transmettent assez facilement dans l'intérieur du crâne; elles donnent lieu souvent à des accidens encéphaliques. (*V*. Leçon sur les lésions traumatiques de la région oculaire.)

Aussi n'est-ce pas sans raison que nous appelons l'attention de l'opérateur sur cette circonstance, afin qu'il ne blesse pas sans nécessité le périoste de l'orbite pendant l'ablation du contenu de cette cavité. Ce que nous venons d'avancer à cet égard n'est pas une supposition gratuite, car Travers a vu la mort suivre l'extirpation de l'œil chez un jeune paysan par suite d'un abcès qui s'est formé dans la portion de la dure-mère qui revêt la face convexe ou encéphalique de l'orbite (Synopsis, etc., p. 315). Un cas de même espèce a été observé par M. De Vincentiis, de Naples; je l'ai reproduit dans la *Gaz. Méd.* (1837, p. 235.)

La glande lacrymale a aussi attiré l'attention des chirurgiens dans cette opération. Presque tous s'accordent à dire que la glande en question doit être toujours enlevée, qu'elle soit saine ou malade.

Si la glande est malade, ce qui est assez rare, aucun doute ne saurait exister sur son ablation conjointement aux autres tissus de l'orbite. Mais si elle est saine, je ne partage pas l'opinion reçue; je pense que, dans ce cas, la glande lacrymale doit être respectée. Voici sur quoi je me fonde.

L'extirpation de la glande lacrymale est inutile lorsqu'elle n'est pas malade; car elle s'atrophie constamment dans l'orbite après l'ablation de l'œil, par des raisons faciles à prévoir. Sur six malades que je vis opérer de l'extirpation de l'œil, trois par Dupuytren et trois par M. Roux, la glande lacrymale a été respectée, la guérison a eu lieu sans larmoiement consécutif. Chez un de ces malades, le cancer orbitaire ayant récidivé six mois après, j'ai pu constater, après la mort, que cette glande s'était singulièrement ratatinée, et avait acquis des adhérences extrêmement fortes avec le périoste de l'orbite, de sorte qu'on ne pouvait pas l'en détacher, sans arracher le même périoste, et, par conséquent, sans dénuder une partie de la voûte orbitaire. M. le professeur Cloquet m'a assuré qu'il partageait si bien mon opinion à cet égard, qu'il n'avait jamais songé à enlever ce corps dans l'extirpation de l'œil. M. Grœffe a aussi extirpé dernièrement le globe de l'œil conjointement aux paupières, sans toucher à la glande lacrymale; le malade a guéri sans larmoiement consécutif (*Gaz. Méd.* 1835, p. 168). Je présume que ces adhérences de la glande lacrymale au périoste orbitaire, existent toujours lorsque la maladie a été précédée ou accompagnée d'un certain degré de phlogose de la capsule de cette glande. Ainsi donc, d'un côté, la conduite que je prescris abrège et simplifie l'opération; de l'autre, elle évite l'inconvénient de blesser, de déchirer le périoste orbitaire, et de dénuder peut-être aussi les os de la voûte de ce nom.

Ce qui avait fait établir en principe l'enlèvement de la glande lacrymale, dans tous les cas de l'extirpation de l'œil, c'était la crainte mal fondée d'un larmoiement consécutif. Mais outre que les faits que je viens de citer démentent formellement cette opinion, il n'est

( 399 )

pas difficile de démontrer théoriquement que cette idée est entièrement fausse. Nous reviendrons sur ce dernier point à l'occasion des
maladies des organes lacrymaux.

Les artères de l'orbite sont en très-grand nombre. Elles sont fournies, ainsi que nous l'avons déjà dit ailleurs, par la carotide interne
qui donne naissance à l'ophthalmique, par la sphéno-maxillaire, et
par les artères palpébrales qui, au nombre de cinq ou six, pénètrent
et s'anastomosent en différens sens avec les rameaux de l'ophthalmique.

Ces artères sont quelquefois dilatées morbidement dans les cas
dont il s'agit, et donnent beaucoup de sang au moment de l'opération.
Mais ce sang n'est ici nullement à craindre, attendu que la seule
compression à l'aide du tamponnement suffit pour l'arrêter. Une fois
cependant, j'ai vu M. Roux saisir le tronc de l'ophthalmique avec des
pinces et le lier, ce qui a été assez pénible ; mais il n'est pas
prouvé pour moi que, dans ce cas, le tamponnement eût été insuffisant.

Wardrop a avancé que, dans tous les cas d'extirpation de l'œil, on
devrait ménager avec soin le rameau principal de l'ophthalmique
qui côtoie la paroi interne de l'orbite, sort de cette cavité pour s'a-
nastomoser avec celui du côté opposé, et se distribuer à la peau de
la racine du nez. (Wardrop, On fongus hœmatodes, Edimb. 1809,
p. 95.)

Cette précaution cependant ne me paraît pas d'une grande importance. En supposant même que cette artère fût laissée intègre, il
est fort douteux que le tamponnement exigé par les pansemens et la
phlogose suppurative qui en résulte puissent empêcher son oblitération. D'ailleurs, quel inconvénient peut-il résulter de l'oblitération
de cette artère ? Aucun.

§ II. *Indications et contr'indications.* Le cancer de l'œil ou du nerf
optique est la maladie pour laquelle on prescrit le plus ordinairement
l'extirpation de l'organe visuel.

Le cancer cependant de la caroncule lacrymale, lorsqu'il s'étend
vers l'intérieur de l'orbite, peut aussi réclamer la même opération, bien que l'organe oculaire soit sain d'ailleurs. J'ai vu une fois
Dupuytren proposer cette opération pour un cas de cette dernière
espèce.

L'encanthis malin, lorsqu'il adhère fortement à la sclérotique, et
les autres dégénérescences cancéreuses de la conjonctive oculaire,
peuvent aussi quelquefois exiger l'ablation de l'œil.

Il est rare qu'une affection de ce genre qui atteint les paupières
seulement, oblige de lui sacrifier le bulbe visuel. La palpébroplastie
suffit ordinairement dans ce cas, à moins toutefois que le mal ne soit
fort étendu, et que la restauration palpébrale ne paraisse impossible. Dans cette dernière occurrence, il est évident qu'on ne pourrait pas priver l'orbite de ses rideaux membraneux sans le vider en
même temps de son contenu ; car un œil privé de ses paupières est à
la fois et inutile et fort incommode.

Les orbitocèles cancéreuses ne réclament l'opération en question qu'autant que leur extirpation isolée paraît impossible, ou bien que le nerf optique est lui-même altéré par la présence de la tumeur. Si le globe oculaire a déjà perdu sa faculté sensitive, il est en même temps devenu hydropique et terne, en supposant même que le nerf visuel ne communique pas avec le cancer orbitaire, la conservation de l'œil serait inutile et même dangereuse.

Les tumeurs de la cavité orbitaire ne sont pas rangées au nombre des maladies qui indiquent l'enlèvement du bulbe visuel. J'ai dit pourtant, en parlant de ces tumeurs, que, dans quelques cas particuliers, on devrait préférer cette opération à la ligature de la carotide.

J'ai cité un exemple de Dupuytren à l'appui de la pratique que je recommande en ce moment.

L'orbitocèle mélanique cependant, qui est aussi une tumeur sanguine, ne saurait être traitée autrement que par l'extirpation de l'œil, du moins si l'on en juge d'après le seul fait de cette espèce qui existe jusqu'à ce jour, et que j'ai déjà fait connaître. Dernièrement, M. Middlemore a dû extirper un œil exorbité par suite d'une tumeur formée dans le nerf optique.

Toutes les autres tumeurs de l'orbite, telles que les kystes, les exostoses, les lipomes, etc., n'exigent pas ordinairement l'opération dont il s'agit. Je dis ordinairement, car j'ai déjà cité des cas où l'extirpation de l'œil était devenue nécessaire pour la guérison de la maladie principale.

Ce dernier raisonnement est également applicable à l'hydrophthalmie, à l'empyème oculaire, à la chute de cet organe (*ptosis oculi*), au staphylome et à quelques autres maladies du globe de l'œil. Dans aucun de ces cas l'extirpation de l'organe visuel ne saurait être justifiée, à moins de circonstances exceptionnelles que nous indiquerons en traitant de ces maladies.

L'extension du cancer de l'œil sur les paupières ne contr'indique pas l'opération. Ces deux parties peuvent être enlevées en même temps. M. Grœfe a publié naguère une observation de cette espèce.

L'engorgement des ganglions périorbitaires, et même la destruction partielle des os de l'orbite, ne doit pas non plus arrêter l'opérateur. Mais la co-existence de la diathèse cancéreuse s'oppose formellement à l'ablation du mal local. Il est à peine nécessaire d'ajouter enfin que lorsque l'orbitocèle émane d'une des cavités périorbitaires, telles que le crâne, le sinus maxillaire, la fosse nasale, etc., l'opération dans l'orbite ne saurait convenir.

§ III. *Manuel opératoire.* Je ne m'arrêterai point à décrire ici l'historique de l'opération dont il s'agit. Ce sujet peut être facilement puisé dans une foule de livres de chirurgie, entre autres dans l'ouvrage de Sabatier, le meilleur des traités actuels de médecine opératoire. Je ne dois par conséquent m'occuper, pour le moment, que des procédés qui sont usités de nos jours, et principalement de celui de Dupuytren qui est le meilleur de tous, et qui cependant n'a été consigné nulle part, à ce que nous sachions.

*Préparatifs.* L'appareil instrumental se compose :

1° D'un bistouri pointu ordinaire, et d'un bistouri boutonné de réserve (Dupuytren) ;

2° D'une paire de gros ciseaux courbes sur le plat ;

3° D'une érigne double, ou mieux, d'une pince-érigne de Mouzeux. Ce troisième instrument, cependant, n'est pas indispensable; les doigts peuvent le remplacer (Desault). Wardrop y substitue une aiguille courbe enfilée d'un fil double, déjà employée par d'autres.

4° Enfin, d'un ou plusieurs vases contenant de l'eau fraîche ou tiède; quelques petites éponges, et une seringue remplie d'eau avec laquelle un aide arrosera continuellement la région malade pendant l'opération, si la mollesse de la tumeur et le sang qui en découle embarrassaient la marche des instrumens.

Il est bon d'y ajouter une érigne simple pour saisir et exciser les parcelles restantes de graisse cancéreuse, s'il en existe après l'enlèvement de la tumeur, des pinces à dissection et des fils à ligature pour les cas où les paupières adhèrent au mal et qu'on doive, par conséquent, les disséquer ou les enlever; un flacon d'eau de Cologne, de vinaigre, d'ammoniac liquide, de l'eau fraîche dans un verre pour le cas de lipothymie, etc.

L'appareil à pansement consiste dans une certaine quantité de boulettes de charpie molle et fine, de gâteaux de même substance ou de charpie brute, de deux ou trois compresses longuettes, d'une bande dite *monoculus*, d'un bonnet de coton et une petite bande pour l'arrêter. Dupuytren y ajoutait de la poudre de colophane pour en saupoudrer les boulettes de charpie, mais on peut s'en passer. Travers remplace tous ces moyens par un morceau d'éponge fine qu'il place dans l'orbite pour tout pansement jusqu'au lendemain; alors il la remplace par un cataplasme mou enveloppé d'un linge. (Ouv. cité, p. 315.) D'autres praticiens préparent aussi une potion calmante et restaurante pour l'administrer immédiatement après l'opération. En ville et à la campagne, cette précaution n'est pas inutile.

> *Pr.* de l'eau distillée de tilleul,     3 onces.
> De cannelle,     1 gros.
> De fleurs d'oranger,     30 gouttes.
> Sirop diac. et de gomme arab., *ãã*     1 once.

A prendre par grandes cuillerées de dix minutes en dix minutes.

Le malade est assis ou couché, sa tête retenue par un aide qui relève en même temps la paupière supérieure. Je préfère en général la position couchée par des raisons que j'ai exposées à l'occasion de la cataracte. S'il s'agit d'un enfant, mieux vaut le coucher sur une table solide et le faire tenir par plusieurs aides (Scarpa); ou bien l'asseoir sur les genoux d'un homme vigoureux, en lui serrant le tronc et les membres dans un drap en plusieurs doubles (Dupuytren). Le chirurgien est assis devant le malade dans le premier cas, debout et de côté dans le second.

On peut diviser en deux temps toutes les manœuvres de l'opération :

1° Temps de la dissection de la tumeur jusqu'au pédoncule ;

2° Temps d'excision de ce pédoncule et d'enlèvement de la masse morbide.

A. *Procédé ordinaire.* Le chirurgien commence par diviser transversalement d'un trait de bistouri la commissure externe des paupières dans la longueur d'un pouce : on peut pour cela procéder comme dans l'opération de la hernie étranglée. Il enfonce ensuite la pointe de cet instrument à l'angle interne et inférieur de l'orbite, et rase la paroi nasale de cette cavité, le tranchant étant tourné obliquement en bas et en dehors. Arrivé à un pouce de profondeur, il tourne tout-à-fait le tranchant vers la tempe, il porte la lame parallèlement au plancher orbitaire, et rase cette paroi en promenant le bistouri en mode de scie, de l'angle interne à l'angle externe de l'orbite. L'opérateur saisit alors la tumeur avec les trois premiers doigts de la main gauche garnis d'un linge fin, ou bien avec les pinces-érignes, s'il aime mieux, et l'abaisse fortement; replonge au même endroit le bistouri, et le ramène aussi de l'angle interne à l'angle externe, en rasant la paroi supérieure de l'orbite. On achève cette dissection par la paroi supérieure jusqu'au trou optique à coups de ciseaux ou bien de bistouri boutonné. On coupe alors le nerf optique d'un coup de ciseaux courbes qu'on glisse par l'angle interne et supérieur de l'orbite, leur concavité étant toujours tournée vers le globe oculaire; on divise pareillement les restes du pédoncule musculo-graisseux, en tirant chaque fois la masse morbide dans un sens opposé à celui que les ciseaux doivent parcourir. La tumeur étant enlevée, on explore du bout du doigt la cavité orbitaire pour sentir quelque dureté restante, et l'enlever à l'aide de l'érigne et des ciseaux. Le sang jaillit fortement quelquefois du fond de l'orbite; on l'arrête très-facilement par le pansement, en remplissant mollement cette cavité de boulettes de charpie, et en y surajoutant des compresses et le monoculus. Dupuytren avait pour pratique, dans ces cas, de ne panser la plaie que quelque temps après, afin d'obtenir deux ou trois palettes de sang, si on le jugeait nécessaire.

B. *Procédé de Dupuytren.* L'opérateur glisse à plat, entre la paupière supérieure et la tumeur, la lame d'un bistouri pointu, arrive au rebord orbitaire supérieur, en retourne le tranchant en haut, abaisse le manche et coupe le milieu de la paupière d'arrière en avant, comme dans le phimosis. On obtient par là deux lambeaux triangulaires de la paupière supérieure, qu'on dissèque et renverse, l'un vers la tempe, l'autre vers le nez. Il rase alors la paroi supérieure de l'orbite avec le même bistouri, arrive au nerf optique et à ses entourages pédonculaires, qu'il divise à coups de ciseaux; saisit alors la tumeur avec les doigts ou bien avec les érignes-pinces dans le fond de l'orbite par son pédicule, et la fait basculer d'arrière en avant et de haut en bas, en attendant qu'il continue à diviser à coups de ciseaux toutes les autres attaches périphériques de la maladie. Le reste, *ut supra*.

Le procédé de Dupuytren rend l'opération et plus prompte et plus facile; il nous paraît mériter la préférence. Dans l'un et l'autre cas, cependant, le mal peut exiger la dissection préalable de la conjonctive si elle est altérée, ou bien des paupières si elles ont acquis des adhérences, sans être comprises dans la maladie Dans l'un et l'autre cas aussi, le pansement exige la réunion de la division palpébrale à l'aide d'une épingle, comme dans le bec-de-lièvre.

C. *Procédé pour enlever l'œil et les paupières à la fois.* On étend fortement la peau de chaque paupière sur la tumeur. On circonscrit la base de ces voiles membraneux entre deux incisions elliptiques en commençant par l'inférieur, afin que le sang qui s'en écoule n'embarrasse pas l'opérateur. On dissèque et on enlève la tumeur en procédant, pour le reste, comme dans le procédé Dupuytren.

*Soins consécutifs.* Aspersions continuelles d'eau froide sur tout l'appareil, pendant la première semaine. Régime des grandes opérations sanglantes. Renouvellement de l'appareil, le cinquième jour. Pansemens consécutifs, comme dans les plaies simples qui suppurent.

Je termine ces détails par l'exposition d'un fait intéressant que j'ai déjà consigné dans la *Gazette Médicale* (1837, p. 344).

« Deux opérations de cette espèce ont été, dernièrement, pratiquées par M. Lisfranc avec le plus grand succès ; l'un chez un étudiant en droit, l'autre chez une femme âgée d'une quarantaine d'années. Dans l'un et l'autre cas, il s'agissait d'une affection cancéreuse de l'organe; les paupières étaient saines. M. Lisfranc les a opérées, en suivant le procédé de Desault. Nous nous contenterons de mentionner seulement deux circonstances qui nous ont paru remarquables, l'hémorrhagie abondante, et la paralysie de la paupière supérieure qui a eu lieu à la suite de l'opération chez le second malade. Le sang émanait du tronc de l'artère ophthalmique, qui était singulièrement hypertrophié. L'opérateur a eu recours au tamponnement, et l'hémorrhagie a été arrêtée sur-le-champ. Ce moyen est ici des plus fidèles, et il mérite toujours la préférence, à cause des conditions anatomiques de la partie. On conçoit effectivement de quelles conséquences fâcheuses pourrait être l'application d'un fer rouge dans l'orbite ; le calorique se transmettant aisément aux méninges, entraînerait des accidens formidables du côté du cerveau, ainsi qu'on en a vu des exemples. Ajoutons néanmoins qu'il ne serait pas impossible, à la rigueur, de saisir au fond de l'orbite l'artère ophthalmique et de la tordre, après l'extirpation de la tumeur.

» Quant à la paralysie consécutive de la paupière supérieure, elle est prononcée chez l'autre des deux opérés. Une double cause concourt à cet effet; d'un côté, la lésion plus ou moins étendue du muscle releveur ou des filets de la troisième paire qui l'animent par le bistouri de l'opérateur, lésion qui est d'ailleurs inévitable, le plus souvent; de l'autre, l'espèce d'infiltration séreuse et d'allongement qu'éprouve la paupière durant la suppuration et le bourgeonnement de la cavité orbitaire.

» On a agité la question de savoir, si un œil artificiel pourrait être applicable, après l'extirpation de l'organe. Wenzel et Demours ont répondu affirmativement. En examinant cependant attentivement les sujets soumis à cette opération, on voit que la chose est impossible. Le bourgeonnement de l'orbite est tellement abondant, qu'il ne laisse pas de place pour placer la coque d'émail, quelles qu'aient été d'ailleurs les précautions prises dans les pansemens. Cette place pourtant semble exister d'abord, comme chez l'étudiant en droit dont nous venons de parler; elle sera indubitablement envahie plus tard par les tissus inodulaires; quoi qu'on fasse, d'ailleurs, l'instrument ne jouissant ici d'aucune motilité, mieux vaut, en général, couvrir la région avec un bandeau noir. »

TRENTE-UNIÈME LEÇON. — TROISIÈME SECTION.

MALADIES DES APPENDICES OCULAIRES.

Cette section comprend les maladies de l'orbite, de l'appareil lacrymal et des paupières.

Phlegmon de la cavité orbitaire.

§ I<sup>er</sup>. *Remarques anatomiques.* S'il était vrai, ainsi qu'on l'a répété plusieurs fois, que la prédisposition aux inflammations dans une région donnée est en raison de la quantité des artères et des nerfs que cette région reçoit, nul doute que, sous ce rapport, la cavité orbitaire ne dût occuper la première place.

Je ne connais pas en effet de partie dans l'économie qui, dans une circonscription aussi étroite, reçoive une somme aussi considérable d'artères, de veines, de nerfs, et même de vaisseaux lymphatiques. Je n'en connais pas dont les arborisations vasculo-nerveuses suivent une marche plus ondoyante et angulaire que dans le cône de l'orbite, ce qui doit singulièrement favoriser les stases sanguines.

Indépendamment des diramations de l'artère ophthalmique qui émanent de l'intérieur du crâne, l'orbite reçoit une foule d'anastomoses de la carotide externe. L'artère sphéno-maxillaire, qui fournit abondamment le périoste orbitaire, l'angulaire de Winslow, la temporale et la frontale, qui arrosent principalement les paupières et la conjonctive, communiquent largement avec les arborisations de l'ophthalmique. Il est d'ailleurs démontré que les veines de l'orbite forment à elles seules un des plus riches arbrisseaux du grand système circulatoire. Cet arbrisseau, qui est lui-même plus pourvu en rameaux que l'artériel, se termine par deux troncs distincts qui se déchargent dans les deux jugulaires. Les vaisseaux lymphatiques qui sillonnent la cavité de l'orbite sont aussi en nombre très-considérable; quelques-uns viennent de l'intérieur du crâne. Ces vaisseaux franchissent le rebord de la base orbitaire, s'anastomosent de mille manières avec ceux de la face et du front, et se terminent dans les ganglions sous-auriculaires. (Mascagni, *Vasorum lymphaticorum*, hist. et iconog., pl. XXIV—XXVI.)

Voyez d'autre part quelle quantité immense de nerfs aborde la région en question. Quatre ou cinq paires de cordons nerveux forment la sphère sensitive et motrice de l'appareil oculaire. (*V.* mes Fragmens d'anat. et de phys. ophthalm., Trans. méd., 1833.)

Et bien, malgré ces riches élémens de nourriture, de sensibilité et de vie, les tissus de la cavité orbitaire ne s'enflamment heureusement que très-rarement. Je dis heureusement, car lorsqu'un travail phlogistique profond s'est emparé de la fosse orbitaire, la mort en est assez souvent la conséquence. On en conçoit la raison, lorsqu'on se rappelle que le périoste orbitaire est une émanation immédiate de la substance de la dure-mère du cerveau.

On dirait que, sous ce rapport, il existe quelque analogie entre la cavité pelvienne et celle que nous méditons. Comme l'orbite en effet, l'enceinte du bassin est traversée d'une très-grande quantité d'artères et de nerfs; comme elle aussi cette dernière cavité ne s'enflamme que rarement, primitivement. On peut dire, sans crainte d'être démenti par l'expérience, que les abcès de la fosse illiaque interne, par exemple, sont aussi rares et presque aussi graves, lorsqu'ils arrivent, que ceux de la fosse orbitaire.

En réfléchissant à la rareté des inflammations du cerveau, de l'orbite, de la rétine, de la langue, etc., on serait, en vérité, tenté d'admettre avec Wardrop que les régions très pourvues de nerfs ne s'enflamment que très-rarement. (*Morbid anatomy*, etc.)

Quoi qu'il en soit, l'expérience démontre que le tissu cellulovasculaire et nerveux de l'orbite s'enflamme, et que cette inflammation redoutable se présente sous deux formes très distinctes, aiguë et chronique. La dernière a quelquefois pour siége exclusif le périoste orbitaire.

§ II. *Etiologie.* C'est sous l'influence des causes ordinaires des inflammations, ou bien sous celle de causes spéciales, que le phlegmon orbitaire se déclare. Je l'ai plusieurs fois observé après l'opération de la cataracte par abaissement, ou bien après certaines blessures de la région périoculaire, et chez les sujets atteints d'ophthalmie blennorrhagique ou purulente intense. Chez une femme que je vis à la Charité, le mal ne s'était pourtant déclaré que par suite de la suppression des règles. Mais ce sont surtout les métastases variolique, laiteuse, rhumatismale et érysipélateuse, ou plutôt les propagations morbides désignées communément par ces noms, qui occasionnent, le plus souvent, le phlegmon en question. (Demours,

Weller.) J'ai, deux ou trois fois, rencontré dans les hôpitaux l'abcès intra-orbitaire, par suite de la propagation de l'érysipèle de la face. Quelquefois l'affection en question n'est que le résultat d'une carie des os orbitaires. D'autres fois, elle complique une phegmasie grave de l'œil. Dans d'autres occasions cependant, elle est la conséquence d'une forte insolation. Une dame italienne de la rue de Tournon, à Paris, soignée par Gendron en 1748, se trouvait dans le cas de la dernière indication. La maladie s'est heureusement terminée par résolution. (*Maladies des yeux*, in 4°, 1770.) Dans quelques cas enfin, c'est un virus constitutionnel, tel que le syphilitique ou autre, qu'on doit accuser de l'affection en question. En pareille occurrence, le phlegmon n'attaque ordinairement que la forme chronique. Un grand musicien italien qui habite Paris est atteint d'une exophthalmie ancienne dont l'origine paraît remonter à une phlogose orbitaire déterminée par une galanterie théâtrale.

§ III. *Caractères physiques et physiologiques*. Le plus ordinairement le phlegmon orbitaire débute par des douleurs sourdes, pulsatiles et progressives dans le fond de cette cavité et dans la tête. Ce caractère est bientôt suivi de fièvre, sentiment de plénitude très-pénible dans l'œil, exophthalmie progressive, directe ou oblique; œdème et rougeur légère de la conjonctive, photopsie (vision d'étincelles), *visus nebulosus*, ou bien cécité complète; fixité de l'œil, symptômes d'iritis, insomnie, puis cercle rouge autour de l'œil et à la base des paupières et de l'orbite, frisson, points blancs sur quelques points de ce cercle, et fluctuation si le mal doit se terminer par la suppuration. Paupières proéminentes et extroversées par l'avancement de l'œil; épiphora, symptômes encéphaliques (délire, fureur, coma); peau sèche, langue aride et chargée, haleine puante, constipation. Durée de trois à sept jours. Terminaison d'une des manières ci-après. D'autres fois, le mal commence par une érysipèle de la face, qui se propage dans l'orbite, détermine bientôt l'exophthalmie et les autres symptômes ci-dessus; ou bien il se déclare sourdement par le simple exorbitisme, et puis ce n'est que plus tard que les douleurs et les autres caractères se manifestent. Une douleur sourde enfin, profonde, continue ou rémittente, précède quelquefois de long-temps la déclaration de l'exophthalmie. Cela a lieu surtout lorsque le mal est de nature rhumatismale (Demours). Dans ce cas, la durée de la phlogose est indéterminée. On prévoit déjà que la caractérisation de quelques-uns de ces symptômes peut parfois présenter de l'ambiguité, même pour le pathologiste le plus exercé. Ce n'est effectivement qu'en procédant par voie d'exclusion qu'on peut, dans quelques cas, établir un diagnostic vraisemblable. Aucun doute cependant ne saurait exister alors que le phlegmon affecte une marche très-aiguë.

§ IV. *Terminaisons*. 1° Résolution avec ou sans amaurose, après l'orage le plus alarmant pour la vie du malade. Un jeune commis fut, en 1829, opéré par Dupuytren d'une cataracte par abaissement. Le troisième jour, douleurs poignantes dans l'orbite, puis exophthalmie horrible, fièvre, délire et danger de la vie jusqu'au sixième et septième jour. Ensuite déclin des symptômes, rentrée graduelle de l'œil, amaurose consécutive.

2° Suppuration avec ou sans perte de la vision, avec ou sans fonte purulente de l'œil. L'abcès, dans ce cas, existe soit dans le fond de l'orbite et autour du nerf optique, soit sur un des côtés de l'œil; ordinairement entre cet organe et le plancher orbitaire. Une femme dont j'ai cité ci-dessus l'observation entra à l'hôpital avec toutes les apparences d'un phlegmon aigu de l'orbite. Les symptômes encéphaliques cependant étaient peu prononcés. Saignée, cataplasmes; cercle blanc à la base de l'orbite, fluctuation à l'angle interne de la paupière inférieure; ouverture spontanée, écoulement de pus, rentrée graduelle de l'œil; guérison parfaite sans cécité.

3° Encéphalite suppurative, mort. (Faits ci-devant cités.)

4° Fistule profonde dans l'orbite, de difficile guérison. Ceci a été observé lorsque l'abcès a dénudé et nécrosé quelque point de la fosse rétro-oculaire.

5° Hypertrophie des tissus recto-oculaires. Le fait du musicien ci-dessus cité appuie cette dernière proposition.

Il est à peine nécessaire d'ajouter que, dans tous ces cas, le pronostic doit être réservé, grave ou très-grave.

§ V. *Traitement.* Résolutif dans la période hypersthénique ; maturatif s'il tourne à la suppuration; expectant ou simplement hygiénique vers son déclin.

Dans la première catégorie, on compte principalement les saignées de la jugulaire, du bras, du pied et de l'artère retro-mastoïdienne ou temporale, proportionnées à la violence des symptômes et à l'état de la constitution. Les ventouses scarifiées à la nuque, les sinapismes aux membres abdominaux, le tartre stibié en lavage à dose purgative, les applications continues d'eau froide sur toute la région fronto-oculaire à l'aide de compresses doubles, les boissons délayantes et rafraîchissantes, la diète absolue et le repos de la région malade (obscurité). La salivation artificielle à l'aide du calomel, donné à la dose de six grains toutes les quatre heures, a été aussi proposée dernièrement dans le but d'opérer une révulsion salutaire dans tout le système salivaire.

L'ouverture de l'abcès, s'il s'en forme, doit être faite de très-bonne heure. On panse avec une mèche, et l'on pratique ensuite des injections détersives. On aide le retour du globe oculaire dans l'orbite avec un léger bandage compressif.

Wenzel proposait, dans ces cas, l'extirpation de l'œil. Cette pratique me paraît peu convenable; car cette extirpation ne change rien à la gravité du mal; au contraire même, elle peut l'aggraver par l'irritation qu'elle ajouterait à celle déjà existante dans l'orbite. D'ailleurs, ne risquerait-on pas par là de sacrifier un organe qui aurait peut-être pu être conservé.

Si le phlegmon orbitaire était compliqué d'empyème de l'œil, l'ophthalmocentèse ou l'évacuation prompte des humeurs de cet organe est l'un des remèdes les plus efficaces qui peuvent conjurer l'orage. Dans ce cas, comme dans celui où la sphère visuelle est tombée spontanément en fonte purulente, les soins consécutifs se réduisent à panser le mal comme les plaies simples qui suppurent, et à conduire le moignon oculaire à parfaite cicatrisation. Du reste, on fait en sorte que ce moignon ne contracte pas d'adhérences contre nature avec les paupières, afin de pouvoir y placer plus tard un œil artificiel.

Lorsque la phlogose orbitaire s'est terminée par l'hypertrophie des tissus rétro-oculaires, l'exorbitisme ne pourra être combattu qu'à l'aide de la compression méthodique, des révulsifs intestinaux et des remèdes fondans proprement dits, tels que les frictions de pommade mercurielle, etc.

Les antimoniaux enfin, la poudre de James unie au calomel (cinq grains de chaque, deux fois le jour), la gymnastique, les bains de vapeur, les opiacés et surtout la teinture de colchique, donnée à dose progressive (de 15 à 40 gouttes dans un peu d'eau sucrée, plusieurs fois par jour), sont les remèdes qui conviennent, en cas de phlogose rhumatismale de l'orbite qui aurait résisté aux antiphlogistiques précités.

### *Des orbitocèles, ou des tumeurs intra-orbitaires.*

Qu'elles aient naissance dans le cône même de l'orbite, ou bien qu'elles proviennent d'une des cavités circonvoisines, comme du sinus maxillaire, de la fosse nasale, de la boîte crânienne, etc., les tumeurs de cette région ont ceci de commun, qu'elles produisent presque toujours l'exorbitisme, c'est-à-dire l'expulsion du globe de l'œil de sa niche naturelle.

Une considération pratique fort importante se rattache à cette remarque. C'est que, attendu la direction flexueuse du nerf optique dans l'orbite, lorsque ces tumeurs ne compriment pas sensiblement la pulpe de ce nerf, l'exophthalmie peut être portée très-loin, sans que l'œil perde irrévocablement sa faculté visuelle. L'organe générateur de la rétine, en effet, ne fait, dans cette circonstance, que déployer ses courbes, se rectifier, s'allonger, et permettre au bulbe oculaire de s'avancer, sans, pour cela, cesser de conserver ses relations normales et avec l'encéphale et avec la sphère visuelle. De là ces cures si étonnantes quelquefois de ptosis ou chutes oculaires et d'exophthalmies énormes, avec le retour parfait de la vision. On conçoit, par conséquent, de quelle importance il est, pour la pratique, d'étudier et de pondérer avec la plus grande minutie les circonstances des tumeurs intra-orbitaires, pour ne pas se décider à sacrifier intempestivement un organe dont la faculté sensitive pourrait n'être que simplement suspendue.

» On aurait pu penser que l'allongement d'un nerf était une épreuve très dangereuse pour lui, à voir la flexuosité des lignes qui dessinent les filets dont un tronc est composé, les ondulations nombreuses que les branches et les dernières ramifications éprouvent, l'abondance du tissu cellulaire lâche, dans lequel la nature a plongé ce système d'organes tout entier ; précautions qui semblaient faites pour garantir les nerfs de toutes sortes d'allongement. A la vérité, ce mode d'action extérieure n'est point entièrement innocent pour eux, puisque leur influence cesse envers les organes auxquels ils se distribuent ; mais quelle différence envers les effets de la compression circulaire, ou simplement perpendiculaire, des mêmes cordons nerveux ! Dans le dernier cas, pour peu que la compression ait été forte et durable, c'est pour jamais que toute influence du nerf a cessé; tandis que dans celui de l'allongement, les fonctions naturelles peuvent être rétablies. On sait qu'il a suffi de quelques instans de la constriction circulaire du plexus axillaire par une ligature temporaire, pour détruire sans retour toute influence nerveuse dans le bras , et déterminer la mortification. Nous avons vu une paralysie incurable des muscles auxquels se distribue le nerf cubital, être la suite de la compression exercée sur ce nerf par la feuillure d'une croisée, sur laquelle une jeune fille avait reposé son bras pendant une demiheure de sommeil. Ainsi, d'après notre observation, quelque délicate que soit ou que paraisse la structure d'un nerf, et notamment du nerf optique, son tissu peut subir un certain degré, et même un assez grand degré d'allongement ; d'où résulte une suspension passagère de ses fonctions, sans qu'il s'ensuive une altération définitive de sa substance, analogue à celle que produit la compression latérale ou perpendiculaire d'un organe de la même nature. » (Delpech, *Chir. clin.*, t. I, p. 117.)

*Orbitocèles purulentes et fistuleuses.*

Nous avons parlé des abcès de l'orbite, tant à l'occasion de l'extirpation de l'œil que du phlegmon orbitaire; nous y revenons maintenant d'une manière plus spéciale; ce que nous allons dire complétera l'histoire de cette maladie. L'origine de ces abcès est tantôt dans l'orbite elle-même, tantôt dans une des cavités circonvoisines (sinus maxillaire, sinus sourcilier, nez, crâne). Dans le premier cas, la maladie est la conséquence d'un phlegmon ordinaire ou d'une lésion organique des os orbitaires (carie, nécrose), ou bien enfin de la fonte de tubercules. Dans le second, il y a toujours usure des os, et l'abcès peut être l'effet de la présence d'une tumeur ou d'une simple fusion purulente des cavités voisines. On conçoit que, dans ces dernières circonstances , l'affection orbitaire peut n'être qu'une maladie secondaire de peu d'importance. Dans deux cas observés dernièrement par M. Riberi, le pus tirait sa source du sinus frontal; je les ai reproduits dans la *Gazette médicale*, 1838, p. 795.

Lorsque l'abcès est idiopathique, c'est-à-dire la conséquence d'un phlegmon primitif des tissus rétro-oculaires, les symptômes qui précèdent sa formation sont ceux de cette dernière maladie. Aussitôt formé, l'abcès proémine vers l'une des parois de l'orbite, et se montre au-dehors avec les caractères connus de la fluctuation. S'il est la suite d'une fusion de tubercules, il offre le caractère des abcès froids; s'il se rattache à une carie ou nécrose, il est précédé de douleurs comme les abcès dits par congestion. Demours cependant vit l'abcès en question se déclarer presque subitement; voici le fait. Une dame, âgée de soixante ans, eut, de deux jours l'un, une fièvre très-forte, qui diminua au troisième accès, lorsqu'un dépôt parut sous le tissu cutané qui recouvre le sac lacrymal. On aurait pu le prendre pour un abcès dans cette cavité, si le globe n'eût point été déplacé. Ce dépôt s'ouvrit, et il en sortit du pus. L'œil rentra graduellement, mais cet écoulement ayant diminué, le globe ressortit un peu. Tout le pansement à consisté dans une sonde d'argent laissée à demeure pour l'écoulement du pus. Une seconde ouverture se fit, le dixième jour, au-dessus de la première. La guérison a été complète et facile.

Dans le cas où la collection purulente se rallie à une maladie d'une cavité voisine, la matière peut s'être formée aussi dans l'orbite elle-même par la propagation de la phlogose; il y a alors les mêmes symptômes que dans le cas ci-dessus. Il n'en est pas de même quand le pus a simplement fusé dans l'orbite; la tumeur se forme souvent sourdement, et on ne s'aperçoit de son existence que lorsqu'elle est déjà bien développée.

A part les symptômes précurseurs dont nous venons de parler ; à part aussi l'exorbitisme oculaire qui peut n'être quelquefois que la conséquence du gonflement des tissus de l'orbite, on peut présumer que du pus existe dans la fosse orbitaire à une sorte d'œdème des paupières. Ce caractère est commun, comme on sait, à tous les abcès profonds (*V*. J.-L. Petit, Abcès du foie). Lorsque le mal est déclaré au-dehors, il s'offre sous la forme d'une tumeur fluctuante entre l'œil et le rebord orbitaire, à l'angle interne ou externe, au-dessus ou au-dessous de l'organe; ce dernier est presque toujours déplacé dans un sens opposé; le volume en est variable (noisette, noix) ; la matière est quelquefois réductible par la compression, et fuse dans le nez ou ailleurs. Ce passage peut avoir lieu par plusieurs voies : dans un des cas de M. Riberi la matière passait de l'orbite dans le sinus frontal, et de là dans la narine.

Les terminaisons des abcès de l'orbite sont fort variables. Si le mal est idiopathique, il peut se terminer heureusement comme tout autre abcès, c'est-à-dire par l'ouverture et l'oblitération consécutive du foyer. Dans d'autres cas, et cela est assez fréquent, il s'y établit une fistule. Cette terminaison peut dépendre de deux causes : d'une maladie des os, ou de la position vicieuse du foyer qui rend difficile l'écoulement de la matière. Il importe d'en bien reconnaître les conditions, car le traitement en est différent dans les deux cas. Dans d'autres circonstances, la matière se fait jour dans une cavité voisine; et il

peut en résulter des effets divers; selon la voie que le pus a choisie.
Chez une femme dont M. Mackenzie a dernièrement publié les détails (*V. Gaz. Méd.*, 1838, p. 602), le pus a percé le fond de l'orbite,
fusé dans le crâne et produit la mort. Dans un autre, dont les détails se trouvent dans les Archives (1834, t. IV, p. 520), le mal s'est
aussi terminé par la mort. A l'autopsie, on a trouvé que l'abcès de
l'orbite communiquait d'un côté avec le crâne, de l'autre avec le sinus maxillaire. Si la fusion a lieu du côté de la narine ou du sinus
maxillaire, la guérison spontanée peut aussi avoir lieu ; quelquefois
cependant cela détermine une fistule.

Le pronostic est toujours réservé ou grave, selon les conditions particulières de l'abcès.

Le traitement n'offre d'abord rien de particulier, si ce n'est que la
tumeur doit être percée de très bonne heure, d'après les règles ci-
devant exposées. On conçoit l'importance de ce précepte, en se rappelant la possibilité du passage du pus dans le crâne. Les suites exigent quelques précautions importantes, selon les conditions de la
maladie. Si l'abcès est simple, on panse à l'aide d'une mêche, et l'on
favorise le bourgeonnement du fond d'abord, comme dans tous les
autres abcès profonds. La conduite est la même si l'abcès est froid; seulement ici le bourgeonnement peut réclamer quelques injections détersives et stimulantes. En cas de carie ou nécrose, la chose est différente; il faut entretenir l'ouverture béante, favoriser l'écoulement
de la matière, et attendre la guérison de l'os sous l'influence des
moyens qu'on prescrit généralement contre cette dernière lésion.

Lorsqu'une fistule s'y est établie, il faut, ici comme ailleurs, en
examiner les conditions, et se conduire en conséquence. Je n'ai pas
besoin d'entrer ici dans des détails que tous les chirurgiens connaissent ou doivent connaître ; je dirai seulement que, dans les cas où la
fistule est entretenue par la difficulté qu'éprouve le pus à s'écouler
au-dehors, on peut lui ouvrir une nouvelle voie dans la fosse nasale , en ébréchant la paroi osseuse correspondante. Ainsi que
M. Riberi l'a fait dernièrement avec succès dans un des deux cas que
je viens de citer.

*Orbitocèles enkystées.*

§ I<sup>er</sup>. *Anatomie pathologique*. Il est prouvé aujourd'hui que la substance contenue dans les tumeurs enkystées, en général, n'est qu'un
produit de la sécrétion de l'enveloppe qui la renferme.

Les kystes, en effet, sont de véritables organes sécréteurs accidentels qui vivent dans l'économie sous l'influence de certaines causes. Si telle tumeur enkystée, par exemple, renferme de la matière
limpide et coulante comme de l'eau ou de l'albumine, tandis que telle
autre, au contraire, n'en présente que de fort épaisse, comme du
miel, de la bouillie, du suif, du plâtre, etc. , cela tient à la nature
même du kyste.

Il est également prouvé, d'autre part, que la genèse primitive des kystes ne tient pas à l'agglutination successive de plusieurs lames de tissu cellulaire, distendues et pressées fortement les unes contre les autres par une matière hétéro-plastique, ainsi que Louis et Hunter l'avaient avancé. Ces grands hommes n'avaient pas réfléchi que la matière intra-cystique ne précède pas ordinairement la naissance de l'enveloppe.

Il est incontestable enfin, que ces organes de nouvelle formation sont eux-mêmes susceptibles de maladies analogues à celles des parties normales qui leur ressemblent, et principalement de phlogose. (Gendrin, *Hist. anat. de l'inflammation.*)

Ce qu'il y a de plus remarquable à cet égard, c'est que la phlogose interne des kystes, lorsqu'elle existe à un certain degré, est capable de produire des fausses membranes. Ces fausses membranes s'organisent à leur tour, et forment des sacs sans ouverture, concentriques au premier.

C'est là, suivant moi, la véritable origine des kystes qui en renferment plusieurs autres dans leur intérieur. C'est là aussi probablement la génèse des kystes hydatiques non animés, dont nous parlerons tout à l'heure. Qui pourrait enfin nier le travail de la membrane puogénique dans les kystes purulens. Les conditions qui précèdent s'appliquent également aux kystes qui renferment, soit des poils, soit des dents dans leur intérieur. La physiologie pathologique démontre effectivement qu'il peut naître accidentellement, et par une aberration inexplicable de la force formatrice, des organes dentaires ou pileux dans différentes régions insolites du corps, qui vivent et végètent à la manière des organes analogues qu'on rencontre soit au cuir péricrânien, soit aux os maxillaires. Plusieurs pathologistes ont même pu suivre pas à pas les différentes phases que subissent ces utricules albumineux dans le sein desquels les dents accidentelles se génèrent. (Lobstein, Anatomie pathologique.) Une dernière circonstance fort importante à noter pour notre sujet, c'est que la face externe des kystes, en général, est purement celluleuse, flasque et peu adhérente aux parties circonvoisines, de sorte qu'on peut facilement la disséquer, et quelquefois même l'énucléer, tandis que la face interne ou sécrétoire est lisse, serrée, et plus ou moins mamelonnée.

Je suis entré dans ces considérations de pathologie générale, attendu qu'il n'y a presque pas de kyste connu, mélicérique ou athéromateux, hydatique ou stéatomateux, dentaire, purulent ou pileux, qui n'ait été rencontré aussi dans la cavité orbitaire. Citons, en attendant, quelques faits des plus remarquables avant d'aller outre.

*Orbitocèle dentaire.* Un jeune homme portait, dès son enfance, une exophthalmie progressive avec strabisme ascendant (*strabismus sursum vergens*). Une tumeur assez volumineuse était appréciable entre l'œil et la paroi inférieure de l'orbite. L'opération démontra que cette grosseur n'était qu'un kyste renfermant une dent et de la sérosité citrine dans son intérieur. Guérison radicale et retour de la vision. (D<sup>r</sup> Barne, *in Med. chir. Trans. of London.*)

*Orbitocèle hydatique.* Un enfant, âgé de huit ans, avait en vain parcouru plusieurs hôpitaux de Paris, pour être guéri d'un exorbitisme énorme. Son mal ayant été pris pour un fongus médullaire provenant du cerveau, personne n'avait osé y toucher. Dupuytren l'opéra, et trouva qu'un kyste hydatique d'un volume considérable était la cause de l'exophthalmie. Le malade guérit.

Travers cite une observation pareille. Il ne faut pas pourtant confondre les kystes hydatiques dont nous parlons, avec les dégénérescences hydatiformes de la glande lacrymale dont il sera question plus tard.

*Orbitocèle puriforme et séreux.* En 1829, Boyer m'invita à assister à l'ablation d'une énorme tumeur de l'orbite qu'il allait pratiquer chez une jeune personne de la rue des Saints-Pères. L'orbitocèle se montrait vers la paroi inférieure, l'œil étant repoussé en haut. Tout était prêt pour l'extirpation de l'œil et de la tumeur; mais une ponction explorative ayant donné issue à un liquide puriforme, on procéda sur-le-champ à la dissection de la poche qui contenait cette matière; on ménagea l'œil, et la malade guérit parfaitement en recouvrant la vue et les formes normales de ce côté.

Les cas d'orbitocèles purulens enkystés ne sont pas fréquens : on en trouve cependant deux autres exemples, l'un dans les *Philos. Transac.*, appartenant au docteur Spry, l'autre dans l'ouvrage de Saint-Yves.

En place d'un sac ordinaire, comme dans les observations précédentes, les tumeurs enkystées de l'orbite présentent quelquefois dans leur intérieur plusieurs concamérations distinctes, dont chacune peut contenir une matière particulière; tel était le cas d'un fait publié par Saint-Yves.

D'autres fois, c'est un gros kyste rempli de matière athéromateuse contenant dans son centre une seconde petite tumeur enkystée, isolée de toute part par la matière ci-dessus, et renfermant dans son sein une substance hétérogène. Ce cas s'est présenté à la clinique de Dupuytren.

Une circonstance commune à toutes ces orbitocèles, c'est que leur siége le plus ordinaire est entre le globe de l'œil et la moitié antérieure de la paroi soit inférieure, soit supérieure de l'orbite ; rarement elles naissent sur les parois latérales; plus rarement encore on les rencontre dans le sommet du cône de la fosse orbitaire; de sorte qu'en expulsant l'organe oculaire dans un sens, le kyste proémine lui-même au-dehors dans un sens opposé, circonstance extrêmement importante à considérer, et pour le diagnostic, et pour le traitement de ces tumeurs.

Une dernière condition plus importante encore à mentionner, c'est que, dans quelques cas rares, le kyste se prolonge jusque dans le crâne. Un jeune homme, âgé de vingt ans, offrait un kyste orbitaire qui proéminait sous l'œil : Delpech enfonce un bistouri à travers la paupière inférieure; écoulement d'une quantité énorme de sérosité citrine; le doigt porté dans cette ouverture entre jusque dans le crâne à travers le trou optique où le kyste se prolongeait : quelques jours après, réaction encéphalique, mort. A l'autopsie, on a constaté que le kyste se prolongeait dans l'étendue de trois pouces dans le crâne et au-dessous du lobe gauche du cerveau. (*Chir clin.*, t. II.)

§ II. *Caractères.* On peut, à la rigueur, réduire à deux les caractères les plus saillans des tumeurs en question. 1° Exorbitisme avec ses conséquences (c'est-à-dire diplopie ou ambliopie, photophobie, ectropion, épiphora, ophthalmie ulcérative et douleur); 2° Existence d'une tumeur à côté de l'œil, saillante sous la paupière, appréciable à la vue et au toucher, rénitente, fluctuante quelquefois, accompagnée d'un sentiment de distension plus ou moins incommode, et souvent aussi de fièvre et d'autres symptômes généraux. Deux questions importantes maintenant se présentent; l'une est relative à la véritable source de la tumeur, l'autre à sa nature. Avec de l'attention et de la réflexion on discerne assez facilement si l'orbitocèle émane du sinus maxillaire, de la cavité nasale, ou bien de la boîte crânienne : dans tous ces cas, l'orbite aurait été percé et envahi par le mal, ce qui n'arrive pas sans d'autres symptômes du côté de ces cavités. En effet, dans le cas d'un fongus, par exemple, provenant d'une de ces régions, la tumeur est aussi sensible dans ces mêmes lieux; tandis que si le mal a pris naissance primitivement dans l'orbite, les cavités sus-indiquées ne présentent rien d'extraordinaire. La chose ne saurait être douteuse non plus si la grosseur émane de la glande lacrymale. Il faut ajouter pourtant que lorsque l'orbitocèle tire sa source de la boîte crânienne, le diagnostic peut être quelquefois équivoque.

Quant à la seconde question, nous dirons qu'il est, en général, aussi impossible de décider, *a priori* d'une manière certaine de la nature d'une orbitocèle que de deviner un terne à la loterie. On ne peut tout au plus, dans ce cas, que prédire l'existence d'un kyste si la tumeur présente la fluctuation, sa marche ayant été, d'ailleurs, lente et chronique.

§ III. *Terminaisons.* Abandonnées à elles-mêmes, les tumeurs en question se terminent presque toujours par la perte irrévocable de la vision. Leur volume est ordinairement progressif, quelquefois elles restent stationnaires après un certain accroissement ; jamais pourtant elles ne décroissent par les seules forces de la nature.

Lorsque le développement est arrivé à un point considérable, une phlogose ulcérative s'empare de la conjonctive, et est accompagnée de douleurs vives et de fièvre consomptive : le mal s'achemine alors vers une terminaison fatale. (Boyer.)

Ouvertes simplement, soit accidentellement, soit par l'art, elles se reproduisent presque constamment, et marchent plus rapidement vers leur terminaison spontanée.

( 415 )

En 1827, M. le professeur Quadri ponctionna en ma présence une grosse orbitocèle sous-oculaire, de nature séreuse, chez une petite fille ; la plaie fut pansée avec une mèche laissée à demeure dans le kyste : la guérison sembla se faire. Six mois après cependant, cette même personne revint à la clinique avec la récidive de son mal. On réopéra, on enleva une bonne partie de la poche morbide, et l'on pansa *ut supra*. Nouvelle récidive ; troisième opération ; ablation de tout le kyste. Ayant, à cette époque, perdu de vue la malade, j'ignore quel fut le résultat définitif. J'observai seulement que l'opérateur parut, en dernier lieu, éprouver d'immenses difficultés pour arracher le kyste, qui était devenu très adhérent au fond de l'orbite. Je présume que ces adhérences étaient le résultat de la phlogose accidentellement provoquée par les deux premières opérations incomplètes pratiquées sur la tumeur. Aussi, lorsqu'un certain auteur moderne de médecine opératoire conseille dans son livre la simple ponction pour le traitement des tumeurs enkystées de l'orbite, il est évident qu'il n'a pas assez médité ce sujet.

§ IV. *Etiologie*. Une obscurité complète règne à l'égard des causes de la maladie que nous étudions. Tout ce que nous savons à cet égard, c'est que dans les kystes puriformes il se fait une poche puogénique par un travail plastique particulier, et à l'instar des fausses membranes. Mais quels sont les principes déterminants de la génèse de certains kystes séreux ou autres qui végètent en quelque sorte dans l'économie à l'insu de l'organisme général ? c'est ce que nous ignorons entièrement.

§ V. *Pronostic*. Traitées convenablement, les orbitocèles enkystées ne présentent rien de grave. Mais le retour de la vision dépend évidemment de l'état actuel de l'organe. Si la pulpe médullaire du nerf optique et de la rétine n'a pas encore subi d'altération matérielle ; si la cornée et le fond de l'œil conservent leur diaphanéité et leur brillant normal, il y a encore de l'espoir, sous ce rapport, quand même le malade ne verrait pas avant l'opération ; car le globe oculaire peut se trouver dans une sorte d'asphyxie que l'ablation de la tumeur et des autres remèdes consécutifs dissipent quelquefois.

§ VI. *Traitement*. Il existe deux espèces de traitement pour les tumeurs de l'orbite ; l'un médical, l'autre chirurgical. Le premier consiste dans l'emploi des résolutifs. Au dire de Louis, deux chirurgiens italiens, Trincavelli et Bertrandi, guérirent chacun une orbitocèle à l'aide de remèdes fondans intérieurement et de frictions mercurielles. Mais évidemment ces guérisons ne se rapportent qu'à des tumeurs non enkystées de l'orbite. Ces remèdes ne sauraient pas à eux seuls résoudre un kyste quelconque de la région en question. Comme cependant le diagnostic sur la nature de ces tumeurs présente souvent de l'obscurité, et que d'ailleurs une pareille médication bien entendue pourrait servir de préparation à l'opération, je crois qu'on ne devrait pas la négliger dans la plupart des cas. Ce traitement préliminaire aurait aussi l'avantage de combattre certaines complications, et de permettre d'opérer sur des tissus en bon état.

Le traitement chirurgical comprend les procédés suivans : 1° *la ponction.* On la pratique à l'aide d'un bistouri pointu et étroit qu'on enfonce dans le kyste, à travers la base de la paupière qui le couvre, et parallèlement aux fibres de l'orbiculaire. On laisse sortir le contenu de la tumeur, et l'on tamponne la poche mollement à chaque pansement. On y pratique des injections détersives, et l'on provoque le bourgeonnement de dedans en dehors, et par là l'oblitération de la cavité morbide. Le fait que je viens de citer, de la clinique de M. Quadri, indique déjà assez qu'on ne peut pas avoir une grande confiance dans ce mode de traitement pour la maladie dont il s'agit.

2° *L'excision du kyste.*

A. *Procédé des anciens.* Le malade est assis ou couché, sa tête soutenue par un aide. L'opérateur distend la paupière sur la tumeur, et pratique une incision de la longueur d'un à deux pouces à la base de ce voile membraneux, parallèlement aux fibres de l'orbiculaire; arrive couche par couche jusqu'au kyste sans intéresser celui-ci ni la conjonctive, qui reste du côté de l'œil; dissèque la tumeur avec ménagement, à l'aide du doigt et d'un bistouri boutonné, et prend garde de blesser le nerf optique. Une érigne tire doucement le kyste vers l'ouverture; des aides épongent le sang et écartent les bords de la plaie. Si le sang gêne la dissection, un aide fait jaillir continuellement un filet d'eau fraîche dans la plaie à l'aide d'une seringue. Si par malheur le sac morbide venait à se rompre, on le disséquerait après l'évacuation de son contenu, et on l'enlèverait, soit d'une seule pièce, soit par lambeaux. L'on panse et l'on repanse en tamponnant mollement la plaie, et en la couvrant du bandage appelé monoculus. On prévient et on combat les accidens à l'aide des moyens antiphlogistiques connus, et principalement par l'eau froide, dont on mouille continuellement l'appareil.

M. Velpeau a cru devoir attacher son nom à un procédé qui consiste à fendre l'angle externe des paupières, ce qui, suivant lui, ouvrirait une large voie pour atteindre le kyste dans l'orbite. M. Gerdy blâme ce procédé (Arch., juillet 1835.)

B. *Procédé de Dupuytren.* J'ai vu Dupuytren opérer de la manière suivante une orbitocèle sous-oculaire. Incision perpendiculaire vers le milieu de la paupière, de manière à former une sorte de coloboma. Dissection de deux lambeaux palpébraux, et renversement de ces lambeaux, l'un vers la tempe, l'autre vers le nez. Ablation de la tumeur *ut supra.* Pansement par seconde intention. Plus tard, réunion des lambeaux de la paupière, comme dans le bec de lièvre. Ce procédé, qui peut être appliqué aux orbitocèles sous-oculaires comme aux sus-oculaires, me paraît préférable aux précédens, surtout lorsqu'il s'agit de tumeur très-volumineuse et profondément placée.

C. *Ablation de la tumeur et de l'œil à la fois.* Dans le cas où le globe oculaire serait lui-même atteint de maladie organique, on le comprendrait dans l'excision de la tumeur. Si cependant l'affection particulière de l'œil n'est qu'une hydropisie, ainsi que cela arrive le plus ordinairement, il ne faut pas toujours le sacrifier, car on pourrait, plus tard, par une seconde opération, l'ophthalmocentèse, obtenir un moignon qui permît l'application de l'œil artificiel. Sa conservation, pourtant, deviendrait inutile, si l'autre œil était déjà perdu. Lorsque l'ablation de tout le contenu de l'orbite est indiquée, le cas rentre dans un des procédés de l'extirpation de l'œil que nous avons décrit.

En général, après l'enlèvement d'une orbitocèle, l'œil étant conservé, cet organe rentre petit à petit dans sa niche naturelle par la contraction spontanée des muscles orbito-oculaires. On doit cependant aider sa rentrée à l'aide d'un bandage légèrement compressif. On doit aussi enfin s'occuper de l'état de la conjonctive et de la rétine, et les ramener à leurs fonctions normales , si cela est possible, à l'aide des remèdes anti-ophthalmiques ei anti-amaurotiques connus.

### Orbitocèles lipomateuses.

§ I<sup>er</sup>. *Anatomie pathologique.* On croit communément qu'un lipome n'est autre chose qu'une hypertrophie locale du tissu adipeux. Cette opinion, professée généralement depuis Morgagni, ne me paraît plus devoir être admise aujourd'hui. Il existe une différence essentielle entre l'hypertrophie de la graisse et la tumeur lipomateuse proprement dite. Je regrette que les limites de ce travail ne me permettent pas d'entrer dans la démonstration de cette thèse; les deux faits suivans cependant serviront d'éclaircissement.

Le 12 novembre 1829, une femme, âgée de cinquante ans, fut opérée par Dupuytren, à l'Hôtel-Dieu, pour une grosse tumeur mollasse, du volume d'un œuf de poule, sortant de la cavité orbitaire par son bord supérieur. Le mal datait de quinze ans. L'œil avait été expulsé en dehors et en bas, la cornée était opaque. Dupuytren, croyant d'abord avoir affaire à un kyste hydatique, y fit une ponction explorative qui ne fit sortir rien immédiatement. Le contenu de l'orbite, sans en exclure le globe oculaire, fut alors enlevé par le chirurgien. La dissection anatomique et l'analyse chimique de cette tumeur montrèrent qu'elle n'était qu'un véritable lipome blanc, presque transparent, et pénétré d'albumine ou de matière lymphatique concrète.

Une petite fille, âgée de seize ans, forte et replète, éprouvait depuis deux mois une exophthalmie progressive et directe du côté gauche. La vision était parfaite. Un praticien très-exercé de Paris ayant été consulté, répondit en ces termes : « Cette maladie me paraît dépendre d'un amas de graisse dans le tissu cellulaire qui tapisse la fosse orbitaire, amas qui s'est principalement formé au fond de cette cavité. » (Demours, obs. 401.)

27

J'ai observé moi-même des cas analogues à ce dernier, et je les ai jugés de même. Maintenant ne voit-on pas une différence très-grande entre la nature de la première et celle de la dernière des observations ci-dessus?

Terminons, en attendant, ces considérations, en faisant remarquer : 1° que les lipomes n'ont jamais été observés dans le tissu cellulaire des paupières, ni dans celui du scrotum et de la verge qui lui ressemble. (Béclard.)

2° Que ces tumeurs naissent plus souvent dans le tissu adipeux sous-cutané et intrà-orbitaires qu'ailleurs, parce que c'est dans ces tissus qu'on rencontre abondamment les vaisseaux et les matériaux propres à la génèse de ces corps morbides.

§ II. *Etiologie*. Un voile fort épais cache les causes et la génèse des tumeurs en question. On a dit, il est vrai, que la contusion, le frottement répété, etc., avaient souvent donné naissance à un lipome ; mais ces vieilles hypothèses ne sentent que trop l'imagination, pour être encore admises de nos jours. Tout ce qu'on peut dire à cet égard, c'est que, dans certaines tumeurs graisseuses de l'orbite, le mal a été précédé d'une phlogose chronique des tissus rétro-oculaires. Une vieille dame du Marais présente, depuis sa jeunesse, une exophthalmie d'un côté, dont l'origine paraît remonter à la cause ci-dessus. La sphère visuelle de ce côté exerce d'ailleurs parfaitement bien ses fonctions. Chez certains enfans scrofuleux pourtant, l'hypertrophie de la graisse orbitaire paraît dépendre du même principe morbide qui affecte leur constitution; chez d'autres, cette cause n'est pas manifeste, mais on s'explique cette hypertrophie, en se rappelant qu'en bas âge, le système adipeux a une prépondérance très-marquée sur les autres. Suivant M. Mojon, la surabondance de la graisse, chez les hommes, dépend d'une faiblesse trop grande des parois des veines. Les pores inorganiques de ces vaisseaux étant trop lâches, permettent, d'après ces physiologistes, un exosmose trop considérable de leur contenu. Cette remarque nous explique pourquoi l'une de ces orbitocèles que nous étudions se rencontre plus souvent chez les enfans que chez les adultes; elle peut aussi fournir quelques données utiles pour la thérapeutique de ces tumeurs.

Quant à la source pathogénique des lipomes proprement dits, je dirai avec J.-L. Petit : « Celui qui pourrait m'expliquer la formation de ces tumeurs me ferait bien du plaisir ! »

§ III. *Caractères*. Soit qu'elle tienne au développement hypertrophique de la graisse, soit qu'elle dépende d'une tumeur de nouvelle formation, l'orbitocèle adipeuse ne se traduit au-dehors que par l'exorbitisme.

L'œil sort petit à petit de l'orbite; la vision n'est pas troublée d'abord, ensuite cette fonction s'altère plus ou moins; suivant la marche et la direction de la maladie. S'il s'agit d'un lipome, la tumeur se montre le plus souvent sur un des côtés de l'œil, et à mesure qu'elle fait des progrès, cet organe est rejeté du côté opposé. L'exophthalmie devient oblique dans ce cas, et la diplopie ne tarde pas à se manifester, à moins que la rétine ne soit déjà insensible à la stimulation de la lumière. Lorsqu'au contraire l'orbitocèle est formée par une hypérémie de la graisse, l'exorbitisme est ordinairement directe ; aucune tumeur n'est apercevable entre l'œil et le rebord orbitaire; la vision conserve son intégrité, seulement le malade devient myope quelquefois de ce côté.

Dans le premier cas, l'exophthalmie et ses conséquences font des progrès : la tumeur devient de plus en plus manifeste; la sensation qu'elle donne au toucher est celle d'une petite éponge douce. La cécité remplace enfin la diplopie; puis, si le mal continue à faire des progrès, la conjonctivite ulcérative, l'épiphora, l'ectropion, les douleurs et la fièvre minent peu à peu la constitution. La maladie, pourtant, peut rester stationnaire, ou ne croître qu'extrêmement lentement, comme dans le fait ci-dessus. Dans le second cas, les progrès de l'exorbitisme ne sont pas aussi marqués. La maladie s'arrête ordinairement après un certain accroissement, elle décroît ou guérit même quelquefois par les seules forces de la nature. On prévoit déjà, d'après les considérations qui précèdent, que le diagnostic doit être plus obscur dans la simple hypertrophie graisseuse, que dans le lipome proprement dit, qui se montre en dehors de l'orbite. Il est vrai qu'en cas de lipome, le diagnostic peut aussi présenter de l'ambiguité, même pour le pathologiste le plus consommé ; mais l'erreur est ici de peu de conséquence ; l'indication, en effet, en est toujours la même, l'ablation. Mais il n'en est pas de même dans l'autre supposition.

Lorsque la tumeur n'est pas sensible au-dehors, si l'on pouvait savoir avec certitude que l'exophthalmie ne tient qu'à une hypertrophie de la graisse orbitaire, on s'abstiendrait certainement d'opérer; mais si l'exorbitisme dépendait d'un gonflement squirrheux des tissus rétro-oculaires, ainsi que je l'ai vu quelquefois, de quelles conséquences graves l'attente ne serait-elle pas suivie ? Ce sont là pourtant les limites de nos connaissances actuelles sur ce point de pathologie.

§ IV. *Pronostic.* C'est ici où on reconnaît mieux que ci-devant l'importance de la distinction que nous venons d'établir entre l'hypertrophie de la graisse et le lipome de la cavité orbitaire.

Dans le lipome appréciable au-dehors, le pronostic n'est fâcheux que lorsque le mal est très-avancé, et que la vision est organiquement compromise. Dans le début de la maladie, son enlèvement peut être effectué, sans que la vue ni les formes de la région en soient aucunement compromises.

Le pronostic, cependant, sera toujours réservé, dans le second cas; car, en supposant que le diagnostic pût être certain, ce qui n'est pas, comment répondre avec assurance des issues de la maladie ?

§ V. *Traitement.* Un lipome de l'orbite qui est visible et touchable au-dehors, ne présente ordinairement qu'une seule indication, l'ablation. L'organe oculaire doit être toujours ménagé dans cette opération, à moins toutefois qu'il ne soit atteint lui-même de lésion organique grave. Les règles à suivre sont absolument les mêmes que celles que nous avons exposées à l'occasion des tumeurs enkystées de la même région.

Mais si l'orbitocèle consiste dans une hypertrophie simple de la graisse, il est évident qu'aucune indication à opérer n'existe. Ce sont donc les remèdes résolutifs et fondans qui conviennent en pareille occurrence. Néanmoins, l'ablation du contenu de l'orbite pourrait, à la rigueur, être quelquefois réclamée par la dégénérescence possible de ces parties, ou bien par le malade lui-même qui désirait être débarrassé de la difformité.

A la tête de ces remèdes, nous plaçons la compression locale à l'aide d'un bandage artistement arrangé. J'ai vu Dupuytren employer avec avantage ce moyen dans le cas dont il s'agit. D'autres l'ont aussi mis en pratique avec succès (Demours, obs. 407). Afin cependant de ne pas affaiblir la faculté visuelle par l'inaction à laquelle on astreint par là l'organe en question, je pense qu'il vaudrait mieux n'appliquer la compression que le soir seulement, et laisser libre la partie pendant le jour. Le malade pourrait apprendre à se panser lui-même.

Le calomel, intérieurement, de trois à dix grains matin et soir, uni à un peu de rhubarbe ou de jalap, et les frictions péri-orbitaires de pommade mercurielle répétées tous les jours, viennent en seconde ligne. On alternera le calomel avec des pilules d'huile de croton tiglium (une goutte par pilule, avec de la poudre de gomme q. s.). On emploiera aussi les remèdes anti-scrofuleux connus, s'il y a indication à le faire. Le reste de ce traitement rentrant tout-à-fait dans les domaines de la thérapeutique générale, je crois pouvoir m'abstenir de l'exposer avec détail.

### Orbitocèles cancéreuses, ou pouvant devenir telles.

On a pu voir par les leçons précédentes, que nous avons considéré les tumeurs érectiles, les kystes et les lipomes de la cavité orbitaire, comme des corps de nouvelle formation, et non comme des dégénérescences des tissus primitifs. Il en sera de même des orbitocèles que nous allons étudier. L'idée, en effet, admise jusqu'à ce jour, de la métamorphose de nos tissus normaux en matière cancéreuse on autre, ne saurait plus désormais être reçue.

Il y a pourtant cette différence essentielle entre les tumeurs précédentes et celles dont nous allons nous occuper : c'est que la nature des premières est homœoplastique, c'est-à-dire, bénigne, ou analogue à celle des tissus naturels, tandis que celle des secondes est hétéroplastique ou cacoplastique, savoir sans analogue dans l'économie saine, et susceptible de dégénérescences fâcheuses.

Les irruptions de matière squirrho-cancéreuse dans les tissus rétro-oculaires, les tumeurs fibreuses et lardacées de l'orbite, le fongus périostal de cette cavité, le sarcome de l'os ethmoïde décrit par J.-L. Petit, le cancer de la glande lacrymale et le fongus médullaire de la fosse orbitaire ; telles sont les maladies, dissemblables par la forme, mais analogues pour le fond, que nous allons aborder dans cette séance.

Il est bien entendu, en attendant, que nous élaguons de cette catégorie toutes les tumeurs dont le point de départ n'est pas dans l'orbite lui-même.

§ 1er. *Anatomie pathologique* (A. Squirrhe). L'on sait que le tissu squirrho-cancéreux se présente sous deux formes très-distinctes ; à l'état d'infiltration, entre les mailles interstitielles d'un organe quelconque, et à l'état collectif ou de tumeur circonscrite, soit à la surface, soit au sein d'une partie quelconque. L'une et l'autre forme de cette maladie ont été aussi observées dans le cône orbitaire.

Un malade, sculpteur de profession, âgé de trente-six ans, subit l'ablation de l'œil pour une exophthalmie grave. A la dissection, on trouva que le tissu cellulo-graisseux de l'orbite avait été remplacé par une masse de matière squirrho cancéreuse à l'état d'infiltration : la sclérotique était aussi hypertrophiée et squirrheuse dans son hémisphère postérieur. (Clinique Roux-Boyer, 1831.)

Dans cette variété de squirrhe on peut très bien distinguer souvent, à la loupe, des mailles restantes du tissu primordial qui forment en quelque sorte le canevas de la nouvelle matière sécrétée ou infiltrée. Cette matière, surajoutée à la première, forme ce qu'on appelle l'hypertrophie squirrheuse des tissus rétro-oculaires; elle est tantôt dure, opaque et fibreuse, tantôt ramollie, blanche, semi diaphane et homogène comme du lard.

Dans un cas publié dernièrement par M. Middlemore, la tumeur avait pris naissance dans la gaîne du nerf optique, et avait produit l'amaurose et l'exophthalmie à la fois. (*Gaz. Méd.* 1838.)

Wardrop avait dit quelque part que de tous les tissus du corps celui de la sclérotique est le seul qui ne soit jamais atteint de cancer. Cette assertion me paraît entièrement erronée ; elle est démentie par le fait ci-dessus rapporté. Je conviens pourtant qu'étant très serrées, les mailles de la coque oculaire doivent admettre difficilement l'infiltration de la matière squirrho-cancéreuse. A l'état collectif ou de tumeur distincte, le squirrhe orbitaire n'est pas très rare. Un cas de ce genre s'est dernièrement présenté à l'hôpital Saint-Louis. Jeune homme : exophthalmie descendante; tumeur intra-orbitaire appréciable à la paupière supérieure. Ablation, en conservant le globe de l'œil. Guérison. La dissection de cette tumeur montra une masse bosselée, du volume d'une noix, à tissu lardacé ou squirrho-cancéreux, ayant une forme granuleuse comme la substance du foie, et ramollie sur plusieurs points. La tumeur émanait de la gaîne du nerf optique, et se prolongeait entre les muscles releveur de la paupière et droit supérieur. (Gerdy.)

Les granulations intérieures, lorsqu'il y en a, ne sont que des vésicules en origine. (Lobstein.)

Si le squirrhe de l'orbite est déjà arrivé à la période de ramollissement, les ganglions sous-auriculaires qui répondent aux lymphatiques de la fosse orbitaire peuvent être engorgés. Suivant les recherches de M. Lisfranc, cet engorgement n'est quelquefois que simplement inflammatoire ; d'autres fois ces glandes sont elles-mêmes converties en tissu squirrho-cancéreux comme celui de l'orbite.

B. *Le fongus périostal* de la fosse orbitaire est une sorte de tumeur cancéreuse dont la source semble émaner du tissu lamelleux qui joint le feuillet de la dure-mère aux os de cette cavité. Travers a eu plusieurs fois l'occasion d'observer et d'opérer de ces sortes de tumeurs.

D'après cet auteur, le fongus périostal de l'orbite ne diffère pas de celui des autres régions. C'est une sorte de tissu mixte, vasculaire, squirrheux et médullaire à la fois. Il présente à peu près les mêmes phases que le squirrhe, et saigne abondamment dans la période d'ulcération. La compression ou l'oblitération des artères principales de la région malade n'influence nullement sa marche accoutumée. Cette tumeur a été observée émaner plus souvent du côté interne que de l'externe de l'orbite. Si cette maladie est la même que celle décrite par A. Cooper, sous le nom d'*exostose fongueuse*, je trouverais une ressemblance entre elle et le fongus de la dure-mère. Dans un cas opéré par Monteath, la masse sarcomateuse entourait le nerf optique, et avait produit l'amaurose par sa compression; il a fallu extirper l'œil pour enlever la totalité de la tumeur.

C. *Le sarcome ethmoïdal*, ou la tumeur décrite par J.-L. Petit, sous le titre de : carnification de l'os ethmoïde, se montre aussi vers l'angle interne de l'orbite. Elle pourrait, à la rigueur, être la même que le fongus périostal que nous venons de décrire. (Maladies des os, tome II.)

Suivant quelques auteurs cependant, cette affection ne serait qu'un véritable ostéosarcome (Lobstein), ou le cancer de l'os d'après Boyer. N'ayant jamais eu l'occasion d'observer le sarcome ethmoïdal, il m'est impossible d'en dire davantage. Selon Petit, le mal se présente sous la forme d'une petite tumeur mollasse et pulsatile, par les impulsions que l'ethmoïde carnifié reçoit de la masse encéphalique.

D. *Le squirrhe de la glande lacrymale* a déjà été observé un assez grand nombre de fois.

Chez un jeune homme opéré par Travers, la glande en question avait acquis le volume d'un marron. Elle était lobulée, dure et lardacée; soulevait l'angle externe de l'orbite, et repoussait l'œil du côté opposé. La sphère oculaire a été conservée, et la guérison a eu lieu sans sécheresse consécutive de cet organe : circonstance remarquable, et qui peut servir de réponse à une question importante de médecine opératoire sur laquelle nous reviendrons prochainement.

Un cas pareil a été dernièrement opéré par M. Cloquet avec un égal succès. On en trouve un troisième exemple dans la clinique de Delpech , et une foule d'autres ailleurs , qu'il est inutile de reproduire.

Comme dans la plupart des autres glandes, le squirrhe dé l'organe lacrymal ne se rencontre qu'à l'état d'infiltration entre les granulations naturelles de ce corps. Le tissu de la glande devient lardacé et dur comme les autres tumeurs squirrho-cancéreuses. Les parties environnantes, sans en exclure les os, peuvent aussi participer plus ou moins à cette espèce de lésion. Je m'étonne qu'avec tant de faits de cette nature que la science possède, Weller n'ait donné qu'une description fort incomplète et inexacte de la maladie en question.

E. *Le fongus médullaire ou encéphaloïde* des tissus rétro-oculaires n'a été signalé que par Travers, à ce que je sache. D'autres auteurs, Hunter, Wardrop, Maunoir, Scarpa, etc., avaient, il est vrai, décrit le fongus médullaire de la rétine et du nerf optique , mais ils avaient méconnu celui dont nous voulons traiter en ce moment. Il est prouvé aujourd'hui que le cancer encéphaloïde peut non-seulement naître dans toutes les membranes propres de l'œil, sans en excepter la sclérotique ni le corps hyaloïdien, mais encore dans les différens tissus qu'on rencontre derrière le globe oculaire. Le coussinet cellulograisseux, le périoste orbitaire, le ganglion ophthalmique, la gaîne ou la pulpe du nerf visuel, tels sont lés points sur lesquels on a vu jusqu'à présent surgir dans cette région la terrible maladie dont il est question.

Le volume de cette tumeur est variable depuis celui d'une noisette jusqu'à celui d'un œuf, ou même davantage. L'orbite tout entier en est envahi quelquefois, et l'œil expulsé par sa présence. Sa figure est celle même de la cavité qu'elle habite. Le mal se prolonge quelquefois jusque dans le crâne, à travers les différentes ouvertures naturelles du fond de l'orbite. Cela s'observe surtout dans les cas de récidive. Je possède six observations que j'ai recueillies dans les hôpitaux où cette dernière circonstance a été constatée par l'autopsie.

§ II. *Caractères.* C'est ordinairement par l'exophthalmie que s'annonce aux sens du chirurgien le début des tumeurs cancéreuses de l'orbite. Ce caractère est bientôt suivi de diplopie, si dans son déplacement la sphère oculaire dévie de sa direction axuelle, et si la rétine conserve encore sa sensibilité naturelle. L'exorbitisme sera convergent, si la maladie réside dans la glande lacrymale, ou si elle s'avance du côté externe de l'orbite; il sera divergent au contraire, descendant ou ascendant, si la tumeur proémine vers la paroi interne, supérieure ou inférieure de la même cavité. On conçoit déjà de quelle importance il est pour le traitement de ces tumeurs de bien apprécier la direction qu'elles affectent , d'après le mode de déviation de l'organe visuel.

Dans quelques cas rares, l'exophthalmie en question est précédée d'une conjonctivite récurrente , ainsi que cela résulte de l'observation de M. Gerdy ci-dessus citée, et d'une foule d'autres cas analogues.

Il est encore plus rare que la déclaration de la tumeur ne se fasse qu'après une certaine faiblesse de la vision. Cela arrive surtout lorsque la source de l'affection est dans la gaîne ou dans la pulpe même du nerf optique.

Mais, le plus souvent, la cécité suit l'apparition et les progrès de l'extrusion oculaire : elle peut cependant tarder quelquefois très long-temps avant de paraître si le nerf n'est pas comprimé par la présence de la tumeur.

A cette première période, l'orbitocèle commence ordinairement à faire éruption au-dehors par un des côtés de la base de l'orbite, et à se montrer sous la paupière qu'elle soulève. Si cependant le mal n'émane que du sommet du cône orbitaire, et que, dans sa progression, il suit la direction de l'axe de la sphère visuelle, cette apparition n'arrive que beaucoup plus tard ; l'exophthalmie, dans ce dernier cas, est directe, et le diagnostic fort obscur.

Du reste, ni dans l'une ni dans l'autre forme de l'affection, le diagnostic ne saurait être infaillible, à cette époque. Tous ces caractères, en effet, se rencontrent également dans d'autres espèces de tumeurs de la même manière.

La durée stationnaire ou progressive de ces deux premiers symptômes est indéterminée.

Un troisième caractère se joint aux précédens : c'est la douleur, d'abord sourde et intermittente, puis lancinante, continue ou rémittente. Bien que cette douleur puisse exister à toutes les époques de la maladie, néanmoins c'est dans la période du ramollissement qu'elle se fait le plus vivement sentir. Elle devient plus tard irradiative, se faisant à la fois sentir et dans l'orbite, et dans la tête, et dans l'oreille, et dans la joue. L'insomnie et ses conséquences sont la suite inévitable de ce dernier symptôme. La tumeur prend alors un grand accroissement rapide; l'œil devient terne, perd son expression naturelle; il est hydropique; la conjonctive s'enflamme douloureusement, et l'amaigrissement général s'empare graduellement du corps du malade.

Le toucher chirurgical n'apprend rien de plus à cette seconde période qu'à la première. Les élancemens très-vifs pourraient à la vérité être regardés comme caractéristiques, si l'on ne savait aujourd'hui que plusieurs maladies de nature très différente peuvent aussi présenter le même symptôme.

La progression des caractères ci-dessus en amène naturellement d'autres de gravité majeure. L'ectropion, l'épiphora, la conjonctivite ulcérative, la photophobie, le trouble de la cornée et la fièvre s'associent bientôt aux circonstances qui précèdent. La tumeur semble donner alors la sensation d'une fausse fluctuation au toucher, et la fatale période d'ouverture ou d'ulcération extérieure ne tarde pas à approcher. Le mal prend, à cette époque, la forme d'un champignon grisâtre; sa surface, couverte de végétations vasculaires très tendres, laisse échapper un ichor rosacé, âcre, très fétide, qui excorie les paupières et la joue ; les ganglions sous-auriculaires s'engorgent , ils s'ulcèrent même à leur tour quelquefois ; ses douleurs deviennent atroces, et la cachexie cancéreuse générale se déclare. La mort termine bientôt cette scène.

§ III. *Etiologie.* Inconnue.

§ IV. *Pronostic.* Grave.

§ V. *Traitement.* Si nous sommes fiers quelquefois de savoir couper une fièvre intermittente pernicieuse , arrêter une pneumonie grave, tuer l'insecte de la gale, chasser un vieux tœnia de notre corps, etc., il faut convenir modestement de notre ignorance, lorsqu'il s'agit de la guérison radicale d'un cancer, et surtout de celui de la cavité orbitaire. Nous pouvons, il est vrai , enlever le mal, montrer de l'adresse manuelle dans l'opération, mettre beaucoup d'élégance et de précision dans les pansemens; mais guérir solidement le malade, c'est une autre affaire.

Tout le traitement des orbitocèles cancéreuses consiste dans l'ablation complète de la tumeur. Cette ablation portera sur la tumeur seulement, si celle-ci n'a qu'un médiocre volume, et si la sphère oculaire conserve encore son intégrité. Dans ce cas , on opérera en ménageant l'organe visuel , d'après les règles que nous avons établies à l'occasion des kystes orbitaires. Dans le cas contraire, c'est-à-dire lorsque l'œil est malade, ou que la tumeur occupe une très-grande étendue , c'est l'enlèvement de tout le contenu de l'orbite qu'il faut pratiquer.

*Orbitocèles sanguines.*

Ces tumeurs se présentent sous quatre variétés très-distinctes :

1° Dilatation anévrismale du tronc de l'artère ophthalmique ;

2° Anévrisme par anastomose, ou tumeur érectile du tissu cellulo-vasculaire de l'orbite ;

3' Tumeur mélanique du même tissu ;

4' Enfin , épanchement de sang dans le coussinet intra-orbitaire par hémorrhagie à la base du crâne , ou bien par rupture traumatique de l'artère ophthalmique.

Bien que les anciens eussent connu la plupart des tumeurs sanguines des différentes régions du corps, l'historique de celles de l'orbite ne commence qu'au dix-neuvième siècle. C'est à Travers qu'on doit en effet les premières notions sur cette matière (1809). L'observation d'une orbitocèle sanguine, publiée par ce chirurgien , est devenue d'autant plus célèbre, qu'au dire de l'auteur, elle offre aussi le premier exemple de ligature heureuse de l'artère carotide primitive. Depuis cette époque, les faits de cette nature se sont suffisamment multipliés, pour pouvoir en parler d'une manière assez détaillée.

( 426 )

**A.** *La dilatation anévrismale de l'artère ophthalmique* se traduit au dehors par les caractères suivans :

Bruit sifflant et saccadé, fort incommode dans l'intérieur de la tête et de l'orbite; insomnie par suite de ce bruit. Disparition momentanée du bourdonnement par la compression de la carotide. Appréciation sensible du sifflement, en appliquant l'oreille sur la tempe du malade; exophthalmie proportionnée au volume de la tumeur; persistance de la vision jusqu'à une certaine période de la maladie. Terminaison naturelle, ordinairement par la mort. Le mal peut exister dans les deux orbites à la fois.

Un malade, traité par M. Guthrie, présentait les symptômes ci-dessus dans les deux orbites. S'étant refusé à la ligature des carotides, il succomba. L'autopsie montra une tumeur sanguine dans chaque orbite, du volume d'une noix, formée par la dilatation unique du tronc de l'artère ophthalmique. La veine de ce nom était oblitérée sur un point, et dilatée sur un autre. Les muscles intra-orbitaires atrophiés étaient d'une dureté presque cartilaginense. (Guthrie, Chir. opérat. des yeux.)

Scultet avait déjà publié un cas analogue qu'il avait constaté par l'autopsie (Armamentarium). M. Langebeck en cite plusieurs autres; un de ses malades guérit à l'aide des saignées et de la digitale. Souvent cette affection se rallie à une hypertrophie du cœur.

Le traitement de cette première variété de tumeur est médical et chirurgical à la fois.

Les saignées générales et locales (artériotomie rétro-mastoïdienne), répétées, suivant l'état de la constitution; un régime sévère; le repos absolu de l'esprit et du corps ; applications continues d'eau froide sur la région périorbitaire et tout ce qui tend à l'asthénie générale, tels sont les remèdes de la première catégorie. L'insomnie pourrait. à la rigueur, être combattue par les opiacés ; mais, attendu l'effet congestionnel de ces agens, il faut ne s'en servir qu'avec circonspection. Cette médication ne guérit pas toujours le mal; mais elle peut en retarder les progrès, ou servir de préparation au traitement chirurgical.

La ressource la plus efficace sur laquelle on doit compter pour la guérison de ces tumeurs, c'est la ligature de la carotide primitive. Si le mal existe des deux côtés, on opérera en deux temps, en interposant quelques mois à chaque opération.

C'est une chose assez remarquable que la fidélité avec laquelle la ligature de la carotide a atrophié les tumeurs sanguines de l'orbite, tandis qu'il n'en a pas été de même de celles de la fosse temporale et des autres régions épicrâniennes.

Il ne faut pas oublier pourtant que cette opération est une des plus graves, et qu'il ne faut y avoir recours qu'après avoir reconnu inutiles les autres remèdes moins dangereux.

Cette circonspection me paraît d'autant plus sage, que, comme on sait, M. Velpeau ayant dernièrement lié mal à propos la carotide sur un jeune homme bien portant, pour une petite tumeur de la tempe, que ce médecin prit par erreur pour sanguine, le malade mourut.

Aussi proposerai-je que dans le cas d'orbitocèles de cette espèce, si la faculté sensitive de l'œil était complètement éteinte, l'on attaquât la tumeur par l'orbite, en arrêtant le sang à l'aide d'un tamponnement à la Guattani, ainsi que je l'ai vu faire avec succès à Dupuytren, dans un cas de tumeur érectile de la même cavité dont je rapporterai plus bas l'histoire.

B. *L'anévrisme par anastomose* du tissu cellulo-vasculaire de la fosse orbitaire est une sorte de tumeur mixte. Elle diffère, par conséquent, de la précédente. Son élément dominant est tantôt artériel, tantôt veineux; tantôt enfin sa substance est en partie vasculaire et en partie fibreuse ou graisseuse, ainsi que Dupuytren nous le fit observer chez un étudiant en médecine de Versailles qu'il opéra en novembre 1829.

Le volume le plus ordinaire des orbitocèles en question est depuis une noix jusqu'à un œuf de poule, ou un peu plus. Leur forme est variable, tantôt plate et circonscrite, tantôt de figure irrégulière et avec des embranchemens diversement dirigés, ces tumeurs se montrent au-dehors sur un des côtés de l'œil en repoussant cet organe dans une direction opposée. Dans un cas pour lequel M. Roux lia la carotide, l'orbitocèle communiquait avec une autre tumeur sanguine de la fosse orbitaire. (*Journal. hebdom.* 1831.) Mais c'est ordinairement en rasant la paroi nasale ou sourcilière de l'orbite qu'elles se font jour au-dehors ; quelquefois cependant elles se montrent par ces deux voies à la fois, ou bien enfin par les deux autres parois que la fosse orbitaire présente. De là exophthalmie avec diplopie et strabisme soit divergent, soit convergent, etc. Il n'est pas impossible cependant que l'exorbitisme en question fût directe, c'est-à-dire sans déviation de l'axe visuel et sans apparition de la tumeur au-dehors : alors le diagnostic peut présenter de l'ambiguité. Voici, du reste, quels sont les caractères physiques et physiologiques du mal que nous étudions.

Exophthalmie oblique ou directe. Paupières distendues et extroversées. Epiphora. Varicosités variables des vaisseaux palpébraux (Travers). Diplopie, ambliopie, ou cécité complète. Tumeur périoculaire, appréciable à la vue et aux doigts, rénitente, pulsatile ou non, expansible activement, à rhythme artériel, réductible souvent par la pression, soit immédiate, soit de la carotide. Sentiment de tintement, de frémissement, de bourdonnement, de susurrus fort incommode. Un ou plusieurs de ces caractères peuvent manquer quelquefois.

Le pronostic des tumeurs en question doit, à mon avis, être toujours réservé; car qui peut répondre de leurs terminaisons ?

Parmi les nombreuses médications imaginées contre les tumeurs érectiles, en général, quelques-unes seulement ont pu être essayées pour celles de l'orbite, savoir :

1° La ligature ; 2° la compression et les réfrigérans ; 3° l'extirpation ; 4° enfin l'oblitération de la carotide.

Un étudiant en médecine de Versailles, dont j'ai cité le fait, portait une orbitocèle sanguine (sans battemens), avec exophthalmie oblique, se montrant par le côté sourcilier de la cavité. Existence d'une cicatrice à la paupière, résultat d'une incision et d'une ligature qu'on avait appliquée à Versailles sur la tumeur. Récidive.

Dupuytren extirpa l'œil et la tumeur en même temps. L'hémorrhagie, bien qu'abondante, fut aisément arrêtée à l'aide de boulettes de charpie enveloppées de poudre de colophane. Guérison.

Ce fait offre donc à la fois un exemple et de ligature et d'extirpation de la tumeur.

La compression et les réfrigérans, à l'aide de l'eau de rose alumineuse, ont été essayés avec succès dans un cas d'orbitocèle sanguine qui se prolongeait jusqu'au sourcil. (Abernethy, Surgical Works.)

Plusieurs fois enfin, la ligature de la carotide a été pratiquée avec succès dans ces sortes de tumeurs. Les observations de Travers, Dalrymple, de Freers, etc., sont trop connues pour que nous les reproduisions ici. Nous avons aussi cité un fait analogue de M. Roux, mais nous devons ajouter que c'est une erreur de dire avec M. Velpeau que le docteur Arendt lia la carotide pour une tumeur érectile de l'œil. Il s'agissait, dans ce cas, d'une tumeur de la paupière dont je parlerai plus loin, et non d'une tumeur de l'œil ! D'ailleurs, il y a des tumeurs érectiles de l'orbite, des tumeurs érectiles des paupières ; mais personne n'a encore observé, du moins à ma connaissance, des tumeurs érectiles de l'œil !

On voit bien, par les considérations qui précèdent, que la ligature de la tumeur et la compression avec les réfrigérans ne sont guère applicables que dans quelques cas exceptionnels d'orbitocèle sanguine. Ce sont donc l'oblitération de la carotide et l'ablation de la tumeur qui doivent être tenues comme des méthodes générales dans le traitement de ce mal.

C. *La tumeur mélanique* de l'orbite n'a été observée que rarement, à ce que je sache. Un cas s'est présenté à la clinique de M. Roux ; je l'ai décrit à l'occasion de l'anatomie pathologique de l'amaurose. Je ne m'arrêterai pas ici sur les caractères anatomiques de la tumeur. Vous pouvez consulter l'article Mélanose du savant traité d'anatomie pathologique de Lobstein. Je dirai seulement que le mal s'offrait sous la forme d'un squirrhe de l'orbite, et que sa nature n'a été reconnue qu'après l'extirpation de l'œil ; il y avait cécité complète, le nerf optique étant complètement résorbé. Ce fait indique déjà assez quelle est la conduite thérapeutique à tenir en pareille circonstance.

**D.** *La tumeur sanguine traumatique* de l'orbite n'est assez souvent qu'une sorte d'ecchymose ou le résultat d'une extravasion analogue à celle qui a souvent lieu dans les autres régions du corps. Il y a des cas cependant où le tronc de l'artère ophthalmique est blessé, et donne lieu à un véritable anévrisme. On trouve dans la *Lancette anglaise* un fait de cette nature ; il s'agit d'un jeune matelot, âgé de vingt ans, qui, par suite d'une chute, éprouva une commotion cérébrale, puis une otorrhée purulente; sa vue s'est troublée, l'œil a commencé à être expulsé de l'orbite, la conjonctive à s'infiltrer de sang ; enfin, une tumeur pulsatile s'est manifestée à l'angle interne supérieur de l'orbite, offrant le volume d'une noix et tous les caractères des anévrismes : M. Busk a pratiqué la ligature de la carotide primitive, et la guérison a eu lieu.

### Orbitocèles osseuses.

Les exostoses de l'orbite sont, comme celles de tout autre région, de deux espèces, parenchymateuses ou épiphysaires ; elles peuvent naître sur tous les points de l'enceinte osseuse et acquérir un volume et des formes variables. En général, elles sont rondes, si elles dépendent d'une sorte d'hypertrophie morbide des os; plates, au contraire, si elles appartiennent à l'espèce que j'ai appelée épiphysaire.

Le sujet des exostoses en général, et en particulier des exostoses de l'orbite, je l'ai longuement traité dans les quatre mémoires que j'ai publiés dans la *Gazette Médicale* (1835-36). Comme il serait trop long d'exposer ici tout ce qu'il y a à dire sur cette matière, je suis obligé d'y renvoyer le lecteur.

### Maladies des muscles de l'œil.

Ces affections se rapportent soit à des lésions des centres nerveux (contractions spasmodiques, paralysies), soit à des altérations de nutrition (hypertrophie, atrophie), soit enfin à des lésions traumatiques.

Les contractions spasmodiques et les paralysies des muscles de l'œil offrent des variétés assez nombreuses, selon le siége particulier de la lésion. Tantôt elles se rapportent à une altération quelconque de la troisième paire, tantôt de la sixième, tantôt enfin de la quatrième. Il suffit de connaître la distribution de ces nerfs, pour se rendre raison du désordre fonctionnel des muscles. Si la maladie porte sur le muscle droit externe, elle doit être rapportée à la sixième paire. Il va sans dire que s'il s'agit d'une contraction spasmodique de ce muscle, l'œil est porté en dehors (strabisme divergent), et qu'il est porté dans le sens contraire en cas de paralysie du même muscle; mais avant de tirer cette conclusion, il faut s'assurer que le dérangement ne tient pas à une faiblesse des autres muscles ; car, dans la paralysie de la troisième paire, il y a aussi strabisme divergent, mais la chose est facile à reconnaître. La lésion, effectivement, des nerfs de la troisième paire porte constamment son action sur les muscles droit supérieur, droit inférieur, droit interne, petit oblique et releveur de la paupière. Toutes les fois, par conséquent, que le strabisme divergent est accompagné de lésion du muscle releveur de la paupière, on peut être certain que le mal a pour siége la troisième paire, et non la sixième. Quelles que soient, du reste, la source et la nature de ces altérations, la vision est toujours double si l'axe oculaire est dévié (*V*. art. Strabisme et Diplopie); la rétine, néanmoins, est assez souvent affaiblie en même temps. Cette dernière circonstance s'explique aisément par l'intervention de quelques-uns de ces nerfs moteurs dans la formation du ganglion ophthalmique.

La pupille est souvent paresseuse et plus ou moins dilatée par la même raison.

Les contractions spasmodiques attaquent quelquefois, de préférence, les muscles droits; l'œil devient raide, comme tétanique, et s'enfonce dans l'orbite. Lorsque ces mêmes muscles sont affectés d'une lésion opposée, le globe peut se luxer, prolapser, tomber sur la joue d'une manière permanente ou par intervalles, absolument comme cela s'observe à l'intestin rectum quelquefois. Ajoutons que, dans les lésions des nerfs de la cinquième paire, tous les muscles de l'œil et la rétine elle-même se ressentent de la maladie. Si la cinquième paire est paralysée, l'œil l'est également, il reste immobile dans l'orbite comme un œil de verre, et finit enfin par s'ulcérer et se vider. Dans d'autres circonstances, les mouvemens sont désordonnés ou alternatifs dans des directions variables; c'est ce qu'on observe chez les femmes hystériques, chez les enfans atteints de convulsions, chez quelques hommes ivres, etc. Chez les aveugles de naissance rien n'est plus fréquent que ces sortes de lésions fonctionnelles des muscles de l'œil.

Les causes des contractions spasmodiques et des paralysies des muscles oculaires existent, le plus souvent, dans le cerveau ou dans les organes éloignés qui sympathisent avec lui (épanchemens sanguins, ramollissemens, phlogoses, tubercules, helmenthiase, etc. Dans d'autres cas, cependant, c'est à un principe rhumatismal qu'il faut rapporter la maladie. Tout ce que nous avons dit, du reste, de l'étiologie de l'amaurose s'applique ici sans restriction.

Le traitement est, comme celui de l'amaurose, subordonné aux conditions particulières de la maladie (*V*. art. Amaurose, Belladone, Strychnine).

Les névralgies proprement dites du globe oculaire se rattachent aux mêmes considérations, et doivent être traitées d'après les mêmes principes. La belladone est, dans la plupart de ces cas, le remède par excellence.

### Trente-deuxième Leçon. — MALADIES DES PAUPIERES.

Les paupières, organes essentiellement protecteurs, sont aussi indispensables à l'intégrité de la fonction de la vision que les lèvres à la nutrition. On n'ignore pas effectivement que les dérangemens de leurs fonctions en entraînent de très sérieux dans ceux du globe oculaire, et que leur ablation, ou même la destruction partielle, anéantit en peu de temps la faculté de voir.

Les maladies des paupières peuvent être divisées en plusieurs catégories : 1o Lésions traumatiques et brûlures : nous en avons parlé; 2o inflammations aiguës et chroniques (*V.* le chap. des conjonctivites); 3o lésions de la forme et du mouvement ( ectropion, entropion symblépharon ankyloblépharon , atoniatoblépharon , nictitatio) ; 4o tumeurs de différentes sortes.

#### Ectropion.

Ce nom exprime le renversement d'une ou des deux paupières en dehors. On pourrait lui substituer l'expression plus exacte d'*extroversion palpébrale*. Lorsque cet état existe aux deux paupières d'un même œil , il reçoit le nom ancien de lagophthalme ou d'œil de lièvre.

§ Ier *Variétés.* On peut admettre cinq variétés principales d'ectropion : 1o par boursoufflement, ou tumeurs de la conjonctive ; 2o par raccourcissement de la peau de la paupière, occasionné par des brûlures, des abcès, des ulcères, l'ablation d'une tumeur ou des cicatrices de toute autre nature. Ces cicatrices font quelquefois adhérer la paupière au périoste de la base de l'orbite; 3o par division du tendon du muscle orbiculaire ou de la portion externe du grand ligament palpébral ; 4o par paralysie du muscle orbiculaire ; 4o par tumeur intra-orbitaire ou exorbitisme.

Quelques personnes admettent aussi un ectropion par contraction spasmodique du muscle orbiculaire. J'aurais de la peine à comprendre cette dernière variété, à moins qu'on ne fasse allusion à l'ectropion double qui a lieu chez les enfans atteints de conjonctivite purulente et dont nous avons déjà parlé. On cite aussi quelques cas d'ectropion congénital (Guthrie, etc.) ; c'est une extroversion de la première espèce, et rien de plus. On sait que durant la vie intra-utérine les maladies inflammatoires sont assez fréquentes; la conjonctive n'en est pas exempte.

Il y a une autre sous-variété d'ectropion dont les auteurs n'ont qu'à peine parlé ; elle dépend d'une sorte d'éraillement léger de l'angle interne des deux paupières, et qu'on rencontre chez quelques personnes âgées. Cet éraillement dépend d'une sorte de relâchement des liens des paupières aux os du nez

§ II. *Caractères.* L'ectropion ne s'observe ordinairement qu'à la paupière inférieure, rarement à la supérieure. Cela tient à ce que la première est plus courte et moins contractile. La supérieure étant plus longue, plus courbe et douée d'une contractilité assez puissante, est moins exposée aux renversemens. Quelle que soit, du reste, la variété de l'extroversion, les phénomènes qui l'accompagnent sont toujours les mêmes.

On peut admettre trois degrés d'extroversion palpébrale : le simple éloignement du bord palpébral de la surface de l'œil, c'est le premier degré : l'évasement assez prononcé du tarse pour permettre de voir à nu toute la face interne de la muqueuse, c'est le second degré : le renversement complet, de manière à rendre externe sa face conjonctivale, c'est l'ectropion au troisième degré.

Les caractères les plus saillans de l'ectropion sont : le larmoiement et la phlogose habituelle de la conjonctive.

Cette phlogose précède assez souvent l'infirmité, elle est entretenue et augmentée par l'action de l'air qui frappe la muqueuse. Cette membrane se boursoufle, devient plus ou moins ulcérée, fongueuse ou granuleuse, hypertrophiée, sarcomateuse, dure et parfois aussi presque cartilagineuse. Le tarse reste fixé sur la joue comme un croissant. Si l'ectropion est double (lagophthalme) la conjonctive des deux côtés couvre plus ou moins la surface de l'œil, et le garantit des suites fâcheuses de la dénudation.

Les caractères physiologiques sont ceux des conjonctivites chroniques. C'est déjà dire que l'ectropion est une infirmité fort incommode.

Abandonné à lui-même, l'ectropion se termine, à la longue, par la perte de la vision, par suite des phlogoses répétées qui envahissent l'organe dénudé.

§ III. *Etiologie.* Les causes les plus fréquentes sont les conjonctivites chroniques, surtout les purulentes ou les catarrhales (*V.* ces dernières maladies). En se boursoufflant, la muqueuse renverse mécaniquement la paupière. Les autres causes telles que les cicatrices, les tumeurs, les blessures dont nous venons de parler, ont une action trop évidente sur les paupières, pour que nous nous y arrêtions davantage.

§ IV. *Pronostic.* Variable, selon la nature de la cause. Toujours favorable lorsque la cause de l'extroversion peut être enlevée sans inconvénient.

§ V. *Traitement.* Il y a autant de méthodes de traitement que de variétés d'ectropion.

1° *Cautérisation.* Lorsque le mal est léger et qu'il dépend du boursouflement de l'hypertrophie de la conjonctive, la cautérisation de cette membrane jointe à la compression suffisent pour la guérison. On promène un crayon de pierre infernale sur la conjonctive, surtout vers l'endroit où cette membrane se réfléchit de la paupière sur l'œil, et l'on y forme une escarre blanche plus ou moins profonde. La douleur vive que ce moyen produit s'apaise aisément à l'aide de fomentations d'eau fraîche. Les auteurs recommandent une foule de précautions pour empêcher le caustique de se répandre sur l'œil ; ces précautions sont inutiles, à mon avis ; je pense même qu'il y a avantage que cela ait lieu, car on combat de la sorte aussi la phlogose sourde qui coexiste sur le globe. On peut également se servir d'un crayon de sulfate de cuivre si le mal est fort léger : ce moyen est moins douloureux et plus approprié quand l'ectropion est de nature catarrhale. Quelques personnes préconisent également l'acide sulfurique pur, dans les cas de granulations. D'autres caustiques, même le fer rouge, peuvent remplir le même but, pourvu qu'on les sache employer. Il y a cependant des cas où les seuls remèdes antiphlogistiques et astringens peuvent suffire. Les scarifications verticales avec la lancette, les sangsues, les poudres de calomel ou d'alun, les pommades de nitrate d'argent ou autres ont été souvent employées avec succès, soit seules, soit conjointement à la cautérisation.

Dans tous les cas, du reste, il faut y joindre la compression, et ramener mécaniquement la paupière à sa position naturelle. On relève la paupière avec les doigs, on met des compresses doubles par dessus, et l'on serre le tout avec une bande monoculus. Ce moyen est d'autant plus convenable, qu'il agit en même temps comme antiphlogistique. La guérison est complète quand le bord ciliaire touche le globe de l'œil et y reste sans se déplacer. On prévient la récidive par la continuation des mêmes moyens.

2° *Excision de la muqueuse.* Lorsque l'ectropion se rattache à la cause précédente, et que les moyens ci-dessus paraissent insuffisans, il faut exciser une partie ou la totalité de la conjonctive palpébrale.

Cela est surtout nécessaire quand cette membrane présente des granulations, des fongosités, ou que son hypertrophie est considérable, ainsi que cela s'observe dans les ectropions anciens. S'il y a des végétations morbides, il faut les ébarber avec les ciseaux courbes, et y passer le caustique ensuite, puis mettre en usage les remèdes résolutifs et la compression dont nous venons de parler. Si le mal consiste dans une simple hypertrophie de la muqueuse, il faut en exciser un lambeau ovalaire, en la comprenant dans les ciseaux courbes portés à plat, le plus loin possible du bord ciliaire, ou bien à l'aide d'un bistouri boutonné et des pinces, ce qui est plus exact. Dans ce dernier cas, on circonscrit un parallélogramme de la muqueuse, et on la dissèque délicatement. Son étendue doit être proportionnée à celle de l'extroversion. On laissera couler le sang jusqu'à ce qu'il s'arrête de lui-même ; puis on panse en soutenant la paupière relevée à l'aide d'une pyramide de compresse et d'une bande monoculus. On refait l'appareil le troisième ou quatrième jour ; on lave d'abord avec de l'eau tiède, puis on aura recours aux collyres résolutifs pour achever la cure ; la compression doit être continuée pendant quelque temps. La cicatrice qui résulte de l'excision de la muqueuse concourra à tirer le bord palpébral vers l'œil, et à prévenir la récidive. La cautérisation pourrait aussi quelquefois devenir

28

nécessaire après cette excision, si elle n'était pas assez étendue ; il vaut mieux cependant pécher en moins qu'en plus dans cette ablation.

Il y a des cas où toute la muqueuse de la paupière renversée doit être excisée pour obtenir la guérison de l'ectropion. C'est lorsque cette membrane est calleuse ou autrement dégénérée, ou bien que la peau de la paupière se trouve légèrement raccourcie par des cicatrices peu fortes. On enlève la muqueuse en la disséquant absolument, comme dans une préparation anatomique. Les auteurs prescrivent de commencer cette dissection par le bord tarsien : on saisit délicatement le bord de la paupière avec une pince, ou mieux avec les ongles des deux premiers doigts, on pratique avec un petit bistouri boutonné et à tranchant convexe une incision transversale derrière les cils et dans toute l'étendue du bord de la paupière, en ayant toutefois soin de ne pas blesser le point et le conduit lacrymal : on absterge le sang, on soulève le bord de la muqueuse, et l'on dissèque cette membrane jusqu'à l'endroit où elle se réfléchit sur l'œil : on l'excise alors avec des ciseaux courbes. Il va sans dire que, durant cette dissection, le malade doit être assis ou couché, sa tête et les paupières soutenues convenablement par des aides. Le pansement et les soins consécutifs sont les mêmes que dans les cas précédens. Cette opération est attribuée généralement à Bordenave ; elle appartient cependant à M. A. Severin (*V. Louis, Mém. de l'Acad. de Chir.*, t. IV).

3º *Rétrécissement de la paupière.* Le dernier cas pour lequel nous venons de décrire l'excision de la totalité de la conjonctive peut se guérir d'une autre manière. On excise une partie de la paupière en pratiquant deux incisions verticales depuis son bord libre et qu'on réunit angulairement en forme de V. La base de ce V est du côté des cils, le sommet, du côté du bord orbitaire. C'est ce qu'on connaît sous le nom de méthode d'Adams. L'opération est très facile : on saisit le bord libre de la paupière avec les deux premiers doigts de la main gauche ; on coupe, à l'aide de gros ciseaux , en pratiquant deux incisions obliques et convergentes, à deux lignes environ de distance l'une de l'autre , et ayant chacune deux lignes environ de longueur. Il en résulte un véritable bec de lièvre triangulaire de la paupière. On en réunit les bords à l'aide d'une épingle et d'un fil en huit. Compresses, bandage *ut supra.* J'ai vu nombre de fois Dupuytren la pratiquer toujours avec succès ; je l'ai pratiquée moi-même deux fois, une fois pour l'ablation d'une petite tumeur érectile, avec un heureux résultat. Cette méthode doit être adoptée surtout pour les cas où les procédés précédens auraient été inefficaces pour l'ablation de certaines tumeurs et l'enlèvement de cicatrices peu volumineuses.

Lorsque l'ectropion effectivement appartient à la seconde variété, c'est-à-dire qu'il est produit par une cicatrice, sa guérison réclame généralement l'ablation du tissu inodulaire : s'il n'est pas très étendu, on l'enlève en le comprenant dans un triangle, et l'on réunit par première intention. Il va sans dire que la méthode d'Adams n'est adoptable qu'autant que la base du triangle n'est pas assez large pour empêcher la réunion des bords de la plaie. On applique cependant aussi avec succès cette manière d'opérer dans les éraillemens simples ou doubles de l'angle externe, causés par des blessures avec ou sans perte de substance. On excise angulairement une portion de chaque bord palpébral, de manière à prolonger l'angle externe, puis on réunit à l'aide de la suture. On raccourcit de la sorte les deux paupières en les tirant ensemble vers la tempe.

4° *Raccourcissement du repli falciforme de la conjonctive sans excision.* Si l'ectropion dépend de la présence d'une cicatrice tellement large à ne pouvoir être comprise dans l'excision en V, M. Diffenbach a imaginé de fendre la cicatrice horizontalement à la base de la paupière, et d'arriver petit à petit à la face postérieure de la conjonctive, vers l'endroit où elle se réfléchit sur le globe de l'œil, la saisir avec des pinces, la tirer au-dehors et l'y fixer à l'aide d'épingles. On conçoit qu'en tirant la conjonctive de cette manière, le bord libre de la paupière est obligé de se relever. Cette méthode fort ingénieuse a été mise à exécution avec succès par l'auteur lui-même et par plusieurs autres chirurgiens. Je ne pense pas cependant qu'elle puisse être d'un usage aussi général que celle d'Adams. Outre que cette opération est fort douloureuse, elle laisse un tampon désagréable sur la peau de la paupière. D'ailleurs, elle ne met pas à l'abri de la récidive.

5° *Blépharoplastie.* Dans le cas où les opérations précédentes auraient été insuffisantes, il reste une dernière ressource, c'est d'enlever la totalité de la cicatrice, et de la remplacer par un lambeau de peau saine, d'après les règles connues d'autoplastie. Ce lambeau peut être emprunté à la peau de la joue, de la tempe, du nez ou du front selon les conditions particulières de la maladie. Les règles à suivre, dans cette opération, sont fort variables, elles se rattachent à des considérations d'un ordre particulier que les limites de cet ouvrage ne me permettent pas d'aborder (*V*. Blandin, *Traité d'autoplastie*; *Anat. Chir.*, par le même. *Gaz. Méd.*, 1835, p. 404; 1836, p. 704). Je dirai seulement que, dans un cas d'ectropion de la paupière supérieure dépendant de cicatrice, le docteur Riberi s'est bien trouvé du procédé suivant : il a disséqué la cicatrice, entraîné la paupière en bas avec tout le tissu inodulaire, et rempli la place primitive de celui-ci par la peau saine voisine dont il a rapproché les bords. C'est ce qu'on appelle procédé autoplastique *par glissement* de tissus. Ce mode opératoire a de l'analogie avec le suivant.

« M. Sanson, ayant à traiter un ectropion fort développé, mais sans épaississement de la muqueuse, employa le moyen suivant, qui fut mis en usage sous mes yeux. L'opérateur fit sur la peau sous-jacente à la paupière une incision en forme de V; l'espace situé entre les deux branches de cette incision occupait presque toute la paupière, le lam-

beau fut disséqué et soulevé ; rien n'était alors plus facile que de relever la paupière et de la remettre dans sa position naturelle pour s'y
soutenir. M. Sanson, après avoir disséqué les bords des tissus adjacens à la solution de la continuité, les réunit par trois points de suture entortillée comme dans le procédé de Janson, abandonnant
ainsi le lambeau flottant, sauf à la réséquer ensuite, s'il devenait
nécessaire. Tout promettait à cette opération un plein succès, lorsque le malade fut pris d'un érysipèle auquel il succomba (Carron du
Villards, *Guide pr. des malad. des yeux*).

L'ectropion dépendant de la division du tendon du muscle orbiculaire n'est pas incurable, ainsi que l'a dit M. Riberi. Ledran a parfaitement guéri le cas de ce genre qu'il a traité par le rafraîchisse-
ment des bords et la suture. J'ai moi-même guéri un notaire de province d'un ectropion analogue que j'ai opéré en présence de MM. Ségalas et Robecchi.

La paralysie du muscle orbiculaire se rattache toujours à des lésions dont la source est dans le cerveau. On la traite par les remèdes
antiparalytiques connus, en particulier la belladone, les saignées et
le galvanisme.

Il va sans dire enfin que l'ectropion symptomatique d'exophthalmie, ou de tumeurs sous-palpébrales, ne réclame d'autre traitement
que celui qui est propre à ces maladies.

Les médications qui précèdent ont, comme on le voit, chacune une
destination particulière ; il importe de bien discerner les cas de leur
application. On conçoit cependant que si le globe oculaire était perdu,
l'opération n'aurait plus la même importance, elle aurait néanmoins
toujours pour but de dissiper le larmoiement, la douleur, et de corriger une difformité choquante. Dans un cas d'ectropion supérieur
par cicatrice, l'œil étant perdu, on a divisé, à la base de la paupière,
la peau, le muscle orbiculaire, et le muscle releveur ; on a abaissé
la paupière sur l'œil, et on a entretenu écartés les bords de la plaie.
La paupière est restée paralysée au-devant de l'œil. C'était le but
qu'on s'était proposé.

## *Entropion.*

Un vice opposé au précédent a reçu le nom d'entropion ; c'est le
roulement du bord libre des paupières en dedans, ou l'introversion
palpébrale ; maladie aussi fréquente que cruelle. Quelques auteurs
l'ont confondue avec le trichiasis, c'est-à-dire la déviation des cils en
dedans. Ce sont deux affections essentiellement distinctes, bien
qu'elles puissent coexister ensemble. Il est vrai que dans tout entropion il y a déviation des cils en dedans, mais le trichiasis peut
exister, sans que le bord de la paupière soit renversé.

§ Ier *Variétés.* A. Sous le rapport de son siége, l'entropion a lieu
à la paupière supérieure, à l'inférieure, aux deux ou aux quatre paupières à la fois. Il est en outre partiel ou total, selon que tout le tarse

ou une partie se trouve renversé. Lorsqu'il est partiel, c'est la moitié externe ou interne du bord palpébral qui est déplacée.

B. Sous le point de vue de l'anatomie pathologique, il offre des variétés importantes : 1° Tantôt toute l'altération consiste dans un relâchement excessif de la peau et du tissu oculaire sous-cutané. Ce relâchement est tellement considérable quelquefois, qu'il faut pincer une assez forte quantité de ces tissus pour pouvoir ramener le tarse et les cils dans leur direction naturelle. C'est ce qui a lieu ordinairement chez les personnes âgées qui ont perdu leur embonpoint (entropion sénile). A cette condition s'en joint souvent une seconde, le ramollissement du tarse. Cela s'observe surtout chez les enfans et les vieillards de constitution lymphatique. 2° Tantôt, au contraire, c'est dans la conjonctive et dans le tissu sous-muqueux que l'altération principale se manifeste. Ces parties sont épaisses, contractées, racornies, quelquefois même couvertes de cicatrices. On conçoit que, du moment que les tissus internes de la paupière sont raccourcis, le bord tarsien doit perdre de son équilibre, et se laisser entraîner du côté où la traction a lieu. L'introversion se déclare d'autant plus facilement, qu'un pareil état s'accompagne souvent d'un relâchement de la peau. Il y a des cas où les conditions précédentes se trouvent jointes à une sorte d'hypertrophie du bord libre de la paupière, ou à des espèces d'ossifications parcellaires dans la même partie (Middlemore). La rétraction en question s'étend quelquefois aussi sur le fibro-cartilage tarse ou sur son attache à l'angle interne ou externe. Dans ce cas, il y a parfois rapetissement de l'ouverture palpébrale. 3° Dans quelques circonstances enfin, la condition pathologique principale consiste dans une hypertrophie des fibres du muscle orbiculaire. Cette hypertrophie se rencontre très souvent chez les enfans scrofuleux, rend la contraction musculaire très puissante et supérieure à celle du muscle releveur, et de la résistance naturelle de la peau. De là le rapprochement permanent des cils contre le bulbe oculaire. M. Riberi présume qu'il n'y a pas d'entropion sans blépharospasme, ou plutôt que le blépharospasme est une condition *sine qua non* pour la formation de l'introversion. Il donne pour exemple l'atoniatoblépharon non paralytique qui existe sans entropion, parce que, dit-il, dans ce cas, le muscle orbiculaire n'est point contracté. Je crois qu'il se trompe; il suffit du simple déséquilibre entre la rétraction naturelle de la peau et de la conjonctive pour que l'entropion ou l'ectropion se déclarent : le prolapsus palpébral a lieu généralement sans introversion, par d'autres raisons que je ne dois pas exposer ici. Il faut néanmoins ajouter que, dans beaucoup de cas, le blépharospasme est un effet, non une cause du déplacement de la paupière.

§ II. *Caractères.* Les caractères physiques ont à peine besoin d'être décrits en détail pour être bien saisis. Lorsque l'introversion n'est que très-légère, le mal pourrait être confondu avec le trichiasis. Un examen attentif, cependant, fera de suite connaître que, dans cette dernière maladie, le bord libre du tarse n'est point dévié de sa direction normale. Lorsque l'entropion est très prononcé, le bord tarsien est tellement roulé sur lui-même, que l'œil reste en partie dénudé, et la paupière a une apparence singulière. Il faut quelquefois une certaine force pour la dérouler, en la pressant avec le pouce dans un sens opposé. La nature de la maladie est encore plus évidente si l'entropion n'est que partiel. Un examen attentif fera aisément reconnaître à quelle des trois variétés ci-dessus indiquées la maladie doit être rapportée.

Les caractères physiologiques sont ceux des ophthalmies phothophobiques. Les malades souffrent horriblement ; leurs souffrances sont quelquefois plus prononcées lorsque l'entropion n'est que partiel, que lorsque la paupière est beaucoup roulée sur elle-même. Dans le premier cas, en effet, les cils et le bord tarsien frappent plus directement le globe oculaire.

Les terminaisons sont, à la longue, l'opacité de la cornée et la perte de la vision. La vision, cependant, peut être perdue, et l'irritation incommode peut persister, si l'entropion n'a point été corrigé.

§ III. *Pronostic.* Toujours favorable, si la cornée n'est point altérée.

§ IV. *Traitement.* L'anatomie pathologique doit ici servir de guide pour le traitement. Sans cette règle, on risquerait de se fourvoyer, ou de faire des médications inutiles. Dans l'entropion de la première espèce, l'indication est d'ébarber l'excès de peau de la paupière, et de redonner à cette membrane sa tonicité naturelle, en substituant du tissu inodulaire à la portion de peau exubérante. On pince la peau avec les deux premiers doigts, et l'on s'assure, par ce moyen, de la quantité convenable à exciser. Il faut, pour cela, se rapprocher, autant que possible, du bord tarsien, sans quoi le but pourrait être manqué.

L'indication peut être remplie de deux manières, à l'aide du caustique ou de l'excision.

1º *Caustique.* Parmi les caustiques, l'acide sulfurique est le plus doux et le plus sûr. Je l'ai vu mettre en pratique plus de trente fois à Naples, à la clinique ophthalmologique de M. Quadri, et dans le service de tous les chirurgiens de l'hôpital des Incurables, toujours avec succès. Le malade est assis sur une chaise, soutenu convenablement, le chirurgien déroule la paupière malade, ou la fait dérouler par un aide, essuie bien la peau, et porte au moyen d'un petit pinceau trempé dans l'acide et bien égoutté, ou d'un petit bâtonnet de bois mou, coupé en crayon, le caustique délicatement sur la peau du bord renversé ; il décrit une ligne transversale ayant l'étendue de la portion introversée et une demi ligne à peu près de largeur. Le pinceau est reporté plusieurs fois, plus ou moins, selon la profondeur qu'on veut donner à l'escarre. L'endroit cautérisé blanchit ; on le retouchera encore si, après la chute de l'escarre, le raccourcissement n'est pas suffisant. Il importe de ne pas laisser retomber la paupière; pour cela, on la soutiendra à l'aide d'une large bandelette très collante de sparadrap qu'on fait passer du bord tarsien derrière l'oreille. Une pyramide de compresses, ou une simple boulette de charpie molle, appliquées à la base de la paupière, et une bande, peuvent également remplir le même but. Il va sans dire enfin, que des lotions résolutives et astringentes peuvent être utilement faites à chaque pansement (eau blanche ou vinaigrée très chargée). Du reste, l'acide nitrique, le nitrate, acide de mercure, et même le fer rouge peuvent également remplir l'indication en question. Je préfère, en général, un caustique potentiel quelconque, au fer rouge et au bistouri, parce qu'il n'effraie point, ne produit presque pas de douleur, et guérit très sûrement la maladie.

Lorsque l'entropion appartient à la seconde espèce, c'est-à-dire qu'il est compliqué d'hypertrophie musculaire, ainsi qu'on peut s'en assurer par l'épaisseur apparente de la paupière, l'indication curative est la même que dans le cas précédent; seulement, le caustique sera porté sur plusieurs endroits de la paupière et en différentes reprises, afin d'agir sur une partie des fibres musculaires. On aura, de la sorte, rétréci la peau, et établi des adhérences immédiates avec le muscle, ce qui bridera convenablement son action; l'action rétractile du tissu inodulaire suffira pour maintenir la paupière redressée. Il faut, du reste, ne détruire de peau que juste ce qu'il faut pour remettre les choses dans leur état normal. Sous ce rapport, le caustique liquide offre des avantages incontestables sur le fer rouge et sur le bistouri; car il permet de revenir à son application, en suivant pas à pas les progrès de la cure, et sans avoir l'air de faire de nouvelles opérations.

2° *Excision*. On remplit également l'indication précédente avec l'instrument tranchant. On pince la peau, *ut supra*, le plus près possible des cils, soit avec deux doigts, soit avec une pince, et on excise d'un seul trait, à l'aide de forts ciseaux droits. On aura, par là, une portion ovalaire de peau analogue à une feuille de myrte. La plaie qui en résulte a quelque chose d'effrayant, d'abord à cause de la rétraction de ses bords, mais cela disparaît par le rapprochement immédiat. On peut réunir, à l'aide de la suture, ou d'un simple bandage et de bandelettes qui tirent la peau de la joue ou du sourcil, selon qu'il s'agit de la paupière inférieure ou de la supérieure. La guérison peut avoir lieu par première intention; mais il n'y a aucun mal si la plaie suppure. Je répéterai ici le précepte important de ne pas enlever plus de peau qu'il n'est nécessaire. Quelques personnes conseillent d'exciser en même temps un petit lambeau de fibres musculaires si l'orbiculaire était hypertrophié. D'autres rapportent des exemples de guérison à l'aide de l'ébarbement rayonnant de la peau de la paupière à l'aide de ciseaux. On conçoit qu'une fois bien établie, l'indication peut être remplie de différentes manières.

3° *Débridement du tarse*. Dans la seconde variété d'entropion, les moyens précédens pourraient être insuffisans. On fend, dans ce cas, le bord libre de la paupière sur deux points, et on excise en même temps une portion de peau, *ut supra*. La paupière peut être alors maintenue parfaitement au-dehors. C'est ce qu'on connaît sous le nom de procédé de Crampton modifié ; le fait suivant que j'emprunte à M. Mackenzie (*Gaz. Méd.* 1838) donnera une idée exacte de l'application de ce procédé.

» J'ai pratiqué, à l'aide de petits ciseaux à pointe mousse, deux incisions verticales à la paupière supérieure comprenant toute l'épaisseur de cette paupière perpendiculairement à son bord libre, et ayant un demi-pouce de longueur. L'une de ces incisions est au côté temporal, l'autre au côté nasal, sans blesser pourtant le point lacrymal ni le canal de ce nom. L'artère palpébral supérieure s'est trouvée divisée et a saigné considérablement.

» J'ai ensuite fait un pli transversal à la peau de la paupière, que j'ai tenu à l'aide de pinces à entropion et excisé avec des ciseaux courbes. J'ai rapproché les bords de la plaie à l'aide de deux points de suture dont les fils que j'ai laissés longs ont été rattachés au front à l'aide d'emplâtres agglutinatifs, afin de retenir relevé le bord libre de la paupière. Après l'opération, le malade a pu de suite ouvrir l'œil. Le pansement a consisté simplement en une compresse et une bande.

» Le troisième jour, on change la bande ; les fils sont en place, la paupière conserve la position normale. Guérison. Il y a une grande différence entre l'entropion récent et le chronique. Là, le doigt renverse aisément en dehors le bord libre du tarse et l'excision d'un petit lambeau de peau suffit pour la guérison, parce que le fibro-cartilage n'est point altéré ; le mal n'étant que superficiel, en quelque sorte. Il en est autrement dans l'entropion chronique. Ici tous les tissus de la paupière sont malades ; le bord palpébral est épaissi, irrégulier et souvent noueux; la paupière est rétrécie transversalement ou d'un angle à l'autre, et comprime le globe oculaire ; le fibro-cartilage est induré et courbé en arrière ; la conjonctive qui le couvre offre souvent des cicatrices, des callosités, et est parfois sèche comme l'épiderme (*xeroma*). Les tractions qu'on exerce sur la paupière pour la ramener à son état naturel ne peuvent tout au plus que porter les cils en dehors, mais le bord tarsien reste toujours introversé. Dans ce cas, par conséquent, le raccourcissement de la peau est insuffisant; il faut fendre la paupière elle-même, élargir son bord libre en fendant verticalement le fibro-cartilage, ce qui permet de renverser parfaitement au-dehors le bord ciliaire, et l'y fixer. Les deux fentes verticales comprennent tous les tissus de la paupière comme dans le coloboma ; elles se réunissent plus tard spontanément ; il est même utile, dit M. Mackenzie, d'en retarder un peu la réunion, en les touchant de temps en temps avec la pierre bleue. »

Le procédé de Crampton ne diffère du procédé ordinaire que par la double division du tarse qu'il pratique; car il excise en même temps un lambeau de peau de la paupière, ainsi qu'on vient de le voir. Les considérations précédentes font bien comprendre que ce procédé ne doit être regardé que comme exceptionnel ; car c'est dans les seuls cas où l'excision de la peau est insuffisante, qu'on doit avoir recours à cette idée ingénieuse, idée qui, d'ailleurs, pourrait être revendiquée en faveur des chirurgiens du dix-septième siècle.

Dans ce chapitre, comme dans ceux qui vont suivre, je me suis plutôt attaché à exposer ce qu'on doit faire que ce qu'on a fait ; aussi y voit-on peu de noms propres, etc.

Je termine ces considérations en faisant remarquer que, dans certains cas d'entropion, les simples moyens mécaniques peuvent suffire pour la guérison. J'ai vu M. Roux à la Charité employer avec succès une bandelette agglutinative dont un bout était appliqué sur le bord palpébral , l'autre derrière l'oreille ; huit à dix jours de l'usage de ce moyen suffisent souvent pour le redressement de la paupière ; mais j'ignore si la guérison était durable. M. Middlemore indique, à ce sujet, un autre expédient qui me paraît plus ingénieux; c'est une sorte de cercle en fil de fer de la forme de lunettes arrangé de manière à le faire presser sur la base de la paupière. On conçoit qu'en comprimant convenablement la base de la paupière, on fait extroverser le bord tarsien.

Trichiasis. Distichiasis.

Un ou plusieurs cils peuvent se dévier vicieusement, se renverser en dedans, et irriter mécaniquement le globe de l'œil. On appelle trichiasis un pareil état de choses. On donne le nom de distichiasis à la naissance de cils surnuméraires ou accidentels. Oui , il est non-seulement possible que les cils naturels s'inclinent accidentellement du côté de l'œil, mais encore que de nouveaux cils naissent sur la muqueuse palpébrale. Les personnes qui ont étudié à fond les conditions organiques du système pileux n'auront pas de peine à admettre cette dernière proposition. On sait que la membrane muqueuse intestinale de plusieurs quadrupèdes, du cheval, entr'autres, contient beaucoup de poils. Les muqueuses n'étant que le système cutané réfléchi dans l'intérieur des organes peuvent conserver des bulbes pileux comme la peau externe, et sécréter des poils lorsqu'ils sont animés d'un certain degré de vitalité. Dans un travail que j'ai fait sur le système pileux, j'ai réuni des observations surprenantes de poils accidentellement développés à la suite de l'application d'un vésicatoire, par exemple, sur des régions où il n'en avait jamais existé. On comprendra aisément ce phénomène, lorsqu'on se rappelle qu'il y a dans les régions naturellement pourvues de poils des bulbes fort petits dont la sécrétion est tellement faible, que leurs poils retournés en spirale restent cachés sous l'épiderme , n'ayant pas assez de forces pour franchir cette barrière. Si une cause quelconque vient à les développer davantage ou à enlever l'épiderme qui les couvre, les poils en question se montrent à l'extérieur.

Le même phénomène peut avoir lieu à la paupière. Le distichiasis peut donc exister dans le sens que nous venons d'expliquer. Cela ne veut point dire que nous admettions deux, trois ou plusieurs rangées de cils; car, ainsi que Scarpa l'a très bien fait observer, ces poils ne sont pas implantés dans un ordre régulier. On conçoit maintenant comment il se peut que des poils naissent accidentellement sur tous les points de la conjonctive palpébrale, oculaire ou caronculaire, ainsi que les autres en citent des exemples.

On peut, en conséquence, admettre deux variétés de trichiasis, 1° par déplacement d'un ou plusieurs cils primitifs. Cela a lieu par suite d'ulcérations au bord interne de la paupière, de cicatrices, de petites tumeurs, de phlogoses sourdes, d'hypertrophie, de ramollissement de la même partie ; 2° par la naissance accidentelle de poils sur le bord tarsien ou sur un point quelconque de la conjonctive. M. Riberi dit avoir vu une ophthalmie chronique produite par un cil dont la pointe s'était introduite dans le point et le canal lacrymal.

Les symptômes de cette maladie sont ceux des ophthalmies chroniques opiniâtres. Le diagnostic est basé sur la présence matérielle et visible des cils sur le globe oculaire. On ne confondra pas le trichiasis avec l'entropion, si l'on fait attention à la direction du bord palpébral. Dans le véritable trichiasis, le bord palpébral n'est point introversé (*V.* l'art. précéd.).

On a imaginé une infinité de moyens pour guérir cette maladie. Je ne m'arrêterai pas à les reproduire tous; car la plupart sont irrationnels, imaginaires, n'ont jamais été mis en pratique, ou s'ils l'ont été, ils n'ont point réussi, quoi qu'en disent leurs auteurs.

Les remèdes sur lesquels on peut réellement compter, sont : 1° l'arrachement répété. On saisit le poil dévié avec de bonnes pinces, le plus près possible de sa racine, on l'arrache brusquement. On répète l'opération à chaque reproduction. Après un certain nombre d'arrachemens, les nouveaux poils deviennent de plus en plus mous et blanchards ; enfin ils finissent souvent par ne plus reparaître. Le bulbe effectivement étant continuellement irrité par les opérations finit, à la longue, par s'atrophier et ne plus sécréter de matière pileuse. 2° L'arrachement et la cautérisation. Après avoir extrait le cil, on incise légèrement le lieu avec la pointe d'une lancette, et l'on cautérise assez fortement avec la pierre infernale. Cette cautérisation est préférable à celle qu'on pratique avec des aiguilles rougies au feu. Les bulbes n'étant pas implantés immédiatement au-dessous de la tige pileuse, il est fort difficile d'y tomber juste avec l'aiguille, tandis qu'en débridant avec la lancette, et en y portant la pierre, on a plus de chances de succès. Quelques personnes prétendent avoir détruit le bulbe à l'aide de la galvano-poncture.

J'emploie tous les jours ce moyen à un assez grand nombre de malades atteints d'affections diverses ; je puis assurer que l'aiguille galvanique agit en produisant une escarre assez profonde sur l'endroit où on l'applique ; mais il serait, à mon avis, assez imprudent d'en faire usage pour les cas en question. 3° L'excision. Scarpa n'a conseillé, pour guérir le trichiasis, que l'excision d'un petit lambeau de peau du bord libre de la paupière, comme pour la guérison de l'entropion. Cette opération, effectivement, éloigne le bord de la paupière de l'œil, et, par conséquent, les cils ; mais on conçoit qu'il doit être insuffisant, dans plusieurs circonstances faciles à prévoir. Dans les cas cependant où les procédés ci-devant indiqués étaient inefficaces, on pourrait comprendre la portion malade du bord ciliaire dans une incision en V, et réunir ensuite comme dans le procédé d'Adams pour le traitement de l'ectropion.

### Blépharoptosis.

La paupière supérieure tombe quelquefois dans l'impuissance, elle reste abaissée au-devant de l'œil comme celle d'une personne qui dort. On l'appelle *blépharoptosis* (a *piptố*, tomber), chute ou prolapsus de la paupière. On la nomme aussi *atoniatoblepharon*. Cet état reçoit plus particulièrement le nom de *blépharoplégie* lorsqu'elle se rattache à une affection paralytique.

Ce simple énoncé fait déjà pressentir qu'il y a deux espèces de blépharoptosis, l'une purement mécanique ou humorale, c'est la plus fréquente ; l'autre paralytique ou dépendant d'une impuissance nerveuse du muscle releveur. La première dépend d'une sorte de relâchement et d'hypertrophie à la fois de la peau et du tissu cellulaire sous-jacent : elle est quelquefois congénitale. La paupière est, en quelque sorte, plus pesante, plus longue que dans l'état normal, et le muscle, bien que sain, n'a pas assez de force pour la relever. C'est ce qu'on observe à la suite de blépharites chroniques, d'œdème de la paupière, etc. L'œil est bien portant d'ailleurs, et il exécuterait parfaitement ses fonctions sans le voile palpébral qui le couvre. La seconde est le résultat de causes diverses. Ces causes agissent primitivement sur la région oculaire (rhumatisme, blessures), dans la cavité crânienne (épanchemens, tumeurs, ramollissemens), ou bien enfin dans la fosse orbitaire (tumeurs diverses).

On conçoit aisément, d'après ce que nous avons dit précédemment (*Malad. des muscles de l'œil*), que la paraplégie paralytique de la paupière supérieure n'existe jamais sans que les autres muscles de l'œil auxquels se porte la troisième paire ne soient affectés en même temps (droit supérieur, droit inférieur, droit interne et petit oblique), et que la rétine et l'iris ne soient plus ou moins affaiblies ; j'ai dit pourquoi. En conséquence, le mal en question est toujours accompagné d'immobilité, de déviation en dehors du globe oculaire et de diplopie.

Il importe d'en bien préciser les caractères distinctifs, car le traitement est très différent dans les deux cas. Dans le prolapsus humoral ou mécanique l'infirmité se déclare petit à petit, elle est précédée de congestions répétées dans la paupière ; si vous soulevez celle-ci avec les doigts le malade voit très bien, il ne voit pas double s'il regarde avec les deux yeux, et peut remuer l'œil dans tous les sens. En pinçant de la peau de la paupière ce qu'il y a d'excédant, on verra agir parfaitement le muscle releveur. La force de ce muscle, effectivement, est naturellement fort bornée, elle ne fait habituellement relever la paupière supérieure de l'inférieure que pour six lignes environ; or, si la paupière est allongée par maladie (de six lignes, je suppose), il est clair que le muscle peut continuer à se contracter avec sa force ordinaire, agir comme de coutume sur la paupière, sans pourtant éloigner son bord libre de celui de l'autre. On conçoit, d'après cette explication, comment, chez quelques personnes bien portantes d'ailleurs, le bord de la paupière n'est soulevé que de deux à quatre lignes de l'inférieure; la cornée en est à moitié couverte, et la vision plus ou moins gênée. Ce sont là autant de degrés de l'atoniatoblépharon mécanique dont il faut tenir compte.

Dans le prolapsus paralytique, au contraire, le mal se déclare subitement le plus souvent. Si vous soulevez là paupière, l'œil paraît tourné plus ou moins en dehors, il y a diplopie dans le principe, puis ambliopie, dilatation et paresse de la pupille. Si vous dites au malade de regarder en dedans, en haut, en bas, il y tournera l'autre œil, mais l'organe affecté reste dans l'impuissance.

Les recherches des causes de l'une et de l'autre espèce de blépharoptosis n'offrent rien ici qui ne soit commun aux autres maladies. Cette recherche, du reste, n'est importante que pour la seconde variété.

Le pronostic est favorable dans la première espèce, douteux ou grave dans la seconde.

Le traitement du prolapsus non paralytique présente une indication précise, le raccourcissement de la peau de la paupière: les lotions astringentes d'eau de chaux vinaigrée, ammoniacée, alcoolisée; les pommades de même nature, les vésicatoires volans, la teinture de cantharide frictionnée, l'huile de croton, les pincemens répétés de la peau (Janin), etc., peuvent parfaitement la remplir, si le mal n'est pas très prononcé. Dans le cas contraire, il faut enlever une partie de la peau de la base de la paupière, soit à l'aide du caustique, soit au moyen du bistouri, ainsi que nous l'avons établi pour l'entropion. La portion à enlever doit être prise plutôt vers la base que vers le bord ciliaire; car, dans ce dernier cas, on pourrait déterminer un ectropion. Si cependant le prolapsus est accompagné d'entropion, cette dernière conduite est préférable.

Dans l'atoniatoblépharon paralytique, le traitement doit être dirigé d'après les règles exposées à l'occasion de l'amaurose. En général, le traitement doit être toujours antiphlogistique dans le début. La strychnine, la belladone, la galvanoponcture, les bains avec effusion sur la tête, les purgatifs, les vésicatoires volans, la vapeur de soufre, les purgatifs, etc., tels sont les moyens sur lesquels on doit principalement compter. Je ne fais qu'indiquer ces remèdes sans entrer dans les détails trop longs qu'exigerait leur application.

On conçoit qu'il serait non-seulement inutile, mais même fâcheux, de raccourcir dans ce cas la paupière supérieure à l'aide d'un moyen quelconque ; outre que le mal ne guérirait pas, le remède serait pis que lui, car le malade resterait diplopique et son œil s'enflammerait. Aussi regardé-je comme mal conçue l'opération de M. Hunt, qui se propose de relever la paupière par l'intervention de l'action du muscle frontal (*Gaz. méd.* 1833, p. 52). Il est à peine nécessaire d'ajouter qu'en cas de tumeur orbitaire, d'apoplexie, etc., le traitement doit être dirigé ailleurs qu'à la paupière.

*Epicanthus.* Je dois dire un mot sur une difformité particulière mais rare de la peau de l'angle interne de l'orbite, et que M. Ammon a appelée épicanthus. Voici en quoi elle consiste : chez quelques personnes dont la racine du nez est large et aplatie, la peau de cet endroit, qui se continue avec celle des paupières, s'avance vers la caroncule et forme une sorte de repli analogue à une troisième paupière. S'il est très prononcé, ce repli constitue une difformité assez choquante. On peut y remédier en excisant verticalement un petit lambeau ovalaire de la peau de la racine du nez et en réunissant les bords par première intention. On fait rétracter de la sorte la peau précaronculaire, et la difformité disparaît.

### Ankyloblépharon. Symblépharon.

Par suite d'ulcérations, de brûlures, de blessures, ou d'une simple inflammation au second degré (épiphlogose), les bords palpébraux peuvent devenir réciproquement adhérens, le globe de l'œil restant libre derrière, ou bien adhérer entre eux et au globe oculaire à la fois. On appelle *ankyloblépharon* le premier mode d'adhésion, *symblépharon* le second. La dernière difformité offre plusieurs variétés : une paupière peut seule adhérer au globe oculaire par la totalité ou une partie de sa face muqueuse, l'autre rester libre. Dans d'autres circonstances, les deux paupières ne forment qu'une seule masse ; l'organe visuel et cette union peuvent comprendre toute la conjonctive, depuis le bord ciliaire jusqu'au centre de la cornée, ou bien n'avoir lieu qu'à l'aide de brides plus ou moins étendues. Dans ce cas, les paupières ne sont pas complètement immobiles. On peut donc admettre un symblépharon total, un autre partiel, marginal, profond, unipalpébral ou bipalpébral. On peut en dire autant de l'ankyloblépharon lui-même, qui comprend tantôt la totalité, tantôt une partie des bords des paupières. Il est même rare de ne pas trouver dans ces adhérences une partie libre par où les larmes s'écoulent au dehors.

J'ai vu une fois une sorte d'ankyloblépharon qui n'a point été signalée par les auteurs : c'était l'union congénitale chez un enfant nouveau-né des deux muqueuses palpébrales, de manière à former au-devant de la cornée une sorte de voile muqueux très mobile ; les deux bords palpébraux restaient éloignés entre eux de deux à trois lignes et tenaient ensemble par cette espèce de bande muqueuse : un petit pertuis existait à l'angle externe par où les larmes coulaient. Le docteur Davet, médecin à Paris, qui est venu m'appeler, a été présent à la petite opération que j'ai pratiquée : j'ai fendu la bride muquéuse à l'aide d'une petite sonde cannelée et un bistouri ; la guérison a eu lieu, l'œil était d'ailleurs sain.

La guérison de l'ankyloblépharon et du symblépharon est basée sur la séparation durable des parties réunies. Il ne suffit pas de les disséquer : il faut d'abord s'assurer si les parties peuvent rester disjointes. Ce qui rend cette dernière indication difficile ou même impossible à remplir, c'est que la muqueuse est souvent détruite. Pour que deux muqueuses effectivement, s'unissent entre elles, il faut qu'elles se convertissent en tissu cellulaire. (Lobstein, *Anat. path.*) Elles ont donc perdu leur organisation muqueuse, lorsqu'elles ont acquis des adhérences. Or, comment empêcher le bourgeonnement consécutif, lorsqu'on les sépare dans ces conditions? Faute d'avoir tenu compte de ces circonstances, on a vu souvent des chirurgiens, instruits d'ailleurs, entreprendre plusieurs fois des opérations inutiles et douloureuses pour guérir les difformités dont il s'agit.

L'ankyloblépharon simple s'opère à l'aide d'une sonde cannelée et d'un bistouri, ou tout simplement à l'aide de ciseaux mousses. S'il y a une ouverture sur un point, on en profite; autrement on en fait une en pinçant les tissus à l'angle externe ; on fend ensuite dans la direction du bord tarsien ; on en empêche la réunion consécutive en les tenant écartés à l'aide de bandelettes agglutinatives. Monteggia voulait qu'on dorât les bords divisés au moyen d'une feuille d'or.

Si les bords adhèrent en même temps avec la muqueuse oculaire, il faut les disséquer délicatement et de manière à ne rien blesser. Même pansement. En cas de symblépharon, la chose n'est pas aussi facile : vous avez beau disséquer les parties, les tenir écartées à l'aide d'une coque d'émail ou autrement, l'adhérence se reproduit constamment à la longue, si la muqueuse a été détruite. La séparation n'est durable que dans les seuls cas où la réunion tient à quelques brides légères faciles à couper. Je pourrais citer des cas que j'ai observés moi-même de symblépharon parfaitement opérés, soigneusement pansés et qui se sont reproduits d'une manière plus grave qu'auparavant. Cette incurabilité tient à cette loi pathologique signalée par Delpech, savoir « que toute cicatrice difforme n'est guérissable qu'autant que son tissu peut être remplacé par un tissu sain voisin. » Or, comment remplacer la conjonctive détruite ? M. Ammon a imaginé un procédé fort ingénieux pour guérir le symblépharon, mais je ne sache pas que ce joli projet ait jamais été mis en pratique avec succès. Voici, du reste, en quoi il consiste :

« L'opération se fait en deux temps, afin d'éviter l'existence simultanée d'une plaie vive aux paupières et au globe de l'œil. La partie adhérente de la paupière reste d'abord attachée au globe de l'œil ;

mais on la sépare du reste de la paupière au moyen de deux incisions qui commencent chacune au bord de la paupière, intéressent toute l'épaisseur de celle-ci et vont se réunir en arrière de l'adhérence, de manière à tailler un lambeau triangulaire qui comprend l'adhérence et reste attaché à l'œil, et deux lambeaux latéraux qu'on réunit alors au-devant du lambeau adhérent au moyen de la suture entortillée, qu'on enlève au bout de quelques jours quand ces deux lambeaux sont soudés ensemble. Quelquefois il n'est pas possible de rapprocher ces lambeaux : dans ces cas, on détache la peau dans une certaine étendue du bord de l'orbite et des os environnans, après quoi on parvient à la tirer suffisamment pour réunir les lambeaux latéraux de la paupière ; on soutient alors l'action de la suture par des compresses graduées au moyen desquelles on presse la peau contre les parties osseuses sous-jacentes, afin de les maintenir en contact et d'obtenir le recollement. Après avoir ainsi excisé de la paupière sa partie adhérente, et avoir réuni au-devant d'elle les deux parties latérales, on conçoit facilement que ces dernières puissent se cicatriser sans contracter des adhérences avec le lambeau adhérent, puisque ce dernier est revêtu de la peau, laquelle est seule en contact avec la plaie vive des autres lambeaux. Ce n'est que lorsque cette dernière est complètement cicatrisée, qu'on sépare de l'œil la partie de la paupière qui est restée attachée, ce qui se fait au moyen d'une pince et d'un couteau à cataracte, ou d'un bistouri, ou même de ciseaux. » (*Gaz. méd.* 1836, p. 95.)

### *Tumeurs des paupières.*

Les tumeurs des paupières peuvent être divisées en plusieurs catégories. Les unes sont inflammatoires (érysipèle phlegmoneux, phlegmon essentiel, furoncule ou orgeolet), les autres atoniques (œdème, emphysème, kystes, lipomes, condylomes, verrues, grêle, phlyctènes, concrétions calcaires, engorgemens des glandes de Meibomius, morpions); d'autres sont sanguines (tumeurs érectiles, mélaniques); d'autres enfin cancéreuses ou pouvant devenir telles (squirrhe, sarcome, végétations fibreuses, etc.).

A. *Inflammatoires.* En traitant des blessures et des conjonctivites, nous avons exposé ce qui est propre au phlegmon des paupières, à l'œdème, à l'emphysème. Nous avons également parlé des abcès des paupières à l'occasion de ceux de l'orbite et du sinus frontal; j'ajouterai, pour compléter ce sujet, que les abcès idiopatiques de la paupière n'offrent de particulier à noter, que le mode de leur ouverture. On doit toujours les ouvrir avec le bistouri et non avec les caustiques qui raccourciraient le derme; l'ouverture doit être faite toujours dans le sens transversal ou parallèlement aux plis naturels de la paupière, et jamais verticalement; on rend de la sorte la cicatrice moins visible et l'on prévient la gêne des mouvemens de la paupière.

Il y a une sorte de tumeur inflammatoire qu'on appelle orgeolet, parce qu'elle ressemble presque à un gros grain d'orge. C'est un véritable anthrax ou furoncle qui naît précisément sur le bord palpébral, plus souvent près de l'angle externe que de l'interne. Cette tumeur a le volume d'un pois, sa couleur est livide, est accompagnée généralement de douleurs intenses, de battemens, et même de fièvre, comme toutes les inflammations anthraciques. Il y a cependant des orgeolets tout-à-fait bénins, qui se montrent assez souvent chez les enfans scrofuleux et même chez certaines femmes à l'époque des règles ; cet orgeolet ne suppure que rarement, tandis que le précédent se termine presque toujours par la mortification du tissu cellulaire qui est expulsé sous la forme de bourbillon. Cette terminaison est d'ailleurs la meilleure ; car la guérison est alors plus franche que quand le mal y laisse des duretés. Ces duretés donnent souvent lieu à des récidives ou à de nouvelles congestions sanguines incommodes.

Comme l'anthrax des autres régions, celui de la paupière mortifie la peau, la perce, et laisse d'abord échapper du pus séreux et sanguinolent ; ensuite la suppuration devient franche, le bourbillon est isolé, détaché et expulsé. Le creux qu'il y laisse suppure, s'affaisse et s'oblitère.

On conçoit qu'un pareil travail ne peut se passer sur la paupière sans que la conjonctive soit plus ou moins enflammée, et l'œil plus ou moins irrité et photophobique. Le traitement est purement antiphlogistique et émollient : la saignée générale peut être nécessaire, mais presque jamais la locale. Localement, cataplasmes de laitue cuite dans du lait. Si le bourbillon tarde à se détacher, on le touchera avec un pinceau trempé dans un acide minéral caustique (sulfurique), afin de le convertir en une escarre franche. Si la douleur que le malade accuse est intolérable, on la calme à l'aide d'une couche de pommade mercurielle dont on couvrira le cataplasme. Je me sers ordinairement de pommade de belladone dans le même but.

Il y a une autre espèce de petit phlegmon circonscrit qui naît sur la peau qui couvre le sac lacrymal (œgilops). Le travail de cet abcès est quelquefois assez profond pour ulcérer et ouvrir le sac lacrymal ; il en résulte une fistule dont nous parlerons tout-à-l'heure. On ne confondra pas cet abcès avec celui de la tumeur lacrymale suppurée. Cette dernière est une maladie chronique, celle-là aiguë, etc. On ouvre de bonne heure l'abcès en question avec la pointe d'une lancette, et on le panse comme les abcès simples.

Il peut être quelquefois nécessaire, dans le traitement des abcès des paupières, de faire des contr'ouvertures, tenir les tarses rapprochés, exercer de la compression, etc.; mais tout cela rentre dans les règles ordinaires de la chirurgie.

B. *Atoniques. Kystes.* Des tumeurs enkystés se forment assez souvent dans l'épaisseur des paupières. On les appelle communément loupes. Leur volume est variable, d'un petit pois à une noisette ; quelques personnes disent en avoir vu de beaucoup plus grosses (Riberi) ; mais cela est fort rare. La matière qu'elles contiennent et leur mode de formation sont absolument les mêmes que ceux des loupes de la cavité orbitaire : j'y renvoie par conséquent le lecteur. Leur siége précis est, le plus souvent, au-dessous du muscle orbiculaire, dans le tissu cellulaire serré qui existe entre ce muscle et le fibro-cartilage tarse, ou entre le releveur de la paupière et le grand ligament palpébral. Dans quelques cas, cependant, la tumeur se forme dans le tissu cellulaire sous-cutané. Dans d'autres, elles paraissent tout près du bord ciliaire ; celles-ci n'ont ordinairement qu'un très petit volume. Dans quelques autres enfin, la tumeur se forme près du bord sourcilier, et son kyste adhère au périoste. Ces dernières sont ordinairement plutôt grosses que petites; elles contiennent parfois des poils dans leur intérieur ; j'en ai vu moi-même un cas; M. Lawrence en a rencontré un très grand nombre (*Gaz. Méd.* 1838).

En résumé, considérées sous le rapport de leur siége, les loupes des paupières offrent quatre variétés; au-dessous du muscle orbiculaire, au-dessus, sur le bord ciliaire, vers la base de la paupière. Une cinquième variété est celle qui se forme à l'endroit du sac lacrymal. A cette classification se rattache une idée pratique importante que nous allons développer.

Lorsqu'elle existe au-dessous du muscle ou dans le tissu cellulaire sous-conjonctival, la tumeur proémine principalement du côté de l'œil, elle fait saillie, au contraire, du côté de la peau, dans le cas opposé. Cela mène naturellement à une pratique différente. La première doit être attaquée du côté interne, l'autre du côté externe de la paupière. Celles qui naissent à la base de la paupière supérieure, bien qu'elles existent presque toujours au-dessous de la couche musculaire, ne peuvent être opérées que du côté de la peau. Une remarque importante, c'est que si l'on n'enlève pas la totalité du kyste qui est semi-cartilagineux, l'ouverture reste fistuleuse. Lawrence a vu un kyste de cette espèce implanté dès sa naissance à la racine du nez. Il avait dégénéré eu fistule, et son enveloppe adhérait fortement au périoste : une large incision et l'enlèvement total de la poche ont procuré la guérison (Lawrence, mém. cité). Quant à la loupe qui naît au-devant du sac lacrymal, si elle est profonde, il ne faut enlever que sa moitié antérieure et abandonner le reste à la suppuration.

Les petites loupes enfin qui naissent vers le bord ciliaire, et qui ont été parfaitement décrites par M. A. Séverin contiennent de l'humeur sébacée concrétée, analogue à de l'albumine cuite. Elles paraissent formées par des glandes sébacées ou de Meibomius. Elles peuvent parfois guérir par résolution, sous l'influence de quelques topiques stimulans.

Le traitement véritable des loupes des paupières est comme celui des tumeurs pareilles des autres régions, basé sur l'opération sanglante.

1° *Acuponcture. Galvano-poncture.* On a quelquefois guéri ces sortes de kystes, comme ceux du poignet, qu'on appelle ganglions à l'aide de l'acuponcture répétée. Si le contenu est liquide, il s'épanche dans le tissu de la paupière, le kyste s'enflamme et s'oblitère. Ce moyen cependant est souvent infidèle. J'ai, l'année dernière, ponctionné, en présence du docteur Tassy, deux fois en huit jours une loupe du volume d'une petite noisette placée au côté externe de la base de la paupière supérieure chez un enfant d'un à deux ans; le mal a récidivé peu de jours après chaque ponction; le kyste avait été vidé; j'ai eu beau le faire frotter avec la pommade d'hydriodate de potasse iodée. Je dois dire cependant que le kyste était dur; car j'ai éprouvé de la résistance au passage de l'aiguille.

Il n'en est peut-être pas de même de la galvano-poncture que je crois efficace; mais je n'ai pas encore eu l'occasion de l'essayer. Ce qui me fait penser de la sorte, c'est que, par mes appareils, je produis constamment une escarre fine, profonde et canaliculaire dans tout le trajet parcouru par l'aiguille, sans occasionner presque de douleur. Ce fait constant a étonné plusieurs médecins à qui je l'ai montré sur des malades que j'ai galvano-poncturés chez moi, en leur présence. On pourrait implanter les deux aiguilles des conducteurs dans la même tumeur; une seule séance pourrait probablement suffire pour la cautérisation du kyste; la guérison devrait s'ensuivre. C'est un essai à faire en faveur des sujets qui auraient une aversion absolue pour le bistouri.

2° *Incision. Cautérisation.* On fait saillir la tumeur du côté interne ou externe de la paupière, selon le lieu qu'elle occupe; on divise transversalement, d'un seul trait, les tissus qui la couvrent, à l'aide d'un bistouri à tranchant convexe : on absterge le sang., puis on ouvre largement le kyste, on vide son contenu, et l'on porte assez fortement dans son intérieur un crayon bien pointu de pierre infernale. Si le caustique ne va pas jusque dans le kyste, le mal se reproduit. Une légère suppuration a lieu et la guérison est obtenue en peu de jours.

3° *Excision.* On découvre le kyste comme dans le cas ci-dessus, on le soulève avec une petite érigne, on passe la pointe d'une lancette au-dessous, ou bien on le comprend entre les deux lames d'une paire de ciseaux courbes, et on l'ébarbe sans l'ouvrir. S'il s'ouvre, on tâche d'arracher le kyste à l'aide de pinces, mais cela n'est pas facile; mieux vaut le cautériser, dans ce cas, avec le nitrate d'argent ou un petit pinceau trempé dans un acide quelconque.

Dans l'incision des loupes placées vers la base de la paupière supérieure, il faut pratiquer toujours une large incision transversale afin d'atteindre la totalité du kyste.

Quel que soit, du reste, le siége de la tumeur qu'on opère, il faut prendre garde à percer la paupière de part en part, ou de blesser l'appareil lacrymal.

Les autres espèces de petites tumeurs atoniques qui naissent sur les paupières, et que j'ai mentionnées dans les pages précédentes sont trop peu importantes pour mériter une description détaillée. Je me contenterai seulement de dire, à leur égard, qu'on les guérit plus facilement que les loupes. Ordinairement on les ébarbe d'un coup de ciseaux courbes, si elles sont accessibles à cet instrument, ou bien on les pique avec la lancette, et on en cautérise le fond.

Quant aux concrétions calcaires, elles ont lieu sur le bord libre des tarses chez des sujets scrofuleux dont les cils sont tombés (mada-rosis). Je n'ai rencontré cette maladie qu'une seule fois ; c'était chez une jeune personne très jolie d'ailleurs, et qui en était déformée. On enlève ces concrétions, à l'aide d'une dissection soignée, en une ou plusieurs séances, et on combat ensuite la rougeur chronique des bords palpébraux, à l'aide du nitrate d'argent et des pommades ré-solutives. L'enlèvement exact de ces concrétions est assez difficile et douloureux.

L'hypertrophie chronique du tarse des paupières peut être en partie combattue, à l'aide des moyens dont nous avons parlé à l'oc-casion des granulations palpébrales. Je renvoie le lecteur à ce der-nier chapitre pour les différentes variétés des phlogoses chroniques des bords des paupières.

C. *Sanguines.* Les tumeurs érectiles des paupières offrent une foule de variétés importantes sous le double rapport du siége et de l'é-tendue. Elles peuvent être simplement bornées à l'une ou l'autre paupière, ou bien s'étendre plus ou moins loin au sourcil, à la tempe, à la joue, dans la cavité orbitaire. J'en ai vu un cas à l'Hôtel-Dieu chez une petite fille dont la végétation comprenait les deux faces de la paupière inférieure et se prolongeait sur la joue : on l'a traitée sans succès à l'aide des aiguilles en permanence Dans un mémoire que j'ai publié dans le *Bulletin de thérapeutique* sur les tumeurs érectiles en général, j'ai exposé en détail les meil-leures méthodes de traitement. Il serait trop long et même un peu déplacé de reproduire ici la substance de ce travail. Je me contente-rai seulement de dire que la galvano-poncture pourrait avoir les plus heureux résultats : ce moyen coagule le sang de la tumeur et détermine l'oblitération de ses cellules. L'ulcération artificielle à l'aide de la potasse (Wardrop), les injections répétées d'une solution de nitrate d'argent dans l'éponge sanguine, jointes aux fomentations d'eau alumineuse froide, tels sont les moyens principaux sur lesquels on doit compter. Du reste, si le mal n'est pas très étendu, on pour-rait le circonscrire et l'enlever dans une double incision en V comme dans l'opération de l'ectropion.

Les tumeurs mélaniques ne s'observent ordinairement aux pau-pières que dans les cas de diathèse de ce nom. J'ai vu dernièrement un homme qui en présentait sur tout le corps, principalement à la figure et sur les paupières. Le volume de ces dépôts mélaniques était variable, de la tête d'une épingle à une petite fève. Si la tumeur mélanique était isolée aux paupières, on pourrait l'enlever, soit à l'aide de l'incision ci-devant indiquée, soit en pratiquant la blépharoplastie.

D. *Cancéreuse*. Quelle que soit la forme de ces tumeurs, leur étendue, leur période, si leur enlèvement n'est point contr'indiqué par les conditions de la maladie, il faut les opérer en ayant pour principe la restauration de la paupière à l'aide de l'incision en V, ou bien de la blépharoplastie. Je crois inutile de m'étendre davantage sur ces sujets purement chirurgicaux.

### *Madarosis. Clignottement.*

La perte des cils est connue sous le nom de *madarosis*. Elle s'observe chez les personnes qui ont été sujettes à des blépharites chroniques, à des ulcérations sur les bords des paupières, à des conjonctivites catarrhales, scrofuleuses, varioleuses; en un mot, à la teigne et au flux palpébral. Toutes ces maladies, je les ai comprises dans la catégorie des granulations palpébrales; je n'y reviendrai pas : ce que je dois seulement faire observer ici, c'est que lorsque ces affections attaquent les bulbes des cils, ces derniers tombent pour ne plus reparaître, ou bien ils sont remplacés par des espèces de faux cils analogues au duvet qui quelquefois se dirigent vicieusement en dedans et irritent l'organe oculaire. De là une double lésion, difformité et irritation permanente des bords des paupières.

Les personnes atteintes de madarosis sont singulièrement défigurées; leurs bords palpébraux sont hypertrophiés et rouges, leurs paupières affectées d'une sorte de spasme continu qui les oblige à clignoter d'une manière fatigante à voir. Ce clignotement (nictitatio) dépend d'une double cause, de l'absence des cils et de l'irritation permanente du bord des paupières. Cette irritation est elle-même augmentée par l'action de la lumière, qui frappe directement l'organe, lequel n'est plus ombragé par la présence des cils.

Cet état des paupières exige une double mesure curative : combattre la phlogose chronique, les ulcérations et l'hypertrophie du tarse à l'aide des moyens indiqués au chapitre des granulations palpébrales, garantir l'œil de l'action trop vive de la lumière à l'aide de conserves ou de lunettes, soit incolores, soit légèrement colorées.

Le clignotement dans le cas précédent est purement symptomatique de l'irritation du tarse; il y en a cependant une autre variété qui dépend d'une affection nerveuse des paupières, espèce de tic nerveux ou spasmodique dont l'analogue s'observe souvent aux muscles de la bouche et du nez. Sans entrer ici dans le champ immense des névroses, je dirai que quand ce clignotement est récent, il guérit assez généralement sous l'influence du traitement antiphlogistique, des vésicatoires volans, des bains, des antimoniaux. S'il résiste à ces moyens, le galvanisme peut rendre de véritables services. Les opiacés l'exaspèrent ordinairement. Quelquefois il est incurable.

Trente-troisième Leçon. — **MALADIES DE L'APPAREIL LACRYMAL.**

*Remarques générales.* J.-L. Petit comparait avec assez d'exactitude l'appareil lacrymal à l'appareil urinaire. La glande lacrymale effectivement, les conduits lacrymaux, le sac lacrymal et le canal nasal, imitent jusqu'à un certain point les reins, les uretères, la vessie et l'urètre : la caroncule lacrymale serait l'équivalent de là prostate, et le sac lacrymal l'analogue du bassinet rénal ; le muscle de Horner et Transmondi, ou plutôt de Duvernez et Rossenmüller (M. dilatator sacculi lacrymalis inferior), serait l'analogue de l'accélérateur de l'urine. Cette comparaison pourrait être étendue à la pathologie ; elle conduit à cette conclusion importante, que les maladies de l'appareil lacrymal sont presque les mêmes et exigent le même traitement que celles des organes urinaires. Il y a cependant cette différence essentielle dans les fonctions des deux appareils, c'est que toute l'urine est secrétée par les reins, tandis que toutes les larmes ne viennent pas toutes de la glande lacrymale ; j'ajouterai même que la plus grande partie de ce liquide n'émane pas de cet organe. Cette assertion formalise probablement les personnes qui regardent la glande lacrymale comme la source unique des larmes ; elle est cependant susceptible de démonstration.

Il existe jusqu'à présent plus de vingt exemples d'extirpation complète de la glande lacrymale chez l'homme ; les larmes ont continué à être sécrétées après comme avant la maladie, et l'œil et la narine à être mouillés comme à l'ordinaire, les pleurs à avoir lieu avec versement de larmes, etc. (Mackenzie, Middlemore, Todd, O'Beirne, Travers, Lawrence, etc.) J'ai vu moi-même un cas de ce genre opéré par M. Cloquet ; les larmes continuaient à être sécrétées comme si la glande existait. M. Middlemore paraît tellement étonné de ce phénomène, qu'il est presque tenté d'en révoquer en doute la réalité. On va voir cependant que cela n'a rien d'incompréhensible.

Ecartez les paupières d'un animal vivant, d'un lapin, par exemple, à l'aide d'un anneau en fil de fer ; essuyez la surface de l'œil avec un linge fin, et observez attentivement pendant quelques minutes la cornée transparente : vous verrez une sorte de rosée fine se manifester à sa surface ; cette rosée se convertit en gouttelettes, puis en une petite nappe d'eau très-visible qui se répand sur l'œil. Essuyez encore, et vous verrez le même phénomène se reproduire. Ces gouttelettes viennent évidemment de la chambre antérieure ; elles sont formées, en d'autres termes, par une partie de l'humeur aqueuse qui transpire incessamment à travers les pores de la cornée. C'est là, selon moi, la source principale de l'humeur lacrymale. Mais ce n'est pas tout : il est incontestable que les vaisseaux de la conjonctive exhalent à l'état normal une certaine quantité de sérosité qui se mêle aux larmes. Les criptes mucipares de cette membrane sécrètent aussi leur contingent. La quantité de ces deux humeurs augmente aisément pour peu que l'œil soit irrité d'une manière quelconque. Ajoutons que les follicules sébacés, dits de Meibomius, et la caroncule lacrymale, qui n'est qu'un agrégat de ces follicules, sécrètent également une certaine quantité de matière qui se dissout dans les larmes. De sorte que le liquide lacrymal n'est pas, à proprement parler, le résultat de la sécrétion d'un seul organe ; c'est une humeur mixte dont la source est à la fois dans la glande lacrymale, dans la chambre antérieure, dans les vaisseaux et criptes de la conjonctive, dans les glandes de Meibomius, et dans la caroncule lacrymale.

Reste maintenant à savoir quelle est la quantité que chacune de ces sources donne à la masse. On calcule à plusieurs onces par jour la quantité des larmes qui passent dans la cavité nasale. La plus forte de ces sources n'est certainement pas la glande lacrymale, car cette glande est très petite, et lorsqu'on l'a extirpée, on ne s'aperçoit pas sensiblement de la diminution de la quantité des larmes. Ceci avait été parfaitement reconnu par Zinn, car il dit positivement : « *Maxima pars humoris làcrymalis ex arteriis conjonctivæ palpebrarum emanere videtur.* » Tout en adoptant l'idée que les artères conjonctivales fournissent une forte quantité d'humeur lacrymale, j'ai cru pouvoir établir, d'après mes propres recherches, que la source principale en est dans la chambre antérieure de l'œil. Dans un mémoire sur ce sujet que j'ai envoyé, il y a quelques années, à l'académie de médecine, j'ai développé les idées ci-dessus à l'aide d'un assez grand nombre de faits physiologiques et pathologiques qu'il serait trop long de reproduire ici. Je déduisais de ces faits : 1o Qu'attendu la quantité très-faible de larmes que fournît la glande lacrymale (un huitième environ de la masse totale), cette glande pouvait être extirpée au besoin sans nuire aux fonctions de l'œil ; 2o que, dans l'extirpation de l'œil, si la glande n'était point comprise dans la maladie, on pouvait se passer de l'enlever sans crainte d'exposer le malade à un larmoiement consécutif ; car, outre que la quantité de la secrétion est fort minime, elle s'atrophie du moment qu'elle n'est plus en rapport avec le globe oculaire. L'expérience confirme aujourd'hui l'exactitude de mes conclusions ; elle donne en même temps un démenti formel à M. Velpeau, qui les combattit dans le temps avec une sorte d'intolérance extraordinaire. Je présume que M. Velpeau n'a jamais pleuré ni réfléchi à la quantité immense de larmes qui arrosent en un instant la surface de l'œil chez les personnes qui pleurent. Il est impossible de rapporter logiquement cette énorme quantité de liquide à un si petit corps comme la glande lacrymale. Chez les enfans et les vieillards, les larmes ne sont plus abondantes que parce que leur conjonctive est plus spongieuse, les pores de la cornée plus flasques. Il y a dans l'acte de pleurer une congestion sanguine instantanée vers l'œil et le cerveau, les membranes oculo-palpébrales sécrètent abondamment, les muscles droits se contractent et l'humeur aqueuse est exprimée et reproduite en grande abondance. Si on lie les veines jugulaires à un chien vivant, bientôt ses yeux pleurent abondamment par suite de la stase sanguine oculo-cérébrale. C'est à cette cause qu'on doit aussi rapporter les pleurs de certains sujets fous ou paralytiques.

Il y a dans l'état normal une relation exacte entre la quantité de la sécrétion des larmes et la force de la résorption des points lacrymaux. Pour que cet équilibre soit rompu, soit par excès de sécrétion, soit par diminution de pompement, il y aura larmoiement (*stillicidium lacrymarum*). On conçoit, d'après ce qui précède, à combien de causes diverses peuvent se rattacher l'excès de sécrétion habituelle des larmes. Si ces causes sont morbides, le larmoiement reçoit le nom d'*épiphora*. Il est, en attendant, curieux de voir les oculistes, même fort modernes, attribuer cette hypersécrétion à la glande lacrymale ! De là les bizarres descriptions pathologiques qui nous arrivent de tous les coins de l'Allemagne, descriptions purement imaginaires le plus souvent.

*Maladies.* L'appareil lacrymal est sujet à une foule de maladies diverses, dont plusieurs sont difficiles à guérir.

A. *Glande.* La glande lacrymale est sans doute sujette à des inflammations soit aiguës soit chroniques (*dacryodinitis*). Cette maladie s'observe souvent, dit-on, chez les enfans scrofuleux, et aussi après certaines blessures de l'angle externe de l'orbite. Nous ignorons cependant quels sont les véritables symptômes. Dans les descriptions que les auteurs ont publiées à ce sujet, on voit plutôt des symptômes imaginaires établis par analogie avec ceux des phlogoses de l'orbite que des signes propres à faire reconnaître la maladie. Il en est autrement cependant dans les cas où la glande a acquis assez de volume pour faire saillie au-dessus de l'angle palpébral externe, ou qu'un abcès se forme sur ce point. Il y a alors des signes sensibles dont les conditions indiquent suffisamment la conduite à tenir. Je n'ai jamais vu la dacryodinitis ni la suppuration de la glande lacrymale. Des abcès, cependant, de cette région, j'en ai rencontré ; mais ils appartenaient soit aux tissus de l'orbite, soit à ceux des paupières, soit aux os des sourcils. Il est possible que la plupart des faits que les oculistes rapportent, à ce sujet, aient des sources différentes de celles auxquelles ils les rapportent.

La glande lacrymale est sujette aux affections squirrheuses. On en trouve un grand nombre d'exemples bien détaillés dans les ouvrages que je viens de citer. Nous avons parlé de cette maladie à l'occasion des orbitocèles cancéreuses.

Des kystes séreux ou hydatiques peuvent se former au-devant, ou dans la substance même de la glande lacrymale. Quelques auteurs en font des tableaux vraiment effrayans. Cette maladie doit être excessivement rare ; car je ne l'ai jamais rencontrée . Ses symptômes sont ceux des orbitocèles enkystées, avec cette différence, que si le mal est abandonné à lui-même, les os de l'orbite sont rongés par la compression, et il se termine par la mort. Beer et Weller ont établi une doctrine sur la formation de ces kystes hydatiques qui est vraiment de la dernière absurdité , car elle est contraire à toutes les notions pathologiques reçues.

Le traitement rentre dans les principes exposés au chapitre des orbitocèles enkystées.

M. Middlemore a décrit des petits kystes séreux formés dans le tissu de la paupière supérieure par l'obstruction d'un ou plusieurs des vaisseaux de la glande lacrymale; c'est-à-dire par rétention d'une partie des larmes dans un de ces conduits, ou par son extravasation dans le tissu cellulaire adjacent. Il dit les avoir guéris en les ouvrant avec la lancette du côté de la conjonctive. Plusieurs autres auteurs, entre autres M. Mackenzie, avaient déjà parlé de cette maladie. Si le diagnostic de ces auteurs est exact, le remède ci-dessus paraît très rationnel.

On a dit également que les fistules des mêmes conduits avaient été observées à la paupière supérieure à la suite de blessures, et qu'on les a guéries à l'aide de la cautérisation.

B. *Points et conduits lacrymaux.* L'un ou tous les deux peuvent manquer ou être bouchés, soit congénitalement, soit accidentellement (brûlures, ulcères). Si cette lésion n'existe qu'à une paupière , les larmes peuvent être pompées presque complètement par l'autre. J'ai, dans un cas de restauration palpébrale , été obligé de léser le conduit lacrymal inférieur, les larmes ont continué à passer dans le nez presque en totalité. Si l'infirmité existe aux deux paupières, il y aura déversion des larmes sur la joue (*stillicidium*). Dans ce dernier cas, il y a indication à essayer de déboucher les canaux naturels, si cela se peut, à l'aide d'une aiguille à acuponcture d'abord, puis d'un instrument plus volumineux. Si le conduit était sain , on pourrait, au besoin, le diviser vers son milieu avec une lancette, et introduire une soie de porc qu'on laisse quelque temps en permanence. Mieux vaudrait cependant pratiquer une brèche au sac lacrymal du côté de la caroncule , c'est-à-dire derrière ce corps , à travers laquelle , les larmes pourraient se précipiter dans ce récipient. Une canule de Dupuytren qu'on laisserait en permanence assurerait la persistance de la brèche.

Les points lacrymaux peuvent être rétrécis par suite d'une phlogose chronique. Il y a larmoiement. On les dilate mécaniquement comme le canal de l'urètre.

Ils peuvent être paralysés ou dans un état d'atonie; ils restent comme évasés, ne pompent pas ; de là larmoiement. Cet état s'observe parfois chez les vieillards et dans les paralysies des muscles de la face. Du moment que le muscle de Horner qui est dilatateur du sac lacrymal et convertit le syphon entier en un véritable soufflet aspirateur est paralysé, les points lacrymaux restent inactifs, et les larmes tombent sur la joue. La galvano-ponctore et les lotions astringentes ont souvent dissipé cet état fâcheux de l'appareil lacrymal (Middlemore).

Les deux conduits lacrymaux enfin peuvent être rétrécis ou oblitérés vers leur abouchement dans le sac lacrymal. Il y a, dans ce cas, larmoiement, quelquefois aussi tumeur lacrymale en dedans de l'angle interne de la paupière par la dilatation du conduit rempli de larmes. Les indications curatives sont manifestes : déboucher mécaniquement et élargir la voie , si cela se peut ; si non ouvrir la tumeur en dedans de la paupière, et favoriser le cours des larmes, soit par la voie naturelle, soit en leur ouvrant une nouvelle voie derrière la caroncule, ainsi que nous venons de le dire.

C. *Sac lacrymal. Canal nasal.* 1° *Phlogoses.* Le syphon lacrymal est fort sujet aux inflammations tant aiguës que chroniques. Nous en voyons des exemples fréquens dans le coryza et dans la conjonctivite catarrhale , la phlogose passe par continuité de tissu dans la muqueuse du canal nasal, du sac lacrymal, des points et conduits lacrymaux ; cette membrane se boursoufle, se ramollit, et ne laisse pas passer les larmes dans le syphon ; de là épiphora plus ou moins durable et variable, selon l'état de la phlogose. Nous en voyons aussi fréquemment un exemple chez les enfans scrofuleux dont les yeux pleurent aisément, et si l'on comprime le sac lacrymal on voit de la matière lactescente s'échapper par les points lacrymaux ; cet état tient à l'état de phlogose sourde de la muqueuse nasale qui s'est propagée dans celle des voies lacrymales ; la matière dont nous venons de parler n'est qu'une sécrétion morbide de mucus purulent des criptes et de la membrane interne des mêmes voies. Dans d'autres occasions, la phlogose en question est plus franche, plus manifeste, les tissus intérieurs du syphon se gonflent; il y a non-seulement épiphora, mais encore une tumeur aiguë, douloureuse vers l'angle caronculaire, à l'endroit du sac lacrymal. Cette tumeur d'un volume variable, d'un pois à une noisette, est couverte d'une peau rouge, est dure, très sensible au toucher, et accompagnée parfois de douleurs lancinantes, de battemens intérieurs comme un panaris, de fièvre et même de délire, dans quelques cas rares ; elle est formée par l'épaississement de tous les tissus du sac et une certaine collection de matières muco-purulentes dans son intérieur.

Ainsi l'on peut admettre différens degrés de phlogose du syphon lacrymal et de plusieurs variétés , sous le rapport de sa nature. La plus fréquente cependant est, je le répète , la catarrhale chronique, laquelle offre les mêmes conditions que celles de la conjonctivite de ce nom dont nous avons parlé. A la longue, le tissu cellulaire sous-muqueux s'épaissit comme celui de la conjonctive et des granulations des végétations fongueuses peuvent se former dans l'intérieur du sac lacrymal et du canal nasal ; de là des obstructions permanentes au passage des larmes.

Le traitement de la maladie en question a à peine besoin d'être exposé ici avec détail ; quelques mots suffiront. Tant que le mal est à l'état aigu , les moyens antiphlogistiques doivent être employés avec assez de persévérance : saignée du bras, sangsues répétées à l'entrée de la narine et sur le côté correspondant du nez, cataplasmes émolliens couverts de pommade mercurielle belladonisée, calomel intérieurement. Le mal résiste souvent long-temps avant de céder, malgré la persévérance et l'efficacité des moyens ; on s'aperçoit de l'amélioration à la cessation de l'épiphora et au retour de l'humidité dans la narine. Si le mal est assez intense pour menacer rupture du côté du sac, il faut insister sur les émolliens et les évacuations sanguines de ce côté, et plonger la pointe du bistouri dans la tumeur aussitôt que la suppuration paraît manifeste, ou bien avant si le malade souffre par trop de la distension des tissus. Cette ouverture reste fistuleuse le plus souvent ; quelquefois cependant elle se guérit spontanément lorsque la phlogose est dissipée.

Lorsque la phlogose du syphon lacrymal est de l'espèce qu'on appelle sourde, lente, chronique, ou bien que de l'état aigu elle est passée à l'état de sub-inflammation permanente, ainsi que cela arrive le plus souvent, elle s'offre alors le plus souvent conjointement à une maladie analogue de la conjonctive que Scarpa a désignée du nom de flux palpébral, et que nous avons décrite au chapitre des granulations conjonctivales. Les remèdes émolliens ne sont pas toujours utiles, dans ces cas ; néanmoins, ils ne sont pas à dédaigner d'une manière absolue ; l'usage des cataplasmes, la nuit, produit presque toujours un certain bien ; mais c'est principalement sur les topiques détersifs et résolutifs qu'il faut insister. De ce nombre sont les instillations répétées d'une solution de nitrate d'argent vers l'angle caronculaire, le malade ayant la tête penchée en arrière ; le liquide est résorbé, et passe dans le sac et dans le canal nasal ; les injections par les points lacrymaux avec la même solution, ou avec celle de sulfate de cuivre, de zinc, etc. Je fais ordinairement moi-même la solution dans de l'eau simple au moment d'injecter, et j'en modifie la dose, selon les effets. On en continue l'usage jusqu'à ce que les fonctions de l'organe soient rétablies, et que les larmes aient repris leur cours naturel. Le traitement exige quelquefois un mois ou deux d'insistance avant de donner un résultat définitif. Assez souvent, en effet, on cesse trop tôt l'usage des médicamens, et le mal reparaît ; il faut recommencer.

Il va sans dire enfin, que quand la phlogose du syphon lacrymal se rattache à des maladies constitutionnelles connues ou présumées, c'est à ces dernières qu'il faut principalement diriger la médication, sans négliger pourtant la localité.

2º *Obstructions.* (*Tumeur et fistule lacrymales.*) On appelle tumeur lacrymale une grosseur chronique de l'angle interne de l'orbite formée par le développement du sac lacrymal rempli de larmes.

Cette tumeur reçoit le nom de fistule lorsqu'elle est ouverte au dehors. La tumeur et la fistule lacrymales ne sont donc qu'une seule maladie à deux degrés différens de ses périodes.

On a immensément écrit sur ces maladies. Je n'ai pas l'intention de donner ici l'histoire de ces écrits, ni des moyens sans nombre de traitement qu'on a imaginés pour la guérison. On trouvera cette

histoire dans une foule de dictionnaires de médecine ; je ne m'arrêterai, pour mon compte, que sur les idées principales de pratique
actuellement reçues.

La tumeur et la fistule lacrymales offrent des variétés essentielles à
connaître : 1° Tumeur simple du sac. Elle se vide aisément par la
pression du doigt ; le liquide passe dans le nez, ou partie par en bas
partie par en haut à travers les points lacrymaux ; 2° tumeur du sac
compliquée d'oblitération du canal nasal. La compression fait bien
refluer la totalité ou une partie du liquide du côté de la caroncule,
mais rien ne passe dans la gorge. Dans le cas précédent, l'injection
avec la seringue d'Anel passait dans l'arrière-bouche ; dans celui-ci
l'injection distend le sac, mais ne passe pas outre. L'obstruction
complète du sac, qui constitue la condition essentielle de la seconde
variété, offre elle-même des conditions diverses qu'on ne peut toujours connaître avant l'ouverture du sac. Ces conditions sont l'épaississement phlogistique de la muqueuse, un polype dans le sac, une
concrétion calcaire dans le canal nasal, une hypérostose, une exostose, l'écrasement traumatique de la paroi solide du syphon ;
3° fistule simple du sac. Elle est le plus souvent accompagnée d'oblitération du canal nasal, mais cette condition n'est pas indispensable pour
l'existence de la fistule. Elle offre un ou plusieurs trous à la peau,
avec ou sans beaucoup d'inflammation aux tissus extérieurs ; 4° fistule compliquée de fongosités du sac, de polypes, de dénudation
osseuse, de carie, de nécrose des os unguis ou ethmoïdals, d'absence
congénitale ou accidentelle du canal nasal (écrasement), d'exostoses,
de maladie du sinus maxillaire, etc.

Ces quatre variétés principales de tumeur et fistule lacrymales
sont importantes à retenir, car à chacune d'elles se rattache un traitement particulier. On conçoit que les tumeurs et fistules purement
symptomatiques de maladies du sinus maxillaire, d'exostoses de la
face et autres affections purement chirurgicales, n'entrent pas dans le
cadre des idées que nous allons émettre. Beer a appelé fistule lacrymale fausse, celle qui résulte de la perforation du sac par un abcès
de l'angle de l'œil, ou même sans perforation : cette mention suffit
pour savoir à quoi s'en tenir sur son traitement ; nous y reviendrons
cependant.

Généralement toute fistule lacrymale est précédée par la tumeur
de ce nom ; néanmoins elle peut être la conséquence immédiate d'une
blessure du sac, mais cela est rare.

Les symptômes de la tumeur lacrymale sont généralement ceux
de la phlogose ci-devant décrite. Larmoiement, sécheresse progressive de la narine d'abord ; ensuite difformité par la présence d'une
tumeur à l'endroit du sac, de volume variable d'un pois à une noisette, plate et peu prononcée dans les commencemens ; bombée,
saillante et fort visible, comme une petite loupe par la suite. En la
comprimant avec le doigt, on voit sortir un liquide lactescent par les
points lacrymaux ; ce liquide peut être exprimé du côté du nez dans

le principe. La tumeur se vide spontanément d'abord par le repos de la nuit, puis elle devient permanente ; aussitôt vidée elle se remplit de nouveau.

A ces symptômes locaux s'en joignent quelquefois de réactionnels (céphalalgie), etc. Si la tumeur s'enflamme, et elle s'enflamme toujours à la longue, elle s'accompagne des symptômes dont nous avons parlé précédemment. Ces symptômes sont quelquefois très douloureux.

La terminaison ordinaire de la tumeur lacrymale est la fistule ; mais cette terminaison se fait quelquefois attendre plusieurs mois ou même plusieurs années. Il y a fistule du moment que la tumeur est ouverte, soit spontanément, soit par les moyens de l'art.

La fistule présente absolument les mêmes symptômes que la tumeur, avec cette seule différence, qu'au lieu d'une tumeur couverte d'une peau plus ou moins amincie, on a un abcès fistuleux, rouge, laissant sortir des larmes, des mucosités et du pus qui tombent sur la joue, ce qui est désagréable à voir. Cet écoulement n'est pas toujours visible : des croûtes ferment même parfois les ouvertures , mais la difformité ne laisse pas d'être fort choquante. Il est rare que la tumeur et la fistule lacrymales se terminent naturellement par la guérison ; néanmoins, on en connaît beaucoup d'exemples. Cela a lieu de deux manières : 1° Par la croissance chez les enfans : l'élargissement du canal nasal et la disparition de la cause morbide permettent aux larmes de reprendre leur cours naturel et l'ouverture fistuleuse de se fermer. Même phénomène chez quelques sujets vérolés ; 2° par perforation spontanée de l'os unguis carié ou nécrosé ; aussi est-il prudent de temporiser l'opération dans certains cas.

Les causes de la tumeur et de la fistule lacrymales sont faciles à prévoir d'après ce que nous venons de dire. L'obstruction du canal nasal ou le boursoufflement de la muqueuse du syphon en forment la condition essentielle.

Ce boursoufflement est analogue à celui des rétrécissemens de l'urètre ; il est le résultat de phlogoses sourdes , et peut exister, la phlogose étant d'ailleurs dissipée ; mais elle s'y rencontre le plus souvent, surtout si le mal est récent. Viennent ensuite les différentes causes mécaniques dont nous avons parlé ; celles-ci ne sont pas toujours reconnaissables avant l'ouverture du sac.

Le pronostic est variable selon les conditions de l'obstruction. On vient de voir que ces conditions sont de plus en plus compliquées à mesure qu'on passe de la première à la quatrième variété. Le pronostic est également de moins en moins favorable. D'une manière générale cependant, on peut dire que tant la tumeur que la fistule sont des maladies guérissables à l'aide d'un traitement plus ou moins long.

Pour la première variété, comme le canal nasal n'est pas complètement bouché, on peut en obtenir la guérison sans opération sanglante. J'en ai moi-même guéri plusieurs à l'aide des seuls remèdes résolutifs. On prescrit au malade de presser fort souvent la tumeur dans le jour avec le bout du doigt indicateur de manière à faire passer les larmes dans le nez plutôt que du côté de la caroncule. On lui ordonne en même temps de mettre tous les soirs sur le sac des compresses doubles trempées dans de l'eau blanche fort chargée et de les soutenir avec un monoculus qui sert en même temps de compression. S'il y a de la phlogose, on applique des sangsues souvent à l'entrée de la narine et sur le nez, des cataplasmes émolliens, des pommades mercurielle et de belladone. On cautérise la conjonctive palpébrale si elle est malade ; on y applique les pommades et les collyres dont nous avons parlé précédemment. Mais c'est surtout sur les injections à l'aide de la seringue d'Anel qu'on doit principalement compter pour modifier l'état de la muqueuse du syphon. On répète ces injections une fois par jour en en faisant plusieurs à chaque séance. Voici la manière de les faire :

Le malade est assis à un tabouret devant ou à côté d'une fenêtre, sa tête appuyée ou non sur la poitrine d'un aide ou à un mur. Le chirurgien, assis devant lui à une chaise un peu plus haute, abaisse légèrement avec les deux premiers doigts de la main gauche la paupière inférieure, et met le point lacrymal en évidence. Avec la main droite, il porte la petite seringue remplie d'un liquide résolutif (solutions ci-devant indiquées) qu'il tient vers son milieu avec le pouce et le doigt médius, l'indicateur étant placé sur l'anneau du piston. Il la porte avec le bec en bas, presque parallèlement à la ligne médiane, en introduisant verticalement le petit bout dans le point lacrymal pour une ligne environ, puis il baissera doucement la main de manière à mettre la seringue parallèlement à la fente palpébrale et fait entrer le bec dans le conduit lacrymal sans rien forcer. C'est une petite opération délicate, mais plus difficile à décrire qu'à faire. On pousse le liquide qui passe dans l'arrière-gorge ; s'il s'arrête dans le sac, on comprime celui-ci avec le doigt : s'il sort par le point lacrymal supérieur, on le comprime également. Les injections subséquentes passent ordinairement mieux. Si elles déterminent des réactions trop vives, on les suspend pendant un, deux ou trois jours pour les reprendre ensuite.

Si le mal appartient à la seconde variété, c'est-à-dire que les liquides ne passent pas du sac dans la narine, il faut forcer le rétrécissement par des moyens mécaniques tout en combattant la cause. Pour cela, il faut ouvrir le sac. Cette ouverture est même utile dans certains cas où, malgré que les injections passent, la peau qui le couvre est très flasque, atonique, amincie ou autrement altérée. On procède de la manière suivante :

Le malade et le chirurgien sont placés comme nous venons de le dire pour les injections d'Anel. L'opérateur prend un bistouri à abcès ordinaire, comme une plume à écrire ; de la main gauche s'il opère à droite, de la main droite s'il opère à gauche ; il en plonge la pointe immédiatement au-dessous du tendon de l'orbiculaire, ou entre ce tendon et le rebord inférieur de la gouttière lacrymale. On trouve aisément ce rebord osseux en suivant avec le doigt le bord inférieur de l'orbite de dehors en dedans jusqu'à l'endroit du sac. Pour faire mieux saillir les tissus, il est bon qu'un aide ou que le chirurgien lui-même tende l'angle externe des paupières. On glisse un petit stylet mousse sur la lame du bistouri, qu'on fait passer dans le canal nasal en même temps qu'on retire l'instrument tranchant. Ce stylet sera poussé jusqu'au plancher, puis retiré et remplacé par un morceau de bougie élastique qu'on doit laisser en permanence. On panse avec un peu de charpie, quelques compresses et une bande. On met le malade à un traitement antiphlogistique proportionné au degré de la réaction. Le troisième jour on ôte l'appareil ; la plaie suppure ; on retire la bougie ; on fait quelques injections détersives par cette ouverture, lesquelles passeront dans la gorge ; on met une autre bougie de même calibre ou un peu plus grosse si cela se peut. Les jours suivans, on pansera de la même manière, en augmentant progressivement le volume de la bougie et la force des injections astringentes et résolutives. Enfin, on substituera à la bougie le clou de Scarpa, en argent ou en or ; et le malade apprendra à se panser et à s'injecter lui-même à l'aide d'une petite seringue à bec courbe. Ces pansemens seront continués jusqu'à ce que les larmes auront pris leur cours naturel et qu'elles passent entre le clou et les parois du sac, ce qui a lieu un, deux, trois ou quatre mois après l'opération. Alors on ôtera le clou et l'on fera fermer l'ouverture. Si les tégumens sont très flasques et disposés à se renverser en dedans, il faut en exciser une petite partie, rafraîchir et régulariser les bords qu'on réunira à l'aide de la suture entortillée. Dans le cas contraire, on touchera l'ouverture plusieurs fois avec la pierre infernale, et elle ne tardera pas à se fermer. On aura recours à une aiguille rougie au feu dans quelques cas où l'ouverture n'a pas beaucoup de tendance à s'oblitérer. En général, il est utile de provoquer cette oblitération à l'aide de cautérisation répétée, car de la sorte la cicatrice est moins défectueuse que lorsqu'elle se fait spontanément. Il va sans dire que, durant ce traitement, il faut faire attention à l'état de la conjonctive palpébrale et se conduire en conséquence.

M. Middlemore dit s'être souvent bien trouvé d'une autre pratique dans les cas où la tumeur lacrymale de la première variété existait avec un grand relachement de la peau. Il a excisé une portion de cette peau sans ouvrir le sac, en attendant qu'il combattait la phlogose par les injections et les purgatifs. La petite plaie suppure et le tissu inodulaire qui s'y forme suffit pour empêcher la tumeur de reparaître.

Dans le cas de fistule simple, le traitement est absolument le même que pour la seconde variété de tumeur. Si l'ouverture fistuleuse est bien placée, on en profite et l'on introduit par là les bougies et les injections ; autrement on ouvre convenablement le sac et l'on se comporte comme nous venons de le dire. Si la peau est fort malade, on fera bien de l'exciser vers la fin de la cure.

La conduite cependant doit être tout autre en cas de fistule de la quatrième variété. Le traitement doit ici varier selon la nature de la complication, reconnaissable après l'ouverture du sac. Si la complication consiste dans l'imperforabilité du canal nasal, il faut ébrécher la paroi osseuse correspondante et ouvrir une nouvelle voie aux larmes. On remplit ce but avec le petit trépan de Dupuytren ou à l'aide d'un petit trois-quart qu'on applique contre l'os unguis dans l'intérieur même du sac. On entretiendra cette ouverture au moyen d'une canule en permanence pendant quelque temps. Si la complication consiste dans des végétations fongueuses ou polypeuses dans le sac, on les détruira par l'arrachement et la cautérisation répétés. Il en est autrement dans des cas de carie. Un bouton de fer rouge porté sur le mal remplit mieux que tout autre caustique l'indication. Après l'exfoliation et le dégorgement des parties, la fistule rentre alors dans les conditions de la variété précédente. Le traitement en est toujours fort long en pareilles occurrences.

Je n'ai pas parlé de la canule de Dupuytren ni du cathétérisme du sac par la voie inférieure, parce que la première est abandonnée avec raison, et que le second ne me paraît offrir aucun avantage sur les moyens très simples et très sûrs que je viens de conseiller.


**FIN.**

# TABLE DES MATIÈRES,

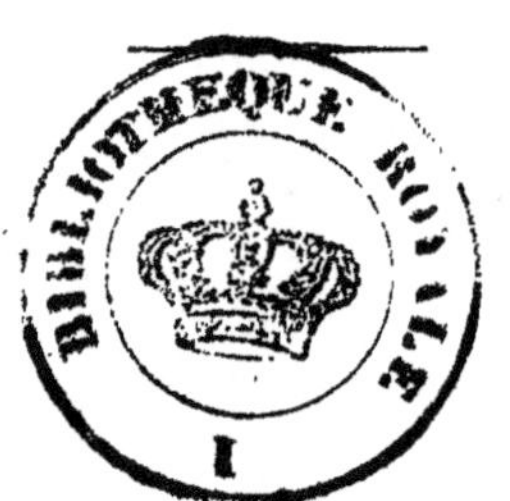

www.ingramcontent.com/pod-product-compliance
Lightning Source LLC
LaVergne TN
LVHW021923030726
842523LV00001B/39